神经内科疾病临床诊治与康复

Clinical Diagnosis Treatment and Rehabilitation of Neurological Diseases

主编 刘 静 马金凤 张厚慈
魏爱爱 李晓蔚 张 会

中国海洋大学出版社
·青岛·

图书在版编目（CIP）数据

神经内科疾病临床诊治与康复 / 刘静等主编. —青岛：中国海洋大学出版社，2022.3

ISBN 978-7-5670-3120-3

Ⅰ. ①神… Ⅱ. ①刘… Ⅲ. ①神经系统疾病—诊疗②神经系统疾病—康复 Ⅳ. ①R741

中国版本图书馆CIP数据核字（2022）第039341号

出版发行 中国海洋大学出版社
社　　址 青岛市香港东路23号　　**邮政编码** 266071
出 版 人 杨立敏
网　　址 http://pub.ouc.edu.cn
电子信箱 369839221@qq.com
订购电话 0532-82032573（传真）
策划编辑 韩玉堂
责任编辑 韩玉堂　　**电　　话** 0532-85902349
印　　制 朗翔印刷（天津）有限公司
版　　次 2023年3月第1版
印　　次 2023年3月第1次印刷
成品尺寸 185 mm×260 mm
印　　张 27.5
字　　数 704千
印　　数 1～1000
定　　价 218.00元

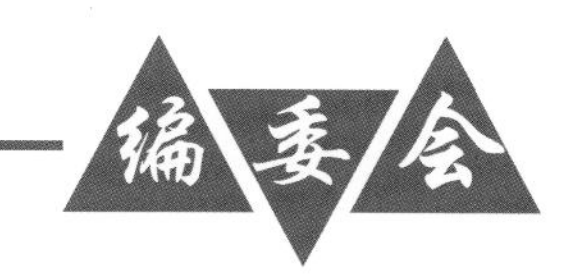

主　编　刘　静　马金凤　张厚慈

魏爱爱　李晓蔚　张　会

副主编　刘建彬　王兰东　王连玉

马志超　刘仰镇　陈华妹

编　委（按姓氏笔画排序）

于薇薇（黑龙江中医药大学附属第一医院）

马志超（山东省菏泽市第三人民医院）

马金凤（山东省济宁市兖州区人民医院）

王兰东（山东省菏泽惠仁中医医院）

王连玉（河北省邯郸市永年第一医院）

刘　静（山东省潍坊医学院附属医院）

刘仰镇（山东省微山县人民医院）

刘建彬（山东省聊城市人民医院）

李晓蔚（山东省临清市人民医院）

张　会（山东省菏泽市牡丹人民医院）

张厚慈（山东省枣庄市山亭区人民医院）

陈华妹（河北省邯郸市曲周县医院）

魏爱爱（山东省昌乐中医院）

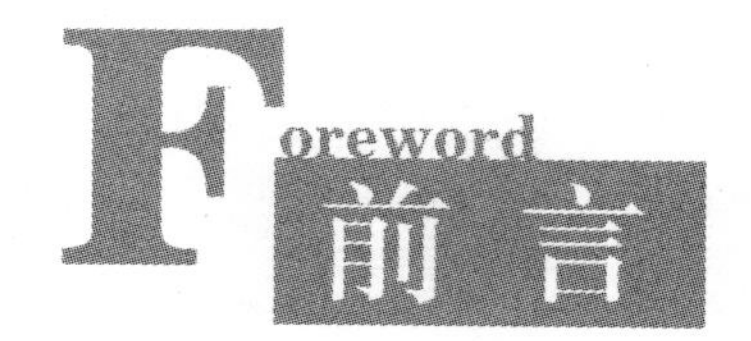

神经系统是统帅和协调全身各系统器官的重要部分，神经系统疾病对人们的生命和社会活动有着不可忽视的影响。近年来，虽然人们对神经系统疾病的认识不断进步，新的诊疗技术也在不断出现，但是由于神经系统疾病病因繁多，发病机制复杂，病情表现多样，因此神经系统疾病的诊断和康复依然是一个复杂的系统工程。随着医学科学，特别是分子生物学、转化医学和电子信息科学在医学领域中的应用和发展，人们对人体各系统、各器官疾病的病因和病理的认识逐渐明确，加之诊断方法和手术技术的不断改进，神经内科学的范畴也在不断地更新变化。如何降低病死率和致残率，使神经系统疾病患者能够生活自理和重返社会，是医务界普遍关注的热点。鉴于此，我们编写了《神经内科疾病临床诊治与康复》一书，以期展现神经内科疾病治疗与康复领域的新技术、新成果，更好地为临床服务。

本书从临床工作的实际出发，力求用最简洁的方式介绍神经系统疾病的治疗方案与康复措施。本书共十三章，首先介绍了神经系统解剖和生理、神经系统疾病常用检查方法等基础知识；其次介绍了头痛、脑血管疾病、脑神经疾病等神经系统疾病的诊治；最后介绍了神经系统疾病的康复与神经系统疾病的护理。本书内容简明扼要，结构清晰、明确，实用性较强，有助于临床医师对神经系统疾病迅速做出正确的诊断、恰当的治疗与康复处理，可供神经内科临床医师借鉴与参考。

由于我们学识水平有限，虽然在编写过程中力求尽善尽美，但书中不足之处在所难免，望广大读者不吝赐教。

《神经内科疾病临床诊治与康复》编委会

2022 年 1 月

Contents 目录

第一章

神经系统解剖和生理

第一节　中枢神经

中枢神经系统包括脑和脊髓，脑又分大脑、间脑、脑干和小脑等部分。各自的解剖结构不同，病损后的临床症状也不同。

一、大脑半球

大脑半球的表面由大脑皮质所覆盖，在脑表面形成脑沟和脑回，内部为白质、基底节及侧脑室，两侧大脑半球由胼胝体连接。中央沟、大脑外侧裂及其延长线、顶枕沟和枕前切迹的连线将每侧大脑半球分为额叶、顶叶、颞叶、枕叶，根据功能又有不同分区。而岛叶位于大脑外侧裂深部，被额、顶和颞叶所掩盖。此外，在半球内侧面还有胼胝体下回、终板旁回、扣带回、海马旁回、海马和齿状回等组成的边缘叶(图 1-1、图 1-2)。

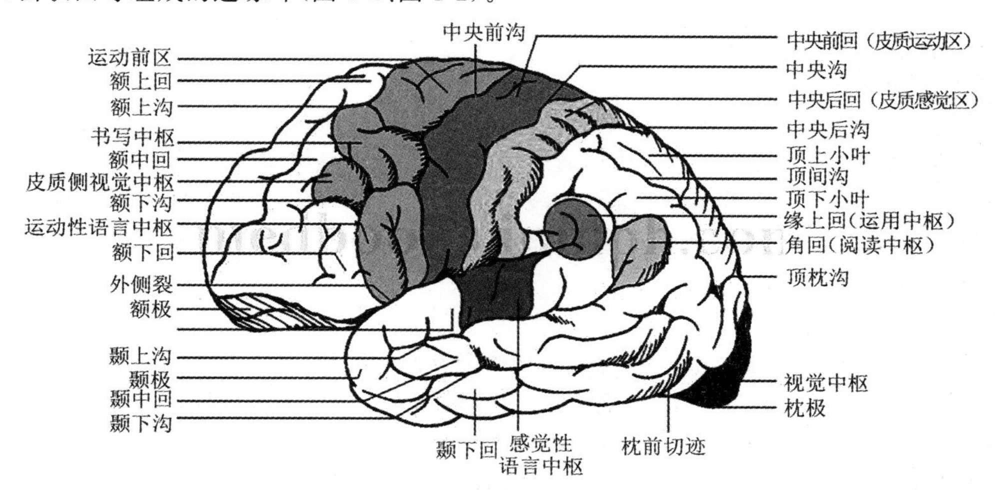

图 1-1　左侧大脑半球外侧面结构及功能区

两侧大脑半球的功能具有不对称性。一般认为左侧大脑半球在语言功能、逻辑思维、分析、运用及计算功能等方面起决定作用，称为优势半球，大部分右利手者位于左侧，只有一小部分右利手和约半数的左利手者优势半球可能在右侧。右侧大脑半球主要在空间功能、形状识别、音乐、美术、综合能力及短暂视觉记忆等方面占优势。

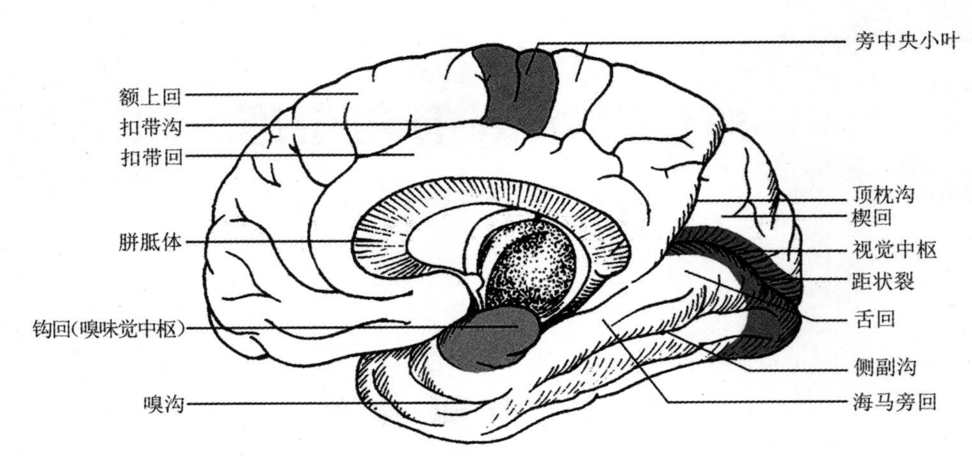

图 1-2　右侧大脑半球内侧面结构及功能区

(一)额叶

1.解剖及生理功能

额叶位于外侧裂之上，中央沟前方。前端为额极，后面以中央沟与顶叶分界，下面以外侧裂与颞叶分界，内侧面以扣带沟与扣带回分界。在外侧面，中央前沟、额上沟和额下沟将额叶分为中央前回、额上回、额中回和额下回。

额叶的主要功能与随意运动、语言及高级精神活动有关。其主要功能区如下。

(1)皮质运动区：位于中央前回，是锥体束的主要发源地，管理对侧半身的随意运动。身体各部位代表区在此的排列均有相应的代表位置，由上向下呈倒人字形，呈手足倒置关系，代表区的大小与运动精细和复杂程度有关，与躯体所占体积无关。

(2)运动前区：位于皮质运动区前方，即额上回和额中回的后部，是锥体外系的皮质中枢，额-桥-小脑束亦起源于此。

(3)皮质侧视觉中枢：位于额中回后部，控制进行双眼同向侧视运动。

(4)书写中枢：位于优势半球的额中回后部，与支配手部的皮质运动区相邻。

(5)运动性语言中枢：位于优势半球外侧裂上方和额下回后部交界的三角区，管理语言运动。

(6)额前区：位于额叶前部，该区广泛的联络纤维与记忆、判断、抽象思维、情感、冲动行为等智力和精神活动有关。

2.损害表现及定位

额叶病变时主要引起随意运动、精神活动和语言方面的障碍。

(1)额极病变：以精神障碍为主，表现为记忆力和注意力减退，表情淡漠，反应迟钝，缺乏始动性和内省力，思维和综合能力下降，可有欣快感或易怒。

(2)中央前回病变：刺激性病变可引起对侧上肢、下肢或面部的抽搐或继发全身性癫痫发作，破坏性病变多引起单侧瘫痪。

(3)额上回、额中回和额下回病变：额上回和额中回后部为运动前区，病变时瘫痪不明显，可出现共济失调和步态不稳等锥体外系症状。额上回后部受损还可产生对侧上肢强握反射和摸索

反射。额中回后部为皮质侧视觉中枢，刺激性病变引起双眼向病灶对侧凝视，破坏性病变双眼向病灶侧凝视。优势半球额中回后部书写中枢病变产生失写症。优势半球额下回后部病变产生运动性失语。

(4)旁中央小叶病变：可双侧同时受累，损害双侧下肢运动区，产生痉挛性截瘫（脑性截瘫），伴有排尿障碍、排便障碍，临床上可凭足部瘫痪严重而膝关节以上无瘫痪与脊髓性截瘫鉴别。

(5)额叶眶面病变：表现为饮食过量、胃肠蠕动过度、多尿、高热、出汗和皮肤血管扩张等症状。额叶底面肿瘤可出现病灶同侧嗅觉丧失和原发性视神经萎缩，对侧视盘水肿，称为额叶基底部综合征。

(二)顶叶

1.解剖及生理功能

顶叶位于中央沟后、顶枕沟前和外侧裂延长线的上方。前面以中央沟与额叶分界，后面以顶枕沟和枕前切迹的连线与枕叶分界，下面以外侧裂与颞叶分界。在外侧面，中央后沟和顶间沟将顶叶分为中央后回、顶上小叶和顶下小叶。顶下小叶包括围绕外侧裂末端的缘上回和围绕颞上沟末端的角回。顶叶主要有以下功能分区。

(1)皮质感觉区：中央后回为浅感觉和深感觉的皮质中枢，接受对侧身体的浅、深感觉信息，各部位代表区的排列也呈倒人字形，头部在下而足在顶端，延续到旁中央小叶后半。顶上小叶为触觉和实体觉皮质中枢。

(2)运用中枢：位于优势半球的缘上回，与复杂动作和劳动技巧有关。

(3)视觉性语言中枢：又称阅读中枢，位于优势半球的角回，靠近视觉中枢，为理解文字和符号意义的皮质中枢。

2.损害表现及定位

顶叶病变主要产生皮质性感觉障碍，如失用症、失读症和失认症等。

(1)中央后回和顶上小叶病变：如为破坏性病变，主要表现为病灶对侧肢体复合性感觉障碍，如实体觉、位置觉、两点辨别觉和皮肤定位觉的减退和缺失，而痛温觉可不受影响。如为刺激性病变，则可出现病灶对侧肢体的部分性感觉性癫痫发作，如扩散到中央前回运动区，可引起部分性运动性癫痫发作，亦可扩展为全身抽搐伴意识丧失。

(2)缘上回病变：优势半球的缘上回病变可出现失用症，非优势侧缘上回邻近结构损害时可出现体象障碍。

(3)角回病变：优势半球的角回受损时可导致格斯特曼综合征，主要表现为失算症、手指失认、左右失认症、失写症。角回受损还可引起失读。非优势侧顶叶邻近角回损害时可产生体象障碍。

(4)顶叶视辐射纤维病变：损害视辐射的上部，引起对侧视野的同向下象限盲。

(三)颞叶

1.解剖及生理功能

颞叶位于外侧裂的下方。以外侧裂与额、顶叶分界，前端为颞极，后面借枕前切迹与枕叶相邻。在外侧面，颞上沟和颞下沟将颞叶分为颞上回、颞中回和颞下回。颞上回的一部分掩入外侧裂中，为颞横回。在颞叶底面，侧副沟内侧为海马旁回，其前端弯曲，称为钩回。

颞叶的主要功能区如下。

(1)感觉性语言中枢：位于优势半球颞上回后部。

(2)听觉中枢:位于颞横回。

(3)嗅觉中枢:位于钩回及其邻近皮质。

(4)颞叶前区:与记忆、联想、比较等高级神经活动有关。

(5)颞叶内侧区:此区域属边缘系统,海马是其中的重要结构,与记忆、精神、行为和内脏功能有关。

2.损害表现及定位

颞叶病变时主要引起嗅觉、听觉、言语、记忆及精神活动方面的障碍。

(1)钩回病变:可出现颞叶癫痫,表现为幻嗅和幻味,做舔舌、咀嚼动作,称为钩回发作。当这种痫性放电扩散时,可出现错觉、幻觉、自动症、似曾相识感等。

(2)颞横回病变:一侧颞横回的听觉中枢受损时常无听觉障碍或双耳轻度听力下降,双侧受损则听力障碍严重,偶可出现幻听。

(3)颞叶视辐射纤维病变:损害视辐射的下部,出现两眼对侧视野的同向上象限盲。

(4)颞上回、颞中回和颞下回病变:优势半球颞上回后部损害产生感觉性失语;优势半球颞中、下回后部损害产生命名性失语。

(5)优势侧颞叶广泛病变或双侧颞叶病变:可出现精神症状,多为人格改变、情绪异常、记忆障碍、精神迟钝及表情淡漠。

(四)枕叶

1.解剖及生理功能

枕叶位于顶枕沟和枕前切迹连线的后方,为大脑半球后部的小部分。其后端为枕极,在内侧面上,枕叶由距状沟分成楔叶和舌回。围绕距状沟的皮质为视觉中枢,亦称纹状区,接受外侧膝状体传来的视网膜的视觉冲动。枕叶的主要功能与视觉有关。

2.损害表现及定位

枕叶损害主要引起视觉障碍。

(1)视觉中枢病变:刺激性病变可出现闪光、暗影、色彩等幻视现象,破坏性病变可出现视力障碍和视野缺损。双侧视觉中枢病变产生皮质盲,表现为全盲,但对光反射存在。一侧视觉中枢病变可产生偏盲,但中心视力不受影响,称黄斑回避。距状裂以下舌回损害可产生双眼对侧视野同向性上象限盲;距状裂以上楔回损害可产生双眼对侧视野同向性下象限盲。

(2)优势侧纹状区周围病变:可出现视觉失认。

(3)顶枕颞交界区病变:可出现视物变形,有时是癫痫的先兆。

(五)岛叶

岛叶又称脑岛,呈三角形岛状,位于外侧裂深面,被额、顶、颞叶所覆盖。岛叶的功能与内脏感觉和运动有关。刺激人的岛叶可以引起内脏运动和感觉,如唾液分泌增加、恶心呃逆、胃肠蠕动增加和饱胀感。该叶损害多引起内脏运动和感觉的障碍。

(六)边缘叶

边缘叶由半球内侧面位于胼胝体周围和侧脑室下角底壁的一圈弧形结构构成,包括隔区(包括胼胝体下回和终板旁回)、扣带回、海马旁回、海马和齿状回、岛叶前部和颞极。边缘叶与杏仁核、丘脑前核、乳头体核、下丘脑、额叶眶面等结构共同组成边缘系统。边缘系统与网状结构和大脑皮质有着广泛的联系,参与高级神经、精神和内脏的活动。边缘系统损害时可出现情绪、记忆、智能、精神行为及内脏活动障碍。

二、内囊

(一)解剖及生理功能

内囊是宽厚的白质层，位于尾状核、豆状核及丘脑之间，在水平切面上，内囊形成尖端向内的钝角，分为3个部分。

1.内囊前肢

内囊前肢位于尾状核与豆状核之间，包含额叶脑桥束和丘脑前辐射。

2.内囊膝部

内囊膝部位于前、后肢相连处，皮质脑干束于此通过。

3.内囊后肢

内囊后肢位于丘脑与豆状核之间，依前后顺序分别为皮质脊髓束(支配上肢者靠前，支配下肢者靠后)、丘脑至中央后回的丘脑中央辐射、听辐射、颞桥束、丘脑后辐射和视辐射等(图1-3)。

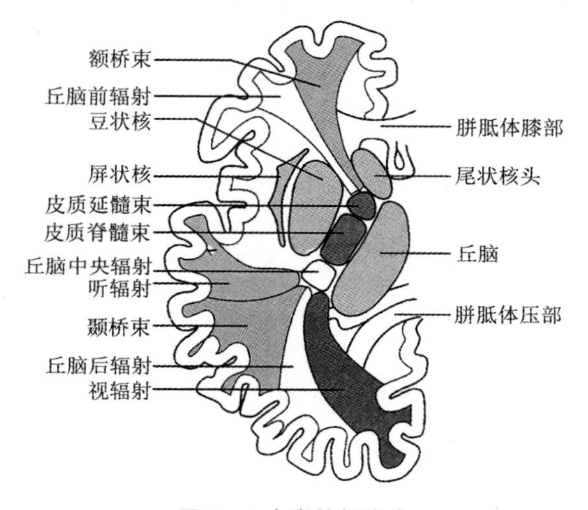

图1-3　内囊的纤维束

(二)损害表现及定位

内囊的范围狭小，却聚集了大量的上下行传导束，特别是锥体束在此高度集中。内囊区完全性损害，可出现病灶对侧偏瘫、偏身感觉障碍及偏盲，称为“三偏”综合征，于内囊区出血时多见。一侧内囊区梗死时往往出现部分性内囊损害，如仅有偏瘫而无偏身感觉障碍，是因为锥体束的供血动脉(纹状体外侧动脉)与丘脑和丘脑辐射的供血动脉(丘脑膝状体动脉)分别属于颈内动脉系统和椎-基底动脉系统。

三、基底神经节

(一)解剖及生理功能

基底神经节亦称基底节或基底核，是大脑白质深部的灰质团块，包括尾状核、豆状核、屏状核及杏仁核(图1-4)。尾状核和豆状核称为纹状体，豆状核又分为壳核和苍白球两部分。尾状核和壳核在种系发生上是较新的结构，称为新纹状体；苍白球种系发生较早，称为旧纹状体；杏仁核是基底神经节中发生最古老的部分，称为古纹状体。广义的基底神经节还包括红核、黑质和丘脑底核。基底神经节是锥体外系的重要组成部分，各核之间有密切的纤维联系，同时经丘脑上传信息至大脑皮质，下传冲动经丘脑、苍白球，再通过红核、黑质、网状结构等影响脊髓下运动神经元。基底神经节参与大脑皮质及小脑协同调节随意运动、肌张力和姿势反射，也参与复杂行为的调节。

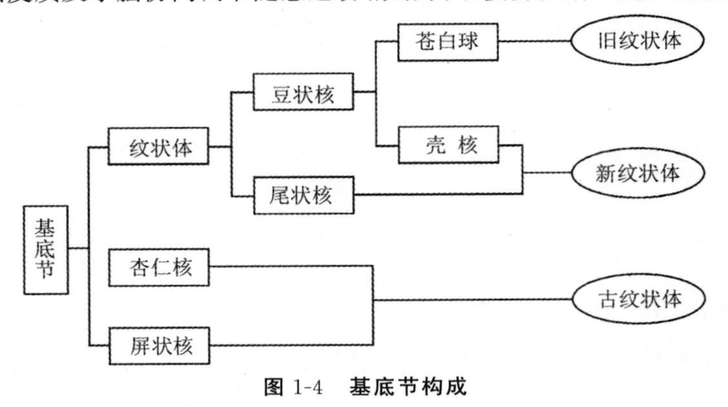

图 1-4　基底节构成

(二)损害表现及定位

基底节病变主要产生运动异常(动作增多或减少)和肌张力改变(增高或降低)。

1.新纹状体病变

新纹状体病变可出现肌张力减低-运动过多综合征，主要表现为舞蹈样动作、手足徐动症、偏身投掷运动等。舞蹈样动作见于壳核病变；手足徐动症见于尾状核病变；偏侧投掷运动见于丘脑底核病变。此综合征多见于风湿性舞蹈病、遗传性舞蹈病、肝豆状核变性或吩噻嗪类药物反应等。

2.旧纹状体及黑质病变

旧纹状体及黑质病变可出现肌张力增高-运动减少综合征，主要表现为肌张力增高、动作减少及缓慢和静止性震颤。多见于帕金森病。

四、间脑

间脑位于两侧大脑半球之间，是脑干与大脑半球连接的中继站。间脑前方以室间孔与视交叉上缘的连线为界，下方与中脑相连，两侧为内囊。左、右间脑之间的矢状窄隙为第 3 脑室。间脑分 5 部分，分别为丘脑、后丘脑、下丘脑、上丘脑和底丘脑(图 1-5)。

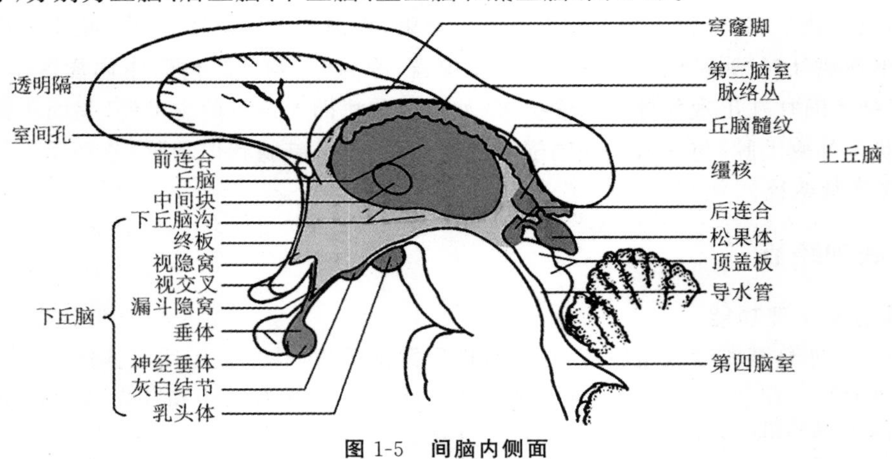

图 1-5　间脑内侧面

(一)丘脑

1.解剖及生理功能

丘脑又称背侧丘脑,是间脑中最大的卵圆形灰质团块,对称分布于第三脑室两侧。丘脑前端为丘脑前结节,后端为丘脑枕,其内部灰质被薄层 Y 形白质纤维(内髓板)分隔为三大组核群(图 1-6)。

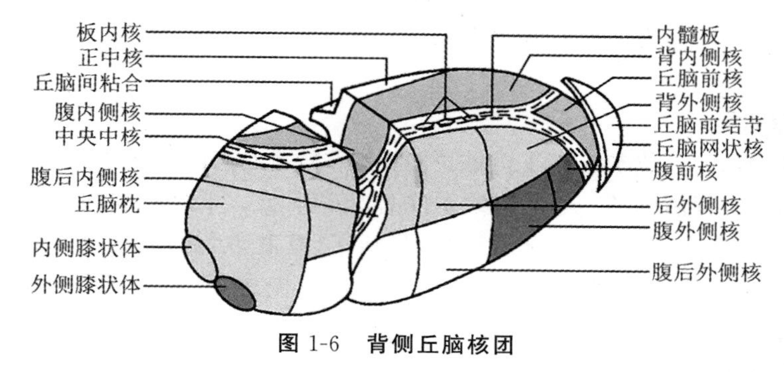

图 1-6　背侧丘脑核团

(1)前核群:位于内髓板分叉部的前方,为边缘系统的中继站,与下丘脑、乳头体及扣带回联系,与内脏活动有关。

(2)内侧核群:位于内髓板内侧,包括背内侧核和腹内侧核。内侧核群与额叶皮质、海马、海马旁回和纹状体等均有联系,为躯体和内脏感觉的整合中枢,亦与记忆功能和情感调节有关。

(3)外侧核群:位于内髓板外侧,分为背侧核群和腹侧核群两部分。①背侧核群:包括背外侧核、后外侧核和枕核,主要对感觉、认知和记忆功能起复杂的调节作用。②腹侧核群:包括腹前核和腹外侧核(接受小脑齿状核、苍白球、黑质等的传入,与锥体外系的运动协调有关)、腹后外侧核(接受内侧丘系和脊髓丘脑束的纤维,并发出纤维形成丘脑中央辐射的大部)和腹后内侧核(接受三叉丘系及味觉纤维,所发出的纤维构成丘脑中央辐射的一部分)。

丘脑是各种感觉(嗅觉除外)传导的皮质下中枢和中继站,对运动系统、边缘系统、上行网状激活系统和大脑皮质的活动发生着重要影响。

2.损害表现及定位

丘脑病变可产生丘脑综合征,主要表现为对侧的感觉障碍和不自主运动,并可有情感与记忆障碍。

(1)偏身感觉障碍:丘脑损害导致的感觉障碍具有如下特点。①各种感觉皆发生障碍;②深感觉和精细触觉障碍重于浅感觉;③肢体及躯干的感觉障碍重于面部;④可有深感觉障碍所导致的共济失调;⑤感觉异常;⑥自发性疼痛(丘脑痛)。

(2)偏身不自主运动或共济失调:可出现意向性震颤、舞蹈样或手足徐动样动作,可因手指的指划运动而呈特殊姿势(丘脑手),为丘脑与红核、小脑、苍白球的联系纤维受损所致。

(3)情感障碍:表现为情绪不稳、强哭强笑,由丘脑与下丘脑及边缘系统的联系受损所致。

(4)智能障碍:可出现记忆障碍和智能损害,严重者导致痴呆,是由丘脑背内侧核群及海马-穹隆-乳头体环路受损所致。

(二)后丘脑

1.解剖及生理功能

后丘脑位于背侧丘脑的后下方,包括内侧膝状体和外侧膝状体。内侧膝状体接受来自下丘臂的传导听觉的纤维，发出纤维至颞叶的听觉中枢，参与听觉冲动的传导。外侧膝状体接受视束的传入纤维，发出纤维至枕叶的视觉中枢，与视觉有关。

2.损害表现及定位

(1)内侧膝状体损害使听觉传导路径受损，可出现耳鸣和听力下降，但程度相对较轻。

(2)外侧膝状体损害极为少见，一侧损害出现对侧视野同向偏盲，其中内侧部损害出现双眼下象限同向偏盲，外侧部损害出现双眼上象限同向偏盲。

(三)下丘脑

1.解剖及生理功能

下丘脑又称丘脑下部，位于丘脑下沟的下方，由第三脑室周围的灰质组成，含有视前核、视上核、室旁核、腹内侧核、背内侧核、灰结节核、乳头体核和后核。下丘脑体积很小，重量仅 4 g，占全脑重量的 1/300，但其纤维联系却广泛而复杂，与脑干、基底节、丘脑、边缘系统及大脑皮质之间有密切联系。下丘脑是调节内脏及内分泌活动的皮质下中枢，对体温、摄食、水盐平衡和内分泌活动进行调节，同时也参与情绪活动。

2.损害表现及定位

下丘脑损害可出现一系列十分复杂的症状和综合征。

(1)中枢性尿崩症：视上核、室旁核及其纤维束损害时，可导致抗利尿激素分泌不足，引起尿崩症，表现多饮烦渴、多尿、尿比重减低(一般低于 1.006)、尿渗透压低于 290 mmol/L。

(2)体温调节障碍：下丘脑前内侧区的散热中枢病变表现为中枢性高热，后外侧区的产热中枢病变则可表现为体温过低。

(3)摄食异常：下丘脑腹内侧核饱食中枢损害表现为食欲亢进、食量大增，往往导致过度肥胖，称下丘脑性肥胖；灰结节外侧区的摄食中枢损害，则表现为食欲缺乏、厌食，导致消瘦甚至呈恶病质。

(4)睡眠觉醒障碍：下丘脑视前区与睡眠有关，此区损害可出现失眠。下丘脑后区参与上行网状激活系统的功能，与醒觉有关，损害时可产生睡眠过度、嗜睡，累及中脑网状结构时可引起深睡或昏迷。

(5)生殖与性功能障碍：下丘脑腹内侧核是促性腺中枢，受损时导致促性腺激素释放不足，并影响脂肪代谢，出现肥胖性生殖无能症。腹内侧核前端为性行为抑制中枢，受损时可出现性早熟，常伴有智力低下。

(6)自主神经功能障碍：交感神经与副交感神经的高级中枢分别位于下丘脑的后区和前区，损害时可出现血压不稳、呼吸心率改变、出汗增多或减少、瞳孔改变、腺体分泌障碍等，严重时可导致胃和十二指肠溃疡和出血。

(四)上丘脑

上丘脑位于丘脑内侧，第三脑室顶部周围。主要结构有松果体、缰连合及后连合。上丘脑的病变常见于松果体肿瘤，由肿瘤压迫中脑四叠体可引起帕里诺综合征。

(五)底丘脑

底丘脑位于中脑被盖和背侧丘脑的过渡区域，外邻内囊，内含丘脑底核，接受苍白球和额叶运动前区的纤维，发出的纤维到苍白球、黑质、红核和中脑被盖，参与锥体外系的功能。一侧丘脑底核损害时可出现对侧以上肢为重的不自主舞蹈动作，表现为连续的不能控制的投掷运动，称偏身投掷。

五、脑干

(一)解剖及生理功能

脑干位于间脑与脊髓之间,包括中脑、脑桥和延髓。内部结构主要有神经核、上下行传导束和网状结构。

1.脑干神经核

中脑有第Ⅲ、Ⅳ对脑神经核;脑桥有第Ⅴ、Ⅵ、Ⅶ、Ⅷ对脑神经核;延髓有第Ⅸ、Ⅹ、Ⅺ、Ⅻ对脑神经核。除上述脑神经核外,延髓背侧还有传导深感觉的中继核(薄束核、楔束核),中脑还有与锥体外系有关的红核、黑质等。

2.脑干传导束

脑干传导束为脑干内的白质,分上行和下行传导束,包括深浅感觉传导束、锥体束、锥体外通路及内侧纵束等。

3.脑干网状结构

脑干中轴内呈弥散分布的胞体和纤维交错排列的"网状"区域,称为网状结构,其中细胞集中的地方称为网状核。在脑干网状结构中有许多神经调节中枢,如心血管运动中枢、血压反射中枢、呼吸中枢及呕吐中枢等,这些中枢在维持机体正常的生理活动中起着重要的作用。网状结构的一些核团参与意识清醒状态的维持,称为上行网状激活系统。

脑干是维持呼吸、循环等基本生命活动的"生命中枢",是除嗅觉和视觉外所有感觉信息传至中枢的必经之路,并将中枢的各种运动指令下传,因此在中枢神经系统中具有十分重要的生理功能。

(二)损害表现及定位

脑干病变大都出现交叉性瘫痪,即病灶侧脑神经周围性瘫痪及对侧肢体中枢性瘫痪。病变水平的高低可依受损害的脑神经而定,如第Ⅲ对脑神经麻痹则病灶在中脑;第Ⅴ、Ⅵ、Ⅶ、Ⅷ对脑神经麻痹则病灶在脑桥;第Ⅸ、Ⅹ、Ⅺ、Ⅻ对脑神经麻痹则病灶在延髓。

1.中脑

(1)大脑脚综合征:病变位于一侧中脑大脑脚脚底,累及动眼神经和锥体束,又称动眼神经交叉瘫。主要表现为:①病侧除外直肌和上斜肌外的所有眼肌麻痹,瞳孔散大(动眼神经麻痹);②对侧中枢性面舌瘫和上下肢瘫痪(锥体束损害)。多见于小脑幕裂孔疝。

(2)红核综合征:病变位于中脑被盖腹内侧部,侵犯了动眼神经、红核、黑质和内侧丘系,而锥体束未受影响。主要表现为:①病灶侧动眼神经麻痹;②对侧肢体震颤、强直(黑质损害)或舞蹈样动作、手足徐动及共济失调(红核损害);③对侧偏身深感觉和精细触觉障碍(内侧丘系损害)。

(3)帕里诺综合征:又称四叠体综合征,病变位于中脑上丘的眼球垂直运动中枢,主要表现为眼球垂直同向运动障碍,特别是向上的凝视麻痹,常见于松果体区肿瘤。

2.脑桥

(1)脑桥腹外侧综合征:病变位于脑桥腹外侧部。主要表现如下:①病灶侧周围性面神经麻痹(面神经核损害)及眼球不能外展(展神经麻痹);②对侧中枢性偏瘫(锥体束损害);③对侧偏身感觉障碍(内侧丘系和脊髓丘脑束损害)。多见于小脑下前动脉阻塞。

(2)脑桥腹内侧综合征:病变位于脑桥腹内侧部。主要表现如下:①病灶侧周围性面神经麻痹(面神经核损害)及眼球不能外展(展神经麻痹);②两眼向病灶对侧凝视(脑桥侧视觉中枢及内侧纵束损害);③对侧中枢性偏瘫(锥体束损害)。多见于脑桥旁正中动脉阻塞。

(3)脑桥被盖下部综合征:病变位于脑桥背外侧部。主要表现如下:①眩晕、恶心、呕吐、眼球震颤(前庭神经核损害);②病侧眼球不能外展(展神经损害);③病侧面肌麻痹(面神经核损害);④双眼病灶侧注视不能(脑桥侧视觉中枢及内侧纵束损害);⑤交叉性感觉障碍,即同侧面部痛、温觉缺失(三叉神经脊束损害),对侧偏身痛、温觉减退或丧失(脊髓丘脑侧束损害);⑥对侧偏身触觉、位置觉及振动觉减退或丧失(内侧丘系损害);⑦病侧何纳综合征(Horner 征)(交感神经下行纤维损害);⑧病侧偏身共济失调(小脑中脚、小脑下脚和脊髓小脑前束损害)。见于小脑上动脉或小脑下前动脉阻塞,又称小脑上动脉综合征。

(4)闭锁综合征:又称去传出状态,由双侧脑桥基底部病变所致。主要表现为:①双侧肢体中枢性瘫痪(双侧皮质脊髓束受损);②双侧面舌瘫,构音、吞咽运动均障碍,不能转颈耸肩,眼球水平运动障碍,只能以眼球上下运动示意(支配三叉神经以下的皮质脑干束以及内侧纵束受损,仅动眼神经与滑车神经功能保留);③意识保持清醒,语言理解无障碍(大脑半球和脑干被盖部网状激活系统无损害)。此征常被误认为昏迷,脑电图正常或轻度慢波有助于和真正的意识障碍相区别,主要见于基底动脉脑桥分支双侧闭塞。

3.延髓

(1)延髓背外侧综合征:病变位于延髓上段的背外侧区。主要表现为:①眩晕、恶心、呕吐及眼震(前庭神经核损害);②吞咽困难、构音障碍、同侧软腭低垂及咽反射消失(疑核及舌咽、迷走神经损害);③病灶侧共济失调(绳状体及脊髓小脑束、部分小脑半球损害);④霍纳综合征(交感神经下行纤维损害);⑤交叉性感觉障碍,即同侧面部痛、温觉减退或缺失(三叉神经脊束及脊束核损害),对侧躯体痛、温觉减退或缺失(脊髓丘脑侧束损害)。常见于小脑后下动脉、椎基底动脉或外侧延髓动脉缺血性损害。

(2)延髓旁正中综合征:又称延髓内侧综合征,病变位于延髓腹侧。主要表现为:①病灶侧舌肌瘫痪及肌肉萎缩(舌下神经损害);②对侧肢体中枢性瘫痪(锥体束损害);③对侧上下肢触觉、位置觉、振动觉减退或丧失(内侧丘系损害)。可见于椎动脉及其分支或基底动脉后部血管阻塞。

六、小脑

(一)解剖及生理功能

小脑(图 1-7)位于颅后窝,小脑幕下方,脑桥及延髓的背侧。上方借小脑幕(天幕)与枕叶隔开,下方为小脑延髓池,腹侧为脑桥和延髓,其间为第四脑室。以小脑下脚(绳状体)、中脚(脑桥臂)、上脚(结合臂)分别与延髓、脑桥及中脑相连。

1.小脑的结构

小脑的中央为小脑蚓部,两侧膨大部分为小脑半球,小脑半球下面近枕骨大孔的膨出部分称小脑扁桃体。根据小脑表面的沟和裂,小脑分为三个主叶,即绒球小结叶、前叶和后叶。绒球小结叶为原小脑,又称前庭小脑,主要与前庭神经和前庭神经核联系;小脑蚓部和小脑半球的中间部共同组成旧小脑,又称脊髓小脑,主要接受来自脊髓的信息;小脑体的外侧部为新小脑,又称为大脑小脑,接受大脑皮质经由脑桥核传达的信息。小脑表面覆以薄层灰质称小脑皮质,由分子层、普肯野细胞层和颗粒层三层组成。皮质深部的白质为小脑髓质,内有四对小脑核,由内向外依次为顶核、球状核、栓状核和齿状核。

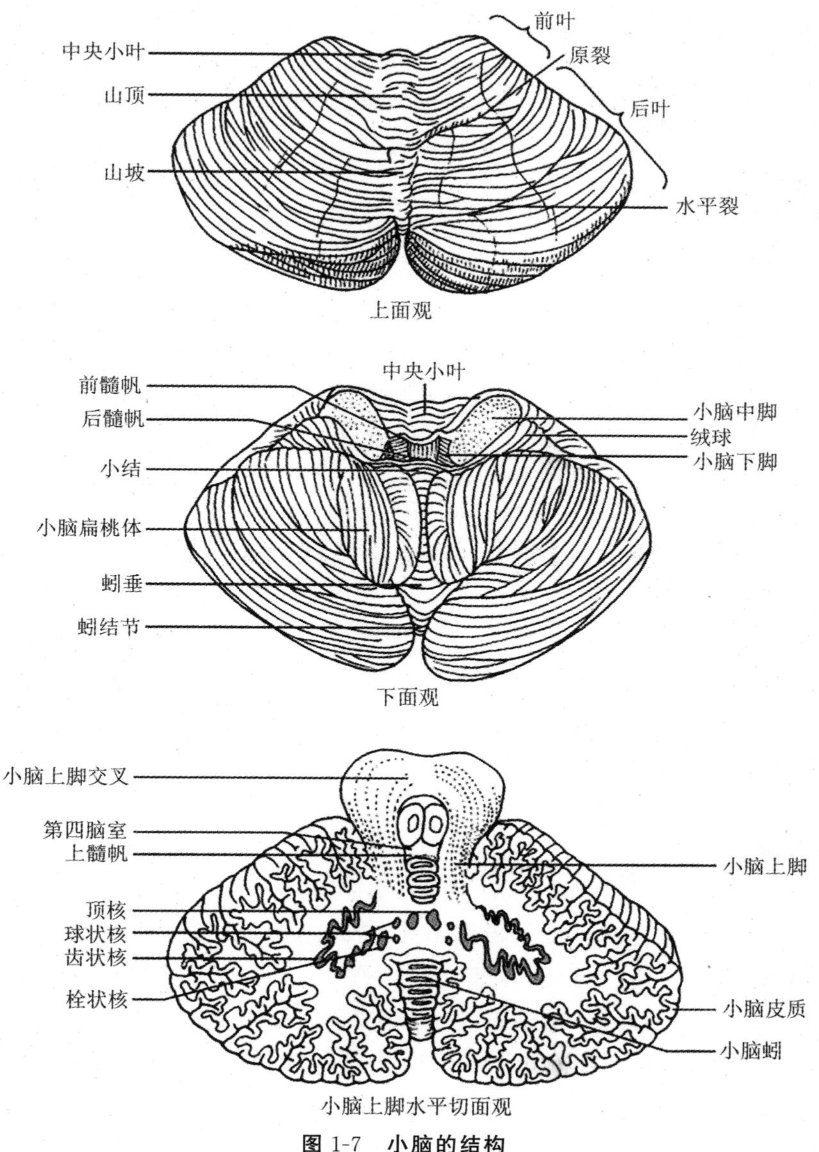

图 1-7　小脑的结构

2.小脑的纤维联系

小脑系统的纤维联系分为传入和传出两组。

(1)传入纤维:小脑的传入纤维来自大脑皮质、脑干(前庭核、网状结构及下橄榄核等)和脊髓,组成了脊髓小脑束、前庭小脑束、脑桥小脑束和橄榄小脑束等。所有传入小脑的冲动均通过小脑的 3 个脚而进入小脑,终止于小脑皮质和深部核团。

(2)传出纤维:小脑的传出纤维发自小脑深部核团(主要是齿状核、顶核),经过小脑上脚(结合臂)离开小脑,再经过中间神经元(前庭外侧核、红核、脑干的网状核和丘脑核团)而到达脑干的脑神经核及脊髓前角细胞。

3.小脑的功能

小脑主要维持躯体平衡，控制姿势和步态，调节肌张力和协调随意运动的准确性。小脑的传出纤维在传导过程中交叉两次，因此对躯体活动发挥同侧协调作用。小脑半球协调四肢的随意运动，其上半部分控制上肢，下半部分控制下肢，蚓部则维持躯干的平衡。

(二)损害表现及定位

小脑病变主要表现为共济失调，但不同部位损害产生的症状也不尽相同。

1.小脑蚓部损害

出现躯干共济失调，即轴性平衡障碍。表现为躯干不能保持直立姿势，站立不稳、向前或向后倾倒，行走时两脚分开、蹒跚不稳。但肢体共济失调及眼震很轻或不明显，肌张力通常正常，言语障碍通常不明显。多见于儿童小脑蚓部的髓母细胞瘤等。

2.小脑半球损害

一侧小脑半球病变时表现为同侧肢体共济失调，上肢比下肢重，远端比近端重，精细动作比粗大动作影响明显，常有水平性也可为旋转性眼球震颤，眼球向病灶侧侧视时震颤更加明显，常出现小脑性语言。多见于小脑脓肿、肿瘤、脑血管病、遗传变性疾病等。

3.小脑慢性弥漫性变性

蚓部和小脑半球虽同样受损，但临床上多只表现躯干和言语的共济失调，四肢共济失调不明显，这是由于新小脑的代偿作用所致。急性病变则缺少这种代偿作用，故可出现明显的四肢共济失调。

七、脊髓

(一)解剖及生理功能

脊髓呈微扁圆柱体，位于椎管内，为脑干向下延伸部分，全长为42～45 cm，上端在枕骨大孔水平与延髓相连，下端至L_1下缘。全长粗细不等，有颈膨大和腰膨大，末端变细形成脊髓圆锥，圆锥尖端伸出终丝，终止于S_1的骨膜。脊髓的表面有6条纵行的沟裂：①前正中裂，脊髓前动脉位于此裂；②后正中沟；③后外侧沟，左右各一，脊神经后根由此进入脊髓；④前外侧沟，左右各一，脊神经前根由此离开脊髓。脊髓由外至内由硬脊膜、蛛网膜和软脊膜三层结缔组织包围，软脊膜和蛛网膜之间是蛛网膜下腔，其间充满脑脊液。

1.脊髓的内部结构

脊髓由灰质和白质组成。在横断面上灰质呈H形，居于脊髓中央，其中心有中央管；白质含有上下行传导束，包绕在灰质的外周(图1-8)。灰质可分为前部的前角、后部的后角、前后角之间的中间带，向外伸出的侧角。此外，还包括中央管前后的灰质前联合和灰质后联合。前角主要含前角内侧核和前角外侧核，参与躯干和四肢的运动支配；后角含有后角边缘核、胶状质和后角固有核，参与感觉信息的分析和加工；C_8～L_2侧角含有中间外侧核，是脊髓交感神经中枢；$S_{2\sim4}$侧角含有骶副交感核，为脊髓副交感神经中枢。灰质内含有各种不同大小、形态和功能的神经细胞，是脊髓接受和发出冲动的关键结构。脊髓的白质借前正中裂、前外侧沟、后外侧沟和后正中沟分为前索、外侧索和后索。灰质前联合前方的白质为白质前联合。灰质后角基底部的灰白质相间的部分为网状结构。脊髓白质内含有很多纤维束，上行纤维束将不同的感觉信息上传到脑，下行纤维束从脑的不同部位将神经冲动下传到脊髓。

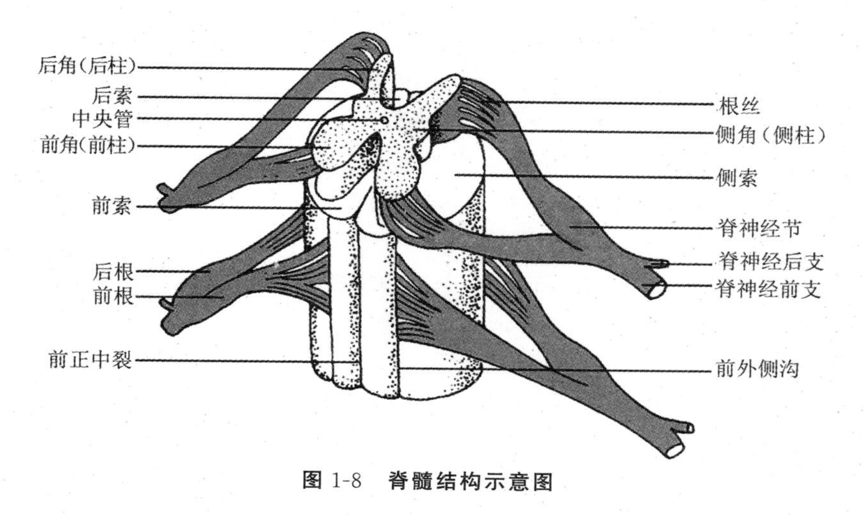

图 1-8 脊髓结构示意图

2.脊髓的节段及与脊柱的关系

脊髓共发出 31 对脊神经,包括颈段 8 对,胸段 12 对,腰段 5 对,骶段 5 对,尾神经 1 对,因此脊髓也相应分为 31 个节段。人类出生时脊髓下端平第 L_3,随年龄增长,由于脊髓的生长速度低于脊柱,结果使脊髓节段的位置逐渐高于相应的椎骨,脊髓下端相对上移,至成人已达 L_1 下缘水平。因此,脊髓各节段的位置比相应的脊椎为高。颈髓节段较颈椎高 1 节椎骨,上中胸髓节段较相应胸椎高 2 节椎骨,下胸髓则高3 节椎骨。腰髓相当于 $T_{10\sim12}$ 水平,骶髓和尾髓相当于 T_{12} 和 L_1,以此可由影像学所示的脊椎位置来推断病变脊髓的水平。由于脊髓和脊柱的长度不同,而神经根均由相应的椎间孔离开椎管,故越位于下位脊髓节段的神经根越向下倾斜,腰骶段神经根几乎垂直下降形成马尾,由 L_2 至尾节共 10 对神经根组成。

3.脊髓的纤维及联系

脊髓的纤维束可分为上行和下行纤维束,参与各种冲动的传导。

(1)上行纤维束:又称感觉传导束,将躯干和四肢的痛温觉、精细触觉和深感觉传至大脑皮质感觉中枢进行加工和整合。①薄束和楔束:传导深感觉和精细触觉至薄束核和楔束核;②脊髓丘脑前束和脊髓丘脑侧束:传导痛觉和温度觉至丘脑腹后外侧核;③脊髓小脑前束和脊髓小脑后束:传导下肢和躯干下部的深感觉至小脑皮质。

(2)下行纤维束:又称运动传导束,将大脑皮质运动区、红核、前庭核、脑干网状结构及上丘的冲动传至脊髓前角或侧角细胞,继而支配躯干肌和四肢肌,参与锥体束和锥体外系的形成,与肌肉的随意运动、姿势和平衡有关。①皮质脊髓束:将大脑皮质运动区的冲动传至脊髓前角的运动神经元,支配躯干和肢体的运动;②红核脊髓束:将红核发出的冲动传至上颈髓的前角细胞,对支配屈肌的运动神经元有较强的兴奋作用,协调肢体运动;③前庭脊髓束:主要兴奋躯干和肢体的伸肌,以调节身体平衡;④网状脊髓束:主要参与躯干和肢体近端肌肉运动的控制;⑤顶盖脊髓束:兴奋对侧颈肌及抑制同侧颈肌活动,是头颈反射及视听反射的结构基础;⑥内侧纵束:协同眼球的运动和头颈部的运动,是眼震和头眼反射的结构基础。

4.脊髓的功能

脊髓发出 31 对脊神经分布到四肢和躯干,同时也是神经系统的初级反射中枢,正常的脊髓活动是在大脑的控制下完成的。脊髓的功能主要表现在两方面:其一为传导功能,其二为反射功能。脊髓中大量的神经细胞是各种感觉及运动的中继站,上、下行传导束也在各种感觉及运动冲动的传导中起重要作用。此外，脊髓的独特功能为脊髓反射，可分为躯体反射和内脏反射。前者的效应器为骨骼肌，指骨骼肌的反射活动，如牵张反射、屈曲反射和浅反射等；后者的效应器为内脏，如心血管、胃肠道、支气管平滑肌、膀胱与输尿管以及腺体等。内脏反射包括躯体内脏反射（如眼心反射）、内脏反射（如内脏病变引起一定区域的皮肤发红、出汗等自主神经症状）和内脏躯体反射（如心绞痛引起的左肩背部的牵涉痛、急腹症时可引起腹肌的强烈收缩）。

（二）损害表现及定位

脊髓是中枢神经的低级部分，为四肢和躯干的初级反射中枢，在结构上保持着节段性，其损伤的症状也随受损的节段、部位和程度而异。

1.脊髓横贯性损害

脊髓横贯性损害多见于急性脊髓炎及脊髓压迫症。主要症状为受损平面以下各种感觉缺失，上运动神经元瘫痪及括约肌功能障碍等。急性期往往出现脊髓休克症状，包括损害平面以下弛缓性瘫痪，肌张力减低，腱反射减弱，病理反射阴性及尿潴留，一般持续2周后转变为受损平面以下中枢性瘫痪。脊髓主要节段横贯性损害的临床表现如下。

（1）高颈髓（$C_{1\sim4}$）：出现损害平面以下各种感觉缺失，四肢呈中枢性瘫痪，括约肌障碍，四肢和躯干多无汗。常伴有枕部疼痛及头部活动受限。$C_{3\sim5}$节段受损将出现膈肌瘫痪，腹式呼吸减弱或消失。此外，如三叉神经脊束核受损，则出现同侧面部外侧痛、温度觉丧失。如副神核经受累则可见同侧胸锁乳突肌及斜方肌无力和萎缩。如病变由枕骨大孔波及颅后凹，可引起延髓及小脑症状，如吞咽困难、饮水呛咳、共济失调、眼球震颤，甚至呼吸循环衰竭而死亡。

（2）颈膨大（$C_5\sim T_2$）：两上肢呈周围性瘫痪，两下肢呈中枢性瘫痪。病灶平面以下各种感觉缺失，可有向肩及上肢放射的神经根痛，排尿困难。$C_8\sim T_1$节段侧角细胞受损产生Horner征。上肢腱反射的改变有助于受损节段的定位，如肱二头肌反射减弱或消失而肱三头肌反射亢进，提示病损在C_5或C_6，肱二头肌反射正常而肱三头肌反射减弱或消失，提示病损在C_7。

（3）胸髓（$T_{3\sim12}$）：$T_{4\sim5}$水平是血供较差而最易发病的部位。损害时，该平面以下各种感觉缺失，双下肢呈中枢性瘫痪（截瘫）及括约肌障碍，受损节段常伴有束带感，如病变位于$T_{10\sim11}$时，可导致腹直肌下半部无力，当患者于仰卧位用力抬头时，可见脐孔被腹直肌上半部牵拉而向上移动，称比弗征。如发现上（$T_{7\sim8}$）、中（$T_{9\sim10}$）和下（$T_{11\sim12}$）腹壁反射局部消失，亦有助于各节段的定位。

（4）腰膨大（$L_{1\sim2}$）：受损时出现双下肢周围性瘫痪（损伤支配下肢的前角细胞所致），双下肢及会阴部位各种感觉缺失，括约肌障碍。腰膨大上段受损时，神经根痛位于腹股沟区或在下背部，下段受损时表现为坐骨神经痛。如损害平面在$L_{2\sim4}$，膝反射常消失；如病变在$S_{1\sim2}$，踝反射常消失；如$S_{1\sim3}$受损则出现勃起功能障碍。

（5）脊髓圆锥（$S_{3\sim5}$和尾节）：支配下肢运动的神经来自腰膨大，故脊髓圆锥损害无双下肢瘫痪，也无锥体束征。肛门周围和会阴部感觉缺失，呈鞍状分布。髓内病变可出现分离性感觉障碍，肛门反射消失和性功能障碍。脊髓圆锥为括约肌功能的副交感中枢，因此，圆锥病变可出现真性尿失禁，见于外伤和肿瘤。

（6）马尾神经根：马尾和脊髓圆锥病变的临床表现相似，但马尾损害时症状和体征可为单侧或不对称；根性疼痛和感觉障碍位于会阴部、股部和小腿，下肢可有周围性瘫，括约肌障碍常不明显。见于外伤性腰椎间盘脱出（L_1、L_2以下）和马尾肿瘤。

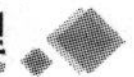

2.脊髓半侧损害

脊髓半侧损害多见于脊髓外伤和髓外肿瘤的早期。主要表现为脊髓病变平面以下同侧肢体中枢性瘫痪、深感觉障碍，对侧痛温觉障碍，称为布朗-塞卡尔综合征或脊髓半切综合征。

3.脊髓束性损害

脊髓束性损害以侵犯脊髓内个别传导束为特点，病理改变多数为退行性变，如脊髓痨（后索）、脊髓亚急性联合变性（后索和锥体束）、肌萎缩性侧索硬化（前角细胞和锥体束）、脊髓型遗传性共济失调（后索、脊髓小脑束、锥体束）、脊髓空洞症等。以上疾病随有关传导束的损害，引起受损平面以下的深感觉障碍、中枢性瘫痪和小脑性共济失调。脊髓痨还可有根式分布的疼痛和感觉异常，脊髓亚急性联合变性可伴有四肢远端分布的多发性神经病症状，肌萎缩性侧索硬化还有节段性周围性瘫痪，脊髓空洞症可引起节段性分离性痛、温觉缺失。

4.脊髓节段性损害

此指脊髓灰质中的前角、后角、白质前联合及侧角等部的损害，主要引起节段性（根性）分布的运动或感觉障碍。前角症状见本章运动系统一节，后角和前联合症状见本章感觉系统一节。侧角损害发生相应节段的自主神经功能障碍，引起血管运动、发汗、竖毛反应障碍及皮肤指甲的营养改变等，C_8、T_1节段的侧角损害可出现同侧 Horner 征，见于脊髓空洞症等。

（刘　静）

第二节　周围神经

周围神经系统是指位于脊髓和脑干的软脑膜外的所有神经结构，即除嗅、视神经以外的所有脑神经和脊神经根与它们的神经节、神经干、神经丛和末梢分支及周围自主神经系统。其中与脑相连的部分为脑神经；与脊髓相连的为脊神经；分布于体表、骨、关节和骨骼肌的为躯体神经；分布于内脏、心血管、平滑肌和腺体的为内脏神经。每条神经包含数条神经纤维，如感觉纤维、运动纤维、交感纤维和副交感纤维，外面由结缔组织、血管及淋巴管包绕组成。嗅、视神经是大脑的直接延伸，属于中枢神经系统。

在脑神经、脊神经和内脏神经中，各自都含有感觉和运动成分。①感觉传入神经：由脊神经后根、后根神经节和脑神经的神经节构成，将皮肤、关节、肌腱和内脏神经冲动由感受器传向中枢神经系统。②运动传出神经：由脊髓前角和侧角发出的脊神经前根和脑干运动核发出的脑神经构成，将神经冲动由中枢神经系统传出到周围的效应器。由于内脏神经的传出部分专门支配不直接受人主观意志控制的平滑肌、心肌和腺体的运动，故又将内脏运动神经称为自主神经或植物神经。自主神经又根据形态和功能分为交感神经和副交感神经两部分。本节主要叙述脊神经和自主神经。

一、脊神经

（一）解剖及生理功能

与脊髓相连的周围神经即脊神经，每对脊神经借前根和后根连于一个脊髓节段。一般前根属运动纤维，后根属感觉纤维，因此，脊神经为混合性的，一般含有躯体感觉纤维、躯体运动纤维、内脏感觉纤维和内脏运动纤维 4 种成分。31 对脊神经可分为 5 部分:8 对颈神经,12 对胸神经,5 对腰神经,5 对骶神经和1 对尾神经。脊神经干很短,在出椎间孔后立即分为前支、后支、脊膜支和交通支。前支分别交织成丛,即颈丛、臂丛、腰丛和骶丛,由各丛再发出分支重新组合及分配,组成周围神经分布到躯干前外侧和四肢的肌肉和皮肤,支配肌肉运动和传导皮肤感觉;后支分成肌支和皮支,肌支分布于项、背和腰骶部深层肌,支配肌肉运动,皮支分布于枕、项、背、腰、骶及臀部皮肤,传导皮肤感觉;脊膜支经椎间孔返回椎管,分布于脊髓被膜、骨膜、韧带和椎间盘等处,传导一般感觉和支配内脏运动;交通支为连于脊神经与交感干之间的细支。

脊神经在皮肤的分布有明显的节段性和重叠性。了解脊神经皮肤分布的规律,对临床上判断损伤的定位具有重要的应用价值。

(二)损害表现及定位

周围神经损伤的临床表现是受损神经支配区内的感觉、运动和(或)自主神经功能异常。其部位及范围随受损神经的分布而异,但有其共同的特性。

1.感觉障碍

脊神经病变可出现相应分布区内的感觉障碍。后根损害为节段性感觉障碍,常有剧烈疼痛;神经丛损害为分布区的感觉障碍,常伴有疼痛、下运动神经元瘫痪和自主神经功能障碍;神经干损害为神经干支配区的感觉障碍;神经末梢损害为四肢远端对称分布的手套-袜套样感觉障碍,常伴有运动和自主神经功能障碍。

2.运动障碍

脊神经病变可出现分布区内的运动障碍。前根损害出现所支配节段的下运动神经元瘫痪,不伴有感觉障碍;神经丛损害为支配区内的运动、感觉、自主神经功能障碍;神经末梢损害为四肢远端对称性下运动神经元瘫,肌力弱、肌张力低,可有肌萎缩。如累及与呼吸肌有关的脊神经根,可出现呼吸肌麻痹症状,引起呼吸困难。

3.反射变化

反射变化可出现浅反射及深反射减弱或消失。腱反射丧失为周围神经病的早期表现,尤以踝反射丧失为最常见。在主要损伤小纤维的周围神经病可至后期才丧失。

4.自主神经障碍

自主神经障碍可出现多汗或无汗,皮肤温度降低,苍白或发绀,水肿,皮下组织萎缩,角化过度,色素沉着,皮肤溃疡,毛发脱落,指甲光泽消失、变脆、突起增厚及关节肿大。其他可有性功能障碍、膀胱直肠功能障碍、直立性低血压及泪腺分泌减少等。自主神经症状在病程较长或慢性多发性周围神经病中较为常见,如遗传性神经病或糖尿病性神经病。

5.其他

(1)动作性震颤:也称意向性震颤,是指出现于随意运动时的震颤,可见于某些多发性神经病。

(2)周围神经肿大:见于麻风、神经纤维瘤、施万细胞瘤、遗传性及慢性脱髓鞘性神经病。

(3)畸形:慢性周围性神经病若发生在生长发育停止前可致手足和脊柱畸形,出现马蹄足、爪形手和脊柱侧弯等。

(4)营养障碍:由于失用、血供障碍和感觉丧失,皮肤、指(趾)甲、皮下组织可发生营养性改变,以远端为明显,加之肢体远端痛觉丧失而易灼伤,可造成手指或足趾无痛性缺失或溃疡,常见于遗传性感觉性神经病。

二、自主神经系统

(一)解剖及生理功能

自主神经系统支配内脏器官(消化道、心血管、呼吸道及膀胱等)及内分泌腺、汗腺的分泌,并参与调节葡萄糖、脂肪、水和电解质代谢,以及体温、睡眠和血压的调节等。自主神经系统由交感神经和副交感神经两大系统组成,两者在大脑皮质的调节下通过下丘脑、脑干及脊髓各节段既拮抗又协调地共同调节器官的生理活动,所有调节活动均在无意识控制下进行。

1.交感神经系统

交感神经节前纤维起始于 C_8 ～ L_2 脊髓侧角神经元,经脊神经前根和白交通支达脊髓旁交感神经干的椎旁神经节和腹腔神经节并换神经元。节后纤维随脊神经分布到汗腺、血管、平滑肌,而大部分节后纤维随神经丛分布到内脏器官。交感神经兴奋引起机体消耗增加、器官功能活动增强。

2.副交感神经系统

节前纤维起自脑干副交感神经核团和 $S_{2\sim4}$ 脊髓侧角核团,发出纤维在其支配的脏器附近或在脏器内神经节换神经元。节后纤维支配瞳孔括约肌、睫状肌、颌下腺、舌下腺、泪腺、鼻腔黏膜、腮腺、心脏、气管、支气管、肝、胰、脾、肾和胃肠等。副交感神经兴奋可抑制机体耗损、增加储能,与交感神经作用互相拮抗。

在大脑皮质影响下的自主神经功能调节有助于维持机体功能的平衡性、完整性和协调性,使机体适应内外环境的变化。自主神经的功能是通过神经末梢释放的神经递质来完成的,可分为胆碱能神经和肾上腺素能神经。前者包括交感神经及副交感神经节前纤维、副交感神经节后纤维,以及支配血管、汗腺和子宫的交感神经节后纤维;后者包括支配心脏、肠道、血管收缩的交感神经节后纤维。内脏器官均受交感神经和副交感神经双重支配,两者既相互拮抗又相互协调,任一系统功能亢进或不足都可引起机体功能失调。

(二)损害表现及定位

自主神经功能紊乱也称自主神经功能紊乱,主要表现为交感神经功能亢进和副交感神经功能亢进两大综合征。

1.交感神经功能亢进

交感神经功能亢进表现为瞳孔散大、眼裂增宽、眼球突出、心率加快、内脏和皮肤血管收缩、血压升高、呼吸加快、支气管平滑肌放松、支气管扩张、胃肠道蠕动分泌功能抑制、血糖升高、凝血时间缩短、肝脾收缩及周围血容量增加等。

2.副交感神经功能亢进

副交感神经功能亢进表现为瞳孔缩小、唾液分泌增加、心率减慢、血管扩张、血压降低、胃肠蠕动和消化腺分泌增加、肝糖原储存增加、膀胱与直肠收缩等。

(刘　静)

第三节　运动系统

本节运动一词是指骨骼肌的活动,包括随意运动、不随意运动和共济运动。运动系统由下运动神经元、上运动神经元(锥体系统)、锥体外系和小脑系统组成。人类要完成精细而协调的复杂运动，需要整个运动系统的互相配合、互相协调，中间任何部分的损害均可引起运动障碍。

一、解剖及生理功能

（一）上运动神经元（锥体系统）

上运动神经元包括额叶中央前回运动区的大锥体细胞及其轴突组成的皮质脊髓束和皮质脑干束。上运动神经元发源于额叶中央前回运动区大锥体细胞，其轴突形成锥体束，即皮质脊髓束和皮质脑干束，经放射冠分别通过内囊后肢和膝部下行，皮质脊髓束经中脑大脑脚中 3/5 脑桥基底部，在延髓锥体交叉处大部分纤维交叉至对侧，形成皮质脊髓侧束下行，终止于脊髓前角；小部分纤维不交叉形成皮质脊髓前束，在下行过程中陆续交叉，止于对侧脊髓前角；仅有少数始终不交叉直接下行，陆续止于同侧前角。皮质脑干束在脑干各个脑神经核的平面上交叉至对侧，分别终止于各个脑神经运动核。需要注意的是：除面神经的下部及舌下神经核受对侧皮质脑干束支配外，其余的脑干运动神经核均受双侧皮质脑干束支配。另外，在大脑皮质运动区即 Brodmann 第四区，身体各部分均有相应的代表位置，其排列犹如“倒人形”投影，呈手足倒置关系。上运动神经元的功能是发放和传送随意运动冲动至下运动神经元，并控制和支配其活动。上运动神经元损伤后可产生中枢性（痉挛性）瘫痪。

（二）下运动神经元

下运动神经元包括脊髓前角细胞、脑神经运动核及其发出的神经轴突。下运动神经元是接受锥体系统、锥体外系和小脑系统各方面来的冲动的最后通路，其功能是将这些冲动组合起来，通过前根、神经丛（颈丛 $C_{1\sim4}$、臂丛 $C_5\sim T_1$、腰丛 $L_{1\sim4}$、骶丛 $L_5\sim S_4$）、周围神经传递至运动终板，引起肌肉的收缩。每一个前角细胞支配 50～200 根肌纤维，每个运动神经元及其所支配的一组肌纤维称为一个运动单位。下运动神经元损伤后可产生周围性（弛缓性）瘫痪。

（三）锥体外系

锥体外系指锥体系以外与运动调节有关的结构及下行通路。不同于低级脊椎动物，哺乳类动物由于大脑皮质的发育和主管骨骼肌随意运动的锥体系的形成，锥体外系退居于辅助地位。其结构复杂，解剖及生理功能尚不完全明了，纤维联系广泛，涉及大脑皮质、纹状体、丘脑、丘脑底核、中脑顶盖、红核、黑质、桥核、前庭核、小脑、脑干等脑内许多结构及它们的联络纤维，共同组成多条复杂的神经环路，如：①皮质-新纹状体-苍白球-丘脑-皮质环路；②皮质-脑桥-小脑-皮质环路；③皮质-脑桥-小脑-丘脑-皮质环路；④新纹状体-黑质-新纹状体环路；⑤小脑齿状核-丘脑-皮质-脑桥-小脑齿状核；⑥小脑齿状核-丘脑-皮质-脑桥-小脑齿状核环路等。

狭义的锥体外系主要指纹状体系统，包括纹状体、红核、黑质及丘脑底核，总称为基底节。纹状体包括尾状核及豆状核，后者又分为壳核和苍白球。尾状核和壳核因组织结构相同，在发生学上较新，故合称为新纹状体；苍白球在发生学上较古老，故称为旧纹状体。大脑皮质（主要是额叶）发出的纤维，直接或通过丘脑间接地止于新纹状体，由此发出的纤维止于苍白球，苍白球发出的纤维分别止于红核、黑质、丘脑底核和网状结构等处。由红核发出的纤维组成红核脊髓束，由网状结构发出的纤维组成网状脊髓束，均止于脊髓前角运动细胞，调节骨骼肌的随意运动。

锥体外系的主要功能是：调节肌张力，协调肌肉运动；维持和调整体态姿势；担负半自动的刻板动作及反射性的运动，如走路时两臂摇摆等联带动作、表情运动、防御反应、饮食动作等。

锥体外系损伤后主要出现肌张力变化和不自主运动两大类症状：苍白球和黑质病变多表现

运动减少和肌张力增高，如帕金森病；尾状核和壳核病变多表现运动增多和肌张力减低，如舞蹈病；丘脑底核病变可发生偏侧投掷运动。

（四）小脑系统

小脑是由中间的蚓部和两个半球组成的。蚓部是躯干代表区，半球是肢体代表区。小脑并不发出运动冲动，而是通过传入纤维和传出纤维与脊髓、前庭、脑干、基底节及大脑皮质等部位联系，对运动神经元进行调节。所有来自大脑皮质、脑干（前庭核、网状结构、下橄榄核）和脊髓的传入纤维都经过小脑下脚、中脚、上脚终止于小脑皮质及小脑蚓部（本体感觉冲动）。小脑的传出纤维主要发自小脑深部核团（主要是齿状核），经小脑上脚（结合臂）在到达红核前先交叉（称被盖背交叉），然后终止于对侧中脑红核，换元后发出纤维再经被盖前交叉下行为红核脊髓束至脊髓前角细胞，由于小脑至前角的纤维经过两次交叉，故小脑半球与身体是同侧支配关系。由顶核中继后的纤维终止于前庭核及网状结构，发出纤维组成前庭脊髓束和网状脊髓束直接或间接作用于脊髓前角细胞。

小脑的主要功能是维持躯体平衡、调节肌张力及协调随意运动。小脑受损后主要出现共济失调与平衡障碍两大类症状。

二、损害表现及定位

（一）瘫痪

瘫痪是指肌力（骨骼肌的收缩能力）的减弱或丧失。瘫痪由运动神经元（上运动神经元和下运动神经元）损害引起。由于病变的程度和部位不同，其瘫痪程度、性质和形式各异。

1.按瘫痪的性质分类

分为上运动神经元瘫痪和下运动神经元瘫痪。

（1）下运动神经元瘫痪：亦称弛缓性瘫痪或周围性瘫痪。其特点为肌张力降低，腱反射减弱或消失，肌肉萎缩，无病理反射。

下运动神经元各部位病变时瘫痪的特点如下。①脊髓前角细胞病变，表现为节段性、弛缓性瘫痪而无感觉障碍。急性起病多见于脊髓前角灰质炎，缓慢起病多见于运动神经元病、脊髓空洞症等，常伴肌束颤动和肌萎缩。②前根损伤时，损伤节段呈弛缓性瘫痪，亦无感觉障碍，见于髓外肿瘤的压迫。③神经丛因含有运动纤维和感觉纤维，病变时常累及一个肢体的多数周围神经，引起弛缓性瘫痪、感觉及自主神经功能障碍，可伴有疼痛。④周围神经损伤时，该神经支配区的肌肉出现弛缓性瘫痪，同时伴有感觉及自主神经功能障碍或伴有疼痛。

（2）上运动神经元瘫痪：亦称痉挛性瘫痪或中枢性瘫痪。其特点为肌张力增高，腱反射亢进，出现病理反射，无肌肉萎缩，但病程长者可出现失用性肌肉萎缩。在急性严重病变时（如脊髓休克），由于断联休克作用，瘫痪开始是迟缓的，无病理反射，但休克期过后即逐渐转为痉挛性瘫痪。

各病变部位瘫痪的特点如下。①皮质型：因皮质运动区呈一条长带，故局限性病变时可出现一个肢体的中枢性瘫痪；②内囊型：内囊是感觉、运动、视觉传导束的集中地，完全损伤时出现“三偏”综合征，即偏瘫、偏身感觉障碍和偏盲；③脑干型：呈交叉性瘫痪，即病变侧脑神经麻痹及对侧肢体中枢性瘫痪；④脊髓型：脊髓横贯性损害时，因双侧锥体束受损而出现双侧肢体的瘫痪，如截瘫或四肢瘫。

上、下运动神经元瘫痪的鉴别见表 1-1。

表 1-1 上、下运动神经元瘫痪的鉴别

特征	上运动神经元瘫痪	下运动神经元瘫痪
瘫痪分布	范围广泛(单瘫偏瘫、截瘫)	范围局限(肌群为主)
肌张力	增高(折刀样),呈痉挛性瘫痪	降低,呈弛缓性瘫痪
腱反射	增强	减弱或消失
病理反射	有	无
肌萎缩	不明显(长期可失用性萎缩)	明显
肌束性颤动	无	可有
肌电图	神经传导正常,无失神经电位	神经传导异常,有失神经电位

2.按瘫痪的形式分类

分为单瘫、偏瘫、截瘫、四肢瘫及交叉瘫等(图 1-9)。

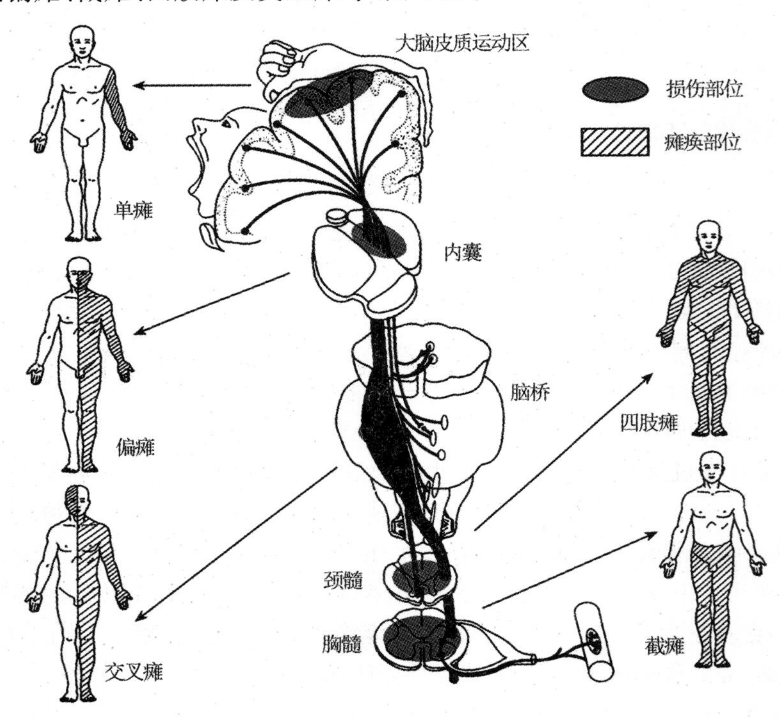

图 1-9 锥体束不同部位损伤的瘫痪形式

(1)单瘫:一个肢体的瘫痪称单瘫。病变可位于大脑皮质运动区、周围神经或脊髓前角。

(2)偏瘫:一侧上、下肢体瘫痪称偏瘫,常伴有同侧中枢性面瘫和舌瘫。病变多在对侧大脑半球内囊附近。

(3)截瘫:双下肢瘫称截瘫,常伴有传导束型感觉障碍和排尿、排便障碍。多由脊髓的胸腰段病变引起,如病变在胸段呈痉挛性截瘫,病变在腰段呈弛缓性截瘫。

(4)四肢瘫:四肢均瘫痪称四肢瘫。可见于双侧大脑、脑干病变、颈髓病变及多发性周围神经病变。双侧大脑及脑干病变时,除四肢瘫外还可伴有语言、意识障碍及延髓麻痹等;高位颈髓病变时,表现为痉挛性四肢瘫,伴有传导束型感觉障碍及尿便障碍;颈膨大病变时,表现为双上肢弛

缓性瘫痪，双下肢痉挛性瘫痪，伴有传导束型感觉障碍及尿便障碍；多发性周围神经病变时，表现为弛缓性四肢瘫，常伴有手套、袜套型感觉障碍。

(5)交叉瘫：一侧脑神经麻痹和对侧肢体瘫痪称交叉瘫。由脑干损害引起。

(二)肌萎缩

肌萎缩是指横纹肌体积较正常缩小，肌纤维变细甚至消失。常见于下运动神经元病变和肌肉病变。下运动神经元损害时可表现为明显而严重的肌萎缩，可伴有肌束震颤。上运动神经元损害时，由于患肢长期不动，可发生程度相对较轻的失用性肌萎缩。

(三)肌张力改变

肌张力是指安静情况下肌肉的紧张度。正常肌肉均具有一定的张力，做肢体被动运动时，可感到这种张力的存在。肌张力改变通常有如下两种。

1.肌张力减低

肌张力减低表现为肌肉松弛，被动运动阻力小，关节运动范围大。常见于下运动神经元病变，如多发性神经炎、脊髓灰质炎，亦可见于小脑病变及后索病变。

2.肌张力增高

肌张力增高表现为肌肉变硬，肢体被动运动时阻力增高。肌张力增高有以下几种情况。

(1)锥体束损害，呈折刀样肌张力增高。以上肢屈肌、下肢伸肌肌张力增高明显，如拉开屈曲的肘部时，开始时抵抗力较强，到一定角度时突然降低。

(2)锥体外系损害，呈铅管样或齿轮样肌张力增高。表现为屈肌张力、伸肌张力均增高，被动屈伸肘部时，若不伴有震颤，则各方向阻力是一致的，故称为铅管样肌张力增高；若伴有震颤，则有类似扳动齿轮样的顿挫感，故称为齿轮样肌张力增高。最多见于帕金森病。

3.局限性肌张力障碍

如痉挛性斜颈、眼睑痉挛和书写痉挛等。

(四)不自主运动

不自主运动是不受主观意志支配的、无目的的异常运动。主要见于锥体外系病变。

1.痉挛发作

肌肉阵发性不自主收缩，可见于局限性癫痫和痫性大发作。

2.震颤

震颤为主动肌和拮抗肌交替收缩的节律性摆动样动作。多见于手、上肢、下肢、头、舌和眼睑等处。可分为生理性震颤和病理性震颤，后者又按与随意运动的关系分为如下类型。

(1)静止性震颤，其特点为安静时明显，活动时减轻，睡眠时消失。表现为手指有节律的、每秒 4～6 次的快速抖动，严重时可呈“搓药丸样”或“拍水样”，亦可发生于头、下颌、前臂、下肢及足等部位。见于苍白球和黑质病变，如帕金森病。

(2)动作性震颤，是指肢体指向一定目的物时所出现的震颤，当肢体快达到目的物时则震颤更明显。多见于小脑病变。

3.舞蹈样运动

舞蹈样运动为一种不能控制、无目的、无规律、快速多变、运动幅度大小不等的不自主运动。如挤眉弄眼、努嘴、伸舌、转颈耸肩、伸屈手指等舞蹈样动作。伴有肌张力减低，安静时症状减轻，入睡后消失。见于尾状核和壳核的病变，如小舞蹈病等。

4.手足徐动症

手足徐动症亦称指划动作、易变性痉挛。由于上肢远端肌张力异常(增高或减低),表现为手腕、手指、足趾等呈缓慢交替性伸屈、扭曲动作,而且略有规则,如腕过屈时,手指常过伸;前臂旋前时,手指缓慢交替的屈曲等;足部可表现为足跖屈,脚趾背屈。因此,手及足可呈现各种奇异姿势。若口唇、下颌及舌受累,则会发音不清和出现面部异常运动。见于胆红素脑病(核黄疸)、肝豆状核变性等。

5.扭转痉挛

扭转痉挛表现为以躯干为长轴,身体向一个方向缓慢而强力扭转的一种不自主动作。常伴有四肢的不自主痉挛。其动作无规律且多变,安静时减轻,睡眠时消失。病变在基底节,见于遗传性疾病、吩噻嗪类药物反应等。

6.偏身投掷运动

偏身投掷运动是指因丘脑底核损害引起的一侧肢体的不随意运动,表现为一侧肢体猛烈的投掷样不自主运动,运动幅度大,力量强。

7.抽动症

抽动症为单个或多个肌肉刻板而无意义的快速收缩动作。常累及面部及颈部肌肉,表现为挤眉弄眼、噘嘴、点头、扭颈、伸舌等。如果累及呼吸及发音肌肉,抽动时伴有不自主的发音,或伴有秽语,故称“抽动秽语综合征”。常见于儿童,病因及发病机制尚不清楚,部分病例由基底节病变引起,有些与精神因素有关。

(五)共济失调

共济失调是指运动时动作笨拙而不协调。正常的随意运动是在大脑皮质、基底节、前庭系统、深感觉及小脑的共同参与下完成的。临床上最多见的共济失调是小脑性共济失调,其次是感觉性共济失调、前庭性共济失调和额叶性共济失调。

1.小脑性共济失调

小脑病变时的主要症状是共济失调,失去完成精巧动作、对随意运动的协调的能力。表现为站立不稳,走路时步基加宽,左右摇摆,不能沿直线前进,蹒跚而行,又称醉汉步态。不能顺利完成复杂而精细的动作,如穿衣、系扣、书写等。常伴有眼球震颤、肌张力减低和构音障碍(吟诗样或爆发样语言)。见于小脑血管病变、遗传变性疾病、小脑炎症或占位性病变等。

2.感觉性共济失调

由于深感觉传导路径的损害,产生关节位置觉、振动觉的障碍导致患者站立不稳,行走时有踩棉花样感觉,视觉辅助可使症状减轻,即到黑暗处症状加重,睁眼时症状减轻,闭目难立征(Romberg 征)阳性。见于脊髓型遗传性共济失调、亚急性联合变性、脊髓结核等。

3.前庭性共济失调

由于前庭病变引起平衡障碍,表现为站立不稳,行走时向病侧倾斜,走直线不能。卧位时症状明显减轻,活动后症状加重,常伴有眩晕、呕吐等症状。见于链霉素中毒等。

4.额叶性共济失调

由于额叶或额桥小脑束损害,引起对侧肢体共济失调。表现为步态不稳,体位性平衡障碍,常伴有中枢性轻偏瘫、精神症状、认知障碍、强握及摸索等额叶损害的表现。

(刘　静)

第四节 感觉系统

感觉是作用于各个感受器的各种形式刺激在人脑中的直接反应。感觉包括两大类:特殊感觉(视觉、听觉、味觉、嗅觉)和一般感觉(浅感觉、深感觉、复合感觉)。感觉障碍是神经系统疾病常见的症状和体征,对神经系统损伤的定位诊断有重要意义。

一、解剖及生理功能

(一)感觉的分类

一般感觉可分为3种。

1.浅感觉

浅感觉是指来自皮肤和黏膜的痛觉、温度觉及触觉。

2.深感觉

深感觉是指来自肌腱、肌肉、骨膜和关节的运动觉,位置觉和振动觉。

3.复合感觉

复合感觉又称皮质感觉,是指大脑顶叶皮质对深浅感觉分析、比较、综合而形成的实体觉,图形觉,两点辨别觉,定位觉和重量觉等。

(二)各种感觉传导路径

一般感觉的传导通路都是由三级神经元组成:感觉纤维末梢感受器接受刺激→后根神经节(Ⅰ级神经元)→脊髓后角或延髓背部的薄束核和楔束核(Ⅱ级神经元)→丘脑腹后外侧核(Ⅲ级神经元),由此发出的纤维终止于大脑皮质中央后回感觉中枢。由于第Ⅱ级神经元发出的纤维相互交叉,因此,感觉中枢与外周的关系是交叉性支配的(图1-10)。

1.痛觉、温度觉和一般轻触觉传导路径

1级神经元在脊髓后根节,突起作T形分叉,周围突至皮肤和黏膜的感受器,中枢突经后根进入脊髓,先在背外侧束上升1～2个节段,终止于后角固有核。2级神经元胞体位于后角细胞,此处发出传导痛温觉的纤维,经白质前联合交叉到对侧的侧索,组成脊髓丘脑侧束上行,而发出传导一般轻触觉及压觉冲动的纤维,大部分经白质前联合交叉到对侧前索,小部分在同侧前索,组成脊髓丘脑前束上行,至延髓中部脊髓丘脑侧束和前束组成脊髓丘系,终止于丘脑的腹后外侧核。丘脑的腹后外侧核为3级神经元,发出的纤维经内囊后肢丘脑辐射上升,至大脑皮质中央后回感觉中枢(图1-11)。

2.深感觉和识别性触觉传导路径

1级神经元在脊髓后根节,传导深感觉的周围突分布于肌肉、关节、肌腱,传导识别触觉的周围突分布于皮肤,它们的中枢突均经后根进入脊髓后索,上升形成薄束、楔束,同侧第5胸节以下来的纤维组成薄束,走行在后索内侧,传导下部躯干及下肢的深感觉及识别触觉,同侧胸4以上的纤维组成楔束,走行在外侧,传导上部躯干及上肢的深感觉及识别触觉。两者分别终止于延髓的薄束核及楔束核,为深感觉的2级神经元。此二核发出的纤维交叉至对侧形成内侧丘系上行,终止于丘脑腹后外侧核,此为3级神经元,发出纤维经内囊后肢,终止于中央后回(图1-12)。

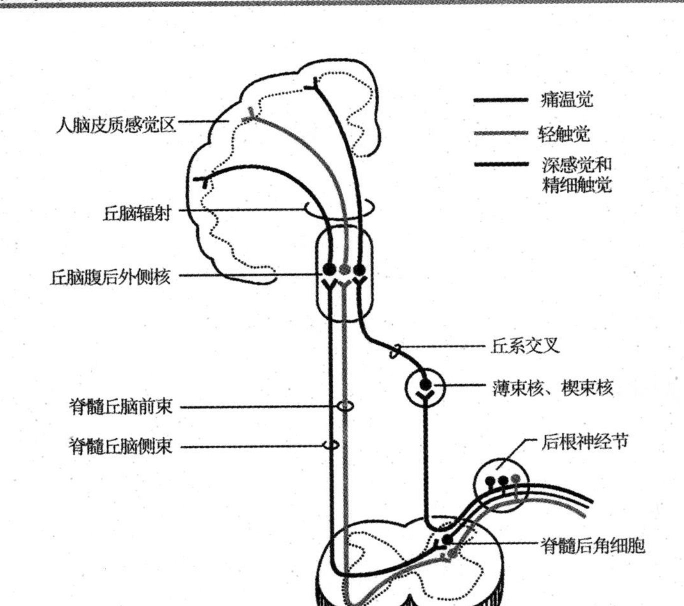

图 1-10 感觉传导路径

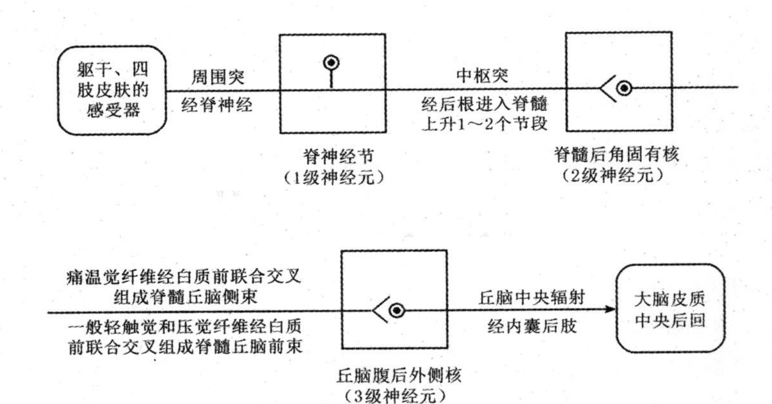

图 1-11 痛温觉和一般轻触觉传导路径

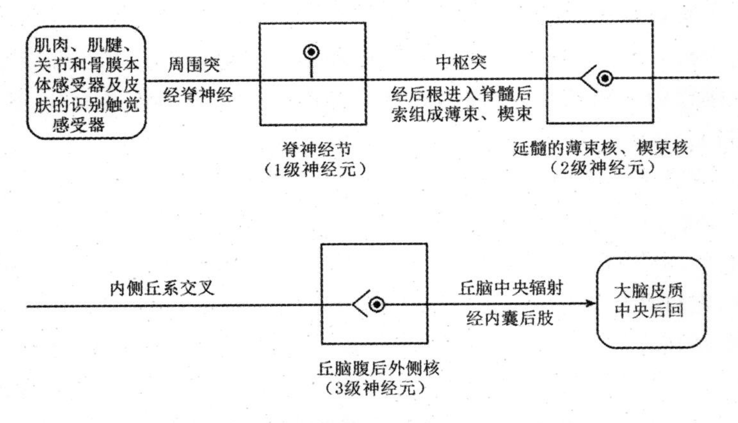

图 1-12 深感觉感受器及识别触觉传导路径

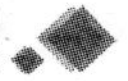

(三)脊髓内感觉传导束的排列

脊髓内感觉传导束主要有传导浅感觉的脊髓丘脑束(脊髓丘脑侧束和脊髓丘脑前束)、传导深感觉的薄束和楔束、脊髓小脑束等。感觉传导束在髓内的排列不尽相同。脊髓丘脑侧束的排列由内到外依次为来自颈、胸、腰、骶的纤维;薄束和楔束位于后索,薄束在内,楔束在外,由内向外依次由来自骶、腰、胸、颈的纤维排列而成。这种髓内感觉传导束的排列特点对诊断和鉴别脊髓的髓内、髓外病变具有重要意义。如颈段的髓内肿瘤,浅感觉障碍是按颈、胸、腰、骶的顺序自上向下发展;而如为颈段的髓外肿瘤,感觉障碍的发展顺序则相反。

(四)节段性感觉支配

每个脊神经后根支配一定的皮肤区域,该区域称之为皮节。绝大多数的皮节是由2～3个神经后根重叠支配,因此单一神经后根损害时感觉障碍不明显,只有两个以上后根损伤才出现分布区的感觉障碍。因而脊髓损伤的上界应比查体的感觉障碍平面高出1～2个节段。这种节段性感觉分布现象在胸段最明显,如乳头平面为T_4、脐平面为T_{10}、腹股沟为T_{12}和L_1支配。上肢和下肢的节段性感觉分布比较复杂,但也仍有其节段性支配的规律,如上肢的桡侧为$C_{5\sim7}$、前臂及手的尺侧为C_8及T_1、上臂内侧为T_2、股前为$L_{1\sim3}$、小腿前面为$L_{4\sim5}$、小腿及股后为$S_{1\sim2}$、肛周鞍区为$S_{3\sim5}$支配。脊髓的这种节段性感觉支配,对临床定位诊断有极重要的意义。

(五)周围性感觉支配

若干相邻的脊神经前支在颈部和腰骶部组成神经丛,如颈丛、腰丛和骶丛,经神经纤维重新组合和分配,从神经丛发出多支周围神经,每支周围神经含多个节段的脊神经纤维,因此,周围神经在体表的分布与脊髓的节段性分布不同。

二、损害表现及定位

(一)感觉障碍的分类

根据病变的性质,感觉障碍可分为刺激性症状和抑制性症状两大类。

1.刺激性症状

刺激性症状是指由于感觉径路受到刺激或兴奋性增高而出现的感觉过敏、感觉倒错、感觉过度、感觉异常和各种疼痛等。

(1)感觉过敏:给予轻微刺激,引起强烈疼痛。

(2)感觉倒错:对某种刺激的感觉错误。如冷的刺激产生热的感觉,非疼痛刺激产生疼痛的感觉等。

(3)感觉过度:在感觉障碍的基础上,对外部刺激阈值增高且反应时间延长,因此对轻微刺激的辨别能力减弱,当受到强烈刺激后,需经过一段潜伏期后,出现一种定位不明确的疼痛或不适感。见于周围神经或丘脑病变。

(4)感觉异常:无外界刺激而发生的异常感觉,如麻木、蚁走感、灼热感等。感觉异常往往为主观的感觉症状,而客观检查无感觉障碍。

(5)疼痛:是感觉纤维受刺激的表现,临床上常见的疼痛有以下几种。①局部疼痛:系病变部位的局限性疼痛,如神经炎时的局部神经痛、放射性疼痛,疼痛可由局部放射到受累感觉神经的支配区,多见于神经干或后根病变时,如坐骨神经痛。②扩散性疼痛:某神经分支的疼痛可扩散至另一分支分布区,如手指远端挫伤,疼痛可扩散至整个上肢。③牵涉痛:当内脏疾患时可出现相应的体表区疼痛,这是由于内脏和皮肤的传入纤维都会聚到脊髓后角的神经元,当内脏疾患的疼痛冲动，经交感神经、脊髓后根至脊髓后角时，扩散至该脊髓节段支配的体表而出现疼痛，如胆囊炎引起右肩疼痛、心绞痛引起左肩臂疼痛等。④灼性神经痛：为烧灼样剧烈疼痛，常见于含自主神经纤维较多的周围神经不全损伤时，如正中神经损伤等。

2.抑制性症状

抑制性症状是指由于感觉径路受破坏而出现的感觉减退或缺失。

(1)感觉减退：是指患者在清醒状态下，对强的刺激产生弱的感觉，是由于感觉神经纤维遭受不完全性损害所致。

(2)感觉缺失：是指患者在清醒状态下对刺激无任何感觉，包括痛觉缺失、温度觉缺失、触觉缺失、深感觉缺失。在同一部位各种感觉均缺失，称为完全性感觉缺失；如在同一部位仅有某种感觉缺失而其他感觉保存，称为分离性感觉障碍。

(二)感觉障碍的定位

由于感觉传导通路的不同部位受损表现出不同的临床症状，具有重要的定位诊断意义。临床常见的感觉障碍类型如下。

1.单一周围神经型(神经干型)感觉障碍

受损的某一神经干分布区内各种感觉障碍均减退或消失。如桡神经麻痹、尺神经麻痹、股外侧皮神经炎等单神经病。

2.末梢型感觉障碍

末梢型感觉障碍表现为四肢末端对称性的各种感觉障碍(温、痛、触、深感觉)，呈手套、袜套样分布，远端重于近端。常伴自主神经功能障碍。见于多发性神经病等。

3.后根型感觉障碍

感觉障碍范围与神经根的分布一致，为节段性感觉障碍。常伴有剧烈疼痛，如腰椎间盘脱出、髓外肿瘤等。

4.脊髓型感觉障碍

(1)传导束型：通常有如下几种损害。①横贯性脊髓损害：即病变平面以下所有感觉(温、痛、触、深感觉)均缺失或减弱，平面上部可有过敏带，如在颈胸段还伴有锥体束损伤的体征。常见于脊髓炎和脊髓肿瘤等。②后索型：后索的薄束、楔束损害，则受损平面以下深感觉障碍，出现感觉性共济失调。见于糖尿病、脊髓结核、亚急性联合变性等。③侧索型：因影响了脊髓丘脑侧束，表现病变对侧平面以下痛、温觉缺失而触觉和深感觉保存(分离性感觉障碍)。④脊髓半离断型(脊髓半切征)：病变侧损伤平面以下深感觉障碍及上运动神经元瘫痪，对侧损伤平面以下痛温觉缺失，亦称 Brown-Sequard 综合征。见于髓外占位性病变、脊髓外伤等。

(2)前连合及后角型：出现分离性感觉障碍。前连合病变时，受损部位呈双侧对称性节段性感觉分离，表现为温、痛觉消失而触觉存在；后角损害表现为损伤侧节段性感觉分离，出现病变侧痛温觉障碍，而触觉和深感觉保存。见于脊髓空洞症、脊髓内肿瘤等。

(3)马尾圆锥形：主要为肛门周围及会阴部呈鞍状感觉缺失，马尾病变出现后根型感觉障碍并伴剧烈疼痛。见于肿瘤、炎症等。

5.脑干型感觉障碍

延髓外侧和脑桥下部一侧病变，损伤了三叉神经脊束核和来自对侧的三叉丘系，出现同侧面部及对侧半身感觉障碍，即交叉性感觉障碍，如 Wallenberg 综合征等；若病变位于脑桥上部和中脑一侧，三叉丘系已与脊髓丘系并行，则出现对侧面部及半身感觉障碍。见于炎症、脑血管病、肿

瘤等。

6.丘脑型感觉障碍

丘脑损害出现对侧偏身(包括面部)完全性感觉缺失或减退。其特点是深感觉和触觉障碍重于痛温觉,远端重于近端。并常伴发患侧肢体的自发痛,即“丘脑痛”。多见于脑血管病。

7.内囊型感觉障碍

对侧偏身(包括面部)感觉缺失或减退,常伴有偏瘫及偏盲,称三偏综合征。见于脑血管疾病。

8.皮质型感觉障碍

顶叶皮质损害,可出现病灶对侧的复合觉(精细感觉)障碍,而痛温觉障碍轻;若部分区域损害,可出现对侧单肢的感觉障碍;若为刺激性病灶,则出现局限性感觉性癫痫(发作性感觉异常)。身体各部在大脑皮质感觉中枢呈头足倒置的支配关系。

(张厚慈)

第五节 反 射

反射是最简单、最基本的神经活动,是机体对刺激的非自主反应。

一、解剖及生理功能

反射的解剖学基础是反射弧。反射弧的组成是:感受器→传入神经元(感觉神经元)→中间神经元→传出神经元(脊髓前角细胞或脑干运动神经元)→周围神经(运动纤维)→效应器官(肌肉、分泌腺等)。

反射活动需依赖于完整的反射弧及高级中枢的调节而实现。反射弧中任何一处中断,均可引起反射的减弱和消失。同时反射弧还接受高级神经中枢的抑制和易化,当高级中枢病变时,原本受抑制的反射(如深反射)可增强,受易化的反射(如浅反射)可减弱。每个反射弧都有其固定的脊髓节段及周围神经,在临床上可通过反射的改变判定病变部位。反射活动的强弱在正常个体间差异很大,但两侧是对称的,因此两侧对比可发现差异。一侧或单个反射减弱、消失、增强,则临床意义更大。

反射可分如下两大类。

(一)生理反射

生理反射是正常人应具有的反射,包括深反射和浅反射。

1.深反射

刺激肌腱、骨膜的本体感受器引起的肌肉收缩,称腱反射或肌肉牵张反射。其反射弧是由感觉神经元和运动神经元直接连接组成的单突触反射弧。临床上常做的腱反射有肱二头肌反射($C_{5\sim6}$)、肱三头肌反射($C_{6\sim7}$)、桡骨膜反射($C_{5\sim8}$)、膝腱反射($L_{2\sim4}$)、跟腱反射($S_{1\sim2}$)等。

2.浅反射

浅反射是刺激皮肤、黏膜引起的肌肉快速收缩反应。浅反射的反射弧比较复杂,除了脊髓节段性的反射弧外,还有冲动到达大脑皮质(中央前、后回),然后随锥体束下降至脊髓前角细胞。

因此，中枢神经系统病变及周围神经系统病变均出现浅反射的减弱或消失。临床上常用的有腹壁反射（$T_{7\sim12}$）、提睾反射（$L_{1\sim2}$）、跖反射（$S_{1\sim2}$）、肛门反射（$S_{4\sim5}$）等。

（二）病理反射

病理反射是锥体束损害的确切特征，是一种原始反射的释放。正常情况下不出现，1岁半以内的婴儿，由于锥体束发育不完全，也可出现病理反射。临床上常用的病理反射有巴宾斯基征、查多克征、普赛普征、奥本汉姆征、戈登征等。

二、损害表现及定位

（一）深反射减弱或消失

反射弧径路的任何部位损伤均可引起深反射的减弱或消失，是下运动神经元瘫痪的重要体征。周围神经、脊髓前根、后根、后根节、前角、后角、后索病变均可引起。见于周围神经病、脊髓灰质炎、脊髓结核等。

（二）深反射增强

深反射增强是上运动神经元损害的重要体征。锥体束损害而反射弧完整的情况下，锥体束对深反射的反射弧失去抑制作用，出现损伤平面以下的深反射增强和扩散。

（三）浅反射减弱或消失

脊髓反射弧的中断或锥体束病变均可引起浅反射减弱或消失，故上运动神经元和下运动神经元瘫痪均可出现浅反射减弱或消失。需注意昏迷、麻醉、深睡时浅反射也可消失，经产妇、肥胖者及老人腹壁反射往往不易引出。

（四）病理反射

病理反射是锥体束损害的确切特征，常与下肢腱反射亢进、浅反射消失同时存在。霍夫曼征和罗索利莫氏征的本质应属牵张反射，亦称屈组病理反射。因此，霍夫曼征和罗索利莫氏征阳性时，可认为是生理牵张反射亢进现象，只有在锥体束损伤或一侧出现时方有意义。

（马金凤）

第二章

神经系统疾病常用检查方法

第一节　脑电图检查

一、脑电图分析

(一)脑电图的基本特征

脑电图的基本特征是指周期、频率、振幅、波形和位相。

1.周期

周期是一个波从它离开基线到返回基线所需的时间(图 2-1),也称周波,计算单位以 ms 表示。

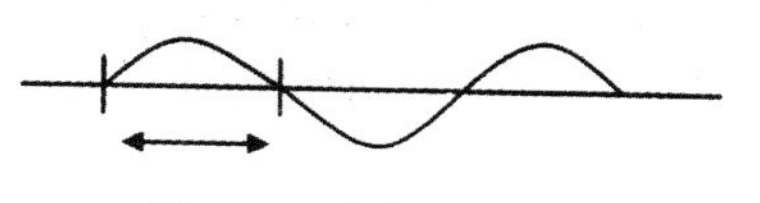

图 2-1　脑电图周期波

2.频率

频率是每秒出现的周期数,以赫兹(Hz)表示(图 2-2)。

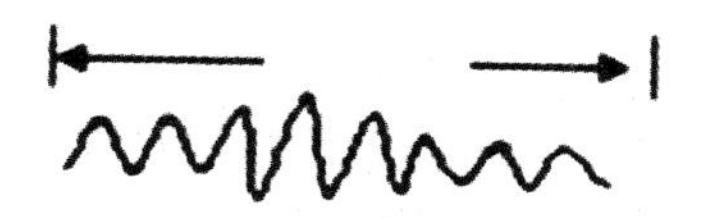

图 2-2　脑电图频率

3.振幅(波幅)

振幅是由波峰到两个波谷连线的垂直线(图 2-3)。

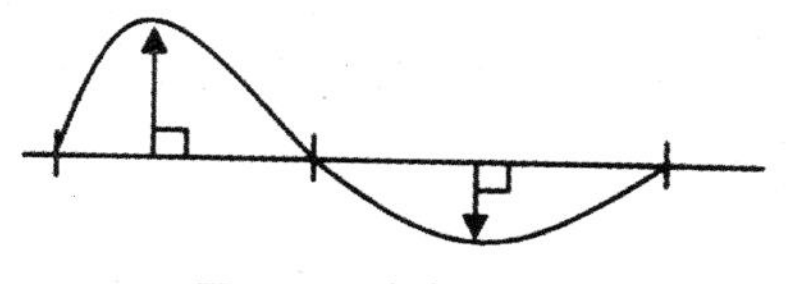

图 2-3　脑电图振幅

(1)低波幅:<25 μV(微伏)。

(2)中波幅:25～75 μV。

(3)高波幅:75～100 μV。

(4)极高波幅:>100 μV。

4.波形

波形是波的形状。

5.位相

位相是波峰的方向性。一个波由基线向上、下偏转便产生位相。向上为负相,向下为正相(图 2-4)。

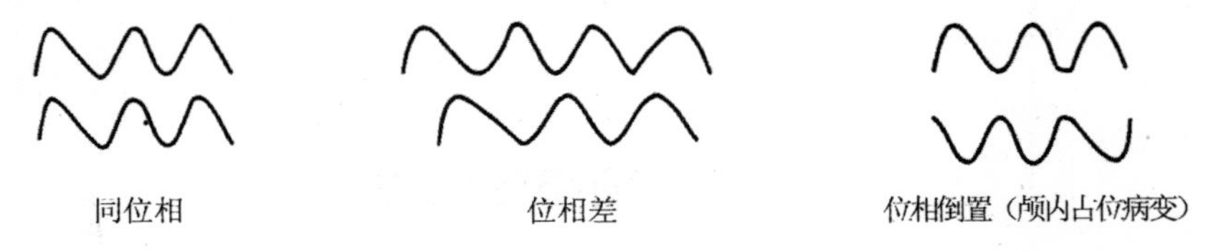

图 2-4 脑电图位相

(二)脑电图的成分

1.波

波是单个电位差,即单个波。如 α 波、β 波等。

2.活动

活动是连续出现的波。

3.节律

节律是指单个波的周期,位相均相同。波幅呈现有规律的变化。如阿尔法节律的波幅从低到高,又逐渐变低形成梭状,两极(组)之间有静息期,这种现象为节律。

4.背景活动

背景活动是指在脑电图描记中,除了阵发或局限的显著变动部分外,其余表现为占优势的广泛和持续的活动。

5.常见脑波

如图 2-5 所示。

常见脑波有以下几种。

(1)α 波:频率 8～13 Hz,10～100 μV。α 节律是脑波的基本节律。安静闭目时枕区的阿尔法节律明显。常在声、光刺激及思考时抑制(如睁闭眼试验、心算等)。

(2)β 波:频率 14～30 Hz,5～20 μV。当 β 活动占优势时,波幅可稍高,但不应大于 50 μV。多见于额、颞、中央区或介于两组 α 之间。当精神紧张或服用安眠镇静药物时,β 活动增多。β 波可受光线影响,但机体活动时 β 波抑制。

(3)θ 波:频率 4～7 Hz,波幅 10～200 μV 或更高。波形变化多,多为多形性的。多数学者认为 θ 波起源于海马回。当听觉和嗅觉受刺激时,就可引起海马回发作,此时呈现大量 θ 波。一般散在出现>10%为异常。

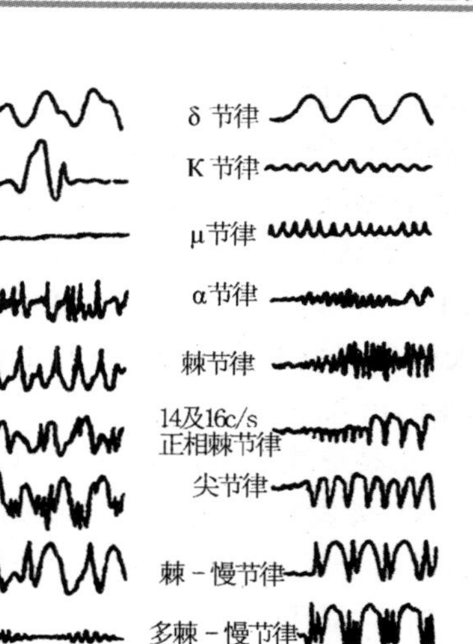

图2-5　脑电图各成分示意图

(4)δ波：频率0.5～3 Hz，波幅10～200 μV或更高。

(5)γ波：频率33～45 Hz，波幅25 μV，多见于额、中央区，临床意义未明。

(6)μ波：亦称弓状波，频率7～11 Hz，波幅50 μV左右，波形似希腊字母μ，痛觉刺激或握拳时受抑制，睁眼不消失。

(7)λ波：频率3～5 Hz，波幅10～40 μV。眼球运动时λ波消失。

(8)K波：频率6～10 Hz，于思考时出现于额颞区。

(9)尖波：又称锐波或慢棘波或峰波。时限80～200 ms，波幅多大于100 μV，12 Hz左右。波的升降支光滑。有的学者称升支陡直，降支缓慢下降。负相尖波多见于癫痫。也可见于颅内炎症、颅内肿瘤等。

(10)棘波：又称针状波。时限<80 ms，多20～60 ms。波幅多100～150 μV。波顶尖锐，升降支光滑陡直，升支直上，降支下降时多与升支重叠1/3。6～14 Hz的正相棘波常见于间脑发作。棘波是癫痫的特异性、发作性放电现象之一。但棘波不是癫痫的同义词，它可见于颅内肿瘤、脱髓鞘疾病等。

(11)尖慢波：由一个尖波与一个慢波复合而成。多见于癫痫小发作或局限性癫痫。

(12)棘慢波：由棘波和慢波组合而成，多2～3 Hz，往往以不规则的持续性或爆发性出现。棘慢波是癫痫小发作的典型病理波。

(13)复合波：在一个慢波上附有许多小波或切迹或载波而形成一个变形波。这些载波可在波峰或升、降支的上段或下段，载波可是α波或β波。

(14)顶尖波：顶尖波是一种睡眠波。一般在浅睡时出现，在顶区。波幅高达300 μV。多为负相波，成对后的顶尖波称驼峰波。常见于儿童期浅睡期。

(15)δ节律：又称睡梭或纺锤波。为14 Hz的节律，多见于中睡期(非快速眼动期，睡眠第Ⅲ期)。

(16)K-综合波：K-综合波是一种在睡眠时经听觉刺激所诱发的高幅慢波，后随着出现不同高度的快波(12～16 Hz)的综合波。有时该综合波也可在睡眠时不经任何刺激而出现。这是一种正常的睡眠波,常出现在中睡期。

(17)手套型波:手套型波是一种异常睡眠复合波,也可见于30%的正常人,波形与手掌、指相似(如手套形状)。

(18)平坦活动:又称电沉默现象,为脑死亡的波形。为各种频率电活动都有不同程度的抑制,见于大脑严重损害或各种原因引起的极度(深)昏迷者。

6.脑波的出现形式

脑波的出现形式从时间顺序上可以是单个的、散在的、短程的(1～3 s)、长程的(3～10 s)、持续的(>10 s)、阵发的、杂乱的。从空间分布上可以是弥漫的(又称普遍的或广泛的,出现于头部所有区域,即各个区域都有改变且两侧不对称)、弥散的(出现于头部大片区域而位置较恒定)、不对称的、一侧的、局限的等。

(三)脑波的测量

分析脑波有两种方法,一种是用频率自动分析器,另一种是视觉分析法。临床上采用的是后者。分析脑波要注意频率的出现率、波幅、波形、位相及各种因素对它们的影响。如年龄、意识状态、精神活动、睁闭眼、过度换气、声光刺激、药物等对频率与波幅都有影响。病理波出现的部位、程度与临床征象是否符合,与脑电图记录的各项条件的关系。

1.频率的测量

频率的测量用一特制的透明脑电图尺进行。

2.波幅的测量

波幅测量一般测量单导联的波幅,因其基线较稳定。

(1)低波幅:<25 μV。

(2)中波幅:25～75 μV。

(3)高波幅:75～100 μV。

(4)极高波幅:>100 μV。

3.量慢波

量慢波要注意慢波的波形周期,出现的区域,出现的形式(阵发、爆发、散在性或弥漫性、是否杂乱等)。

(四)儿童正常脑电图

新生儿的脑电图通常由不规则的低幅δ波及重叠在其上面的7～30 Hz极低幅快波和半节律性的α波组成。出生后2个月,不规则的慢波逐渐增加其频率,并常带有一定的节律性(3～5 Hz)。这种节律性首先出现于顶、中央区,然后扩大到枕区。出生3～5个月,δ波开始减少,3～5 Hz节律波出现于全部导联,但以顶、枕区为著(第一次组织化)。生后6～11个月,4～7 Hz节律波在枕区占优势,并开始出现左右对称性。枕区θ波对光刺激呈现反应(第二次组织化)。

(1)1岁:较稳定并较有规则的5～8 Hz高幅波出现于全部导联,以枕区为著。此时开始出现脑电图的个体差异,频率可以每年增加。

(2)3～5岁:δ波急剧减少,波幅开始降低,逐渐过渡到θ波,顶、枕区可出现8～10 Hz α活动,其连续性将增加。但以顶区为主的4～6 Hz θ波尚较多,还可有散在性高幅δ波。3岁是精神发育的第一个里程碑(图2-6)。

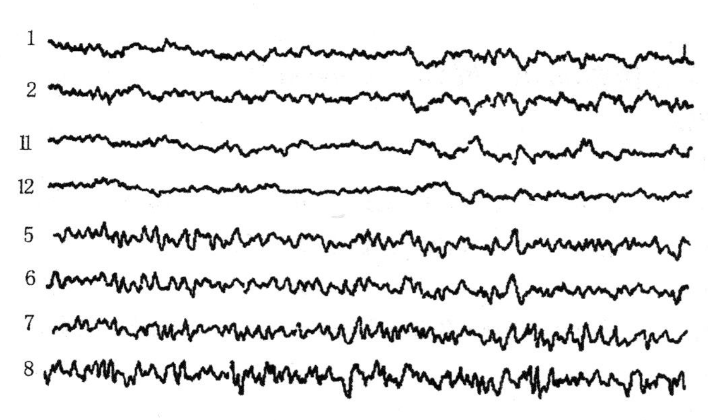

图 2-6　正常儿，男，3 岁，清醒。正常范围脑电图

(3)6～8 岁：θ 波急剧减少，8～12 Hz α 波（活动）增加，逐渐成为 α 优势。δ 波很少，波幅也低，β 波亦少。6 岁为精神发育的第二个里程碑。

(4)9～10 岁：α 优势已完成并较稳定，接近于成人的脑电图。枕区 α 活动主要为 10～12 Hz，额、顶区尚可有 7～8 Hz 节律波，也可见广泛性散在性 θ 波，δ 波出现率在 12%以下。10 岁前 α 的波幅一般较高，超出 150 μv 者不一定异常。

(5)11～17 岁：基本上为成人脑电图，但尚不稳定，额、顶区出现少量 θ 波或 δ 波。

(五)儿童异常脑电图

(1)出现棘波、尖波病理复合波或爆发抑制，平坦活动等。

(2)有局限性改变。

(3)两侧显著不对称。

(4)4 岁以上枕部背景活动<6 Hz，大于 6 岁还有中等量 4 Hz 的波，大于 7 岁还有 2 Hz 的波，9 岁以上枕部背景活动<8 Hz，大于 10 岁还有中等量 4～8 Hz 的波。

(5)睡眠脑电图中没有睡眠波。

(六)成人正常脑电图

1.α 脑电图

α 脑电图为 α 节律占优势，特别是枕，顶部的。节律占优势，频宽>1.5 Hz，额区或各区可有少量低幅 β 活动，θ 波不明显（散见）（占正常成人的 79%，图 2-7）。

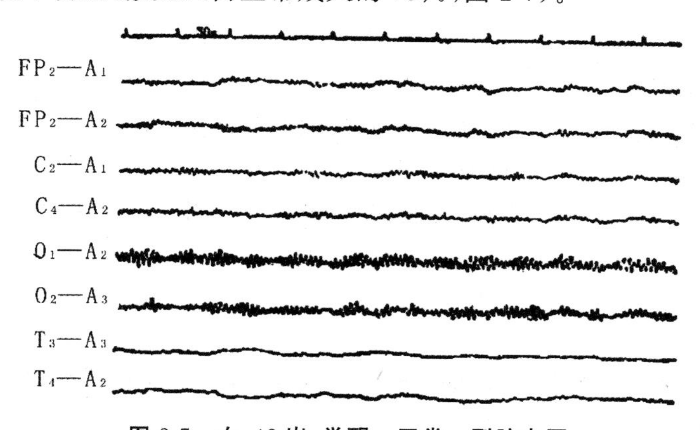

图 2-7　女，42 岁，觉醒。正常 α 型脑电图

2.β脑电图

β脑电图为β活动占优势，波幅一般20～30 μv，有时可达50 μv。在β活动中间有低至中幅α波或节律(占正常成人4%)。

3.低波幅脑电图

低波幅脑电图为α波稀少且振幅低，不超过20 μV，β波少而难于计算，结果致低幅θ波反而明显。视反应及过度换气后常出现α节律(占正常成人7%)。

4.不规则形脑电图

不规则形脑电图为α节律不规则，在额部的α波的振幅较高，低幅β活动较多(占正常成人10%)。

(七)成人异常脑电图

1.成人轻度异常脑电图

成人轻度异常脑电图如下。

(1)α波形欠整，杂乱或α波泛化、前移。波幅调节差，基线不稳，α波频率差别显著。

频率—
- 同一导联>1 Hz
- 不同导联>2或2.5 Hz
- 双侧对应部位>0.5 Hz

α波幅>150 μV，枕部双侧波幅差>50%。

(2)额区或各区出现高波幅β活动，β波波幅>50 μV。

(3)额区散在慢波数量超过正常范围(θ波指数>10%～15%)，波幅为中至高波幅。

(4)自发或诱发出现少量的、单发的或偶见的不典型尖波，棘波，尖波，棘-慢波，尖-慢波。

(5)视反应α节律不抑制。

2.成人中度异常脑电图

(1)θ活动占优势，以θ波为基本节律。

(2)慢波有局限性，两侧经常有显著不对称的活动。

(3)自发或诱发尖波，棘波或尖-慢波，棘-慢波。

(4)过度换气时出现高波幅慢波、且在过度换气停止10 s后仍未消失。

(5)中幅δ波成串或成群出现。

3.成人高度异常脑电图

(1)δ波占优势。

(2)有明显的局限性。

(3)出现自发或诱发的尖波节律，棘波节律或病理复合波节律。

(4)出现爆发抑制或平坦活动(波幅<10 μV)。

见于严重颅内病变，颅内高压晚期，脑炎极期，严重脑外伤，肝昏迷，尿毒症，心搏骤停复苏，脑死亡等。

(八)睡眠脑波

1.思睡期

思睡期α波消失或中间出现，代以低波幅快活动及θ波，节律不规则，当外界刺激时，波可迅速恢复。

2.浅睡期

浅睡期可出现睡眠纺锤，即睡梭，又称 σ 节律。

3.中睡期

中睡期主要波率为 δ 波（3 Hz），不规则，常间以顶尖波及散在之睡眠纺锤及 K-综合波（12～16 Hz）。

4.深睡期

深睡期出现弥漫性高波幅不规则之 δ 波，波幅可高达 300～600 μV，两侧对称。同时混有 4～7 Hz θ 波，慢波上重叠有快波。睡眠纺锤消失。

（九）诱发试验

1.睁闭眼试验（视反应）

睁闭眼试验是被检者睁眼时，顶枕区 α 波受抑制，而代之以 β 活动这种反应称视反应。视反应可作为大脑发育进程的指标，在生理情况下，α 节律抑制随年龄的增长而增高，表现为 α 节律从部分抑制逐渐向完全抑制过度。在定位诊断上，视反应时病理波不抑制，表示病灶位于皮质浅部或电极附近；若病理波抑制，则表示病灶在皮质深部或远离电极部位。

2.过度换气（HV）

过度换气是使肺泡内大量 CO_2 呼出、血液 CO_2 浓度下降、血 pH 上升而出现的碱中毒状态，引起脑毛细血管收缩，皮质缺氧，使脑皮质神经细胞代谢的环境发生变化，提高皮层质兴奋性，在此状态下，提高病理波的阳性率。

3.睡眠

睡眠时癫痫病患者易出现或加强癫痫样放电。颞叶癫痫患者觉醒时脑电图只有 30%可发现病灶，而睡眠时则可有 80%以上发现病灶，局限性癫痫患者睡眠时阳性率可提高 2/3，除出现局限性异常外，还可有病侧睡眠波减弱或消失。

4.闪光刺激

闪光刺激对癫痫小发作病者多数可诱发棘-慢节律。对肌阵挛性癫痫患者可诱发多棘-慢波。对其他类型癫痫，闪光刺激诱发的脑电图异常，主要为弥漫性快活动或慢活动，棘-慢波，额和中央区棘波伴有肌阵挛。值得指出的是，有些癫痫患者在其他诱发试验阴性时，通过闪光刺激可获得阳性结果。

5.贝美格或戊四氮

贝美格易诱发局限性放电，戊四氮易诱发弥漫性放电。一般认为贝美格的不良反应比戊四氮少，引起脑电图改变的剂量和抽搐剂量距离较大，易排出并易被苯巴比妥中和，故比较戊四氮安全。此外，采用光-贝美格或光-戊四氮诱发，可减少药物用量和不良反应，并减少临床发作和提高阳性率。由于上述原因，故多采用光-贝美格诱发试验，其阳性率接近 90%。光-美解贝美格眠诱发的脑电图异常，主要为阵发性两侧同步性高波幅慢活动、棘波、棘-慢波或局限性异常放电。

6.声音刺激

声音刺激对声源性癫痫患者可诱发癫痫样放电与临床发作。对其他癫痫患者诱发阳性率不高，故较少用。此外，还有鼻咽电极、蝶骨电极、颈动脉窦压迫法、低血糖诱发、低 O_2 诱发、水诱发、药物诱发以及合并方法光-戊四氮诱发等。

二、脑电图的临床应用

(一)癫痫

脑电图(EEG)是确诊癫痫及癫痫综合征准确分类最有价值的检查方法,发作间期癫痫样放电(Eds)支持癫痫诊断,但缺乏 Eds 不能排除癫痫诊断。30%~50%的癫痫患者在第一次常规 EEG 中记录到 Eds,60%~90%的癫痫患者在第三次 EEG 中记录到癫痫放电,再增加描记次数未见增加,10%~40%的癫痫患者用常规 EEG 不能显示发作间期 Eds,睡眠、睡眠剥夺、过度换气和闪光刺激等在某些患者可能诱发出 Eds。颞叶近中线部位及眶额部病灶的 Eds 在到达头皮时常不能以足够的波幅突出于背景活动之上,常需安放蝶骨电极、鼻咽电极等特殊电极。癫痫是发作性神经功能障碍,医师不能随时得到诊断所需的信息,延长 EEG 监测时间是必要的。

1.脑电图录像监测系统

可同步记录患者的发作行为和发作时 EEG,可同时用两架摄像机(一架监测患者,一架对准 EEG)和一个特殊作用的发生器实现这一目的,也可只用一架摄像机监测患者,EEG 通过电子技术同时记录在录像带上。对癫痫发作类型诊断及某些不能解释的惊厥发作(如心源性晕厥、精神源性发作等)有重要诊断价值。例如,在惊厥发作期完全正常的脑电图则提示精神源性非癫痫性发作。此项检查应选择发作频率高、癫痫发作类型不明确的病例,否则得不到预期的效果。

2.EEG 动态磁带记录系统

采用盒式磁带 EEG 记录仪长时间监测患者,通常每盘磁带可监测 24 h,监测期中患者可自由活动。由于记录时间延长,可能得到常规 EEG 未能得到的 EEG 异常及其与生理节奏周期的关系,但对运动及其他伪差干扰极敏感,需有经验的医师来解释。

癫痫样活动已如前述,常见癫痫综合征的癫痫样异常见表 2-1。

表 2-1 常见癫痫综合征 EEG 的癫痫样放电

癫痫综合征	EEG
West 综合征	高度节律失调:在不规则的背景活动上暴发杂乱的高波幅慢波,多灶的癫痫样放电及波幅的突然衰减
Lennox-Gastaut 综合征	慢棘慢复合波(<2.5 Hz),背景活动明显减慢
儿童失神癫痫	普遍暴发的高波幅双侧对称同步的 3 Hz 棘慢波综合,易被过度换气所诱发,背景活动正常
良性 Rolandic 癫痫	中央-颞区局灶癫痫样放电,背景活动正常,睡眠中痫样放电明显增多
少年型肌阵挛癫痫	普遍性多棘慢波综合,可被闪光刺激诱发,背景活动正常
部位相关的癫痫	局灶的癫痫样放电,偶为局灶的慢活动,背景活动偶尔轻度减慢

(二)脑肿瘤、脑脓肿和硬膜下血肿

90%的患者 EEG 改变取决于病变的类型和部位,除弥散改变外,典型异常为局灶性,多见局灶性慢波(多为 δ 波),有时为癫痫发作活动或局灶性波幅减低。发展迅速的病变,如脑脓肿(图 2-8)、转移瘤(图 2-9)和胶质瘤(图 2-10),特别是幕上病变 EEG 异常率通常最高,脑脓肿实际为 100%,后两者是 90%~95%。生长缓慢的肿瘤(如星形细胞瘤)、大脑半球以外的占位性病变(如脑膜瘤、垂体瘤)虽然临床或影像学表现可能很明显,但 EEG 改变可能不明显或根本无改变。75%~90%幕上肿瘤或脓肿 EEG 可准确定侧,当大脑转移瘤在计算机断层成像(CT)扫描尚未显示时,EEG 可能显示局灶性异常。

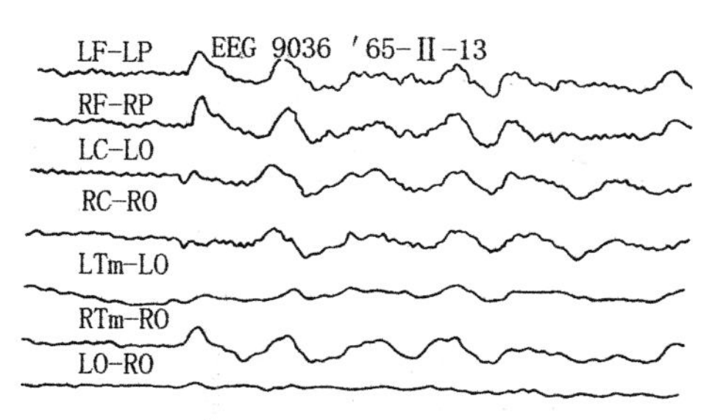

图 2-8　脑脓肿脑电图

女，27 岁，脑脓肿，颅压增高。EEG 示弥漫性高波幅 δ 波，右颞枕最著

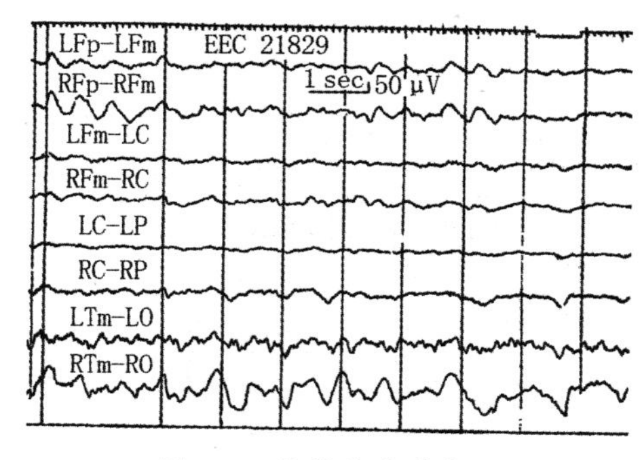

图 2-9　脑转移癌脑电图

女，35 岁，绒毛膜上皮癌脑转移，后枕部头痛，视物不清，幻视，脑脊液正常。EEG 示弥散性不规则中至高波幅 1.5～3 Hz 慢波，右颞枕部最著

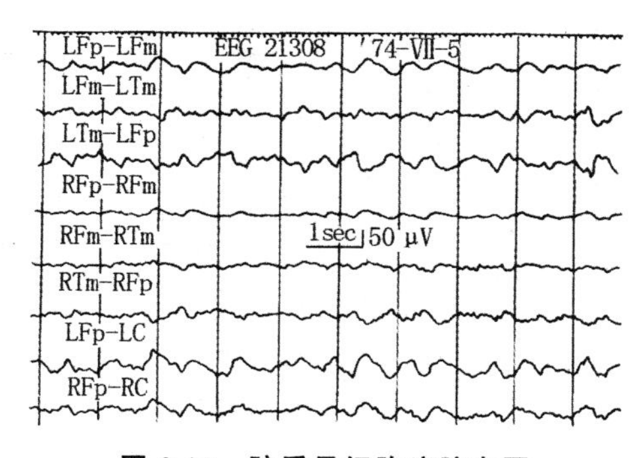

图 2-10　胶质母细胞瘤脑电图

男，51 岁，左额顶部多形性胶质母细胞瘤。EEG 示弥散高波幅多形性 2～4 Hz 慢活动，左额为著

（三）脑血管疾病

除临床上需要鉴别短暂性脑缺血发作与癫痫发作外，EEG 目前很少用于脑血管疾病的诊断。EEG 改变取决于病变部位及大小，如果偏瘫由颈内动脉或大的脑动脉病变所致，急性期 EEG 在相应区域可显示正常脑电节律减少或慢活动增加；如果偏瘫由小血管病变所致，如脑深部及脑干腔隙性梗死 EEG 通常正常。与其他原因引起的昏迷一样，伴意识障碍的较大范围血管病变 EEG 显示非特异性广泛弥散性慢活动，数天后脑水肿消退，局灶性电活动显现出来，正常背景节律抑制或慢波活动（图 2-11）。3 个月后尽管临床异常仍然存在，约半数患者 EEG 恢复正常，如异常脑电活动持续存在，通常预后较差。蛛网膜下腔出血常为普遍轻度异常，如出现局灶

性改变常有定侧意义。

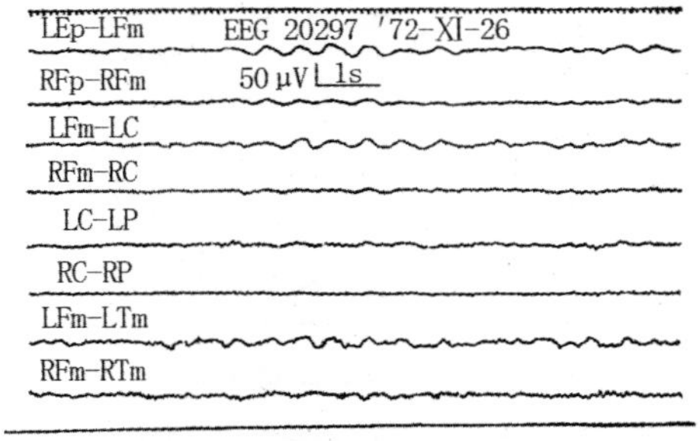

图 2-11 脑梗死患者的脑电图

男，54 岁，脑梗死，右侧偏瘫。EEG 示低波幅活动，左额及颞部导联可见中等波幅 2 Hz 的大慢波

(四)颅脑外伤

脑震荡患者伤后昏迷状态下 EEG 出现慢波，之后慢波减少，伤后 24 h 大多数恢复正常。脑挫裂伤时局灶性改变常被普遍性改变遮盖，数天或数周后弥散性改变转变为局灶性改变，特别是病变位于一侧或脑上部表面时。如果不同时伴有癫痫和血肿，这些改变经数周或数月可消失。棘波和尖波常在慢波消退时出现，并可能先于外伤后癫痫。头外伤后动态 EEG 监测对癫痫预测有一定价值，凡异常 EEG 持续半年以上，异常 EEG 加重或播散，异常 EEG 消退又复出现，慢波病灶转变为刺激病灶（棘或尖波）等需考虑发生外伤后癫痫的可能性（图 2-12）。

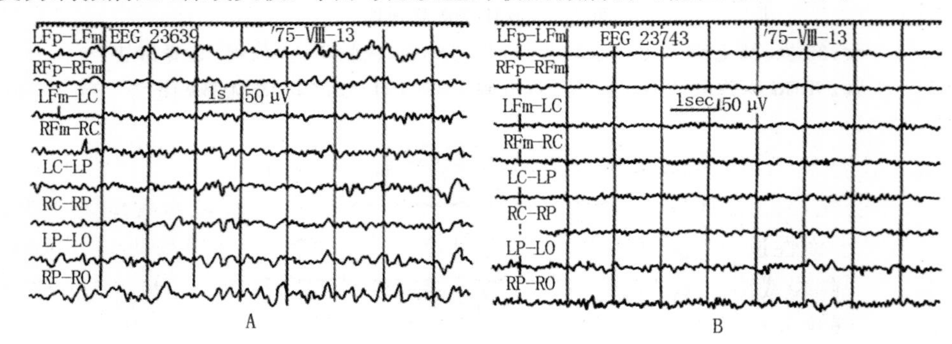

图 2-12 颅脑外伤患者的脑电图

A.女，7 岁，1 周前从 1 m 高处跌下，头痛呕吐，神志清醒，神经系统检查未见异常。左颞皮下小血肿，左额骨线性骨折。EEG 示少量 8～9 Hz 的 α 活动调节不佳，左额部导联示不规则高波幅慢活动，右顶枕部可见高波幅尖波；B.与图 2-13 为同一患儿，2 周后左额部慢波消失，但双顶枕部仍可见不规则慢波及少数散在尖波

(五)引起昏迷及意识障碍疾病

意识障碍患者 EEG 几乎均为异常。由于心搏停止导致严重的急性脑缺氧损伤，与 EEG 减慢程度间有密切的一致性。普遍性 θ 活动是最轻的类型，中等程度缺氧 EEG 显示正常背景活动消失及广泛的δ波；重度缺氧时 EEG 出现暴发抑制，在高波幅尖波或棘波或不规则的非特异性电活动后出现数秒低平（几乎是等电位）活动；普遍性缺氧 EEG 也可表现为 α 昏迷，α 昏迷及爆发抑制通常都是脑全面性缺氧后严重普遍减慢、电压衰减甚或脑电静息的过渡类型。α 昏迷也见于急性大面积的脑桥病变。严重甲状腺功能减退患者，脑波通常减慢。意识状态抑制越深，EEG 异常通常愈明显，严重木僵或昏迷呈现双侧高波幅慢波，额区更显著，此种情况见于急性脑

膜炎或脑炎、严重血气异常、水和电解质平衡紊乱、尿毒症、糖尿病性昏迷，以及大面积脑病变伴意识障碍。肝性脑病 EEG 异常程度与精神错乱、木僵或昏迷程度一致，EEG 的特征所见为双侧同步的高波幅三相波(图 2-13)，但此种波形也见于与肾衰竭、肺脏衰竭相关性脑病。EEG 对病史不清的昏迷患者诊断可能有帮助，最大价值是显示无惊厥发作的非惊厥性癫痫持续状态，以及肝性脑病、巴比妥及其他镇静-催眠药中毒、癔症等未预料的其他病因。

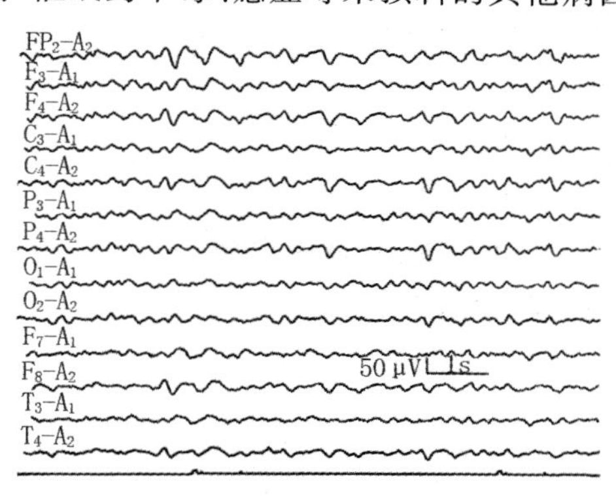

图 2-13　肝硬化(去皮质状态)

男，23 岁。描记示弥散性不规则慢波，间以慢的三相波，正常 α 节律几近消失

(六)弥漫性脑变性疾病

阿尔茨海默病及其他引起大脑皮质功能损害的其他变性疾病，早期认知功能损害较轻，EEG 可能正常，出现中度至严重症状时 EEG 可见弥散性慢活动，局灶性慢波少见。若出现，应考虑其他多灶性病因，如多梗死性痴呆及其他进展较快的疾病如亚急性硬化性全脑炎，后者可见特征性 EEG 表现。

(七)EEG 改变不明显的许多脑疾病

例如多发性硬化，约 50%的进展性病例显示非特异性异常(局灶性或弥散性减慢活动)。震颤性谵妄、短暂性全面性遗忘、戒断性癫痫发作等尽管临床表现明显，却很少或完全不出现 EEG 改变，精神病(双相障碍或精神分裂症)，致幻药物如麦角酰二乙胺中毒以及大多数精神发育迟滞患者 EEG 正常或表现非特异性异常。

(八)EEG 在其他方面的应用

EEG 愈来愈广泛地用于心血管外科术中监测，在心脏及颈内动脉内膜剥脱术期间，某些 EEG 改变，特别是波幅明显减低提示需采取措施维持充足的脑血流供应，预防手术期间缺血性脑损害。EEG 也用于监测麻醉期间大脑功能状态，神经外科可通过颅内电极记录确定癫痫病灶，准确切除异常组织。常规 EEG 可协助诊断癔盲症，轻睡期噪声引起的反应可帮助证实听觉存在。此外，多导睡眠图是研究和诊断某些睡眠障碍疾病不可缺少的方法。

三、24 h 动态脑电图

24 h 动态脑电图是指记录时间达到或超过 24 h 的便携式脑电图系统。受检者在日常生活环境中使用，完成 24 h 甚至更长时间的脑电活动记录，然后由电脑对记录数据进行处理，使偶发的一过性脑瞬间障碍的脑电活动得以再现，以确定发作与环境、时间、诱因和个人状态的关系。

(一)检查方法

24 h 动态脑电图是将 8、16、24 导联或以上脑电信号泛录于随身携带记录盒的磁盘上，连续记录 24 h。开始记录时同常规记录脑电图一样，然后受检者便可携带记录盒进行日常活动、休息及睡眠。受检者需要详细记录日常各项活动及所患疾病临床发作的时间，供分析时参考。

(二)动态脑电图的适应证

为了证实癫痫痫性发作和发作性神经功能缺失，确定假性癫痫痫性发作类型，癫痫灶定位，观察药物疗效，癫痫预后判断及与其他发作性疾病的鉴别，需要进行动态脑电图检查。

(三)异常动态脑电图表现

(1)慢波：包括间歇性和连续性慢波。

(2)局灶性慢波：常提示该部位的局灶性损害。

(3)广泛性慢波：出现于癫痫发作后期，代谢改变和药物影响等。

(4)癫痫性放电的特征改变：发作期的棘波，棘-慢综合波。

(5)爆发性节律。

(6)周期性的节律改变。

(7)两侧半球或脑叶间波形不对称。

(四)动态脑电图的优势与不足

1.优势

(1)脑电图属于脑功能状态的检测。

(2)动态脑电图是 CT、磁共振成像(MRI)解剖结构观察的补充。

(3)提供了癫痫患者痫性放电的直接证据。

(4)某种程度上是诊断癫痫的唯一技术手段。

(5)检查费用低、可以重复检查。

(6)患者可以携带检查装置，随便走动，不影响日常活动。

2.不足

(1)存在着电极接触不良、电压不稳引起的伪差。

(2)咬牙、吞咽，咳嗽、肢体活动等引起的伪差。

(3)易受机体状态和药物的影响。

(4)受采集脑电图时间段的限制。

(五)动态脑电图检查的临床意义

1.对癫痫检测的阳性率高于常规脑电图

动态脑电图检查诊断癫痫的作用非常重要。在常规脑电图检查正常的癫痫患者中，通过动态脑电图检查，发现痫样放电的概率大大提高。

2.鉴别假性癫痫

许多发作性意识丧失疾病的表现与癫痫相类似，但发病机制不同。动态脑电图可用于晕厥和癫痫的鉴别。文献报道通过动态脑电图检查仅有 1%～5%表现晕厥的患者有痫性放电。

3.术前癫痫患者的评估

对于局灶性癫痫和顽固性癫痫需要考虑手术切除病灶的患者。术前进行动态脑电图等监测，可进一步确定痫性发作病灶的局限性和痫性放电的顽固性，为手术切除范围提供的参考依据。

4.新生儿的痫性发作监测

由于窒息引起的新生儿癫痫发作和亚临床癫痫发作在临床上十分常见，据报道动态监测25例，发现痫性放电20例，其中11例有临床发作，痫性放电多发生在出生后5 d，动态脑电图监测可为早期诊断提供帮助。

5.发作性睡病与癫痫

发作性睡病是一种快速眼动睡眠障碍的原发性疾病，表现为不可抗拒的睡眠、猝倒症，入睡前幻觉及睡眠瘫痪。发作性睡病的猝倒发作易与失张力性癫痫发作相混淆，50%的发作性睡病有持续几秒钟到10 min的自动症和遗忘，事后不能回忆，易误诊为复杂部分性发作。动态脑电图监测对鉴别诊断极有帮助，发作性睡病在白天的睡眠中，甚至只持续10 min的睡眠，也有快速眼动睡眠出现，而癫痫患者的快速眼动睡眠期，多在睡眠后90 min才会出现。

6.梦游症与癫痫

梦游症是一种非快速眼动睡眠紊乱，典型表现是开始睡眠后的1～2 h患者突然坐起，表情淡漠，双目无神，稍后出现一些复杂，似有目的的反复活动，如起床、进食、走步，持续10～30 min，然后又入睡，事后不能回忆。有时与复杂部分性发作相似，动态脑电图检查梦游症在睡眠第3或4期能被唤醒。脑电图为超同步、单节律。而癫痫患者则在脑电图上有痫性放电。

7.夜惊与癫痫

夜惊多发于儿童，表现为睡眠中异常惊醒、叫喊，表现惊恐不安、意识模糊。如当时促其觉醒，部分患者能说出梦到令人恐怖的活动情节，第2 d患者常常不能对夜间发生的行为进行回忆，精神刺激、过度疲劳、极度兴奋常可诱发，是一种发生在非快速动眼睡眠中的睡眠紊乱。动态脑电图检查夜惊发生在睡眠阶段的3～4期，主要表现为普遍和局部的阵发性慢波，棘-慢、尖-慢综合波。

（六）动态脑电图

判定需要注意的问题异常脑电图仅说明一种脑功能状态。一种异常脑电图可见于多种疾病，故脑电图不能作病因诊断。脑电图反映的是神经元受损后电位变化，不能显示病变本身，所以定位范围较解剖、CT或MRI范围大。但脑电图目前仍为其他方法不能代替的最敏感的脑功能监测方法。脑电图在癫痫的诊断中具有特殊重要作用。晕厥、短暂性脑缺血发作、癔症性发作、猝倒症、发作性睡病和过度换气综合征等许多临床上的发作性疾病，需要通过动态脑电图的检查加以鉴别。以上疾病在神经功能丧失的表现上有与癫痫相似的表现，但致病原因不同，没有大脑皮质神经元的异常放电，因而脑电图在鉴别诊断上有不可取代的特殊作用。脑电图反映了大脑功能状态，提供了痫性发作时脑功能异常的直接证据，是CT、MRI等影像技术所不能比拟的，这也是动态脑电图与其他检查技术比较的优势所在。

四、视频脑电图

（一）概述

1936年脑电图开始用于临床，但脑电图是一种非线形、随机信号，时刻都不一样，异常信号也不是时刻都能记录到。随着计算机技术和信息处理技术的发展，脑电图记录技术又有了新的发展，其目标是最大限度提高发现异常脑电现象的机会。录像脑电图（又称视频脑电图）就是在常规记录技术基础上发展起来的、临床常用的脑电图记录技术。经过二十余年的发展，这项技术发展到了现在的全数字化技术时代。视频脑电图不仅可以长时间地描记脑电图，而且具有临床发作表现录像,故更有利于癫痫的诊断和鉴别诊断。Kolar 对 66 例患者进行视-听脑电图监测,23 例可确诊为癫痫,17 例确诊为假性癫痫发作,53 例由于脑电图的结果而修改了临床诊断和治疗意见。

(二)检查方法

用摄像机对准患者的面部和全身,患者可以卧床休息,坐在椅子上吃饭、读书、闲谈,以便发作时记录下任何部位的抽搐动作,用贴在头上的电极记录患者的脑电,这样患者发作时的面部情况,抽搐的形象以及发作时的脑电便可以通过一个画面,同时显示在显示器上,并且可以存储在硬盘和光盘上,脑电图和人像可以随机回放(可以很容易选定回放任何时刻的记录)。供专业人员反复研究,以找到诊断和处理所需要的答案,以便对癫痫的诊断,分类、致病灶定位做出正确的结论和正确的处理方法。

(三)视频脑电图分析

视频脑电图最主要作用是对癫痫的诊断和鉴别诊断。癫痫有发作期和发作间期,有时两者脑电图是不一样的。癫痫发作间期常见的癫痫证据是癫痫样波,如棘(尖)波、棘(尖)-慢复合波等。发作间期与发作期脑电图有时相同,如肌阵挛发作,发作间期和发作期都可能表现为多棘-慢复合波。发作间期和发作期脑电图也可能表现完全不一样,如强直性发作,发作间期可能有或没有癫痫样波,而发作期主要表现为电压抑制或波幅逐渐增高的快波。婴儿痉挛症发作期间的脑电图特点为高峰节律紊乱,发作期则表现为大慢波,高峰节律紊乱消失;有的患者,发作间期脑电图记录不到异常现象,只有记录到发作期才能确诊。用视频脑电图鉴别发作性疾病是否为癫痫发作,主要是看发作时脑电图与发作前后的背景是否不同。另外还要全面分析、密切结合患者的临床表现,并除外夜惊等疾病。

(四)视频脑电图对癫痫诊断和鉴别诊断的价值及意义

1.提高发现癫痫样放电的阳性率

由于癫痫发作具有突发性、间歇性,因此目前常规脑电图描记 30 min 的阳性率仅达 30%左右,再加上睡眠描记,阳性率可增加至 50%以上。而视频脑电图可以长时间描记,使痫样放电阳性率提高到 95%以上。并且可捕捉到临床发作时的痫样放电,有学者报道夜间额叶发作 23 例,清醒常规脑电图检查均为阴性;剥夺睡眠后白天作视频脑电图检查阳性率增至 52.2%;而夜间视频脑电图记录阳性率为 87%。

2.区别非癫痫发作与癫痫发作

非癫痫发作在人群中占 5%~20%,非癫痫发作中有相当部分患者被错误诊断为“难治性癫痫”。非癫痫发作与癫痫发作的鉴别要点是非癫痫发作发作期同步脑电图阴性,发作后症状少见。

3.帮助确定癫痫发作类型,识别轻微发作

视频脑电图更有利于认识和区别癫痫发作的类型,特别对新生儿发作,婴儿期癫痫发作,额颞叶癫痫、失神发作等,视频脑电图的应用更具有重要意义。部分患者在出现脑电癫痫样放电时,临床可表现出轻微的、和正常行为难以鉴别的发作性症状,通过视频脑电图也可识别,如一过性认知损伤,表现谈话或阅读中断、反应迟钝等。上述表现如与癫痫样放电重复同步出现,可看作是一种轻微发作。

(1)婴儿期癫痫:婴儿期癫痫发作在识别和分类上都比较困难,视频脑电图监测同步分析有助于婴儿癫痫发作的准确观察与分类。有学者报道婴儿癫痫 76 例,296 例次发作期视频脑电

图，观察临床发作类型，痉挛发作占24%，阵挛性发作占20%，强直性发作占17%，运动不能占20%，其余为肌阵挛发作和失张力性发作。临床表现为全身性发作的51例中19例脑电图上以局灶放电开始，占37%。国内有学者报道45例婴儿106次癫痫发作的视频脑电图结果，全身性发作的21例中全身性粗大肌阵挛发作8例，共32次，散发游走性肌阵挛发作3例，而不能分类的发作3例，共5次。

(2)额叶癫痫：患者表现为短暂的意识障碍，躯干的扭动和四肢的不规则动作，伴固定模式的叫喊，同时脑电图表现为一侧或双侧额部的爆发性活动，如爆发性快波节律、爆发性慢波节律、爆发性棘波、尖波或棘-慢波综合。

(3)失神发作：失神发作通过视频脑电图检查可进一步分型，如单纯性失神、失神伴眼肌阵挛、失神伴面肌阵挛、失神伴失张力、失神伴强直发作、失神伴自动症、失神伴全身性肌阵挛、失神伴大发作等。

(4)癫痫持续状态：癫痫患者如出现发作频率显著增加或不能解释的意识蒙胧、萎靡不振、痴呆或共济失调症状、应警惕癫痫持续状态的发生并及时进行视频脑电图检查以确诊。

4.修正癫痫的诊断和提高疗效

癫痫诊断有时不是一次就能确诊并进行分类。治疗效果不好或出现新的临床表现时，应重新检查诊断和分类是否准确。通过视频脑电图检查，能明确癫痫灶的部位，癫痫发作控制率可得到提高。

5.癫痫患者手术前准备(癫痫发作的准确分类和定位)

对于经过系统正规抗癫痫药物治疗仍然不能控制发作的难治性癫痫病例，可试用手术治疗。手术治疗成功与否的关键是癫痫电生理定位是否准确。手术治疗癫痫，不是简单的病灶切除，因为有时并没有解剖上的病灶；有解剖上的病灶，也不一定与电生理病灶完全一致。癫痫发作分类和定位难以确定时，一般要在视频脑电图帮助下诱发患者10次左右有特征性的癫痫发作，有时还要用硬膜下电极或其他脑深部电极帮助分类和定位，再确定是否合适手术及合适什么样的手术方式。

(刘　静)

第二节　肌电图检查

一、肌电图检查基础知识

神经肌肉检查是检查周围神经系统功能状态的主要手段，包括神经传导和针电极肌电图，是对周围神经系统病变诊断的两项最基本的神经电生理检查。由于全身有很多的肌肉和神经，而来做检查的患者的临床表现也各异，因此，对于每一个来做检查的患者，没有一个固定的模式，而需要个体化。

为了使检查结果更加准确和可靠，在检查前应该先进行病史收集和常规神经系统专科检查，取得初步诊断和鉴别诊断，以制订出对此患者有针对性的检查计划。

神经电生理检查的范围主要是周围神经系统，包括周围神经系统的每一个环节，即原发性运动神经元如脊髓前角细胞,原发性感觉神经元如后根神经节、脊神经根、神经丛、周围神经、神经肌肉接头和肌肉本身。其检查的目的主要是确定神经和肌肉损害的部位、性质和范围,为神经和肌肉病变提供更多的有关损害的电生理损害类型、损害程度、病程和预后等方面的信息,从而使临床医师对周围神经系统疾病的诊断和治疗更有目的性。

神经肌肉检查主要有以下几种基本方法:①用表面电极或针电极记录在神经干受到刺激时神经或肌肉产生的电活动,也即神经传导速度检查;②通过针电极记录肌肉在放松时产生的自发电位,以及肌肉在主动收缩时运动单位电位变化,即针电极肌电图检查;③一些特殊检查,包括H反射、F波、瞬目反射、重复电刺激、单纤维肌电图等。

神经传导速度检查有三种基本类型:即运动神经传导检查、感觉神经传导检查和混合神经传导检查。它们各自被用来评价从刺激点到记录点之间运动、感觉和混合神经轴索和髓鞘的功能状态,包括脊髓前角细胞、后根神经节及远端周围神经。感觉神经和混合神经传导检查是将刺激点和记录点都放在同一条神经的不同部位上,它记录的是感觉神经电位。而运动神经传导则是通过记录混合肌肉动作电位来间接评价运动神经的功能状态,这主要是由于运动神经和肌肉之间存在有神经肌肉接头。

针电极肌电图检查不能评价周围神经系统中的感觉部分,但它和运动神经传导速度检查一起可以评价运动单位的功能状态,它对因轴索变性引起的改变比较敏感,而对脱髓鞘改变并不很敏感。而那些特殊检查主要是用来评价脑神经、周围神经近端部分和神经肌肉接头等部位病变。

不论是运动神经传导检查还是针电极肌电图及其他特殊检查,其最终的记录部位都在肌肉上,因此,对肌肉选择都非常重要。而要找到一块良好的肌肉必须具备下列条件:①其解剖位置在体表比较好确定。而有些肌肉如拇短展肌和小指展肌被夹在几块肌肉之间,其位置比较难确定,如果掌握不准确,就会扎到其他肌肉上,而当其被激活时,也会受到其他肌肉的影响,所以,在检查时,要特别考虑到此因素。斜方肌虽然位置比较容易确定,但由于它比较大,表面电极仅能记录其被激活的某一部分,其结果重复性差。②位置比较表浅:一些位置很深的肌肉用表面电极记录时比较困难,需要用针电极来记录,所以,通常选位置比较表浅的肌肉作为记录肌肉。③受单一神经支配,而且在其神经行程上很容易被电刺激而激活。

(一)肌电图检查者的要求

一般来说到肌电图室做检查的患者大多数是由于下列原因:颈部和上肢痛,腰背和腿痛,手足麻木、疼痛,肢体麻木、无力,肌肉萎缩,或可疑单发性周围神经病如腕管综合征、肘管综合征和腓总神经损害;可疑周围神经病变如糖尿病等内科系统引起的周围神经损害;骨折或其他外伤后可疑神经损伤等。

医师让患者来做肌电图有下列几种目的:第一种是临床诊断不能确定,需要肌电图来协助诊断,这种患者最多;第二种是医师要掌握神经损害类型和损害的程度,以协助诊断及查找病因,并了解其预后;第三种是观察治疗后神经和肌肉恢复情况;第四种是确定神经具体损害部位,以为手术或进一步影像学检查提供依据。

而要达到上述目的,首先需要肌电图检查者非常准确、严格和规范的操作,以取得第一手资料。而要准确的取得这些资料,需要检查者一定要对神经和肌肉解剖生理全面了解,有丰富的神经电生理检查经验,并且要掌握神经和肌肉损害后出现的临床表现和推测可能出现的神经电生理异常,最后结合患者的临床表现,做出正确的诊断。

通常在进行检查以前,检查者必须充分了解患者病史,然后进行有针对性的神经系统查体,

尤其是对周围神经和肌肉进行检查，以对患者诊断有一个大概估计。在检查时，要注重根据患者主诉来重点检查，而不能对所有的患者都遵循某一特定模式，也就是说对某些患者检查一定要个体化，要计划出对患者应做哪些神经和肌肉检查，以期达到最后的目的。例如，对于表现为肢体无力的患者来说，一定要仔细检查无力肌肉的分布范围，有没有伴随肌肉萎缩，反射异常和感觉异常，要先大概确定病变是局限在某个神经根上，还是某条周围神经上，还是和神经分布没有关系，然后再来决定肌电图所要检查的神经和肌肉。

（二）肌电图检查过程一般要求

神经电生理检查实验室里要求噪声低，光线暗，安静舒适，不要让患者产生恐惧感。房间要远离电源，肌电图机器电源插头最好用单一的，不要和其他机器插在一起。

在检查之前检查者要给患者解释该检查的过程，目的，有无疼痛，需要患者做哪些配合。检查时，要求患者充分放松，最好躺下，充分暴露所检查的肢体，检查有些神经或肌肉时，要求患者采取特殊的体位。

另外，检查时的室温和肢体温度是检查结果准确的一个首要前提，室温太低，会造成患者皮肤温度太低，测出结果不可靠，通常室温最好保持在 28 ℃～30 ℃，而患者的肢体温度最好保持在 32 ℃以上，如果温度太低，可用暖灯或热水浸泡肢体以升高皮肤温度。如果患者皮肤表面很脏，则首先要清洗皮肤以降低阻抗。

在神经传导检查时，距离也是一个非常重要的因素，各个实验室应该有自己固定的距离。对于有条件的实验室，最好能够按照自己实验室的条件，即固定的机器，同样的室温，固定的测量距离，建立自己实验室正常参考值。

运动神经传导检查，可用针或表面电极记录，而感觉神经传导检查，可用环状电极记录。针电极肌电图检查可用同芯针电极或单极针电极记录。通常，一根针经过严格消毒后可连续使用，但对于人类免疫缺陷病毒（HIV）或乙肝表面抗原阳性者应用一次性针。检查时，没有特定模式，通常根据患者主诉和医师诊断可检查某个单肢或双上肢或一侧肢体，必要时和对侧对比，或根据患者特殊情况来个体化检查。一般来说，每个患者都应该常规做神经传导检查和针电极肌电图检查。但如果患者有凝血机制障碍或近期使用过抗凝药物，一般不做针电极肌电图检查。

（三）检查方法及注意事项

1.检查方法

肌电图检查一般分三步：①观察肌肉安静状态下针电极插入肌肉的瞬间所产生的电活动，针电极不移动时的电活动；②肌肉随意轻度收缩时所记录的运动单位动作电位；③肌肉最大用力收缩时记录的运动单位动作电位的募集现象。

2.适应证

肌电图主要适用于下运动神经元疾病和肌肉疾病，即前角细胞及其以下的周围神经、神经肌肉接头和各种肌纤维病变的诊断及鉴别诊断。

3.禁忌证

（1）对接受抗凝治疗、血友病、血小板减少症等，血小板计数低于 2×10^9/L 有出血倾向者不宜做肌电图，以防止引起出血。

（2）易患反复性、系统性感染者，如对有心脏瓣膜疾病，或安装人工瓣膜的患者，针电极检查后，有导致心内膜炎的风险，应避免做肌电图。

4.注意事项

(1)对正常人肌电图检查后 2 h,一般不会引起肌酸激酶明显升高,但在 6 h 后比检查前升高 1.5 倍,常 48 h 后恢复正常。因此,血清酶学检查应在肌电图检查前进行,以便有利于对容易引起血清酶升高的疾病进行鉴别。

(2)针极肌电图检查容易引起肌肉损伤,并出现局部炎症反应。所以,肌电图检查后,不能在针电极插入的部位进行肌肉活检,否则容易影响病理结果。

(四)正常肌电图表现

1.肌肉完全松弛状态下的肌电图

(1)插入电位:插入电位是在肌肉完全松弛状态下,针电极插入肌肉内的瞬间或在肌肉内移动时,由于针的机械刺激,导致肌纤维去极化,而产生的短暂电活动所形成的电位。在扬声器上可听到短暂清脆的声响。用慢速扫描可以记录到电位的持续状态,一般持续 300 ms 左右。

(2)静息电位:静息电位是肌肉完全松弛状态下记录的电位。其在肌电图上的表现为一条直线,无电位的活动。

(3)终板活动:终板活动是针电极插入肌纤维的终板区所记录到的电位,常伴有疼痛,移动针电极后疼痛消失。终板活动主要有两种成分。①终板噪声:其波形多为单相负波,时限多在 1～2 ms,波幅较低,一般为 10～50 μV。在扬声器上可听到“海啸”样声响。②终板棘波:是针极插入末梢神经记录到的自发电位。其波形双相,但第一相为负相,时限为 3～4 ms,波幅较高,多为 100～200 μV。

2.肌肉轻度收缩状态下的肌电图

肌肉轻度收缩状态下记录到的是一个运动神经元所支配的一群肌纤维兴奋产生的电位,称运动单位动作电位。波形多为 2～3 相,五相以上(包括五相)为多相,多相电位一般不超过 15%,但胫骨前肌和三角肌可较多;其时限常在 5～15 ms;波幅可在 100 μV 至数千毫伏范围内。但由于年龄的不同,运动单位动作电位的时限常有差异,年龄越大,其时限越宽。另外,不同部位的肌肉,其运动单位动作电位的时限和波幅亦常不同。如面部的肌肉时限短、波幅低,四肢肌肉的时限长、波幅高。为了准确评定运动单位动作电位的波形、时限和波幅,常需每块肌肉测定 20 个以上的运动单位动作电位各项参数的平均值作为正常参考值的标准。

3.肌肉重度收缩状态下的肌电图

肌肉重度收缩时,几乎全部运动单位动作电位都参加了活动,运动单位动作电位重叠为干扰相,无法辨认单个运动单位动作电位。其波幅常在 2～5 mV。

(五)异常肌电图表现及临床意义

1.肌肉完全松弛状态下的异常肌电图

(1)插入电位的异常:针电极插入肌肉后出现电位的排放,针电极活动停止后电位并不立即消失,但其频率、数量逐渐减少以致慢慢消失,持续时间＞300 ms,移动针电极后又再出现,表示插入电位延长。插入电位可由纤颤电位、正锐波、正常运动单位动作电位以及其他短时限低电压电位组成。在扬声器上可听到暴雨般的“沙沙”声。多见于周围神经损伤、多发性肌炎等。但严重的肌肉萎缩、肌纤维化和脂肪组织浸润时,插入电位减少或消失。

(2)肌强直性放电:肌强直性放电是一种特殊形式的插入电位延长,在自主收缩或受机械刺激之后突然出现的高频放电,放电频率 25～100 次/秒,甚至高达 100～150 次/秒,其波形和频率逐渐增至最大值后又逐渐递减,其持续时间为几秒至几分钟不等。电位时限短于 3 ms,波幅低于 300 μV。在扬声器上可听到类似于“轰炸机俯冲”的声音。此种电位多见于先天性肌强直症、先天性副肌强直症、强直性肌营养不良症、高血钾型周期性瘫痪等。

(3)纤颤电位:其波形多为双相,起始为正相,时限 1～5 ms,波幅常在 20～200 μV 以下。在扬声器上可听到似雨点打在薄铁片上的不规则“嗒嗒”声。纤颤电位是单个或几个肌纤维的异常电活动。肌肉纤颤除舌肌外,其他部位的肌肉往往在肉眼尚不能观察到时肌电图已可以显示。因此,对临床有很大的价值。当肌肉失去神经支配时,或在神经损伤后 2～3 周出现纤颤电位。病变越接近末端神经,纤颤电位出现越早。但在许多肌肉疾病时,也可出现纤颤电位。因此,纤颤电位只代表肌膜兴奋性的异常,不能认为是神经损害的肯定指征。

(4)正锐波:其波形呈双相,开始为一正相峰值的锐波,之后紧跟时限较宽、波幅较低的负向波,形状似“V”字形;时限为 5～100 ms,一般为 10～30 ms;波幅多为 50～200 μV,但也有达 2 000 μV以上者。在扬声器上可听到粗钝的“嗒嗒”声。正锐波和纤颤电位一样,既可见于神经源性疾病,也可见于肌源性疾病。

(5)束颤电位:束颤电位可为单纯性束颤电位,也可为复合性束颤电位。单纯性束颤电位多在四相以下,时限常在 2～10 ms 间,波幅多小于 2 000 μV。复合性束颤电位波形为多相,时限常在 5～30 ms,波幅多小于 1 500 μV。束颤电位可见于运动神经元疾病、脊髓炎、脊髓空洞症及周围神经病等,但在正常人有时也可出现束颤电位。

(6)肌颤搐电位:肌颤搐电位是同一运动单位复合的重复放电,在皮肤上出现似蠕虫样爬动。肌电图上表现为相同运动单位以每秒 40～60 Hz 频率、0.1～10 s 间隔重复规律地发放的电位。常见于周围神经损害等。

(7)复合重复放电:复合重复放电是成群的肌纤维自发性同步放电,波形多相,常为 3～10 个棘波成分,波幅 50 μV～1 mV,时限 50～100 ms,频率每秒 3～100 Hz,突然开始,以相同的频率持续短暂的时间后,又突然停止。在扬声器上的声音类似“机关枪”的声音。可见于进行性肌营养不良症、脊髓性肌萎缩及遗传性运动感觉神经病等。

(8)痛性痉挛电位:痛性痉挛电位是与肌肉痛性痉挛相关的电位,当出现痛性痉挛时出现,痛性痉挛消失时,电位停止。电位呈快速发放,频率为每秒 40～60 Hz,并发出“噼噼啪啪”的声响。可见于正常人,也可见于慢性神经源性肌萎缩等。

2.肌肉轻度收缩时的异常肌电图

其运动单位动作电位波形复杂,多相波增多,多超过 20%;时限增宽或缩短,其平均时限多高于或低于正常值的 20%;波幅增高或降低,但波幅的变异很大,常常大于或低于正常平均波幅的 75%。运动单位动作电位多相波增多、时限增宽、波幅升高,多见于神经源性疾病;相反,多相波增多、时限缩短、波幅降低,多见于肌源性疾病。

3.肌肉重度收缩时的异常肌电图

表现为运动单位动作电位重叠但不完全连续的混合相、运动单位动作电位互相不重叠的单纯相,或运动单位动作电位峰值降低的病理性干扰相。单纯相或混合相多见于神经源性损害;病理性干扰相多见于肌源性疾病。

(六)肌电图的临床应用

在临床上,由于疾病的发生有急性和慢性、损害的程度有轻度和重度、病后的时间有早期和晚期、损害的范围有局限性和广泛性等不同,肌电图的表现也多种多样。

1.典型的神经源性异常肌电图

(1)插入电位延长,常有纤颤、正相等自发电位。

(2)运动单位动作电位多相波增多,时限增宽,波幅增高。

(3)运动单位动作电位的募集现象呈单纯相或混合相,峰值升高。

(4)神经传导速度可减慢,也可正常。临床上常见于脊髓前角、神经根、周围神经损害等疾病。

2.典型的肌源性异常肌电图

(1)插入电位多正常,自发电位较少,但在肌强直症患者有大量的肌强直电位,在肌炎的急性期常有大量的自发电位。

(2)运动单位动作电位的时限缩短,波幅降低,多相波增多。

(3)运动单位动作电位的募集现象常呈病理性干扰相,峰值降低。

(4)运动传导速度正常。临床上常见于肌源性疾病,如肌营养不良症、肌强直症、多发性肌炎等。

二、神经传导检查

(一)运动神经传导

运动神经传导研究的是运动单位的功能和整合性。通过对运动传导的研究可以评估运动神经轴索、神经-肌肉接头以及肌肉的功能状态,并为进一步针电极肌电图检查提供准确的信息。

1.复合肌肉动作电位指标

(1)潜伏期:是指从刺激伪迹开始到肌肉动作电位负相波(向上的波)偏离基线起点之间的时间。潜伏期通常用毫秒来表示,它反映了神经轴索中快传导纤维到达肌肉的时间。通常把远端刺激点到引起混合肌肉动作电位之间的时间称为末端潜伏期,这在临床上对于脱髓鞘疾病的判断非常重要。

(2)波幅:是指从基线到负相波波幅间的距离。波幅一般用毫伏来表示,它反映了参与混合神经肌肉动作电位的肌纤维的数量。当肌肉萎缩明显时或轴索丢失时会出现波幅减低,但有些低波幅也和脱髓鞘引起的传导阻滞以及神经-肌肉接头病变和肌源性损害有关。当远近端刺激肌肉动作电位波幅下降超过 50%时,说明此两点之间有神经传导阻滞。

(3)面积:是指从基线开始到负相波区域的面积,它同样反映了参与肌肉动作电位肌纤维的数量。

(4)时程:通常是指从肌肉动作电位偏离基线开始到再次回到基线的时间,它反映了每个单个肌纤维能否在同一时间内几乎同时放电。脱髓鞘疾病时,由于神经干内每个神经纤维传导速度不一样,导致每个肌纤维不能在同一时间内被兴奋,会出现时程延长。

(5)传导速度:反映的是神经干中快和粗的神经纤维的生理状态,而参与混合肌肉动作电位的面积和波幅的慢传导纤维并没有反映在传导速度和潜伏期里。采用近端潜伏期减去远端潜伏期,再测量出两个刺激点之间的距离,就可以计算出神经传导速度,应注意两个刺激点之间的距离最好不要小于 10 cm。计算公式为:近、远端刺激点距离/近、远端潜伏期时差,用 m/s 来表示。

2.临床应用

运动神经传导是通过研究混合肌肉动作电位来评价周围神经的功能状态,由于神经传导速度反映的是神经干中快和粗的神经纤维的功能状态,对于周围神经的临床诊断和损伤程度的评

价非常重要。对有些神经病变在其临床表现尚未明显之前即可以发现其亚临床改变，如遗传性周围神经病、糖尿病早期神经病变。对于缺血、嵌压引起的周围神经局部损害，可以通过运动神经传导检查寻找局部节段性脱髓鞘来明确损害部位。此外，运动神经传导检查可以鉴别周围神经病变、神经-肌肉接头病变和肌肉病变。

通常情况下，神经脱髓鞘和轴索损伤经常是重叠的，在神经传导速度测定的结果上，主要有以下 3 种情况：①波幅明显下降而潜伏期正常或接近正常；②波幅正常而有明显的潜伏期延长；③无反应。

（1）脱髓鞘病变：髓鞘是神经传导的基本物质，髓鞘脱失，就会出现神经传导减慢、波形离散或传导阻滞。脱髓鞘病变的典型运动神经传导改变为末端潜伏期延长、神经传导阻滞和神经传导速度减慢，尤其是当神经传导速度减慢非常明显时，如上肢传导速度小于 35 m/s，下肢传导速度小于 30 m/s，提示可能存在遗传性周围神经病。事实上，如果波幅保持正常的一半以上，而传导速度下降到不足正常均值的 50%～60%，提示是脱髓鞘病变。运动传导的减慢也可因脊髓前角细胞受损所致，运动传导速度下降到正常平均值的 70%，而波幅则下降到不足正常值的 10%。然而，不管波幅如何，如果传导速度下降到不足正常平均值的 60%，就提示存在周围神经病变。

（2）轴索病变：在神经传导检查中最常见。轴索病变的典型运动神经传导的改变则表现为肌肉动作电位波幅明显降低，传导速度和末端潜伏期正常或稍微延长。当损伤很严重时，才会出现传导速度的下降，但不低于正常值下限的 75%；末端潜伏期可以轻度延长，但不高于正常值上限的 130%。如果波幅下降到正常值的一半以上，即使传导速度下降到正常值的 70%～80%，也可以没有脱髓鞘。

（3）传导阻滞：运动神经传导检查时，如果近端刺激的复合肌肉动作电位的波幅和面积较远端刺激下降大于 50%，并且远端刺激复合肌肉动作电位的波幅大于正常值下限的 20%和 1 mV，同时近端刺激较远端刺激的复合肌肉动作电位的时程延长不超过 30%，这种现象被称为神经传导阻滞。传导阻滞的存在提示近端刺激点和远端刺激点之间存在脱髓鞘病变。

（4）无反应：如果绝大多数神经纤维都不能通过病灶进行传导，就没有反应。这时应小心鉴别究竟是神经失用还是神经完全断伤，这对于处理和判断预后均十分重要。在受伤后的第 4～7 d，有可能两者远端的传导都还是正常的，但在受损第 2 周就不相同了。神经完全断伤的远端再也不能引起神经传导兴奋，这是顺向变性的结果，在神经失用时，连续追踪测定可以看到肌肉动作电位波幅的逐渐提高，这是日益修复的结果。

（二）感觉神经传导

感觉神经传导反映了冲动在神经干上的传导过程，它研究的是后根神经节和其后周围神经的功能状态。

1.感觉神经电位指标

（1）潜伏期：起始潜伏期是指从刺激伪迹处开始到电位偏离基线之间的时间，它代表了神经传导从刺激点到记录电极之间的传导时间。

（2）波幅：是指从基线到负相波波峰之间的距离，反映的是去极化感觉纤维的数量。感觉神经电位波幅通常很小，多为 5～50 μV。

（3）传导速度：同运动神经传导速度不同，由于没有神经-肌肉接头的影响，所以感觉神经速度可以直接由刺激点到记录点之间的距离和潜伏期来计算，故感觉神经传导速度的测定只需要一个刺激点，即刺激点到记录点之间的距离除以潜伏期。感觉神经传导速度反映了快传导，有髓鞘感觉神经纤维传导速度比运动神经纤维传导速度快，并且其变化范围也比运动神经传导要大。

2.临床应用

(1)后根神经节病变：周围感觉神经来源于后根神经节，节内含双极细胞，其中枢支形成了感觉神经根，周围支形成了周围感觉神经。感觉神经根损害即使很严重，由于它位于后根神经节近端，所以仅影响中枢支，而后根神经节和周围感觉支则完好无损，感觉电位仍然正常。所以后根神经节近端任何部位损害均不影响感觉神经电位，而后根神经节以下及其远端周围神经任何部位损害均会产生异常感觉神经电位。因此，感觉神经电位对于鉴别后根神经节前和节后病变非常重要。

(2)发现早期的周围神经病变：对于早期比较轻微的远端轴索损害或轻度混合神经损害，感觉神经电位异常可能是神经电生理检查的唯一发现，如早期的腕管综合征。

(3)由于感觉神经纤维没有参与运动单位，所以可以用来鉴别周围神经病变、神经-肌肉接头病变以及肌肉本身的病变。

(三)神经传导速度的影响因素

1.温度

感觉和运动神经传导速度均明显地受体温的影响。在 29 ℃～38 ℃，每上升 1 ℃，感觉传导速度可以增加 2.4 m/s，周围神经的潜伏期也会相应地缩短。因此传导速度的测定必须在温暖的实验室中进行，室温保持在 29 ℃～30 ℃。

2.不同神经和不同节段

不论感觉神经还是运动神经传导速度，下肢比上肢慢 7～10 m/s，远端比近端传导也慢。

3.年龄

到 3～5 岁时，神经传导速度就完全发育到成人水平。到了 60 岁时，传导速度下降 10%。

三、重复电刺激检查

重复电刺激是目前用来评价神经和肌肉接头之间功能状态的一项较有价值的神经电生理检查，近年来，其应用越来越广泛。它采用的是在连续刺激神经干后，观察该神经干所支配肌肉的动作电位波幅增减情况，来判断是否存在神经和肌肉接头之间病变。在了解神经肌肉接头病变之前，有必要先了解神经肌肉接头解剖和病理生理，以达到对检查结果的正确判断。

(一)重复电刺激记录方法

由于神经肌肉接头病变主要是影响近端肌肉，故此检查通常选用的是近端神经支配的肌肉，其异常率相对比较高。但由于近端肌肉在检查时比较难固定，技术操作上有一定的难度，往往由于肢体固定的不好而影响其结果准确性。远端神经支配的肌肉由于容易固定和操作，伪差小，患者比较容易接受，因此，也常被用来做重复电刺激，但其异常率低。

1.准备

检查前检查者要和患者讲清楚检查步骤以取得患者合作，让患者仰卧，全身放松，最好两个人来做此检查。

2.电极位置

电极摆放位置和运动神经传导检查一样，记录活动电极放在肌腹上，参考电极放在肌腱上。

3.具体操作

让患者充分放松，将被检查肢体固定好，以减少伪差，先选用单个超强刺激，以取得最大波幅肌肉动作电位，然后再选用连续刺激，刺激频率有高、低两种，通常连续刺激 6 或 10 次，但次数多时，患者会很痛。

4.选择神经

(1)远端肢体：尺神经，记录电极在小指展肌，参考电极在小指远端，腕部刺激。

(2)近端肢体：腋神经，记录电极在三角肌，参考电极在肩峰，欧勃氏点(Erb 点)点刺激。副神经，记录电极在斜方肌，参考电极在肩峰，Erb 点刺激。

(3)面部：面神经，记录电极放在刺激侧鼻旁肌，参考电极在刺激对侧鼻旁肌，乳突处刺激。

5.结果分析

主要观察第 1 个波和第 5 个波的波幅或面积比，看有无递减趋势。通常现在的机器都能自动计算，但观察波形变化也很重要，如果肌肉动作电位波幅下降大于 15%，则认为有神经和肌肉接头传递障碍。

(二)低频重复电刺激

在检查神经和肌肉接头病变时最常用。主要是对那些可疑突触后膜病变的患者，刺激频率为 3 Hz，连续刺激 6 次。由于刺激频率较低，患者比较容易耐受。在观察波形时，主要看基线是否稳定，波形是否一致和具有重复性。重症肌无力患者通常第 3 或第 4 个波的波幅最低，到第 5 和第 6 个波时波幅降低减慢，形成一个 V 字形改变。但如果患者放松时没有明显肌肉动作电位波幅下降，则需要让患者做肌肉大力运动即运动试验，使所检查肌肉运动 1～2 min，然后再分别观察活动后和 30 s、1 min、2 min、3 min 时肌肉动作电位波幅改变情况，通常在运动后 2～3 min 会出现肌肉动作电位波幅明显下降。对于放松时已经有肌肉动作电位波幅下降的患者，肌肉活动只需要 10 s，观察活动后和 1 min、2 min 后肌肉动作电位波幅改变，通常活动后会立即出现已经下降肌肉动作电位波幅的回升即易化，而到 2 min 后肌肉动作电位波幅又开始下降即消耗。

(三)高频重复电刺激

主要是对那些可疑突触前膜病变的患者。刺激频率为 20～50 Hz，当刺激 20～50 次后，动作电位波幅明显增高，异常者可增高达基线的 200%，但由于刺激频率很高，在实际操作中多数患者不能接受，所以，通常多选用疲劳实验。

(四)疲劳试验

高频重复电刺激时，由于刺激频率太快，患者会感到很疼，很难配合，也就很难取得准确的结果。而疲劳试验是让患者在短时间如 10 s 内肌肉持续收缩，而这种肌肉在持续收缩时，其运动单位发放频率是 30～50 Hz，这种频率和高频重复电刺激基本一致，所以，疲劳试验就好像是给患者做高频重复电刺激，但由于它无痛，操作简单，患者容易接受，在临床上很常用。可用于下列两种情况，一种是常规运动神经传导动作电位波幅明显很低时，要做疲劳试验，见于突触前膜病变如肌无力综合征患者，休息时动作电位波幅很低，但在短暂(10 s)大力运动后，使已经很低的终板电位提高到阈值上，使得肌肉产生的动作电位波幅明显增高，甚至于比大力运动前动作电位增高 200%，这也是肌无力综合征患者为什么在临床上经过活动后肌无力症状反而减轻的原因。另一种是突触后膜病变如重症肌无力时，当常规重复电刺激，已经出现波幅递减情况时，在短暂(10 s)大力运动后，可出现疲劳试验后动作电位波幅立即增高，而几分钟后动作电位波幅逐渐减低(图 2-14)。

重复电刺激检查是诊断重症肌无力必不可少的一项检查，但由于具体操作时技术上的困难，往往出现假阳性，所以，在检查时，要特别注意技术上的问题。对于远端肌肉，由于患者比较容易放松，疼痛也较轻，所以，技术问题通常较少，但其诊断价值相对较低，而技术问题多出现在近端肌肉上。

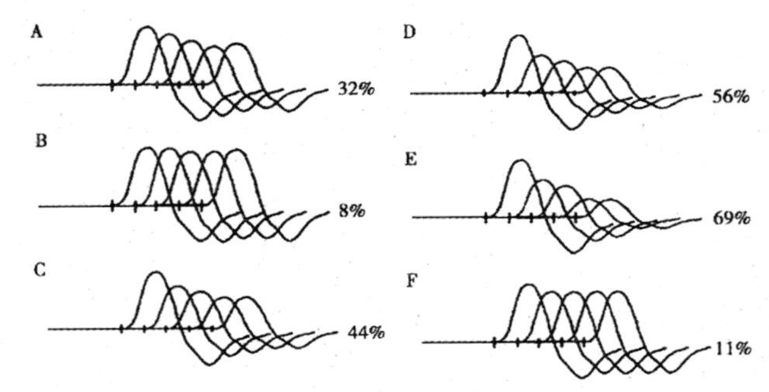

图 2-14　重症肌无力患者于疲劳试验后的易化和消耗示意图

A.休息时肌肉动作电位波幅下降；B.疲劳试验后的易化现象：即肌肉大力收缩 10 s 后肌肉动作电位波幅回升；C～E.大力收缩 1 min 后肌肉动作电位波幅下降逐渐明显；F.大力收缩 10 s 后，已经下降很明显的肌肉动作电位波幅又逐渐恢复至接近正常

(五)检查注意点

(1)检查前要给患者讲清楚该检查的目的和注意事项，以取得患者合作，最好在检查之前3～4 h 停用抗胆碱酯酶药物。

(2)检查时要充分暴露所要检查的肢体，必要时，要脱下衣服，可用胶布来固定好记录电极。另外，在刺激时，检查者要确保刺激电极不能滑动，如果刺激电极固定不好或患者没有完全放松，则检查出的动作电位波形就会不稳定，忽高忽低。

(3)检查时，先采用单个刺激，用超强刺激强度，当得到波幅最大动作电位之后，再开始用连续电刺激。

(4)尽量选择功能正常的神经所支配的肌肉，例如，在手上，如果患者有严重的腕管综合征时，则不要选择正中神经支配的拇短展肌，而选择功能正常的尺神经支配的小指展肌来做。

(5)要选择那些基线稳定，波形一致并且重复性好的波来判断结果，这样的结果将比较可靠。

(6)刺激面神经时，由于记录电极是放在鼻旁肌，记录出的波形很小，而且由于患者眨眼睛而出现动作伪迹，所以，在检查时，尽量让患者眼睛放松，轻微闭上。

(7)在检查时，要注意将患者肢体温度保持在 33 ℃，因为当温度降低时，动作电位波幅下降就会消失，出现假阴性，这是由于在温度降低时，胆碱酯酶活性也降低，这也就是为什么重症肌无力患者在温暖季节里症状会有所加重的原因。

(8)如果常规重复电刺激没有明显异常时，应该做疲劳试验。

四、针电极肌电图检查

狭义的肌电图(electromyography，EMG)是指以同心圆针插入肌肉中，收集针电极附近一组肌纤维的动作电位，以及在插入过程中、肌肉处于静息状态下，肌肉做不同程度随意收缩时的电活动。针电极肌电图(以下简称肌电图)和神经传导速度检查相结合，是对周围神经和肌肉病变的最主要的检查手段。神经传导速度研究的是运动和感觉神经的兴奋性，而肌电图研究的是运动单位的整合性，即检查整个运动系统，主要是下运动神经元，即周围神经、神经-肌肉接头和肌

肉本身的功能状态。

肌电图是检查运动系统尤其是下运动神经元系统的功能状态，在检查前检查者应该充分了解患者病史，认真做好神经系统尤其是周围神经和肌肉功能检查，这样才能有目的地去检查某些神经和肌肉，既省时，又省力，而且也不加重患者的痛苦。另外，由于要将针插入患者的肌肉里，所以，首先要向患者解释清楚，以取得患者合作，同时要了解患者是否有皮肤出血情况，近期有无用过抗凝剂，有无传染病等病史。

检查时根据肌肉深浅部位选用长度不同的针。进针时，用左手将所要检查的肌肉局部皮肤绷紧；进针速度要快，将针扎到所检查肌肉的运动点上，即肌肉肌腹部位。一般来说，对于比较表浅的肌肉，位置比较好确定，多采用斜刺进针法。但对于位置比较深的肌肉，其定位相对困难，此时，多采用垂直进针法，并让患者做一些能够激活此肌肉的动作，来确定针是否扎在所要检查肌肉上。当针还没有进入肌肉之前，显示屏上比较安静，看不到电位，也听不到声响。当进入肌肉时，就会听到针插入时电位声响，同时在显示屏上也可以看到一阵短暂电位发放。通常检查时需要检查肌肉不同深度、不同部位多个点，但在每一次重新插入时，最好把针退到皮下，以减少进针给患者带来的痛苦。当要观察运动单位电位形状时，需要让患者做轻微肌肉收缩，一般检查者要给所检查肌肉适当抵抗力量，以了解患者用力情况。当患者收缩力量由小到大时，就会看到逐渐增多的运动单位电位发放。此时，要重点观察那些距离针电极很近的运动单位电位的形状，通常它们上升时间很短，声音听起来很清脆，而那些听起来声音很钝，很遥远，上升时间很长的运动单位电位则距离针电极很远，需要调整针电极。

对每一块需要检查的肌肉，通常分 4 个步骤来观察。①插入电活动：将记录针插入肌肉时所引起的电位变化。②放松时：观察肌肉在完全放松时是否有异常自发电活动。③轻收缩时：观察运动单位电位形状、时程、波幅和发放频率。④大力收缩时：观察运动单位电位募集类型。

（一）肌电图检查的适应证和禁忌证

1.适应证

脊髓前角细胞及前角细胞以下的病变均为 EMG 检测的适应证，即下运动神经元病变。

2.禁忌证

（1）有出血倾向者，如患血友病或血小板明显低下或出凝血时间不正常者等。

（2）对一过性菌血症患者进行 EMG 测定有可能在心脏瓣膜病人中造成细菌性心内膜炎。

（3）如果乙肝表面抗体原阳性和人免疫缺陷病毒感染者，应使用一次性同心圆针极。

（4）晕针者。

（5）安装心脏起搏器者。

（二）观察指标的正常值以及异常的临床意义

1.插入电位

当针插入电位时，正常会引起一阵短暂的电位发放，多在针停止移动后持续时间不超过 300 ms。当插入电活动持续时间大于 300 ms 时，则为插入电位延长，可见于神经源性和肌源性损害。在有些情况下，插入电位减少，多见于严重的肌肉萎缩或肌肉纤维化而导致肌纤维数量明显减少，也可见于周期性瘫痪发作期。

2.自发电位

肌肉在放松时所出现的自发电活动，称为自发电位。检查者在观察自发电位时要重点观察它的形状、稳定性、发放频率，并且一定要注意听其特有的声音。

(1)正常自发电位:来自终板区的电位属于正常的自发电位,又叫终板电位。终板区通常在肌肉肌腹部位,如果在终板区针尖刺激到肌肉内的神经末梢时,将会出现低波幅终板噪音和高波幅终板棘波,两者可同时出现,也可单独出现。

(2)异常自发电位:在肌电图检查时,除外发生在终板区的自发电位,几乎所有的自发电位都属于异常电位。这些自发电活动可以出现于针插入肌肉时或针移动时,在肌肉非终板区找到两个以上的自发电位是肌电图检查最有价值的发现,一般见于失神经支配大约 2 周后的肌肉或肌源性损害。常见的肌纤维自发电位包括纤颤电位、正锐波、肌强直电位、复合重复发放、肌纤维颤搐。

3.运动单位电位

当观察肌肉放松时自发电位后,就需要让肌肉做轻收缩来观察肌肉轻收缩时运动单位电位的变化。分析运动单位变化时常用的参数有时程、波幅、上升时间、位相、转折、卫星电位以及运动单位电位募集和发放类型。

(三)临床应用

1.宽时限、高波幅运动单位动作电位(MUAPs)

一般于轴索损伤后数月才可以出现,与神经纤维对失神经支配的肌纤维进行再生支配,导致单个运动单位的范围增大有关,是神经源性损害的典型表现。募集相往往较差,可出现单纯相。

2.短时限、低波幅 MUAPs

短时限、低波幅 MUAPs 是肌源性损害的典型表现。其时限短、波幅低的原因与肌纤维坏死后运动单位内有功能的肌纤维减少,运动单位变小有关。此时募集时出现早期募集现象,表现为病理干扰相。

五、特殊检查

常规的神经传导主要是研究相对远端的神经节段,刺激很少在肘和膝以上,也就是说对近端神经研究的很少,即使是 Erb 点刺激,由于技术上限制,也很难得到满意的结果。而特殊检查包括 F 波、H 反射(又叫迟发反应)等主要研究的是近端神经节段,它们对于检查脱髓鞘病变和周围神经病变时近端神经的功能状态具有重要的价值,而且也弥补了远端运动传导测定的不足,目前已成为各种周围神经病中广泛应用并且被认为是较有价值的测定方法。

(一)F 波

1.F 波的产生

F 波是神经干在超强刺激下,肌肉动作电位 M 波后出现的一个小的动作电位。F 波的命名是由英文字母 Foot 而来,因为最早它是在脚部肌肉上被记录出来。不论在上肢或下肢刺激时,如果将刺激点逐渐向近端移动,M 波潜伏时逐渐延长,而 F 波潜伏时逐渐缩短,这证明 F 波电兴奋是先离开肌肉记录电极而朝向脊髓,然后再由脊髓前角细胞返回到远端记录肌肉上来(图 2-15)。F 波实际上是一个小的肌肉动作电位,其环路不论是传入还是传出,都是纯运动纤维,它是由 1%~5%的逆行兴奋运动神经元发放,此环路没有突触,所以,它不是一个真正的反射,而在那些选择性损害感觉神经或感觉神经根的病变,F 波完全正常。正常时,F 波形状多变,可以在任何一条运动神经上诱发出,但在腓总神经上有时比较困难,F 波在睡眠或用镇静药的患者可能诱发不到。F 波通常在远端刺激比较容易得到,而近端刺激由于容易和肌肉混合动作电位重叠,所以,一般只采用远端刺激来诱发 F 波。

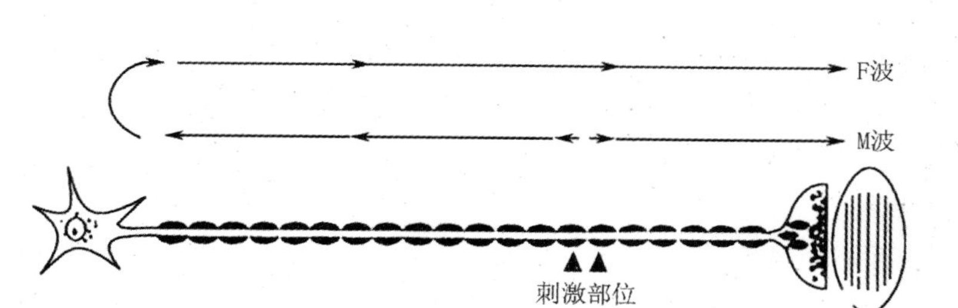

图 2-15　F 波环路

当神经在远端被刺激时，所刺激的神经顺向和反向同时去极化，顺向去极化则产生肌肉动作电位即 M 波，反向去极化时，冲动先反向传到脊髓前角细胞，然后再顺向沿着神经传导，并且经过远端刺激点，最后到达肌肉

2.F 波潜伏时和波幅

F 波潜伏时和波形变化很大，不像直接从肌肉记录到的动作电位那样稳定。这是由于每次所兴奋的前角细胞数量不一样，而且神经传导快慢也不一样，大而快的运动纤维传导快，小而慢的运动纤维传导慢，所以，每次刺激所得到的 F 波潜伏时都不一样，最短和最长潜伏时之间相差几个毫秒。在一般检查时，通常选择连续刺激 10 次来观察 F 波，然后测量最短潜伏时，同时观察 F 波出现率，正常时其出现率平均为 79%。F 波潜伏时测量是从刺激伪迹开始到 F 波起始部，通常测量最短潜伏时。尽管 F 波通常是用来估价近端神经的功能状态，但实际上它也可以检查全部神经传导状态。如常规运动末端潜伏时延长时也可以造成 F 波潜伏时延长，周围神经病造成广泛的神经传导减慢时也可以出现 F 波潜伏时延长。此外，F 波潜伏时长短和神经的长度也就是说和身高有关，身高越高，肢体越长，则 F 波潜伏时就越长，所以，在检查 F 波时，要将这些因素考虑在内。

3.轴索反射

在记录 F 波时，经常可以记录到轴索反射，它通常出现在 M 波和 F 波之间，多于次强刺激时出现，常出现于再生的神经上。这是由于轴索近端发生侧支芽生来支配已经失去神经支配的肌纤维，当一个次强刺激引起这个分支兴奋，则这种冲动就逆行传导到分叉点，之后再传导回来，最后引起所支配肌纤维兴奋，就形成一个轴索反射，在每次刺激时它的潜伏时和波形基本一致，重叠性很好。当刺激增强时，就可以使两个分支同时发生兴奋，都有逆行冲动，这样两者就在分叉点相互碰撞和抵消，使得轴索反射消失。在测定 F 波时，需要用超强刺激，此时，一般的轴索电位都被碰撞抵消，所以，不能表现出来。轴索反射几乎全部是在神经源性损害的患者中出现，尤其是在一些慢性神经病和嵌压性神经病中多见，它的出现仅提示是慢性神经源性损害。

腓总神经在趾短伸肌记录得到的轴索反射，在 10 次刺激中，都可得到轴索反射，而其中只有两次得到 F 波，其出现落后于轴索反射

4.F 波记录方法

F 波测定时，其电极摆放方法同常规运动神经传导检查一样，需要用超强刺激，患者充分放松。通常灵敏度放在每格 200 μV，扫描速度应为 5～10 ms/cm，在检查时，M 波被压缩在最前段，其后是 F 波。由于 F 波的出现前后相差几个毫秒，一般需要连续刺激 10～20 次，以测量 F 波最短潜伏时、出现率和传导速度，如果未引出 F 波，则要看是否用了超强刺激，或是患者不能完全放松，可以让患者对侧手握拳，或咬牙等动作来使患者的检查侧手

充分放松，以诱发出 F 波。

为胫神经连续 10 次刺激后得到的 F 波，第一个箭头代表为最短的 F 波潜伏时，它代表了最粗大的和传导最快的纤维，第二个箭头代表了传导最慢的 F 波潜伏时，第四条和第十条线未引出 F 波，F 波的出现率是 80%

5.用 F 波测定近端神经传导速度

中枢段潜伏时中枢传导潜伏时是 F 波和 M 波潜伏时之差，再除 2 就是中枢段即近端传导时间，它代表了由刺激点到脊髓以及返回到刺激点的时间。

F-wCV＝D/(F-M-1)/2＝2D/F-M-1

D：为刺激点到棘突的距离，F 为 F 波潜伏时，M 为 M 波潜伏时，1 ms 是冲动在脊髓前角细胞传导的时间。

6.F 波的临床应用

对大多数多发性神经病来说，F 波潜伏时可以正常或轻度延长，但在以神经根损害为主的病变时，F 波潜伏时则明显延长，如吉兰-巴雷综合征时，由于它是获得性脱髓鞘性多发性神经根神经病，脱髓鞘最早发生于神经根处，所以，在早期，当常规神经传导检查完全正常时，就会出现 F 波潜伏时延长或 F 波消失。尽管 F 波反映的是近端神经根的功能状态，但在实践中发现其实用价值是有限的，因为，F 波潜伏时延长只出现在支配所记录肌肉的神经根上，另外，如果神经根病变是以感觉根损害为主，则 F 波不会出现改变。此外，当肌肉动作电位波幅很低时，F 波也很难引出，因为 F 波波幅仅为 M 波波幅的 1%，此时，并不意味着近端神经损害，而是由于轴索严重损害，使得 F 波太小，不易看出所导致。

(二)H 反射

H 反射是在 1918 年由 Hoffimann 首次发现。和 F 波不同，它是一个真正的反射，是用电生理方法刺激胫神经后，由Ⅰa 类感觉神经传入，经过突触，再由胫神经运动纤维传出，而导致它所支配的腓肠肌收缩。F 波几乎可以在所有的运动神经上引出，而 H 反射在新生儿到一岁的儿童期可以在很多周围神经上引出，但在成人仅能在胫神经上引出。和 F 波一样，它也反映了周围神经近端的功能状态，但两者传导通路是完全不同的。

1.H 反射记录方法

让患者俯卧位，两腿伸直，在小腿下面放一个垫子，使小腿充分放松，记录电极放在腓肠肌内侧和外侧头之间形成的三角形顶端，可让患者的脚用力向下蹬，此时，此三角形顶端就会明显显出，参考电极放在跟腱上，地线放在记录电极和刺激电极之间。机器设置应为：灵敏度是 200～500 μV，扫描速度为 10 ms/cm，重要的是刺激强度时程应为 1 ms。在腘窝处刺激胫神经，阴极朝向近端，从较低刺激强度开始。其实，H 反射最佳刺激强度是既最大限度兴奋了Ⅰa 类感觉传入纤维，又不同时兴奋运动纤维。然而，这种理想状态在实际操作中很难达到，在刺激过程中，如果出现了 M 波，就说明有一定运动纤维被兴奋了。在检查时，H 反射出现在 M 波后，开始时 H 反射波幅随着刺激强度增大而增加，但当 M 波出现，刺激强度再增大时，H 反射波幅反而减小，当强度继续增大，M 波波幅继续增大时，H 反射逐渐减小并消失，被 F 波取而代之。H 反射是一个正-负-正三向波，在检查时，通常连续做几个 H 反射，每次间隔 3～5 s 钟，选潜伏时最短的测量，其正常值和身高有关。通常要两侧对比，而且两侧刺激点到记录点距离要相等，如果两侧潜伏时差超过 1.5 ms 即为异常。

2.H 反射临床应用

H 反射的存在与踝反射(骶 1 神经根)的存在与否有很大关系,也就是说如果临床上踝反射存在,则 H 反射也应该存在。然而,如果临床上踝反射消失,多数患者 H 反射消失,但有些患者 H 反射可以存在,潜伏时延长。在近端胫神经病、坐骨神经病、腰骶神经丛病和骶 1 神经根病变时,都可以出现 H 反射潜伏时延长。周围神经损害如糖尿病周围神经病变早期也可以出现H 反射潜伏时延长。

(三)瞬目反射

在临床上瞬目反射主要是用来估价面神经、三叉神经以及延髓和脑桥的功能。此反射传入神经是三叉神经第一支分支眶上支,传出神经是面神经运动分支,其中枢传递途径尚不完全清楚。当刺激同侧三叉神经眶上支时,其冲动沿着三叉神经传入,到达脑桥内两侧三叉神经感觉主核和脊束核,在脑桥和延髓内经过一系列神经元内部之间传递,冲动最终到达同侧和对侧面神经核,再沿着两侧面神经传出。

传入神经是三叉神经第一支,传出神经是面神经运动支。R1 是由三叉神经感觉主核和同侧面神经运动核之间单突触反射来完成,R2 是由三叉神经脊束核和双侧面神经运动核之间多突触反射来完成

1.反射弧

瞬目反射包含两个成分,即早发反应 R1 和迟发反应 R2。当刺激同侧三叉神经第一支分支眶上支时,仅在刺激侧眼可以记录到 R1 波,而 R2 波在两眼都可记录到(图 2-16)。R1 波通常比较稳定,而且重复性比较好,在检查时临床上可无任何表现;R2 波通常为多相波,并且波型多变,在检查时临床上可见有瞬目动作。早发反应 R1 波被认为是三叉神经感觉主核和同侧面神经核之间的一个单突触反射。而迟发反应 R2 波则被认为是脑干内三叉神经脊束核和面神经核之间的多个中间神经元多突触反射。因此,瞬目反射对于面神经病变来说,可以了解到全部面神经状态,而且 R1 比 R2 更直接和可靠,因为 R2 还受到脑干中间神经元和突触之间延迟等复杂因素的影响。

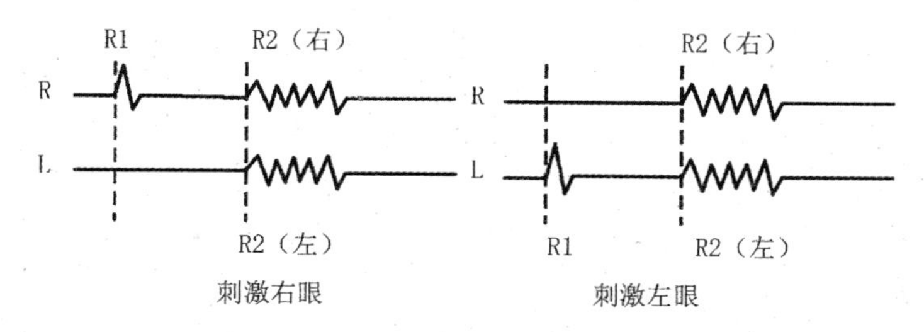

图 2-16　**正常瞬目反射图**

2.记录方法

患者仰卧,眼睛睁开或轻微关闭,用两个导联同时记录,记录电极分别放在两侧眼轮匝肌下缘瞳孔正下方,参考电极放在记录电极外侧,两者距离 2 cm,地线放在前额中央,刺激电极放在一侧眶上切迹处(有一小部分患者刺激电极放在眶下孔处也可诱发出反应),灵敏度为每格 100 μV,扫描速度为每格 5～10 ms,刺激时程用 0.1 ms,用超强刺激。但要注意刺激强度太大,会产生较大的刺激伪迹,影响 R1 潜伏时测量,一般重复刺激几次,选择波形稳定,重复性好的波形来测量 R1,R2 最短潜伏时。通常,R1 潜伏时起始点比较清楚,比较容易测量,而 R2 波形复杂

多变，通常选择相互叠加后的最短潜伏时来测量。

3.检查时注意事项

(1)检查时一定要让患者眼睛完全放松，或者轻微睁开，或者轻微闭上。

(2)由于患者面部通常比较油腻，所以，检查前最好用酒精轻擦眼周皮肤，这样记录出的波形基线稳定，刺激伪迹小。

(3)由于在眶上切迹处三叉神经眶上支位置表浅，因此，刺激量不要太大，一般在电压 150 V 时，即可得到很好的波形，否则，患者会很痛，并且刺激伪迹过大。

4.异常类型

由于病损部位不一样，异常情况也就不一样。

（刘　静）

第三节　诱发电位检查

一、诱发电位的基本原理

(一)诱发电位的产生和提取

诱发电位(EP)是指中枢神经系统在感受内在或外在刺激过程中产生的生物电活动，是评价神经功能电生理变化的一个重要手段。各种刺激(包括痛、机械、温度、声、光等)作用于机体各种感受器或感觉器官，经过换能作用，转变成传入神经纤维的神经冲动进入中枢神经系统，结果是可以在各级特定的中枢、包括大脑皮质的一定部位，记录到这种传入神经冲动在时间上和空间上综合的电位变化——诱发电位，对其进行分析可以反映出不同部位的神经功能状态。受刺激的部位除感受器或感觉器官外，亦可以是感觉神经或感觉传入通路上的任何一点。

诱发电位应具备以下特征：在特定的部位才能检测出来；有特定的波形和电位分布；诱发电位的潜伏期与刺激之间有较严格的锁时关系，在给予刺激后几乎立即或在一定时间内瞬时出现。诱发电位的幅度很低，通常掩埋在自发脑电波之中。因此，诱发电位是在自发脑电波的背景之上出现的；利用其和刺激有锁时关系的特性，借助叠加平均技术，将其放大，并从淹没于肌电、脑电的背景中提取出来，才能加以描记。

(二)诱发电位的测量

诱发电位主要是对波形、主波的潜伏期、波峰间期和波幅等进行分析，为临床诊断提供参考。P 表示正方向(波形方向向下)，N 表示负方向(波形方向向上)，时间标在波的下面，如 P100 为出现在 100 ms 处的正波。

二、诱发电位的应用

目前临床常用的有视觉诱发电位、脑干听觉诱发电位、体感诱发电位、运动诱发电位和事件相关电位等，可反映视觉通路、内耳、听神经、脑干、外周神经、脊髓后索、感觉皮质以及上下运动神经元的各种病变，事件相关电位则用以判断患者的注意力和反应能力等。

(一)视觉诱发电位

视觉诱发电位(VEP)是施以闪光或图形反复视觉刺激，由视网膜接收后经视觉通路传到大

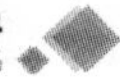

脑的枕叶皮质记录到的电活动。临床上最常用黑白棋盘格翻转刺激和闪光刺激。图形翻转刺激视觉诱发电位(PRVEP)正常呈"V"字形的NPN三相复合波,分别按各自的平均潜伏期命名为N75、P100和N145。其中,又因为P100能在几乎所有健康人身上记录到,其正常变异小,稳定可靠,峰潜伏期受注意力水平及视敏度等参数的影响较小,所以,临床上把P100作为分析PRVEP的唯一可靠波成分,最具临床意义。根据其潜伏期、振幅及波形的改变可用以诊断及定位视神经径路的病变,如视神经炎、球后神经炎、多发性硬化症等。

视觉诱发电位主要临床应用是视通路病变,特别是为多发性硬化提供早期视神经损害的客观依据。

(二)脑干听觉诱发电位

脑干听觉诱发电位(BAEP)是用声音刺激诱发听神经反应,经过脑干听觉通路传到大脑听觉皮质记录到的电活动。临床上最常用短声刺激。正常的BAEP通常有七个波,分别代表听神经到大脑颞叶的听觉通路。一般认为:Ⅰ波起源于听神经;Ⅱ波起源于听神经颅内段和耳蜗核;Ⅲ波起源于上橄榄核;Ⅳ波起源于外侧丘系;Ⅴ波起源于下丘的中央核团区;Ⅵ波起源于内侧膝状体;Ⅶ波起源于丘脑听放射。其中,又以第Ⅰ、Ⅲ、Ⅴ波的潜伏期和波幅最具临床应用价值。Ⅵ～Ⅶ波因个体变异较大,临床常规不用。

BAEP的几个正常值如下。

1.波形完整性

确定第Ⅰ、Ⅲ、Ⅴ波完好存在。

2.各波潜伏期

Ⅰ波潜伏期约为2 ms,其余每波均相隔1 ms。

3.波峰间潜伏期

多采用Ⅰ～Ⅲ波、Ⅲ～Ⅴ波和Ⅰ～Ⅴ波的测量;以Ⅰ～Ⅴ波最常用,一般为4 ms,它代表从听神经近端经脑桥直至中脑的神经传导功能。

4.波幅Ⅴ/Ⅰ波比值

Ⅴ/Ⅰ值小于50%视为异常。

BAEP可用于听神经及脑干病变的定位检查,可提高多发性硬化症的诊断率;客观评价听力和耳聋的定位诊断;桥小脑脚肿瘤手术时监护听神经及脑干功能;评估昏迷患者的脑干损伤情况和预后(脑外伤昏迷患者一旦出现Ⅳ/Ⅴ波异常或者缺如,表示预后不佳);脑干发育成熟度监测(如早产儿发育监测)等。

(三)体感诱发电位

体感诱发电位(SEP)是刺激肢体感觉神经引发反应,沿着躯体感觉传导通路,经脊髓、脑干、丘脑传到大脑感觉皮质记录到的电活动。短潜伏期体感诱发电位(SLSEP)较具临床应用价值。临床上常用正中神经SEP、胫后神经SEP、节段性SEP和三叉神经SEP等。临床上多采用方波脉冲分别刺激手腕、内踝、皮节或皮神经、三叉神经的一个分支等;记录电极上肢多置于Erb点(记录臂丛神经电位)、C_5或C_7颈椎棘突及头部相应感觉区;下肢多置于窝(记录胫后神经电位)、腰骶部(记录马尾神经电位)、T_{12}及头部相应感觉区。

正中神经SEP:以方波脉冲刺激手腕部正中神经,刺激量以引起大拇指轻微动为宜,刺激频率1～5 Hz。记录电极分别置于Erb点、C_7颈椎棘突及对侧感觉皮质区。由此可记录到三个负波,分别发生于9 ms(N9)、13 ms(N13)、20 ms(N20)及一个正波(P25)。一般认为,N9是臂丛神经动作电位;N13 可能为颈髓后角突触后电位;N20-P25 复合波可能是感觉传入冲动到达大脑一级感觉皮质后的最早原发反应(S1PR)。

胫后神经 SEP:记录电极置于 窝、腰骶部、T_{12}及头部相应感觉区。在头部感觉区可以记录到呈"W"字形的复合波,其中多选择 P40 作为检测目标。P40 的也可能是大脑一级感觉皮质的原发反应。

根据这些波的潜伏期、波幅及波峰间潜伏期,以及两侧对比即可判断病变位置。其中,波峰间潜伏期比各波潜伏期更有诊断价值,因其较少受身高、肢长等周围因素的影响。潜伏期和波峰间潜伏期延长以及波幅明显降低反映相应体感传导通路的功能异常。

SEP 可用于周围神经、脊髓、脑干、丘脑或感觉皮质的感觉传导通路的病变,可提高多发性硬化症的诊断率;脊柱、脊髓及颅后窝手术时监护以减少手术后遗症;昏迷患者预后判断和脑死亡诊断等(SEP 对脑缺血相当敏感,在患者发生缺氧昏迷后超过 24 h SEP 双侧缺失)。

(四)运动诱发电位

运动诱发电位(MEP)是运用高强度磁场短时限刺激中枢神经组织,引起相应部位肌肉的动作电位所记录到的电信号。检测方法:将磁刺激器置于上肢或下肢对应的大脑运动皮质区,记录电极多置于靶肌肌腹表面记录诱发电位。通过测定中枢和周围运动神经通路的波形、传导速度、潜伏期、波幅及中枢运动传导时间(即皮质刺激与周围神经根刺激时的 MEP 潜伏期的差值),以判断运动通路的功能状态。潜伏期和中枢运动传导时间延长、波幅异常、MEP 波消失或不能引出者视为异常。

MEP 可用以评估由大脑运动皮质经下行传导束至运动神经元再到外周肌肉的整个运动通路的病变,如脊髓病变、脊髓外伤、多发性硬化症、运动神经元病变等,还可以用于评估泌尿生殖系运动功能(磁刺激皮质及 T_{12}、L_1,在尿道、肛门、骨盆底肌肉可记录其诱发电位的潜伏期和波幅,对于判断膀胱、直肠及性功能障碍有一定实用价值)。

对于有癫痫病史、装有心脏起搏器及接受神外手术颅内有金属物(如血管瘤夹等)的患者,此检查应列为禁忌,以免磁场干扰造成危险。

(五)事件相关电位(ERP)

近年来,随着认知神经科学研究的突飞猛进,ERP 受到脑科学界更为广泛的关注。因为 ERP 与认知过程有密切关系,故被认为是"窥视"心理活动的"窗口"。ERP 是与实际刺激或预期刺激(声、光、电)有固定时间关系的脑反应所形成的一系列脑电波。它十分微弱,一般只有 2~10 μV,通常掩埋在脑的自发电位中。但利用其潜伏期恒定和波形恒定的特点、诱发电位固定的锁时关系,结合平均叠加技术,就可以从脑电中提取出 ERP 成分。

ERP 的优势在于具有很高的时间分辨率(ms),还便于与传统的心理测量指标——反应时有机地结合,进行认知过程研究。临床上应用最多的是 P300,另外,CNV、MMN 和 N400 也与心理学研究密切相关。

P300 检测通常使用称为"oddball"的经典实验范式:对同一感觉通道施加两种刺激,一种刺激出现概率很大(如 85%),另一种刺激出现概率很小(如 15%)。两种刺激随机出现,要求被试只要小概率刺激一出现就尽快做出反应;刺激的形式有视觉(闪光、图形、文字)、听觉(纯音、短音、白噪声、语音)以及躯体感觉等。除经典的"oddball"实验范式外,还有"Go-Nogo"(标准刺激与偏差刺激等概率出现,各占 50%,需要被试反应的为 Go 刺激,即靶刺激,不需要被试反应的为 Nogo 刺激,即非靶刺激;与 oddball 相比,节省时间,但丢掉了概率产生的 ERP 波形)、视觉空间注意和记忆经典范式等。影响 P300 的因素有：物理因素（刺激通道、刺激概率、刺激间隔、刺激强度）、心理效应（被试者越注意识别，P300 波峰越大；难度增加，P300 潜伏期延长，波幅下降）、生理因素（年龄、性别）等。P300 在临床上主要用于各种大脑疾病引起的认知功能障碍的评价。另外，许多学者将其用于脑高级功能（如注意、记忆等）以及测谎等研究。

伴随性负变化（CNV）被认为主要是与期待、意动、朝向反应、觉醒、注意、动机等心理因素有关。失匹配负波（MMN）反映的是人脑对刺激差异的无意识加工，反映了脑对信息的自动加工过程。目前一般认为 N400 与长时记忆的语义信息的提取有关。

（刘　静）

第三章

神经系统疾病常用监测技术

第一节 重症患者监测技术

临床上有多种原因和疾病可导致中枢神经系统的严重损害，且有很多是不可逆的。所以，对神经科重症患者的监测是非常重要的，而对脑功能的评判又是非常复杂的，任何一个指标都是有很大局限性的，一定要结合临床表现、神经系统检查、影像学资料及仪器监测等的监测结果进行综合分析，才有可能较早地发现颅内继发性损害，采取积极的治疗措施，抢救患者的生命。

一、一般项目监测

(一)意识状态

意识是物质的一种高级有序组织形式，是指生物由物理感知系统能够感知的特征总和以及相关的感知处理活动。

意识是反映中枢神经系统功能的重要指标，意识障碍的程度和持续时间的长短是判断颅脑损伤程度、急性脑血管疾病严重程度及其预后最敏感、最可靠的指标。所以，我们就可以根据患者对刺激(问话或致痛)所产生的反应程度、清醒水平及维持清醒时间来判断其意识状态。

1.意识障碍的常见临床分类

(1)意识模糊：意识障碍的程度比嗜睡深，是一种以意识内容改变为主的意识障碍，表现为注意力减退，情感反应淡漠，定向力障碍，活动减少，语言缺乏连贯性，对周围环境的理解和判断低于正常水平，有错觉、幻觉、躁动、精神错乱等。

(2)嗜睡：患者呈持续的睡眠状态，对外界的刺激有反应、但迟钝，可被唤醒；唤醒后可回答问题，但合作欠佳，有时也可服从医师的指令完成一些较为简单的动作。一旦刺激解除后患者很快又进入睡眠状态。

(3)蒙眬：比嗜睡深但又比昏迷浅，患者处于深度睡眠状态。对外界刺激反应迟钝，给予强刺激后可被唤醒，不能正确回答问题，可出现轻度烦躁，瞳孔、角膜及吞咽反射存在，可自主变换体位，但对查体不合作。醒后立即又回复到昏睡状态。

(4)浅昏迷：患者呈无意识状态，对强烈的光、声刺激有反应，有较少无意识活动，瞳孔缩小，腹壁放射消失，但角膜反射、光反射、咳嗽反射和吞咽反射、腱反射存在。给予强烈痛刺激可出现

瞳孔扩大及痛苦表情，出现防御性反应；肌张力一般减退；体温、脉搏、呼吸、血压等生命体征无明显改变。此时抑制处于皮质水平。

(5)中昏迷：患者的疼痛反应消失，对各种外界刺激均无反应，瞳孔扩大或缩小，对光反应迟钝，角膜反射减退，咳嗽反射和吞咽反射减弱；肌张力低，无自主运动，四肢完全处于瘫痪状态，在强烈刺激下可出现防御性反应；呼吸及体温出现波动，大小便失禁或潴留。此时抑制达到皮质下水平。

(6)深昏迷：患者对外界一切刺激均无反应，眼球固定，瞳孔放大，角膜反射、光反射、咳嗽反射和吞咽反射均消失，呼吸循环和体温调节功能障碍，常出现呼吸不规则或暂停，其他生命体征也有明显改变，大小便失禁。此时抑制已达到脑干水平。

2.几种特殊的脑损伤症状的意识状态

(1)谵妄状态：指意识模糊并伴有知觉障碍，精神活动性兴奋但注意力丧失，患者常表现为烦躁不安、对外界的刺激反应增强。

(2)去皮质状态：为大脑脚以上内囊或皮质受损害。患者多表现为长期处于昏迷状态，头向一侧偏转，双上肢内收，肘、腕关节屈曲僵硬，双下肢伸直并向内旋。此时患者有视、听觉反射，并保留有脑干功能、吞咽反射和角膜反射。

(3)去大脑强直状态：为中脑受损害的一种特殊的表现。患者全身肌张力增高，双上肢过度强直性伸展并内旋，双下肢过度伸直，头、颈和躯干后仰，严重时可呈现角弓反张的状态。

(4)无动性缄默：此为中脑到间脑的上行激活系统的部分性破坏所致。患者常表现为一种缄默不语、四肢不动的特殊意识状态。

(5)植物状态：为严重的脑缺血缺氧所致的损害，一般临床上多见于呼吸心搏骤停时间过长，复苏无效。此时是一种患者虽缺乏高级神经活动但是却能够长期存活的特殊状态。

(6)脑死亡：是指包括脑干在内的全脑功能丧失的不可逆转的状态。也就是说，此时患者无自主呼吸，并且是永久的、不可逆的。但如果为患者行气管插管或气管切开，使用呼吸机辅助呼吸能够使心脏活动和呼吸得以维持的话，那么机体还是可以存活的。

3.意识状态的评估方法

意识状态的判断要依赖于各种临床检查，尤其是密切观察患者对外界刺激的反应，通过记录患者对简单命令的反应来确定其意识障碍的程度。

(1)通过患者对人、时、地的定向力来进行判断。如：我们可询问患者“你叫什么名字？”“今天是几号、星期几？”“你知道现在自己在哪里吗？”“你现在和谁在一起？”等。若患者出现呻吟、睁眼甚至言语，并回答正确，则说明其定向力很好，意识损害程度较轻；真正昏迷的患者对此类言语类的刺激不会有任何反应。

(2)患者对语言或刺激的反应是否正确，包括对于听到的语言和书写出来的信息的传达反应。特别是遇到有语言困难的患者，如气管插管、气管切开、口腔手术或语言不通等，我们可通过手势、写字板、图画卡片等方法了解患者的认知和意识障碍的程度。

(3)通过患者的记忆与解决问题的能力进行评估。可询问患者过去熟悉的事物或查对患者对最近事物的记忆，也可列出几种物品，过几分钟再对患者进行询问；临床上也常用一些简单的运算来对患者进行思维的评估。

(4)如患者对语言刺激无反应，我们可轻度刺激患者，如拍打其面颊、肩部(若患者为肩颈手术后或骨折时禁用)，如果仍无反应，可加大刺激的强度，如压迫眶上切迹、胸骨柄，或捏挤上、下肢内侧。所以，如果有患者家属在场的话，我们一定要向其家属解释清楚，并取得理解和支持。临床上一般认为上肢的反应比下肢更为准确可靠。

(5)格拉斯哥昏迷量表(GCS)评分：从睁眼、运动反应和语言反应三方面进行评价，GCS最高分15分，最低3分；总分越低则表明意识障碍越重，一般情况下总分在8分以下者则定为是重度昏迷。但是，GCS也有很多不足的地方。如在评分表中没有说明光刺激时瞳孔的大小变化如何，眼球的运动情况及生命体征的情况等，而这些项目对于神经科患者来说也是具有重要意义的，所以，在GCS评分以外我们为了准确地掌握此时患者的意识障碍情况还要对其他的一些反应进行详细的描述。此外，有专家指出，在使用GCS评分时，还应排除影响得分的其他因素，如气管切开、气管插管或面部有骨折的患者无法说话，则不能进行语言上的评估；眼部损伤或球结膜严重水肿的患者无法睁眼；肢体有骨折不能运动的患者等都可使GCS评分出现人为的误差。但从各文献引用的情况看，GCS应用最多、最广，可能与GCS容易掌握和便于临床操作有关(表3-1)。

表 3-1　GCS **评分**

项目		评分
睁眼反应	自己睁眼	4
	大声提问时睁眼	3
	捏患者时睁眼	2
	捏患者时不睁眼	1
	肿到睁不开	C
运动反应	可以执行简单命令	6
	捏痛时能拨开医师的手	5
	捏痛时能抽出被捏的肢体(逃避)	4
	捏痛时呈去皮质强直(屈曲)	3
	捏痛时呈去大脑强直(直伸)	2
	毫无反应	1
语言反应	能正确会话，有定向力	5
	语言错乱，定向障碍	4
	语言能被理解，但无意义(不适当用语)	3
	能发声，但不能被理解	2
	不发声	1
	插管或气管切开无法正常发声	T
总分		3～15

注：昏迷程度以睁眼反应、运动反应、语言反应三者分数加总来评估，得分值越高，提示意识状态越好，14分以上属于正常状态；8分以下为昏迷，昏迷程度越重者的昏迷指数分越低；3分多提示脑死亡或预后极差。轻度昏迷：13～14分；中度昏迷：9～12分；重度昏迷：3～8分。

(二)瞳孔

瞳孔是脑功能监测的重要指标。正常成人瞳孔直径一般为2～5 mm，呈正圆形，两侧等大，两侧差异不超过0.25 mm，但如果双眼瞳孔直径相差0.25～0.5 mm，瞳孔反应及药物实验均无

异常，可认为是生理性瞳孔不等。瞳孔的大小随光线的强弱变化，也与年龄大小、屈光、生理状态等因素有关。一般来说，幼儿至成年人的瞳孔较大，尤其是在青春期时瞳孔最大，而老年人瞳孔则较小。近视眼患者的瞳孔大于远视眼患者。深呼吸、脑力劳动、睡眠时瞳孔就缩小，情绪紧张、激动时瞳孔则会开大。瞳孔是由副交感神经中的瞳孔括约肌和交感神经中的瞳孔开大肌来支配，通过两者的收缩与松弛的相互协调来调节瞳孔的大小。当瞳孔小于 2 mm 时称为瞳孔缩小，大于 5 mm 时称为瞳孔散大。临床上检查瞳孔时应用聚光类的电珠，可较为准确地观察到患者瞳孔的大小、直径、形状及直接和间接对光的反应。

1.一侧瞳孔缩小

此为天幕裂孔疝的早期现象，患者常常出现瞳孔缩小，眼裂变窄，眼球轻度内陷，眼睑下垂，而一般情况下对光反应正常，伴有同侧面部少汗或无汗，临床上称为“Horner 综合征”。但若疾病得不到缓解，刺激继续增加，则出现瞳孔散大，眼裂变宽，眼球外突，但瞳孔对光反射仍然存在，此时称为“逆 Horner 综合征”，则患者已出现天幕裂孔疝。

2.双侧瞳孔缩小

(1)脑桥损伤：瞳孔对光反应存在，形成针尖样瞳孔。

(2)脑室或蛛网膜下腔出血：血液直接刺激神经而引起瞳孔缩小。

(3)阿片类或冬眠药物引起的瞳孔缩小。

3.一侧瞳孔扩大

一侧瞳孔扩大常见于中脑受压。

(1)小脑幕切迹疝：早期可表现为患侧瞳孔暂时缩小，光反应迟钝，继而瞳孔散大，光反应消失，意识障碍进行性加重，晚期则双侧瞳孔散大，重者可出现昏迷并伴有对侧肢体瘫痪。

(2)动眼神经损伤：患者意识虽清醒，但临床检查可见患侧瞳孔散大，对光反应消失，同时上眼睑下垂，眼球下斜，向内、向上、向下活动时均受限。

(3)视神经或视网膜损伤：一般表现为患侧瞳孔散大、视力急剧减退，甚至失明且对光反射消失。

4.双侧瞳孔散大

患者常表现为双侧瞳孔散大且对光反射均消失，常见于中脑严重损伤，一般视为生命的终末期症状。

5.双侧瞳孔时大时小

若中脑及其附近出血或损伤，患者瞳孔可出现时大时小，两侧不等大，两侧眼球位置异常，如眼球固定、同向偏斜等。

(三)眼球活动

(1)水平性凝视，双眼均望向病灶侧，此为半球病变；双眼若望向健侧或瘫痪侧则为脑桥外展副核受损。

(2)双眼上视不全而导致向下视者，为后联合病变。

(3)病灶侧眼球内收不全，提示为脑干病变。

(4)双眼球固定，则此时脑干广泛病变。

(5)双侧眼球分离，常见于脑干病变或深昏迷。

(6)双侧眼球流走性浮动，多见于脑桥出血或梗死。

(7)前庭眼动反射消失，则提示脑干前庭——外展动眼反射径路中断，预后不佳。

(8)垂直性眼球震颤,中脑、脑桥或脑桥延髓交界病变。

(9)旋转性眼球震颤,脑桥病变。

(10)持续性水平性眼颤伴眩晕,但无耳鸣,则为脑干内病变。

(四)呼吸

神经系统功能损害的患者,最为常见和敏感多变的表现则是呼吸的变化。如重度颅脑损伤的患者常表现为过度换气后的一过性呼吸暂停;若因颅内出血、舌后坠或呼吸道大量分泌物阻塞气道时,则表现为呼吸加快、喘鸣等呼吸困难的症状;已发展为脑水肿或颅内血肿的严重颅脑损伤患者,一般表现为呼吸深而慢;当患者出现小脑幕疝时,则表现为潮式呼吸,提示此时大脑深部已有损伤,并有向脑干发展的趋势;一旦患者损伤涉及延髓中枢,则会失去呼吸规律,并严重失调,有随时发生呼吸骤停的可能。

(五)一般生命体征

当颅脑损伤合并其他器官出血时,血压会明显下降,但由于此时脑供血不足,出现脑水肿、颅内压增高等情况,血压又会反射性地上升,继而出现脉压增大、心率下降等改变。若在此基础上又进展出现瞳孔改变、意识障碍恶化、肢体运动障碍,则提示患者已出现颅内血肿。

若颅脑损伤而导致脑干、下视丘等损伤时,体温调节功能失调,患者常常可出现高热达 40 ℃以上,如果还伴有意识障碍时,预后不佳。

(六)呕吐

呕吐多在颅脑损伤后的 1～2 h 发生,且多为一过性的。但如果患者频繁呕吐,持续时间长并有头痛,则应考虑是否有蛛网膜下腔出血、颅内血肿或颅内压增高等情况发生。

(七)局部的症状

一般颅脑损伤后常会出现肢体乏力、偏瘫或运动性失语等表现,则说明损伤是位于中脑或小脑。而我们临床上常见的如尿崩症状、血压的大幅度波动及中枢性高热,则为下视丘的损伤。

二、头痛的评估

头痛是致病因素作用于机体所产生的主观感受,其疼痛部位位于头部。头痛可以是由于病变所致,也可以是面、颈等其他部位的病变所引起的牵涉痛。头痛被认为是重症监护室(ICU)危重症患者最为常见的临床症状之一。

(一)常见的分类

1.头部病变引起的头痛

(1)颅内疾病引起的头痛:①颅内感染引起的头痛;②颅内血管病变引起的头痛;③颅内占位病变引起的头痛;④颅脑损伤引起的头痛;⑤偏头痛及其他血管性头痛;⑥癫痫性头痛;⑦低颅压性头痛。

(2)颅外疾病引起的头痛:①头皮及颅脑疾病引起的头痛;②各种神经病引起的头痛;③眼疾性头痛;④鼻疾性头痛;⑤耳源性头痛;⑥口腔源性头痛;⑦肌紧张性头痛;⑧动脉炎引起的头痛。

2.全身疾病引起的头痛

(1)一般感染性疾病引起的头痛。

(2)中毒性疾病引起的头痛。

(3)其他系统各种疾病引起的头痛。

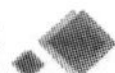

(二)头痛的性质及所患的疾病

因为头痛的致病因子的不同和患者的个体表现及表达的差异,临床上常见的头痛如下。

1.胀痛

胀痛常见于神经性头痛、普通性偏头痛、脑积水、头部器官疾病所致头痛,以及高血压、慢性脑供血不足所引起的头痛。但若患者出现整个头部持续疼痛并伴眼球胀痛,常常暗示颅内有继发性血肿的可能。

2.钝痛

钝痛多见于慢性疾患所引起的头痛。

3.跳痛

跳痛常见于血管性头痛及感染、中毒、中暑及头部血管疾病所引起的头痛。

4.紧压痛

紧压痛多见于肌紧张性头痛和颈椎性头痛等。

5.钻痛、刺痛

钻痛、刺痛多见于神经血管性头痛、神经痛等。

6.灼痛

灼痛见于脑神经痛、偏头痛等。

7.牵扯痛

牵扯痛见于肌紧张性头痛、占位性病变引起的压迫性头痛等。

8.刀割样痛

刀割样痛见于蛛网膜下腔出血、急性脑膜炎等病的早期。

9.电击样痛

电击样痛多见于脑神经痛,如三叉神经痛、舌咽神经痛、枕大神经痛等。

10.撞击痛

撞击痛见于高血压性头痛、月经期头痛、偏头痛等血管性头痛。

11.剧烈头痛伴呕吐

剧烈头痛伴呕吐常见于脑出血、脑肿瘤、脑膜炎。此时有发生脑疝甚至死亡的危险。

三、神经系统的检查

(一)瞳孔

最常用也是临床上接收神经科患者首先要进行检查的项目,观察瞳孔的大小、是否对称、对光反应如何等。

(二)颈部

若患者出现颈项强直,则提示此时已发生脑部受刺激、脑膜炎症、蛛网膜下腔出血、颅内压增高等现象。

(三)运动神经

1.肌力

一般根据患者瘫痪发病的部位不同,可分为周围性瘫痪和中枢性瘫痪两种。前者为肢体迟缓无力,故又称为“软瘫”;后者为肢体痉挛发硬,故也称为“硬瘫”。而临床上更常用于按患者肢体活动的程度将肌力分为Ⅵ级(表3-2)。

表 3-2　肌力的分级标准

评分	描述	评分	描述
Ⅴ	力量正常	Ⅱ	不能对抗重力
Ⅳ	能够对抗中等负荷	Ⅰ	仅有肌肉收缩,可能只能被触及
Ⅲ	能对抗重力完成运动	0	无任何运动

2.肌张力

若患者出现椎体束疾患时,一般会有肌力减退而肌张力增加,但此时患者肢体的运动范围是受限的。

(四)反射

1.浅反射

(1)角膜反射:深昏迷的患者常消失。

(2)腹壁反射:患者如有椎体疾病时消失。

(3)提睾反射:男性患者若有椎体疾病时消失。

2.深反射

膝腱、跟腱反射、二头肌反射、三头肌反射,均是患者在极度衰弱时可减弱,昏迷时可能消失,有椎体疾病时又可增强。

3.病理反射

病理反射是中枢神经受损后出现的异常反射。这种反射的出现表示椎体束或皮质运动区的功能已发生障碍。它主要包括霍夫曼征、巴宾斯基征、奥本海姆征、阵挛等。

(五)镇静评分

当患者使用镇静时,GCS 昏迷评分则不能准确评估其此时的意识情况,这时使用镇静评分就会较有用(表 3-3)。临床中最理想的分值为 3 分,表示患者处于足够的镇静中。分数越低,表示患者越容易清醒或镇静不足;分数越高,则表示患者越趋向于昏迷或是镇静药过量。

表 3-3　镇静评分

临床分数	镇静水平	临床分数	镇静水平
1	紧张、激动、挣扎	4	睡眠状态,但对刺激反应快
2	合作、定方位、安宁	5	睡眠状态,但对刺激反应迟缓
3	镇静,但是对指令有反应	6	没有反应

四、颅内压监测

颅内压(intracranial pressure,ICP)即颅腔内容物对颅腔壁上所产生的压力,正常为 1.0～1.5 kPa(100～150 mmH_2O)。根据国家医师资格考试实践技能指南,正常成人卧位时脑脊液压力为 0.8～1.8 kPa(80～180 mmH_2O)或 40～50 滴/分,随呼吸波动在 0.1 kPa(10 mmH_2O)之内,儿童压力为 0.4～1.0 kPa(40～100 mmH_2O)。

若颅内压超过 1.5 kPa(150 mmH_2O)即为颅内压增高。颅内压增高是颅脑损伤后的常见症状之一,典型的临床表现有头痛、呕吐和视盘水肿三大病症,有时可能还伴有意识、瞳孔、生命体征及肢体活动的改变。颅内压增高会引发脑疝危象,可使患者因呼吸循环系统的衰竭而死亡,因

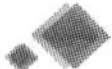

此对于颅内压增高患者的及时观察、治疗、护理和抢救是极其重要的。

自从1951年Guillaume和1960年Lundberg先后将ICP监测技术应用于神经外科临床以来，现已被广大临床工作者所接受、完善与发展。目前已被认为是直接诊断颅内压增高最迅速、客观和准确的方法，是观察颅脑疾病患者病情变化、判断手术时机、指导临床用药和评估预后的必备手段之一。国外现已广泛应用于神经外科、神经内科、儿科及其他内科等颅内压增高性疾病的监测。至20世纪80年代末期，国外研制出光纤颅内压监测技术，该方法操作简单、创伤性小、准确、无任何不良反应，基本满足临床颅内压监护的要求，已在国外推广普及使用，国内亦已引进该技术用于临床。

(一)适应证

由于颅内压监测存在着一些并发症，所以这项有创的操作方法主要应用于颅脑损伤的患者。

(1)严重颅脑损伤者。

(2)蛛网膜下腔出血或脑内出血者。

(3)重症神经外科术后，特别是处于昏迷状态的患者。

(4)凝血机制障碍并需要行颅脑手术的患者。

(5)术前已有颅内压增高，如梗死性脑积水需要行脑室外引流的患者。

(二)ICP的监测方法

ICP的监测部位有脑室内、硬脑膜下和硬脑膜外等，但近年来一些临床上的专家更建议用监测鼓膜压力的方法间接测定ICP的改变。

1.植入法

在行开颅手术时将微型传感器植入颅内，使其直接与颅内某些间隙或结构接触而测压。

2.导管法

在患者的颅腔内放置导管，将传感器与导管相连。传感器则会将压力信号转换为电信号，再经信号处理装置将信号处理后显示在监护仪上，这样我们就可以动态、及时地监测ICP的数据和波形的变化。

(1)脑室内ICP监测：此为最早使用，是目前应用最广的方法。通常采用右脑室穿刺方法，从额部向侧脑室插入一根导管，用三通开关连接脑室管、传感器和脑室引流装置。再以室间孔水平为零点，将传感器固定在此水平线上。这种方法操作简单，测量也较为准确，还可在必要时放出脑脊液以降低颅内压，或经导管取脑脊液样品检验和注入药物，根据容量压力反应来了解脑室的顺应性。但缺点是当颅内病变导致中线移位或脑室塌陷变形时，穿刺很难成功；而且这种方法极易造成感染，因此置管时间不应超过一周。

(2)硬膜下ICP监测：在患者颅骨钻孔，打开硬膜，在蛛网膜表面置入特制的中空螺栓并与之贴紧，在螺栓内注入液体，外接监护仪可测量ICP。此方法可不用穿透脑组织，且与侧脑室的解剖位置无关，只要避开静脉窦，或多处选择测压点。但将硬膜开放则增加了感染的机会，同时螺栓与蛛网膜的贴合程度影响着测压的准确性，很难调试，所以这种方法在临床上已很少应用甚至不用。

(3)硬膜外ICP监测：此方法为将传感器直接置于硬膜与颅骨之间，此时测得的压力则为ICP。因为侵袭性小，且保持了硬膜的完整性，故大大减少了发生颅内感染的机会，可长期监测。但它对技术操作水平的要求非常高，否则所测ICP值会比脑室内测压略高0.26～0.39 kPa(2～3 mmHg)。

(三)ICP 监测的判断

1.ICP 的分级

颅腔是一个容积相对固定的骨腔。它通过脑脊液、脑组织、脑血流三者所占容积的相对恒定的关系来维持正常的颅内压。一般认为 ICP 持续超过 2.0 kPa(15 mmHg)则称为颅内压增高,国际上多采用 2.7 kPa(20 mmHg)作为降低颅内压的临界值。分为 4 个等级:①正常 ICP <2.0 kPa(15 mmHg);②轻度升高 2.1～2.7 kPa(16～20 mmHg);③中度升高 2.8～5.3 kPa(21～40 mmHg);④重度升高>5.3 kPa(40 mmHg)。

颅内压升高是严重脑损伤、蛛网膜下腔出血、脑水肿、脑肿瘤、脑炎、脑缺血缺氧引起的并发症。持续的颅内压增高可引起脑血流量降低,脑供血不足,造成脑缺血,缺氧,导致患者预后不良,甚至发生急性脑肿胀死亡。

2.ICP 的波形

通过动态地观察患者 ICP 的波形变化,有助于我们判断病情的严重程度。

(1)C 型波:此为正常或近乎正常的波形,压力曲线较为平坦,一般振幅节律为 4～8 次/分钟,波幅低,变化小,一些小的起伏多为呼吸、心搏等的影响(图 3-1)。

(2)A 形波:又称为高原波(图 3-2A),通常表现为压力突然升到 6.7～13.3 kPa(50～100 mmHg),持续 5～20 min 后又骤然降至原水平或更低。此时患者表现为头痛加剧、恶心、呕吐、面部潮红、呼吸急促、脉速,有时出现烦躁、精神错乱及意识障碍等,严重时可出现抽搐或强直性发作。A 波的频繁出现提示患者颅腔的代偿功能已近衰竭,是病危的信号,应采取积极有效的抢救措施来降低 ICP。

(3)B 形波:又称为节律振荡波(图 3-2B),是 A 波的前奏。表现为在正常压力波的基础上又出现短时骤升又骤降的高波,一般不会超过 6.7 kPa(50 mmHg)。B 波提示脑顺应性降低,若频繁出现且达到 0.5～2 次/分钟,则表明 ICP 中度到重度升高,也可判断多是由于脑血管自动调节障碍等原因所致。

3.颅内容积-压力关系曲线分析

颅内容积-压力间的关系(图 3-3)对于 ICP 监测具有十分重要的价值。

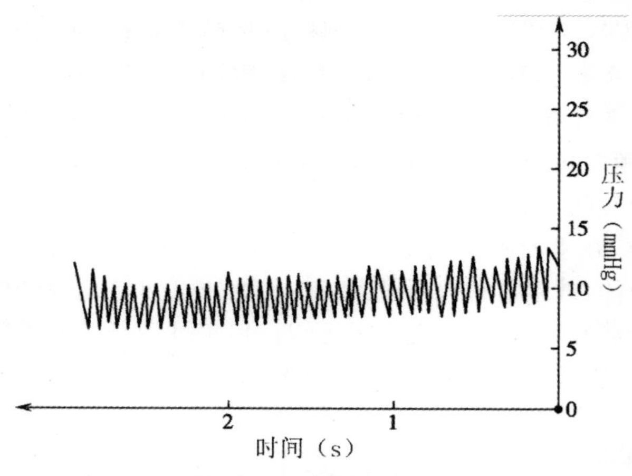

图 3-1　正常颅内压波形

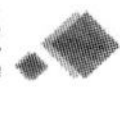

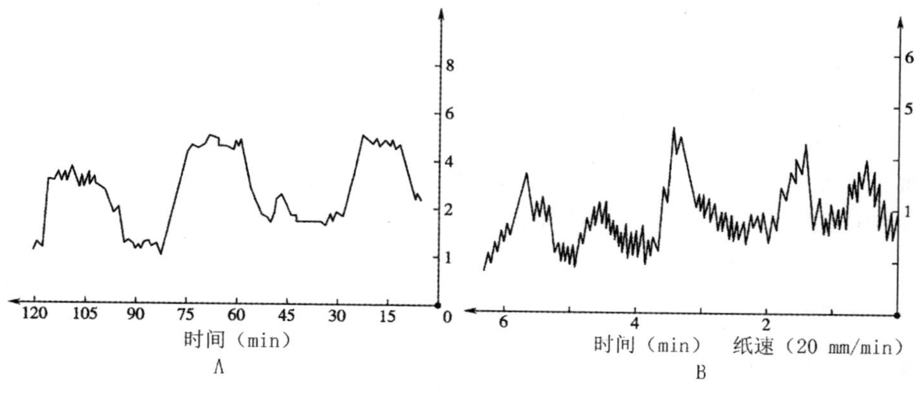

图 3-2　异常颅内压波形

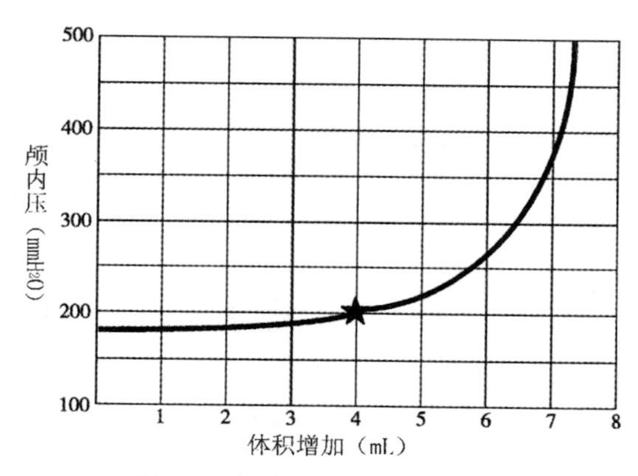

图 3-3　颅内容积-压力关系曲线

如图 3-3 所示，曲线的部分表示 ICP 增高的代偿期，垂直部分表示了失代偿期。当脑部顺应性正常时，脑部能免耐受颅内液量的少量增加而 ICP 不会增加太多，此时颅腔顺应性良好；但如果颅内病变继续发展，颅内的有限空间无法代偿时，如到达图中所示"★"处，即使容量少量增加，ICP 也会急剧上升。所以说，在临床中，已经有颅内压增高的患者，如有呛咳、打喷嚏、呼吸道梗阻、剧烈翻身活动等引起血压升高和静脉回流受阻时，可突然发生颅内高压危象。反之，如及时使用脱水疗法、过度通气等方法，将少量容量减少，也是可以迅速缓解颅内高压危象的。

（四）ICP 监测的并发症

1.感染

在脑室内置入导管进行 ICP 监测的总感染率为 5%～6%，且随着颅内压监测时间的延长，感染的机会也逐渐增多。有研究表明，监测时间超过 5 d 的患者感染机会增加，监测的第 11 天感染率达 41%，其中脑实质内感染率为 1.7%～4.0%，脑室内感染率为 6%～11%。

2.出血

血肿形成或脑室内出血的发生率低于 2%，且常常是无症状的，多比较轻微。但它又为严重的致命性术后并发症，多发生在术后 24～48 h，往往有意识的改变，颅内压增高的表现，肢体活动的改变，故术后应密切观察，及时发现病情变化，报告医师，并做好再次手术的准备。

（五）ICP 监测的临床意义

(1)通过对患者一段时间内 ICP 变化系统的监测，可根据压力的变化及时准确地判断病情，并相应地制订合适的治疗方案。正常情况下颅内压不应高于 2.7 kPa(20 mmHg),若颅内压增高持续10～15 min,则需要使用脱水处理。国际上认为,若患者 ICP 低于 2.7 kPa(20 mmHg),则不需要采用脱水等治疗措施。

(2)有助于诊断:颅脑损伤后早期出现 ICP 上升,应怀疑颅内血肿形成;如果 ICP 接近平均动脉压且曲线失去波动持续 5 min 以上,可判断为脑死亡。

(3)有助于判断预后:若出现下列情况者,则病死率和病残率相对极高:①脑外伤患者经治疗后,ICP 仍持续高于 5.3 kPa(40 mmHg)。②经治疗后 ICP 不能降至 2.7 kPa(20 mmHg)以下。③在监测过程中频繁出现异常的压力波形。

五、脑电双频指数

适度镇静能有效地减少重症监护病房患者的不适,消除患者焦虑,减轻机体的应激反应,增加患者对气管插管、机械通气的耐受,有利于护理。而目前,判断患者镇静水平和监测麻醉深度的较为准确的一种指标就是脑电双频指数。

脑电双频指数(bispectral index,BIS)是指测定脑电图线性成分(频率和功率),分析成分波之间的非线性关系(位相和谐波),把能代表不同镇静水平的各种脑电信号挑选出来,进行标准化和数字化处理,最后转化为一种简单的量化指标。

其范围是 0～100,值为 100 代表情形状态,0 代表完全无脑电活动状态(大脑皮质抑制)。一般认为,BIS 值 85～100 为正常状态,65～85 为镇静状态,40～65 为麻醉状态,低于 40 可能呈现暴发抑制。

它综合了脑电图中的功率、频率、位相、谱波等特性,包括了更多的原始脑电图信息,能准确反映麻醉药效应及大脑皮质功能状况,被公认为是评估意识状态、镇静深度最敏感、准确的客观指标。

(一)BIS 监测在 ICU 的临床应用

对于 ICU 患者,镇静、镇痛非常重要,但需适度。过度镇静,会产生低血压、呼吸抑制、肠梗阻、呕吐、延长拔管时间、免疫抑制等;镇静不全者会出现高血压、心动过速、氧耗增加、心肌缺血、肺不张、增加感染等。不同患者需要的镇静程度也不一致,比如气管插管、肌松、焦虑不安或组织供氧不足者需要镇静程度深些;老年体弱、安静合作、肝肾功能差及非插管患者只需要消除焦虑,辅助睡眠,镇静程度相对浅些。总的来说,镇静的目的就是使患者舒适、安静合作或遗忘。镇静的程度多以呼之能醒为宜,BIS 值在 70～85 为患者的最佳状态。

BIS 可以克服主观评分的人为误差,而且直观,是一种客观指标。人们可以像看血压而知循环一样,一看 BIS 就知道患者的镇静程度,可有效防止过深镇静,这对危重患者很重要。所以 BIS 很适合在 ICU 应用。

(二)BIS 监测的观察要点及影响因素

通常在监护仪屏幕上有 BIS 波形显示和数值显示。波形的速率和大小可根据需要调节,一般为 25 mm/s,如出现宽条的干扰磁波,可在 BIS 设置里将滤波器开通。

数值显示有 6 种:双频指数、信号质量指数、肌电图、抑制比、频谱边缘频率和总功率。通常只需记录 BIS 值来反映患者的意识水平。

BIS 的影响因素主要有生理信号和非生理信号。人体可以产生很多种电信号,如心电信号、心脏起搏器及骨骼肌在收缩时产生的高频率的电信号等。非生理信号主要是 ICU 内的呼吸机、

超声雾化器、患者取暖器、神经刺激器和电烙器等电子设备引起的电信号干扰。

对有神经疾病、服用精神药物的患者及不到1岁的儿童应用时，必须小心解释BIS监测。另外要了解到，BIS数值因为信号传导的原因，滞15 s。也就是说，当前的数值是前15 s时患者的状态。所以检查者在使用镇静评分量表进行评分时，要在记录镇静分值后15 s记录BIS的均值。

(三)应用BIS监测时的护理

(1)对应用BIS监测镇静程度的患者，要严密监测其生命体征和病情变化，每小时记录BIS一次。

(2)如果BIS值过低或过高都要引起注意，及时对症处理。定期检查BIS电极片的位置和固定情况，保持患者额头干燥，防止出汗影响监测。通常BIS电极片可以连续使用24 h。如中途出现不显示数值，可在电极上涂抹少量的耦合剂，以促进信号传导。

(3)切记在与患者监护仪相连的患者身上使用除颤器时，BIS传感器不能放在除颤器电极衬垫之间的位置上。

(4)护理应用BIS监测的患者时，最好同时监测镇静评分，使观察更为细致。

(5)注意定时翻身，防止镇静时肢体活动减少而致局部皮肤受压，导致压疮形成。并妥善固定BIS传感器，以免翻身时脱落。

BIS监测具有简单方便、无创、连续、直观等优点，通过BIS监测和镇静评分，既可以保障镇静程度，防止过度镇静，又为机械通气的患者适时脱机、拔管提供了依据。所以，BIS监测在ICU的治疗和护理中具有重要的应用价值和意义。

六、脑血流量监测

由于技术和设备的原因，至今只能依靠间接方法测定脑血流量(cerebral blood flow,CBF)。脑血流量监测对颅脑损伤患者的预后判断有指导意义。脑外伤后24 h内CBF降低的患者病死率较高，CBF显著降低多发生于受伤后8～12 h。而CBF升高也与临床病情恶化相关，但这种CBF升高所发生的时间及其临床意义尚未完全阐明。

(一)^{133}Xe清除试验

神经外科患者CBF监护最常用的方式就是^{133}Xe清除试验。自由弥散的，不溶性惰性放射性核素随血流^{133}Xe进入脑组织，其扩散以及被清除的速率，主要取决于脑组织的血流量。利用^{133}Xe从脑组织中清除曲线求脑血流量。

(二)单光子发射断层扫描

单光子发射体层摄影利用静脉注射或吸入放射性核素标记的示踪剂，示踪剂进入脑循环后，按脑血流和脑代谢情况分布，在脑组织中产生γ线。经过电子计算机与CT相似处理后依据γ线量的多少重新勾画出脑切面组织的图像。已用于监测脑局部血流及脑代谢。在蛛网膜下腔出血的患者中，单光子发射断层扫描测定的脑血液改变与脑血管造影结果有很好的相关性。

(刘　静)

第二节　多导睡眠监测技术

多导睡眠仪一词最早由美国斯坦福大学 Holland 医师提出，是一项同时记录多项睡眠生理参数，并进行睡眠疾病诊断的技术。该技术最初起源于脑电图记录。1953 年 Aserinsky 和 Kleitman 发现了睡眠中快速眼动。在此基础上于 1978 年在美国一个实验室里，首次采用脑电图结合眼动，用于睡眠疾病诊断，这便是多导睡眠仪的雏形。时至今天，多导联睡眠仪逐步完善，已经成为临床上诊断睡眠疾患最主要方法。

动态脑电图记录不同于多导联睡眠监测记录。动态脑电图主要是记录并发现异常的皮层生物电节律，目前主要应用于癫痫的诊断。而多导联睡眠仪中的脑电是用来判别睡眠的状态，区别微觉醒。因此，多导睡眠监测仪除了脑电外，还包括眼电、肌电等神经电生理信号和用于监测呼吸和心血管等的参数。

并不是所有疾病都可采用多导睡眠仪诊断，它经常被用于诊断的是睡眠呼吸紊乱相关疾病，包括睡眠阻塞性呼吸暂停低通气综合征，中枢性睡眠呼吸暂停综合征等。此外，多导睡眠仪也可用于呼吸机压力滴定。由于慢性肺病导致的夜间睡眠低氧血症，若伴有上气道阻塞也应使用多导睡眠仪监测。针对没有明显的暂停、微觉醒、白天嗜睡等睡眠呼吸紊乱相关的症状，但是伴有打鼾、肥胖、系统高血压或夜间心律失常等也建议行多导监测。

在排除不宁腿综合征前提下，以失眠、白日过度嗜睡为表现的周期性腿动，也建议行多导联睡眠监测。检查主要目的不但要确定腿动出现的频率，更要确定微觉醒出现的频率，因为腿动在某些正常人，尤其是老人也很常见，但无显著临床意义。而不宁腿综合征的诊断通常依靠临床病史，多导图对此诊断并无特别意义。

用于诊断发作性睡病或原发性嗜睡综合征的多次小睡试验也是通过多导睡眠仪实现的，关于本试验具体操作将在本章第三节具体叙述。多导联睡眠监测没有被列为失眠的常规检查，但是有时候为了区别是真正原发性失眠，还是由于周期性腿动或睡眠呼吸紊乱引起的失眠可以通过多导睡眠监测仪进行鉴别诊断。

对于睡眠行为异常、睡眠癫痫的多导睡眠仪检查需要增加脑电、肌电导联，并持续录像记录。

一、多导睡眠仪

(一)睡眠状态

通过脑电、眼电、和肌电等导联可以分析睡眠结构和努力呼吸相关微觉醒，以评价睡眠状态。

1.脑电图

脑电电极安装位置可参考国际脑电标准“10-20”系统进行设定，PSG 脑电通常选择 C3/A2、C4/A1、O1/A2、O2/A1，必要时还可增加脑电导联，走纸速度每秒 10 mm，为了减少干扰信号，头皮与电极间电阻要低于 5 000 Ω。

2.眼电图

多导睡眠仪的眼电一般为两导，即 ROC/A1，LOC/A2，LOC 和 ROC 分别在左、右眼外眦约 1 cm 处，是用来区别快速和缓慢眼动，判别快速动眼睡眠的重要标志。

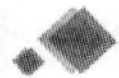

3.下颌肌电图

通常安放在颌下肌或咬肌区域，用于记录颌下肌 EMG 肌电，可以辅助睡眠分期。EMG 的信号可收到皮下脂肪量，肌肉张力，年龄等因素影响。

(二)呼吸系统相关参数

1.呼吸气流

目前有口鼻气流和热敏电阻两类。热敏电阻由恒定微弱电流供电，其阻抗随着呼出气流温度变化而变化，可定性反映呼吸气流从有到无的变化，但是其缺点是容易收到周围温度影响，且不能很好反映呼吸幅度。鼻气流感受器可通过感受鼻腔压力变化判断气流起始和终止，且临床上通常用鼻气流管代替，简便易行。但是如果遇到以口呼吸为主的患者会使敏感性降低，且如果鼻部有病变如闭塞或中隔偏曲时，信号会受到影响，两种方法各有优缺点，可结合临床具体对待。

2.胸腹运动

(1)感应性体积描计法：胸腹带中放置了传感器，胸腹容积变化影响了传感器直径和感应系数，从而记录了呼吸运动的肺容积改变的呼吸图形。

(2)呼吸阻抗体积描计法：人体呼吸运动时候，胸廓运动会引起电阻变化，记录分析这种呼吸阻抗变化，经过处理获得呼吸动态波形描述，并反映呼吸频率。

(3)变形测量法：在患者胸腹放置有导电体的弹性伸缩导管，呼吸运动时候导管变形，导体发生电流、电阻改变从而反映呼吸运动。

3.经皮脉搏血氧饱和度

本法可通过监测经毛细血管床氧合血红蛋白和去氧血红蛋白的吸收数量，计算出 PO_2 的值，但是对于血红蛋白病或外周血管病记录会出现误差。

4.鼾声

鼾声可提示上气道狭窄，呼吸阻力增加。断续不止的鼾声是呼吸暂停一个特别表现，通常可通过麦克记录鼾声并进行声音频谱分析，有助于鉴别单纯性打鼾或呼吸暂停。

5.食管内压

目前大多数实验室不常用，但是它是诊断上气道阻力最佳方法，也是鉴别中枢性和阻塞性睡眠呼吸暂停的“标准”。

6.心电图

通常记录单导心电信号，主要可诊断心律不齐。

7.运动事件

胫骨前肌的 EMG，可以评价患者是否存在周期性腿动或不宁腿综合征，是睡眠呼吸暂停和其他睡眠疾病的重要鉴别方法。

8.体位

可显示被试者睡眠各个时期的体位；分析呼吸事件是否与体位密切相关。

在各个电极导线连接完毕后，可启动多导睡眠仪，进行生物定标，包括眼睛向上下左右看眨眼，闭眼 30 s 观察 α 波，深呼吸观察胸腹运动变化，足背屈观察胫骨前肌运动。

(三)多导睡眠仪监测系统临床应用范围

(1)睡眠呼吸暂停障碍性疾病(如阻塞性睡眠呼吸暂停综合征、中枢性睡眠呼吸暂停综合征、混合性睡眠呼吸暂停综合征、肥胖低通气综合征等)。

(2)失眠(精神心理性失眠、特发性失眠、高原性失眠)。

(3)发作性睡眠病、周期性嗜睡症。

(4)睡眠肢体运动障碍(夜间周期性腿动、不宁腿综合征、夜间腓肠肌痉挛)。

(5)药物引起的睡眠障碍(如酒精依赖性睡眠障碍、兴奋剂依赖性睡眠障碍等)。

(6)生物节律紊乱引起的睡眠障碍(如轮班不适综合征、睡眠时相前移综合征、睡眠时相后移综合征、时差综合征等)。

(7)精神疾病引起的睡眠障碍(如焦虑症、抑郁症、疑病症、恐怖症、精神分裂症、创伤应激综合征等)。

(8)觉醒障碍(如错乱觉醒、睡行症、夜惊症等)。

(9)睡眠神经障碍(如偏头痛、睡眠癫痫、帕金森综合征、老年性痴呆等)。

(10)睡眠相关性心血管异常(如睡眠相关性窦性心律失常、睡眠相关性心肌缺血等)。

(11)睡眠相关性呼吸疾病(如慢性阻塞性肺疾病、睡眠相关性哮喘等)。

(12)睡眠相关性消化疾病(如反流性食管病等)。

(13)其他与睡眠相关的疾病。

二、成人睡眠结构

人类的脑活动分为3种状态:清醒状态、非快动眼睡眠状态(non-rapid eye movement sleep, NREM Sleep)和快动眼睡眠状态(rapid eye movement sleep,REM sleep)。其中,NREM睡眠又可进一步分为1～3期。一个正常成年人由觉醒经过10 min后的睡眠潜伏期后开始入睡,先进入NREM睡眠——睡眠由浅入深,分为3期,即1～3期:1期睡眠是介于睡眠与觉醒之间的过渡期,属浅睡,不少人在此睡眠期时常认为自己还未入睡;2期睡眠属中度睡眠;3期睡眠属深度睡眠,也称慢波睡眠。然后,睡眠由深变浅,通常由2期进入REM睡眠,形成NREM/REM睡眠的第1个睡眠周期。自1期睡眠开始到REM睡眠出现的时间,是REM睡眠潜伏期,正常为70～90 min。REM睡眠结束后,又重复以上规律,睡眠转入第2个NREM/REM周期。全夜正常睡眠可有3～6个周期。一般老年人的周期数较年轻人少。婴儿可直接从觉醒进入REM睡眠。随着周期的增加,NREM睡眠的3期时间逐次缩短,甚至消失;而REM睡眠的时间则逐次延长,在第一个周期中可以仅有1～2 min,而到末次周期可长达0.5 h以上。其中,NREM 1期睡眠时间占2%～5%,NREM 2期睡眠时间占45%～55%,NREM 3期占20%左右。REM占睡眠20%～25%。

睡眠分期的基本原则是将整夜睡眠期间的生理记录人为地划分为数百个30 s一帧的记录,逐帧进行分期。具体到某一帧记录的分期时,首先需要寻找脑电记录上是否存在特征性波形。

(刘　静)

第四章

康复评定与治疗技术

第一节　感知、认知功能评定

一、感知功能评定

(一)感觉检查

感觉是指客观事物的个别属性在人脑中的直接反应。感觉是信息的输入过程，是知觉、记忆、思维、想象的源泉和基础。它包括外部感觉，如视觉、听觉、嗅觉、触觉、痛觉、压觉等，内部感觉，如运动觉、平衡觉、内脏觉等。人类的感觉系统是机体感受环境事物的结构。感觉在生理学上是指作用于各个感受器的各种形式的刺激在人脑中的直接反应，分为一般感觉和特殊感觉。一般感觉包括浅感觉、深感觉、内脏觉和复合感觉。浅感觉来自皮肤、黏膜，包括痛觉、温觉、触觉。深感觉也称本体感觉，来自肌腱、肌肉、骨膜和关节，包括运动觉、位置觉和振动觉。内脏觉起自内脏、浆膜、血管，有痛、胀、压、空等感觉。复合感觉又称皮质觉，是大脑顶叶皮质对深浅各种感觉进行分析、比较和综合而形成，包括实体图形觉、两点辨别觉、定位觉、重量觉等。特殊感觉包括视觉、听觉、前庭觉、嗅觉和味觉。

1.感觉障碍的临床表现

根据病变性质，感觉障碍分为抑制性症状和刺激性症状两大类。

(1)抑制性症状：感觉通路被破坏或功能受抑时，出现感觉缺失或感觉减退。感觉缺失有痛觉缺失、温度觉缺失、触觉缺失和深感觉缺失等。在同一部位各种感觉均缺失，称为完全性感觉缺失。如果在同一部位内只有某种感觉障碍，例如皮肤痛觉缺失，而其他感觉保存着，称为分离性感觉障碍。

(2)刺激性症状：感觉通路受到刺激或兴奋性增高时出现感觉过敏、感觉倒错、感觉过度、感觉异常或疼痛。

感觉过敏：指轻微刺激引起强烈感觉，例如一轻的疼痛刺激引起较强的疼痛感受，为检查时的刺激与传导通路上的兴奋性病灶所产生的刺激综合引起。

感觉倒错：是指非疼痛性刺激而诱发出疼痛感觉，例如轻划皮肤而诱发出疼痛感觉；冷刺激反应为热觉刺激等。

感觉过度：为各种刺激引起的强烈难受感觉，见于灼性神经痛、带状疱疹后的疼痛、丘脑的血管性病变（脑出血等）、周围神经外伤的恢复期等。

感觉异常：感觉异常有麻感、木感、痒感、发重感、针刺感、冷或热感、蚁走感、肿胀感、电击感、束带感等，总称为感觉异常。

疼痛：接受和传导感觉的结构受到伤害性的刺激，或者对痛觉传导正常起抑制作用的某些结构受到损害时，都会发生疼痛。在探索疼痛的来源时，必须注意疼痛的分布、性质、程度，是发作性还是持续性，以及加重和减轻疼痛的因素。

根据疼痛的部位、性质、持续时间等的不同，可将疼痛分为不同的类型，临床常见的列举如下。

局部疼痛是指病变所在部位的局限性疼痛，多为感觉感受器或神经末梢受到伤害性刺激引起，如皮炎、关节炎等。放射性疼痛是指在神经干、神经根或中枢神经受病变刺激时，疼痛不仅发生于刺激局部，且可扩展到受累感觉神经的支配区，如周围神经损伤、脊髓后根受肿瘤或椎间盘脱出的压迫以及脊髓空洞引起的痛性麻木等。灼性神经痛是一种烧灼样的剧烈疼痛，迫使患者用冷水浸湿患肢，在正中神经或坐骨神经损伤多见。幻肢痛是指感到已经截去的肢体中发生的疼痛，见于截肢后的患者。扩散性疼痛是刺激由一个神经分布扩散到另一个神经分支而产生的疼痛，如当三叉神经某一支受到刺激时，疼痛会扩散到其他分支（如牙支）。

牵涉性疼痛也是一种扩散性疼痛。内脏有疾病时，在患病内脏相当的脊髓段所支配的体表部分常出现感觉过敏区、压痛点或疼痛。这是由于内脏和皮肤的传入纤维都汇聚到脊髓后角的神经元，当内脏有病变时，内脏的疼痛性冲动便扩散到相应支配段的体表。临床多见的牵涉性疼痛，有心绞痛时引起左胸、左上肢内侧痛；肝胆病变引起右肩痛；肾脏疾病引起腰痛等。

（3）感觉障碍对功能预后的影响：感觉障碍可导致患者触摸困难、持物不稳、站立和行走困难、灵活及协调性运动不协调等；皮质盲者可影响阅读和文字交流，身边动作不能完成。所以，感觉障碍是影响功能康复的重要因素。不同类型的感觉障碍对功能的影响程度也有所不同，例如：脑卒中后感觉障碍致残的严重性依次为本体感觉、触觉、痛觉和温度觉。皮质盲或视野缺损也是致残因素之一。

2.感觉障碍检查方法

检查前应告诉患者检查的目的和方法，以取得患者的合作。检查时患者宜闭目，忌用暗示性提问，注意左右侧、远近端的对比。一般从感觉缺失部位查至正常区。

（1）浅感觉：痛觉可用针尖轻刺皮肤。温度觉可用专用冷水（5 ℃～10 ℃）及热水（40 ℃～45 ℃）的试管交替接触皮肤。触觉可用棉花束轻触皮肤。如有感觉缺失、减退、消失、过敏，应绘图标出感觉障碍的范围和部位。

（2）深感觉。①运动觉：患者闭目，检查者轻轻夹住患者手指和足趾两侧，上下移动 5°左右，询问患者手指或足趾的位置。②位置觉：患者闭目，检查者将其肢体放在一定位置，嘱患者说出所在位置，或用另一肢体模仿。③振动觉：用振动着的音叉置于骨突起处，如足趾、内外踝、胫骨、膝盖、髂嵴、手指、桡尺骨茎突、锁骨等处，询问有无振动感觉，并注意感受时间。

（3）复合感觉（皮质觉）。①形体觉：嘱患者闭目，将常用物品，如钢笔、钥匙、硬币等放置其手中，让其用单手触摸后说出物件名称。②定位觉：患者闭目，检查者用手指或棉签等轻触患者皮肤后，嘱患者指出刺激部位。③两点辨别觉：患者闭目，检查者用特制的钝角两角规，将两角分开到一定距离，接触患者皮肤，如患者感到两点时，再缩小距离，至两接触点被感觉到一点为止。两

点须同时刺激,用力相等。正常时全身各处数值不同,指尖2~4 mm,指背4~6 mm,手掌8~12 mm,手背2~3 cm,前臂和上臂7~8 cm,背部、股部最大。

(二)知觉检查

知觉是人脑对直接作用于感官的客观事物的整体反映,是将多种感觉互相联系起来综合分析、理解,从而得到对外部客观事物和内部机体状态的整体的反映。知觉具有整体性、选择性、理解性和恒常性。人们往往对大量的感觉信息根据其对本人的意义、兴趣、任务、情绪来进行选择,将其理解、归纳、概括为一定的概念或名称,知识越丰富,理解得越精确,越深刻。知觉包括对距离、时间、运动的知觉,以及错觉和幻觉等内容。在临床上,知觉是患者对感觉的认识。知觉障碍主要表现为错觉和幻觉,错觉是对客观刺激的错误认识,而幻觉是在没有客观刺激时产生的感受。这些均可发生于各种特殊感觉的范围内,如神经系统器质性疾病中的错觉和幻觉可容易地在交谈中获知。在康复过程中,距离、时间、运动的知觉障碍往往不易为人所察觉,但对功能预后有明显的影响。

临床上知觉检查一般与感觉检查同时进行,所以也常称为感知觉功能评定。感知功能的评定内容包括精细运动、感觉区分、运动速度与耐力;双侧感官同时接受刺激时的双侧触觉、听觉、视觉等。测量的方法有Reitan-Klove感知觉测验,此测验还可推断是否存在外周或中枢加工过程的障碍。感知障碍在康复医学临床中常常表现为失认症和失用症,这也属于后天获得的认知障碍范畴。

1.失认症

不能通过知觉认识熟悉的事物称为失认症,是指由于大脑半球中某些部位的损害,使患者对来自感觉通路中的一些讯息丧失正确的分析和鉴别的一种症状。常见的失认症有半侧空间失认,又称单侧忽略,即患者大脑一侧损害后对对侧一半空间内的物体不能辨别。病灶常位于非优势半球顶叶下部(邻近缘上回)、丘脑。检查方法有以下几种。

(1)平分直线法:在一张白纸上画一垂线将横线平分为左右两段。偏向一侧为阳性。

(2)画人试验:模仿画一个人,如有偏歪或缺少部分时为阳性。

(3)删字试验:随机一组阿拉伯数字,删去指定的数字,一侧未删去时为阳性。

(4)画钟试验:画钟时如数字集中在一侧时为阳性。

2.失用症

失用症是在运动、感觉、反射均无障碍的情况下,患者由于脑部损伤而不能按指令完成以前所能完成的有目的的动作,即通过后天学习获得的生活技能的运用障碍。

(1)结构性失用:患者表现为不能描绘或拼接简单的图形。检查方法有以下几种。①画空心十字:让患者画一个空心的十字图形,不能完成时为阳性。②火柴棒拼图试验:患者用火柴棒看图拼接各种几何图形,不能完成时为阳性。③积木拼图试验:韦氏智力量表中的分测验,看图将4块或6块积木拼成指定的图案,不能完成时为阳性。

(2)运动性失用:是最简单的失用,常见于上肢或舌。表现为不能洗脸、刷牙、梳头、划火柴等。检查方法是:让患者做刷牙、洗脸、系鞋带等动作,不能完成者为阳性。

(3)意念运动性失用:是意念中枢与运动中枢之间联系受损所引起。由于两者之间的联系受损,运动的意念不能传到运动中枢,因此患者不能执行运动的口头指令,也不能模仿他人的动作。但由于运动中枢对过去学过的运动仍有记忆,有时能下意识地、自觉地进行常规的运动。如给他牙刷时,他能自动地去刷牙,但告诉他去刷牙时他却又不能刷牙。因此,常表现为有意识的运动不能，无意识运动却能进行。

检查方法有以下几种。①模仿动作：检查者做出举手、伸示指和中指、刷牙等动作，让患者模仿，不能完成者为阳性。②按口令动作：检查者发出口头命令，让患者执行，不能完成者为阳性。

(4)意念性失用：正常的有目的的运动需经历认识-意念-运动的过程，意念中枢受损时，不能产生运动的意念，此时即使肌力、肌张力、感觉、协调能力正常也不能产生运动，称为意念性失用。特点是对复杂精细动作失去应有的正确观念，以致各种基本动作的逻辑顺序紊乱，患者能完成一套动作中的一些分解动作，但不能将各个组成部分合乎逻辑地连贯结合为一套完整的动作。如让患者用火柴点烟，再把香烟放在嘴上，患者可能会用香烟去擦火柴盒，把火柴放到嘴里当作香烟。

检查方法是：把牙膏、牙刷放在桌上，让患者打开牙膏盖，将牙膏挤在牙刷上，然后去刷牙。如果患者动作的顺序错乱则为阳性。

二、认知功能评定

认知是认识和知晓（理解）事物过程的总称，包括感知、识别、记忆、概念形成、思维、推理及表象过程。人们通过感知觉、记忆、思维、推理、想象等，将从外界获得的信息在大脑中加工储存，并在需要时提取，与当前信息进行比较，以进行判断、推理，得出评价的过程，叫作认知过程。它反映了人类对现实认识的心理过程。

在康复医学的临床中用认知测试来评估认知领域的主要内容有定向和远时记忆、注意和警戒、反应时间、学习和记忆、视知觉、听知觉、躯体感知觉、推理和解题、结构性应用和语言功能等。当大脑受到损害出现认知缺陷时，可选择性地对这些功能进行测试并做出判断。在儿童较常见的认知能力缺陷一般有：注意-缺陷失调、特殊阅读不能、特殊算术不能、视知觉困难和运动技能差（发展性应用不能）等。

（一）认知测试方法

1.定向和远时记忆

如时间的定向评定等。

2.学习和记忆

有大量的言语和非言语的测试用于评价记忆的不同方面。记忆是过去的经验和事物在人脑中重现。人脑对以往感知过的事物，思考过的问题和理论，体验过的情感和练习过的技能等都是记忆的内容。记忆是一个复杂的心理过程，它包括识记、保持、回忆和再认4个基本环节。识记是识别和记住事物，从而积累知识经验的过程。保持是巩固已获得的知识经验的过程。再认就是对已经历过的事物恢复过去经验的过程。能把经历过的事物重新回想起来称回忆。

康复医学上有关记忆功能的测量方法有修订韦氏成人智力测验中一般知识分测验、韦氏记忆测验、Rey听觉词汇学习测验、Halstead-Raitan神经心理成套测验中的触摸操作分测验以及Rivermead行为记忆测验。由经过培训的专业人员进行测验。

3.注意和警戒

注意是心理活动对一定事物的指向与集中。注意是心理活动的一种积极的状态，反映心理活动具有明确的指向性。由于这种指向与集中，人们才能够清晰地反映周围现实中某一特定的对象，而避开不相干的事物。注意力测验一般有以下几种。

(1)韦氏记忆测验中的数字长度分测验。

(2)韦氏智力测验中的算术测验、数字广度测验和数字符号测验。它们用于评估注意的不同方面,如选择性注意、长时间注意、转移注意的能力等。

4.思维、抽象推理和解题

思维、感觉和知觉都是人脑对客观现实的反应。但是,感觉和知觉是对客观现实的直接反映,而思维是对客观事物间接的、概括的反应,所反映的是客观事物共同的、本质的特征和内在联系。思维障碍分思维过程障碍和思维内容障碍两种。思维过程障碍分为抽象概括障碍、思维动力性障碍、思维动机成分障碍。思维内容障碍主要表现为妄想、超价观念和强迫观念。

目前使用的大量的言语和非言语测试提供了对思维、抽象推理能力、形成概念能力和在解题中转换策略能力的定量手段。评定方法包括:修订韦氏成人智力测验中的图片排列测验和卡片分类测验、Loewenstein 作业治疗认知评定(LOTCA)、神经行为认知状态测验(neurobehavioral cognitive status examination,NCSE)和 Rivermead 知觉评定成套测验(RPAB)等。

5.反应时间

执行简单和复杂反应的速度是大脑完整性的灵敏指标。简单反应时间反映中枢神经系统的激醒水平。复杂作业反应时间是测定做出决定和反应选择的速度。

6.视知觉

视觉辨别、面孔认知、方向与距离判断和颜色-对象匹配等测试常用来评价处理和综合视觉信息的能力。

7.听知觉

一般采用频率、强度和音色辨别、音调记忆、环境声音的认知和音素辨别等测试。

8.躯体感知觉和身体图式作业

一般有触觉物体、形状认知和触觉定位等。

9.结构应用

结构应用是指以部件安装在一起或连接成一个简单实体的任何操作。方法如:画一个正方形或一所房屋;或建筑一个二维或三维的方块模型。

10.语言功能

言语是指人们的语言事件,即个人运用语言的过程或产物。语言是以语音为物质外壳,词汇为建筑材料,语法为结构规律而构成的体系。

言语障碍是指组成言语的听、说、读、写 4 个方面的各环节单独受损或两个以上环节共同受损。目前各国对言语障碍的分类尚无统一意见,一般包括失语症和构音障碍。

很多的测试作为失语症测试组中的组成部分,也可用于诱发出现非失语症患者的语言缺陷,如视觉对照命名(词寻找困难)、控制词联想(言语概念损伤)、句重复(言语记忆缺损)、DeRenzi 和 Viguolo 标志测试(缺陷性听觉言语理解)等。

(二)部分认知评定量表简介

1.简明精神状态检查法(mini-mental state examination,MMSE)

(1)测量工具:Folstein(1975 年)等编制的 MMSE 目前应用较多、范围较广,不仅可用于临床认知障碍检查,还可用于社区人群中痴呆的筛选。该方法与韦氏智力测验(WAIS 测验)结果比较,一致性较理想。各国在引进时,对其在不同文化背景下的效度和信度,以及影响评定结果的因素也进行过较为系统的研究,认为 MMSE 作为认知障碍的初步检查方法,具有简单、易行、效度比较理想等优点。

北京医科大学精神卫生研究所李格等测试研究结果表明：检查者间一致性和量表的可重复性均达到理想程度，但发现检查结果易受被检查者文化程度和年龄的影响。以临床诊断为标准，选定 MMSE 评定痴呆的界线值为 17 分，其敏感性为 100，特异性为 0.89。下面介绍简易精神状态检查表，见表 4-1。

表 4-1　简易精神状态检查表（MMSE）

项目	评分	
1.今年的年份	1	0
2.现在是什么季节	1	0
3.今天是几号	1	0
4.今天是星期几	1	0
5.现在是几月份	1	0
6.你现在在哪一省（市）	1	0
7.你现存在哪一县（区）	1	0
8.你现在在哪一乡（镇、街道）	1	0
9.你现在在哪一层楼上	1	0
10.这里是什么地方	1	0
11.复述：皮球	1	0
12.复述：国旗	1	0
13.复述：树木	1	0
14.100-7	1	0
15.辨认：铅笔	1	0
16.复述：44 只石狮子	1	0
17.按卡片闭眼睛	1	0
18.用右手拿纸	1	0
19.将纸对折	1	0
20.放在大腿上	1	0
21.说一个完整句子	1	0
22.93-7	1	0
23.86-7	1	0
24.79-7	1	0
25.73-7	1	0
26.回忆：皮球	1	0
27.回忆：国旗	1	0
28.回忆：树木	1	0
29.辨认：手表	1	0
30.按样作图	1	0

评分标准：文盲＞17 分，小学＞20 分，中学以上＞24 分，＜17 分即为痴呆。

(2)测量内容：MMSE 由 20 个问题，共 30 项组成。每项回答正确或完成评 1 分，错误或不知道评 0 分，不适合评 9 分，拒绝回答或不理解评 8 分。

(3)评分方法：在积累总分时，8 分和 9 分均按 0 分计算。最高分 30 分。全部 30 项的得分相加即为总分。评分为痴呆的标准依文化程度而不同：文盲＜17 分，小学程度＜20 分，中学以上程度＜24 分。

2.认知功能测量表

在医疗康复工作中常常遇上一些实际问题，如病情较严重、耐力差、配合受限、环境局限以及偏见态度等，所以根据残疾患者的认知缺陷设计一些实用的认知测量表运用于临床，既对患者的认知功能作等级量化的分析，又能直接为治疗提供依据和指导。下面是根据我国背景设计修订的认知功能测量表(表 4-2)。

表 4-2　认知功能测量表

记分	项目	得分
记忆力	5	(1)姓名、年龄、住址
	5	(2)物件记忆(10 件)
	5	(3)视觉保持
	5	(4)背数(顺、倒背 8～9 位)
注意力	5	(5)100-7，依次减 5 次
	5	(6)视觉扫描跟踪
	5	(7)1～20，顺、倒读
定向力	5	(8)时间(年、月、日、季节、星期、早晚)
	5	(9)地点(省、市县、区、院、楼、号)
	5	(10)讲出物名(5 件)
	5	(11)执行命令
	5	(12)朗读
	5	(13)执行书面指令
	5	(14)书写姓名、物名(图片)
复杂作业	5	(15)用右手将 8 根火柴摆成金鱼状
	5	(16)用左手将 8 根火柴摆成金鱼状
	5	(17)积木图案(5 种)
	5	(18)图片排列(5 种)
	5	(19)画一间房子和一个钟
总分	95	

测量方法如下。

(1)物件记忆：由 Fuld 物件记忆测验改编。将 10 件常用物品放入袋中，令其逐一摸后说出全部物品，每件 0.5 分。

(2)姓名、年龄、地址：说出本人的姓名、年龄、地址。能说出姓名得 1 分，年龄得 2 分，住址得 2 分。

(3)视觉保持：由 Benton 视觉保持测验改编。出示 5 张由几何图形组成的图片。每张呈现 5 s 后令患者默画，完成 1 张得 1 分。部分有遗漏或增加、变形、持续、位置偏离、错位和大小错误等问题，一处扣0.5 分。

(4)背数:参照韦氏记忆量表。从4位数到8～9位数止,能背出9位或8位得5分,7位得4分,6位得3分,5位得2分,4位得1分。顺背和倒背各占50%。

(5)100减7,依次减5次。减对1次得1分。

(6)视觉扫描跟踪:选自纽约康复医学研究所。嘱患者看每行31个字母或数字组成的读物,找出目标字母并记数,时限10s,共10行。正确者每行0.5分。

(7)顺、倒默读顺序数1～20。参照韦氏记忆量表。顺读时限20 s,倒读时限30 s,正确者各得2.5分。

(8)时间:说出当时的具体年、月、日、星期、早或晚等,正确的各得1分。

(9)地点:说出所在地的省、市/县、区、院/楼、房号,正确的各得1分。

(10)讲出物名:出示5件常用物品,让患者一一说出其名称,正确的各得1分。

(11)执行命令:用语言发出包括3个连贯动作的命令,让患者执行,正确者得5分。少一个动作扣2分,至0分止。

(12)朗读:让患者朗读一段长句,顺序完成者得5分。

(13)执行书面指令:用文字发出指令,让患者执行。评分同测验第11项。

(14)书写姓名、常用物品:让患者写出自己的姓名,得3分;写出给予的常用物品名称,得2分。

(15)用右手将8根火柴摆成金鱼状:能独自摆出金鱼图者得5分,经语言提示完成者扣1分;看示例图后摆出者扣2分;按图模仿者扣3分;仅能摆出部分者得1分。

(16)用左手将8根火柴摆成金鱼状:方法及评分同15。

(17)积木图案:参照WAIS测验。按示范图完成由4块或9块红白两色积木组成的图案。用4块积木的限时60 s,共2组,每组1分;用9块积木的限时120 s,共3组,每组1分。

(18)图片排列:参照WAIS测验,选5套图片。每套由3张情节相连的图片组成。要求按内容排出正确的顺序。每套得1分。

(19)画房子和时钟面盘:在纸上分别绘出简单的房子和时钟并标出时间刻度。正确者各得2.5分。以上测验,除15、16外,在患者不能完成时给予各种提示,所得结果扣50%。整个测量需时为30～40 min。

3.LOTCA

该方法可用于作业治疗的认知检测,内容分为四类:定向检查、知觉检查、视运动组织检查和思维运作检查。在康复医学科一般用于脑血管病、脑外伤和中枢神经系统发育障碍等疾病导致的认知障碍检测。该测验操作简便、实用,测量时间为30～40 min,也可分为2～3次完成。该量表国内目前逐渐开始推广使用,在康复领域使用较多。

(李晓蔚)

第二节　日常生活活动能力评定

一、概述

(一)定义

日常生活活动(activities of daily living,ADL)是指人为了维持日常生活活动而需要的一系

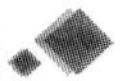

列最基本的活动，包括进食、穿衣、洗澡、大小便控制、行走等基本的动作和技巧，即衣、食、住、行、个人卫生等活动。ADL 能力也就是个体在家庭、社区中独立生活的能力。广义的 ADL 能力是指个体在家庭、工作机构及社区里独立生活、独立工作以及参与社区活动的能力。当个体丧失 ADL 能力时，会对自我形象产生创伤性的影响，而且还会影响与患者有关联的人群。

(二)分类

1.基础性日常生活活动(basic ADL，BADL)

BADL 是指人维持最基本的生存、生活所必需的每天反复进行的活动，包括自理活动和功能性移动两类活动。自理活动包括进食、梳妆、洗漱、洗澡、如厕、穿衣等，功能性移动包括翻身、从床上坐起、由坐到站、行走、驱动轮椅、上下楼梯等。它反映较粗大的运动功能，适用于较重的残疾患者，常在医疗机构应用。

2.工具性日常生活活动(instrumental ADL，IADL)

IADL 指人在社区中独立生活所必需的关键性的较高级的活动，包括使用电话、购物、做饭、家务处理、洗衣、服药、理财、骑车或驾车、处理突发事件以及在社区内的休闲活动等。这些活动常需要使用一些工具才能完成，它反映较精细的运动功能，适用于较轻的残疾患者，多用于生活在社区中的伤残者和老年人。

(三)评定目的

(1)确定日常生活活动独立程度。

(2)确定哪些日常生活活动需要帮助，需要何种帮助以及帮助的量。

(3)为制订康复目标和康复治疗方案提供依据。

(4)为制订环境改造方案提供依据。

(5)观察疗效，评定医疗质量。

(6)作为投资一效益分析的有效手段。

二、常用评定方法

ADL 评定多采用经过标准化设计、具有统一内容、统一评定标准的量表进行评定。依据量表中的评定项目对患者进行评价不会出现遗漏现象。评定过程中观察患者实际的 ADL 动作完成情况并记录下来。评定所使用的环境可以是患者实际生活环境，也可以是医院里的 ADL 评定室，该室模拟家庭环境，配备有必要的家具、厨具、卫生设备、家用电器及通信设备等。根据量表评分标准对每项活动情况予以评分并计算总分，以此衡量患者的 ADL 水平。常用 ADL 评定量表有 Barthel 指数、KatZ 指数、修订的Kenny自理评价、PULSES 及功能独立性量表(FIM)等。本节重点介绍 Barthel 指数和功能独立性测量。

(一)Barthel 指数评定

Barthel 指数(Barthel index，BI)于 1955 年被 Mahoney 和 Barthel 开始应用，并于 1965 年首次发表。Barthel 指数评定简单，可信度高，灵敏度也高，不仅可以用来评价治疗前后的功能状况，而且可以预测治疗效果、住院时间及预后，所以是康复医疗机构中应用最广泛的一种 ADL 评定方法，见表 4-3。

表 4-3 Barthel 指数评定等级

项目	评分标准
1.进食	0=较大和完全依赖
	5=需部分帮助(夹菜、盛饭)
	10=全面自理
2.洗澡	0=依赖
	5=自理
3.梳妆洗漱	0=依赖
	5=自理,能独立洗脸,梳头、刷牙、剃须
4.穿衣	0=依赖
	5=需一半帮助
	10=自理,能系、开纽扣、关、开拉链和穿鞋等
5.控制大便	0=昏迷或失禁
	5=偶尔失禁(每周<1 次)
	10=能控制
6.控制小便	0=失禁或昏迷或需由他人导尿
	5=偶尔失禁(每 24 h<1 次,每周>1 次)
	10=能控制
7.如厕	0=依赖
	5=需部分帮助
	10=自理
8.床椅转移	0=完全依赖别人
	5=需大量帮助(2 人),能坐
	10=需小量帮助(1 人)或监督
	15=自理
9.行走	0=不能走
	5=在轮椅上独立行动
	10=需 1 人帮助(体力或语言督导)
	15=独自步行(可用辅助器)
10.上下楼梯	0=不能
	5=需帮助
	10=自理

Barthel 指数包括 10 项内容,根据是否需要帮助及其帮助程度分为 0、5、10、15 分 4 个功能等级,总分为 100 分。得分越高,独立性越强,依赖性越小。若达到 100 分,这并不意味着被检查者能完全独立生活,其也许不能烹饪、料理家务和与他人接触,但他不需要照顾,可以自理。60 分以上提示被检查者虽有轻残疾,但生活基本可以自理;60～41 分者为

中度残疾，生活需要帮助；40～20 分者为重度残疾，生活需要很大帮助；20 分以下者为完全残疾，生活完全需要他人帮助。Barthel指数 40 分以上者康复治疗的效益最大。

(二)功能独立性测量

功能独立性测量(Functional Independence Measure，FIM)首先由美国纽约州功能评估研究中心研究人员提出并开始使用，后来逐渐受到重视和研究。目前已在世界许多国家广泛应用。FIM 在反映残疾水平或需要帮助的量的方式上比 Barthel 指数更详细、精确、敏感，是分析判断康复疗效的一个有力指标。它不但评价由于运动功能损伤而致的 ADL 能力障碍，而且也评价认知功能障碍对于日常生活的影响，所以 FIM 应用范围广，可用于各种疾病或创伤者的日常生活能力的评定(表 4-4、表 4-5)。

表 4-4 FIM 评定内容

项目	内容
Ⅰ.自理活动	1.进食；2.洗漱修饰；3.洗澡；4.穿衣；5.穿裤(裙)；6.如厕
Ⅱ.括约肌控制	7.排尿管理；8.排便管理
Ⅲ.转移	9.床-椅间转移；10.转移至厕所；11.转移至浴盆或淋浴室
Ⅳ.行进	12.步行/轮椅；13.上下楼梯
Ⅴ.交流	14.理解；15.表达
Ⅵ.社会认知	16.社会交往；17.解决问题；18.记忆

表 4-5 FIM 评分标准

能力		得分	评分标准
独立	完全独立	7	不需修改或使用辅助具，在合理的时间内完成；活动安全
	有条件的独立	6	活动能独立完成，但活动中需要使用辅助具；或者需要比正常长的时间；或需要考虑安全保证问题
有条件的依赖	监护或准备	5	活动时需要帮助者，帮助者与患者没有身体接触；帮助者给予的帮助为监护、提示或督促，或者帮助者仅需帮患者做准备工作或传递必要的用品，帮助穿戴矫形器等
	最小量接触性身体的帮助	4	给患者的帮助限于轻触，患者在活动中所付出的努力≥75％
	中等量帮助	3	患者所需要的帮助要多于轻触，但在完成活动的过程中，本人自动用力仍在50％～74％
完全依赖	最大量帮助	2	患者主动用力完成活动的 25％～49％
	完全帮助	1	患者主动用力＜25％，或完全由别人帮助

FIM 包括 6 个方面，共 18 项，其中包括 13 项运动性 ADL 和 5 项认知性 ADL。根据患者进行日常生活活动时独立或依赖的程度，将结果分为 7 个等级，每一项最高分为 7 分，最低分为 1 分，合计最高分为 126 分，最低分 18 分。FIM 的功能独立分级，126 分：完全独立；108～125 分：基本独立；90～107 分：极轻度依赖或有条件的独立；72～89 分：轻度依赖；54～71 分：中度依赖；36～53 分：重度依赖；19～35 分：极重度依赖；18 分：完全依赖。

(三)功能活动问卷法

功能活动问卷法(functional activities questionnaire，FAQ)是 Pfeiffer 于 1982 年提出，

1984 年进行了修订。原用于研究老年人的独立性和轻症老年性痴呆，现也用于评定患者社会功能水平。FAQ 是典型的工具性 ADL，在现有的工具性 ADL 量表中其效度最高。

（刘建彬）

第三节　平衡和协调功能评定

一、概述

平衡是保持人体稳定的能力或保持身体重心落在支撑面内的能力。临床上，平衡是指人体处在一种姿势或稳定状态下以及不论处于何种位置时，当运动或受到外力作用时，能自动地调整并维持姿势的能力。前者属于静态平衡，后者属于动态平衡。力学上，平衡是指当作用于物体的合力为零时物体所处的一种状态。人体保持平衡处于一种稳定状态的能力与人体重心的位置和人体支撑面的面积两方面有关。如果人体重心的重力线落在支撑面之内，人体就是平衡的，否则人体将处于不平衡状态。人体平衡的维持取决于感觉与运动系统和固有姿势反射的整合，具体地说，取决于下列因素：①正常的肌张力。②适当的感觉输入，包括视觉、本体感觉及前庭的信息输入。③大脑的整合作用。④交互神经支配或抑制，使人体能保持身体某些部位的稳定，同时有选择地运动身体的其他部位。⑤骨骼肌系统能产生适宜的运动，完成大脑所制订的运动方案。其中任何一种因素发生障碍都会造成姿势的稳定性和运动的协调功能障碍。

二、平衡功能评定

（一）平衡的分类

人体平衡可以分为两类。

1.静态平衡

静态平衡即人体或人体某一部位处于某种特定姿势，例如坐或站等姿势时保持稳定状态的能力。它需要肌肉的等长收缩。

2.动态平衡

动态平衡包括两个方面：①自动动态平衡，即人体在进行各种自主运动，如由坐到站或由站到坐等各种姿势间的转换运动时能重新获得稳定状态的能力。②他动动态平衡，即人体对外界干扰，如推、拉等产生反应，恢复稳定状态的能力。平衡的这种分类包括了人体在各种运动中保持、获得或恢复稳定状态的能力，具有一定的科学性和完整性。此类平衡需要身体不断地调整姿势以维持平衡，它需要肌肉的等张收缩。

（二）平衡评定的目的

平衡功能评定的主要目的有以下几个方面：①确定患者是否存在平衡功能障碍。②如果患者存在平衡功能障碍，确定引起平衡功能障碍的原因。③确定是否需要进行治疗。④重复评定以评定治疗手段是否有效。⑤预测患者发生跌倒的危险性。

（三）平衡反应

平衡反应是指当身体重心偏离时，机体恢复原有平衡或建立新的平衡的过程，包括反应时间和反应过程。人体6个月形成俯卧位平衡反应，7～8个月形成仰卧位、坐位平衡反应，9～12个月形成蹲起反应，12～21个月形成站立位平衡反应。另外还有保护性伸展反应、跨步及跳跃反应等特殊的平衡反应。

(四)平衡功能评定的方法

1.观察法

临床上普遍使用的观察法包括单腿直立检查法及强化的Romberg检查法，如一足在另一足的前方并交换、上肢置于不同的位置站立及在活动状态下能否保持平衡的方法(如坐或站立时移动身体、在不同条件下行走)，具体方法有脚跟碰脚趾行走、足跟行走、足尖行走、走直线、侧方走、倒退走、走圆圈及绕过障碍物行走等方法。以上评定的评分标准：4分——能完成活动，3分——能完成活动，但需要较少的身体接触才能保持平衡，2分——能完成活动，但为保持平衡需要大量的身体接触，1分——不能完成活动。观察法由于较粗略和主观，且缺乏量化，因而对平衡功能的反应性差。但由于其应用简便，可以对具有平衡功能障碍的患者进行粗略的筛选，因此目前在临床上仍有一定的应用价值。

2.量表评定法

量表评定法(功能性评定)虽然属于主观评定，但不需要专门的设备，应用方便，且可以进行评分，因而临床应用日益普遍。目前国外临床上常用的平衡量表主要有Berg平衡量表(berg balance scale，BBS)、Tinetti量表及“站起-走”计时测试及功能性前伸、跌倒危险指数等。Berg平衡量表、Tinetti量表和“站起-走”计时测试三个量表评定平衡功能具有较高的信度和较好的效度，因此在国外应用非常普遍。

Berg平衡量表(BBS)由Katherine Berg于1989年首先报道，最初用来预测老年患者跌倒的危险性。BBS包括站起、坐下、独立站立、闭眼站立、上臂前伸、转身一周、双足交替踏台阶、单腿站立等14个项目，每个项目最低得分为0分，最高得分为4分，总分56分，测试一般可在20 min内完成。BBS按得分分为0～20分、21～40分、41～56分三组，其代表的平衡能力则分别相应于坐轮椅、辅助步行和独立行走三种活动状态。BBS总分少于40分，预示有跌倒的危险性。由于BBS具有较高的信度和较好的效度，因此，在国外被广泛用于评定患者的平衡功能，目前国内也开始应用BBS评定平衡功能。

3.平衡测试仪评定

平衡测试仪(定量姿势图)主要由压力传感器、计算机及应用软件三部分组成。压力传感器可以记录到身体的摇摆情况并将记录到的信号转换成数据输入计算机，计算机在应用软件的支持下，对接收到的数据进行分析，实时描计压力中心在平板上的投影与时间的关系曲线，这就形成了定量姿势图。定量姿势图可以记录到临床医师在临床上不能发现的极轻微的姿势摇摆以及复杂的人体动力学及肌电图的参数，并且姿势图可以比较定量、客观地反映平衡功能，便于不同测试者之间进行比较。平衡测试仪包括静态平衡测试和动态平衡测试。

(1)静态平衡测试：静态平衡测试测定人体在睁眼、闭眼及外界视动光线刺激时的重心平衡状态。其主要参数包括重心的位置，重心移动路径的总长度、面积，左右向和前后向的重心位移平均速度，重心摆动的功率谱，睁、闭眼时的重心参数比值等。静态姿势图仅对静力时压力中心的变化情况进行描述和分析，以此了解平衡功能，但不能将影响平衡功能的三个感觉系统完全分别开来进行研究。

(2)动态平衡测试:动态平衡测试要求被测试者以躯体运动反应跟踪出现在显示器上的视觉目标,在被测试者无意识的状态下,支撑面移动(如前后、水平方向,前上、后上倾斜)或显示器及其支架突然摇动,测试上述情况下被测试者的平衡功能,了解机体感觉和运动器官对外界环境变化的反应能力及大脑感知觉的综合能力等。动态平衡测试的测试内容主要有感觉整合测试、运动控制测试、应变能力测试和稳定性测试等。动态平衡测试可以将影响平衡功能的三个感觉系统分别开来进行研究,从而能够进一步确定引起平衡障碍的原因并指导治疗。

三、协调功能评定

协调是完成平稳、准确和良好控制的运动的能力,有的学者也称协调为共济,它要求患者能按照一定的节奏和方向,在一定的时间内用适当的力量和速度完成稳定的动作,达到准确的目标。中枢神经系统参与协调控制的结构有三个,即小脑、基底核、脊髓后索。

(一)常采用的协调评定

(1)指鼻试验:让患者肩外展 90°,伸直位,然后用示指指尖指鼻尖。

(2)指-指试验:患者与检查者面对面,检查者将示指举在患者面前,让患者用自己的示指指尖触检查者的示指指尖。检查者可以变换其示指的位置,以评估距离、方向改变时患者的应变能力。

(3)拇指对指试验:让患者先双肩外展 90°,伸肘,再向中线靠拢,双手拇指相对。

(4)示指对指试验:让患者先双肩外展 90°,伸肘,再向中线靠拢,双手示指相对。

(5)对指试验:让患者将拇指依次与其他各指尖相对,并逐渐加快。

(6)握拳试验:交替地用力握拳和充分伸张各指,并逐渐加快。

(7)旋转试验:上臂紧靠躯干,屈肘 90°,掌心交替向上和向下,并逐渐加快。

(8)拍手试验:屈肘,前臂旋前,在膝上拍手。

(9)拍地试验:患者坐位,足触地,用脚尖拍地。膝不能抬起,足跟不离地。

(10)指-趾试验:患者仰卧,让其用趾触检查者的手指,检查者可改变方向和距离。

(11)跟-膝-胫试验:患者仰卧,让其用一侧的足跟在另一侧下肢的膝及胫骨前方上下滑动。

(12)画圆试验:患者用上肢或下肢在空气中画出想象中的圆。

(13)轮替试验:患者屈肘 90°,双手张开,一手向上,一手向下,变替变换,并逐渐加快。

(二)评分标准

(1)5 分——正常。

(2)4 分——轻度障碍,能完成,但速度和熟练程度比正常稍差。

(3)3 分——中度障碍,能完成,但协调缺陷明显,动作慢,不稳定。

(4)2 分——重度障碍,只能开始动作而不能完成。

(5)1 分——不能开始动作。

各试验分别评分并记录。有异常,提示协调功能障碍。

(刘建彬)

第四节　关节活动度评定

一、概述

关节活动度(range of motion,ROM)又称关节活动范围,是指关节运动时所达到的最大弧度。关节活动度检查可分为被动检查和主动检查两种。两者的不同点在于:主动关节活动度检查是指依靠关节的肌肉主动收缩;而被动关节活动度检查则是指通过外力的作用使关节运动达到最大的弧度。许多病理因素可使关节活动范围发生改变,因此关节活动度检查是肢体运动功能检查中最常用、最基本的项目之一。

关节活动度评定的目的:①确定有无关节活动受限及其原因。②确定关节受限的程度。③确定治疗目标。④为选择治疗方案提供依据。⑤进行疗效评估。

二、方法及标准

(一)评定方法

1.通用量角器检查法

量角器是临床上最常用的测量关节活动度的器械。量角器由金属或塑料制成,有多种类型,但其构造基本相同。量角器有两臂,一条为移动臂,上有指针;另一条为固定臂,附有刻度盘,两臂以活动轴固定,轴为量角器中心(图 4-1)。评定时首先将待测关节置于检查要求的适宜姿势位,使待测关节按待测方向运动到最大幅度,使量角器轴心对准该待测关节的骨性标志或关节中心,固定臂和移动臂分别与关节两端肢体纵轴平行。一般来说,固定臂多与近端肢体纵轴平行,有时固定臂也与垂直线或水平线相吻合,移动臂与远端(活动)肢体纵轴平行,然后读出关节所处的角度。

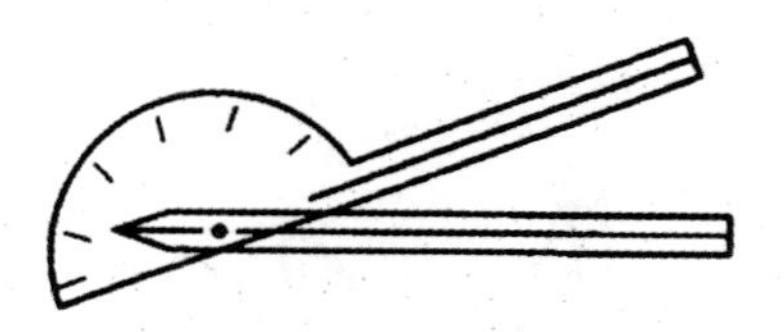

图 4-1　通用量角器

通用量角器的检查方法具有操作简便、读数直接的优点。缺点是量角器中心及两臂放置位置不易精确定位,不易固定,因而易产生误差。有时因被测者太胖或骨性标志不很清楚,测量误差会增大。

2.方盘量角器检查法

方盘量角器是一个中央有圆形分角刻度的正方形刻度盘,常用木质、金属或塑料材料制成。刻度盘的刻度相当于把手一端处为 0°,向左、右各为 180°,刻度盘中心为轴,置一可旋转的重锤指针,后方有把手可握持,指针由于重心在下而始终指向上方,当方盘把手与地面垂直时,指针指于 0 位。

应用时采取适当体位,被测关节两端肢体处于同一平面上,固定一端肢体于水平或垂直位,然后将方盘量角器之下边紧贴另一端肢体,使量角器下边与肢体长轴平行,方盘随着被测肢体的活动而一同活动，因重力关系，方盘指针重锤始终与地面垂直，这时指针与量角器一边（即相当肢体长轴）的夹角即该肢体的关节活动度数。使用方盘量角器的优点：①不必触摸关节的骨性标志以确定量角器的轴心。②操作简便、迅速。③正确使用时误差较小。④可用于脊柱等难以使用通用量角器的部位（图 4-2）。

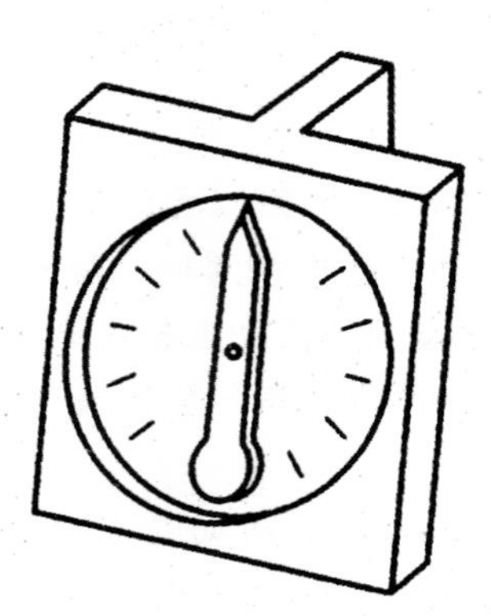

图 4-2　方盘量角器

3.手部关节活动度的测量

手部掌指关节及指间关节的关节活动度可用指关节量角器来测量。指关节量角器是由两个半圆形金属或塑料片制成，在圆心处以轴固定，轴为量角器的轴心。底片上刻有 0°～180°的标记，测量时底片与被测指关节近端指节贴紧，轴心与被测关节对准，上片贴紧移动的远端指节并随其一起移动，此时在转动的上片与底片的夹角间可显示刻度，该刻度即为被测关节的关节活动度。拇指外展程度是指拇指在功能位或掌侧外展位时拇指的外展程度。一般用测量拇指指间关节掌侧横纹的尺侧端与手掌掌心横纹的桡侧端之间的距离来代表拇外展程度或虎口宽度，其正常值为 5 cm（男）、4.5 cm（女），见图 4-3。拇指的对指功能评价可用记分法，即拇指可与示、中、环、小各指对指时分别记 1、2、3、4 分，拇指可与小指基部接触时记 5 分。注意测试时使拇指在掌侧外展位以指腹与诸指指腹接触，防止以拇指内收屈曲代替对指。

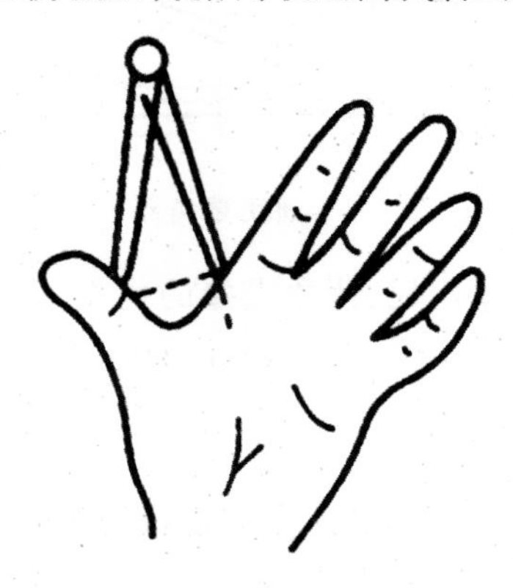

图 4-3　拇指外展测量

4.关节活动度的记录方法

一般有两种情况：一是若采用关节活动度检查表格，在相应关节栏内写下测得度数即可；二是若写在病历上，四肢关节可记录为伸（°）～屈（°）等，如肘关节伸屈活动可记为 0°～150°。通常

记录被动关节活动度，有时也需记录主动关节活动度。记录的结果能反映关节活动范围，如肘关节伸 0°，屈 120°，则肘关节活动范围为 120°。假如肘关节可屈 120°，但伸不能达到 0°，而处于屈肘 30°位，则记录为伸－30°，肘关节实际活动范围为 120°＋(－30°)＝90°。有时尽管关节活动范围相同，但因起止度数不同，关节的功能明显不同，还是以肘关节为例加以说明，测得肘关节伸屈活动为 0°～50°，则活动范围为 50°；若测得活动范围为－70°～120°，活动范围也是 50°，但二者临床上的诊断和决策截然不同。

(二)评定标准

(1)采用目前国际通用的中立位作为 0°的测量方法。以关节中立位为 0°测量各方向的活动度。通常解剖位即是中立位，也是关节活动的起点。

(2)上下肢大关节活动度的测量，见表 4-6。

表 4-6 正常的关节活动度

关节	运动	检查体位	量角器轴心	固定臂	移动臂	正常活动度
肩	屈、伸	坐或立位，臂置于体侧，肘伸直	肩峰	与腋中线平行	与肱骨纵轴平行	屈：0° ～ 180°；伸：0°～50°
	外展	坐或立位，臂置于体侧，肘伸直	肩峰	与身体中线(脊柱)平行	与肱骨纵轴平行	0°～180°
	内旋、外旋	仰卧，肩外展 90°肘屈 90°	鹰嘴	与腋中线平行	与前臂纵轴平行	各 0°～90°
肘	屈、伸	仰卧、坐或立位，臂取解剖位	肱骨外上髁	与肱骨纵轴平行	与桡骨纵轴平行	0°～150°
桡尺	旋前、旋后	坐位，上臂置于体侧，屈肘 90°	尺骨茎突	与地面垂直	腕关节背面(测旋前)或掌面(测旋后)	各 0°～90°
腕	屈、伸	坐或站位，前臂完全旋前	尺骨茎突	与前臂纵轴平行	与第二掌骨纵轴平行	屈：0° ～ 90°；伸：0°～70°
	尺、桡侧偏	坐位，屈肘，前臂旋前，腕中立位	腕背侧中点	前臂背侧中线	第三掌骨纵轴	桡偏：0° ～ 25°；尺偏：0°～55°
髋	屈	仰卧或侧卧，对侧下肢伸直	股骨大转子	与身体纵轴平行	与股骨纵轴平行	0°～125°
	伸	侧卧，被测下肢在上	股骨大转子	与身体纵轴平行	与股骨纵轴平行	0°～15°
	内收、外展	仰卧	髂前上棘	左右髂前上棘连线的垂直线	髂前上棘至髌骨中心的连线	各 0°～45°
	内旋、外旋	仰卧，两小腿垂于床沿外	髌骨下端	与地面垂直	与胫骨纵轴平行	各 0°～45°
膝	屈、伸	俯卧、仰卧或坐位	股骨外髁	与股骨纵轴平行	与胫骨纵轴平行	屈：0° ～ 150°；伸：0°
踝	背屈，跖屈	仰卧、踝中立位	腓骨纵轴线与足外缘交叉处	与腓骨纵轴平行	与第五跖骨纵轴平行	背屈：0° ～ 20°；跖屈：0°～45°

(三)影响测量结果的因素

许多因素均可影响结果,如关节活动的方式(主动或被动运动)、患者或检查者的不良体位、测量工具放置不当、骨性标志(参考点)未找准、软组织过多、关节活动时患者感觉疼痛、随意或不随意的阻力、患者缺乏理解与合作、手术伤口、限制性支具以及患者年龄、性别、职业等。检查者在测量关节活动范围时应尽可能排除或减少影响测量的因素,保持测量时相关条件的一致性。

三、关节活动度检查的注意事项

(1)检查前对患者讲明目的及方法,使患者充分理解和合作。

(2)检查时患者应充分暴露受检部位,保持舒适体位,测量时固定部分不得移动,以免代偿性活动影响检查结果。

(3)检查者应熟悉各关节解剖和正常活动范围,熟练掌握测量技术,严格按照关节活动度测量的操作规范进行,提高检查的准确性与可重复性。关节活动度检查可有3°～5°的误差,为了提高测量的准确性,最好由专人负责。

(4)避免在运动或按摩后立即进行检查。

(5)临床上应分别测量关节主动活动度和被动活动度,并将主动及被动关节活动度分别记录,但通常以测量和记录关节被动活动度为准。

(6)关节活动度存在一定个体差异,因此应测健侧(对侧)相应关节的活动度并作比较。若双侧同时存在病变,则以正常关节活动范围做参考。亦应测量患部上、下关节的活动范围。

(7)不同器械、不同方法测得的关节活动度值有差异,不宜互相比较。

四、关节活动度评定的临床意义

引起关节活动度异常的常见原因有:关节内、外软组织损伤后疼痛所致的肌肉痉挛,制动、肌力不平衡及慢性不良姿势等所致的软组织缩短与挛缩,关节内组织损伤引起的积液水肿,关节周围软组织瘢痕与粘连,关节内骨与软骨等碎裂后形成的游离体的存在,关节结构异常,神经与肌肉疾病引起的肌肉瘫痪或无力等。

关节被动活动正常,但主动活动受限应考虑为神经麻痹、肌肉无力或肌肉、肌腱断裂。关节被动活动与主动活动同时部分受限,称为关节僵硬,可能是关节内粘连,肌肉、肌腱、韧带挛缩,长时间制动所致。关节不能主动与被动活动时,称为关节强直,提示关节内存在牢固性的骨性连接。

(刘建彬)

第五节　关节活动度训练

一、基本知识

关节活动度训练是维持和改善关节活动度而进行的训练。训练可以根据患者的情况进行被动的或主动的运动方式,同时可以利用各种训练器材和矫形器进行辅助。

关节活动度训练的原则如下。

(1)在功能评定的基础上,决定训练的形式,如被动训练、主动-辅助训练和主动训练等。

(2)患者处于舒适体位,同时确保患者处于正常的身体列线;必要时除去影响活动的衣服、夹板等固定物。

(3)治疗师选择能较好发挥治疗作用的位置。

(4)扶握将被治疗关节附近的肢体部位,以控制运动。

(5)对过度活动的关节、近期骨折的部位或麻痹的肢体等结构完整性较差的部位予以支持。

(6)施力不应超过有明显疼痛范围的极限。

(7)关节活动度训练可在:①解剖平面(额面、矢状面、冠状面);②肌肉可拉长的范围;③组合模式(数个平面运动的合并);④功能模式等情况下进行。

(8)在进行训练中和完成后,应注意观察患者总体状况,注意生命体征、活动部分的皮温和颜色改变,以及关节活动度和疼痛等变化。

二、基本方法

(一)被动训练

患者完全不用力,全靠外力来完成运动或动作。外力主要来自康复治疗师、患者健肢或各种康复训练器械。

(1)患者舒适、放松体位,肢体充分放松。

(2)按病情确定运动顺序。由近端到远端(如肩到肘,髋到膝)的顺序有利于瘫痪肌的恢复,由远端到近端(如手到肘,足到膝)的顺序有利于促进肢体血液和淋巴回流。

(3)固定肢体近端,托住肢体远端,避免替代运动。

(4)动作缓慢、柔和、平稳、有节律,避免冲击性运动和暴力。

(5)操作在无痛范围内进行,活动范围逐渐增加,以免损伤。

(6)用于增大关节活动范围的被动运动可出现酸痛或轻微的疼痛,但可耐受;不应引起肌肉明显的反射性痉挛或训练后持续疼痛。

(7)从单关节开始,逐渐过渡到多关节;不仅有单方向的,而且应有多方向的被动活动。

(8)患者感觉功能不正常时,应在有经验的康复治疗师指导下完成被动运动。

(9)每一动作重复10～30次,每天2～3次。

(二)主动-辅助训练

在外力的辅助下,患者主动收缩肌肉来完成的运动或动作。助力可由治疗师、患者健肢、器械、引力或水的浮力提供。这种运动常是由被动运动向主动运动过渡的形式。其目的是逐步增强肌力,建立协调动作模式。

(1)由治疗师或患者健侧肢体通过徒手或通过棍棒、绳索和滑轮等装置帮助患肢主动运动,兼有主动运动和被动运动的特点。

(2)训练时,助力可提供平滑的运动;助力常加于运动的开始和终末,并随病情好转逐渐减少。

(3)训练中应以患者主动用力为主,并作最大努力;任何时间均只给予完成动作的最小助力,以免助力替代主动用力。

(4)关节的各方向依次进行运动。

(5)每一动作重复 10～30 次，每天 2～3 次。

(三)主动关节活动度训练

主动关节活动度训练适用于肌力在 3 级的患者，主要通过患者主动用力收缩完成的训练。既不需要助力，也不需要克服外来阻力。其目的是改善与恢复肌肉功能、关节功能和神经协调功能等。

(1)根据患者情况选择进行单关节或多关节、单方向或多方向的运动；根据病情选择体位，如卧位、坐位、跪位、站位和悬挂位等。

(2)在康复医师或治疗师指导下由患者自行完成所需的关节活动；必要时，治疗师的手可置于患者需要辅助或指导的部位。

(3)主动运动时动作宜平稳缓慢，尽可能达到最大幅度，用力到引起轻度疼痛为最大限度。

(4)关节的各方向依次进行运动。

(5)每一动作重复 10～30 次，每天 2～3 次。

(四)连续被动运动(CPM)

CPM 是利用专用器械使关节进行持续较长时间的缓慢被动运动的一种训练方法，训练前可根据患者情况预先设定关节活动范围、运动速度及持续被动运动时间等指标，使关节在一定活动范围内进行缓慢被动运动，以防止关节粘连和挛缩。

1.仪器设备

对不同关节进行连续被动运动训练，可选用各关节专用的连续被动运动训练器械。训练器械是由活动关节的托架和控制运动的机械组成，包括针对下肢、上肢、甚至手指等外周关节的专门训练设备。

2.程序

(1)开始训练的时间：可在术后即刻进行，即便手术部位敷料较厚时，也应在术后 3 d 内开始。

(2)将要训练的肢体放置在训练器械的托架上，固定。

(3)开机，选择活动范围、运动速度和训练时间。

(4)关节活动范围：通常在术后即刻常用 20°～30°的短弧范围内训练；关节活动范围可根据患者的耐受程度每天渐增，直至最大关节活动范围。

(5)确定运动速度：开始时运动速度为每 1～2 min 一个运动周期。

(6)训练时间：根据不同的程序，使用的训练时间不同，每次训练 1～2 h，也可连续训练更长时间，根据患者的耐受程度选定，每天 1～3 次。

(7)训练中密切观察患者的反应及连续被动运动训练器械的运转情况。

(8)训练结束后，关机，去除固定，将肢体从训练器械的托架上放下。

3.注意事项

(1)术后伤口内如有引流管时，要注意运动时不要影响引流管。

(2)手术切口如与肢体长轴垂直时，早期不宜采用 CPM 训练，以免影响伤口愈合。

(3)训练中如同时使用抗凝治疗，应适当减少训练时间，以免出现局部血肿。

(4)训练程序的设定应根据外科手术方式、患者反应及身体情况加以调整。

三、治疗原理

被动关节活动训练的原理是通过瘫痪肢体本体感觉输入，刺激屈伸反射，放松痉挛肌肉、促发主动运动；同时牵拉挛缩或粘连的肌腱和韧带，有利于维持或恢复关节活动范围。主动关节活动训练及主动-辅助关节活动训练是通过肌肉主动收缩或辅助肌肉收缩来改善或恢复患者肌肉功能、关节功能及神经协调功能。

四、适宜病症

被动关节活动训练适用于由于骨折、神经或软组织损伤后的关节活动度下降，是缺乏主动运动能力阶段的一种训练方式，CPM 就是利用器械完成被动运动的关节活动训练方法。CPM 的主要适应证为：四肢骨折，特别是关节内或干骺端骨折切开复位内固定术后；人工关节置换术后，韧带重建术后；创伤性关节炎、类风湿关节炎滑膜切除术后，化脓性关节炎引流术后；关节挛缩、粘连松解术后，关节镜术后等。主动-辅助训练适应对象：由被动运动向主动运动过渡的患者。主动训练适应对象：肌肉主动收缩良好，但因各种原因导致的关节粘连或肌张力增高而使关节活动度受限的患者。

五、注意事项与禁忌证

需注意在关节活动训练的过程中，监测患者整体情况，注意生命体征、活动部分的皮温和颜色改变以及关节活动度、疼痛或运动质量的改变。

关节活动训练的禁忌证：各种原因所致关节不稳、骨折未愈又未行内固定术者、骨关节肿瘤、全身情况差、病情不稳定者。

（刘建彬）

第六节　肌 力 训 练

肌力是肌肉在收缩或紧张时所表现出来的能力，肌肉主要通过肌力对外界做功。肌力训练是增强肌肉肌力的主要方法，临床上常根据患者肌力评定结果选择合适的肌力训练方法，如传递神经冲动训练、助力训练、主动训练、抗阻训练。另外也常根据肌肉收缩的形式，将肌力训练的方法分为等长训练、等张训练及等速训练。

一、基本概念

（一）等长训练

等长训练是指肌肉收缩时，肌纤维的长度没有改变，也不产生关节活动，但肌肉能产生相当大的张力，因此能增加力量。可用于肌肉和骨关节损伤后的训练初期、肌力 2～5 级的患者。

（二）等张训练

等张训练是指肌肉训练过程中肌纤维张力基本保持不变，而肌纤维的长度发生改变，从而产生关节活动，人类大部分日常肢体活动都属于等张收缩。等张训练又根据肌肉训练过程中肌肉纤维长度改变的不同分为两类：等张向心性收缩和等张离心性收缩。

(三)等速训练

等速训练指利用专门设备，根据运动过程中肌力大小的变化调节外加阻力，使整个关节运动依预先设定的速度进行运动。显著特点是运动速度相对稳定，不会产生加速运动，在关节活动范围内的每一点都能向肌肉提供合适的阻力。

二、基本方法

按照肌肉募集的程度大小，肌力训练的方法可分为传递神经冲动训练、助力训练、主动训练、抗阻训练。按照肌肉收缩的方式，将肌肉训练方法又可分为等长训练、等张训练及等速训练。

(一)传递神经冲动训练

传递神经冲动训练适用于肌力 0～1 级患者。具体方法：训练时让患者首先集中注意力做主观努力，试图引起瘫痪肌肉的主动收缩，同时可以进行语言诱导和做瘫痪肌肉正常情况下收缩时所诱发出运动的被动运动。

(二)助力训练

助力训练适用于肌力 1～3 级时，即肌力较弱尚不能独自主动完成运动时，应开始进行此类运动，以逐步增强肌力。在训练时要随着肌力的恢复不断地改变辅助的方法和辅助量。具体训练方法如下。

1.徒手辅助运动

利用治疗师的手法帮助患者进行主动运动。

2.滑面上辅助运动

在光滑的板面上利用撒滑石粉或小滑车等方法减少肢体与滑板之间的摩擦力。

3.利用滑车重锤的主动运动

利用滑车、重锤减轻肢体的自身重量帮助患者进行运动，此方法适用于拮抗肌可拉起重锤的患者，且只适用于髋、肩、膝等大关节，不能用于手指、手、肘和踝。

4.浮力辅助主动运动

利用水对肢体的浮力或加上漂浮物减轻肢体重力的影响，进行辅助主动运动。

(三)主动训练

主动训练适用于肌力达 3 级以上的患者。训练中应取正确的体位和姿势，将肢体置于抗重力位，防止代偿运动。

(四)抗阻训练

抗阻训练适用于肌力 4 级或 5 级，能克服重力和阻力的患者。训练方法如下。

1.徒手抗阻运动

加阻力时不可过急，宜缓慢，使运动中的肌肉收缩时间延长，一次动作 2～3 s 完成，开始时在轻微阻力下主动运动 10 次，然后加大阻力，使肌肉全力收缩活动 10 次，可做向心性等张运动，也可做离心性等张运动及等长运动。

2.加重物抗阻运动

直接用手拿重物或把重的东西系在身体某部位进行练习。如膝伸展动作时，把哑铃固定在足部进行练习。

3.重锤与滑车抗阻运动

此方法用重锤做阻力，用滑车改变牵引的方向，牵引方向与肢体呈 90°直角。肌肉收缩到极限后应停 2～3 s，无论是向心性或离心性收缩，每个动作都要慢慢进行。

4.弹力带抗阻力运动

弹力带抗阻力运动为用弹力带的弹性做阻力进行的运动。

5.水中抗阻运动

水中抗阻运动可在肢体末端拴上浮子，再向下方运动克服浮子的阻力。

（五）等长训练

等长训练主要适用于肌力 2～5 级的患者，具体训练方法如下。

1.徒手等长训练

受训肢体不承担负荷而保持肌肉长度不变的等长收缩活动。

2.肢体固定时等长训练

肢体固定时等长训练即肢体被固定时的等长训练。如股四头肌在伸展位石膏固定的情况下进行等长收缩练习。

（六）等张训练

等张训练主要适用于肌力 3～5 级的患者进行。该法常是直接或通过滑轮举起重物的练习，如举哑铃或沙袋、拉力器等练习。训练时可采用渐进性抗阻练习法，即先测出待训练肌肉连续 10 次等张收缩所能承受的最大负荷，称为 10 RM，然后让患者进行 3 组 10 次运动，各组间休息 1 min，第 1、2、3 组训练所用阻力负荷依次为 1/2、3/4 及 1 个 10 RM。每周复测 10 RM 值，并相应调整负荷量。

（七）等速运动

等速运动主要适用于 3 级以下肌力，可先在 CPM 模式设置下进行助力运动或离心运动，有利于肌肉的早期训练。

三、治疗原理

（1）按照不同训练目的分为增强肌力训练和增强肌肉耐力训练两种。人体肌肉纤维分为两大类型Ⅰ型肌纤维（又称为慢肌纤维）和Ⅱ型肌纤维（又称为快肌纤维），Ⅰ型肌纤维主要依靠有氧代谢供能，其收缩较慢，产生的张力较低，但持续时间长，不易疲劳，是作低强度运动及休息时维持姿势的主要动力。Ⅱ型纤维，主要是Ⅱb 型纤维（又称快收缩酵解型纤维），依靠三磷酸腺苷（ATP）分解及糖无氧酵解供能，其收缩快，产生张力高，易疲劳，是做高强度运动时的主要动力。当训练目的为增强肌力时，应加大负荷量以募集更多的肌纤维收缩，加快运动速度及缩短训练时间；而以增强耐力为目的时，则负荷量应相对减小，重复次数应增加，训练的时间应延长。

（2）遵循超量恢复规律是指肌肉或肌群经过适当的练习后产生适度的疲劳，在休息过程中，肌肉先经过疲劳恢复阶段，然后达到超量恢复阶段，在疲劳恢复阶段，练习过程中消耗的肌肉能源物质、收缩蛋白与酶蛋白恢复到运动前水平，在超量恢复阶段这些物质继续上升并超过运动前水平，以后又再降到运动前水平。如下一次练习在前一次超量恢复阶段进行那么就可以以前一次超量恢复阶段的生理生化水平为起点恢复，使超量恢复巩固和叠加起来，实现肌肉形态及功能的逐步发展。按照肌肉练习的超量恢复规律，在练习时应该遵循下面两条原则。①疲劳度原则：肌肉训练时要引起一定肌群的适度疲劳但不应过度疲劳。②频度原则：肌肉训练要掌握适宜的训练频度，尽量使后一次练习在前一次练习后的超量恢复阶段内进行。

四、适宜病症

肌力训练主要适用于中枢、周围神经损伤及肌源性疾病后肌肉力量减低，同时适合失用性、疼痛源性肌肉萎缩，另外对于躯干肌肉力量不协调、关节周围主动肌和拮抗肌不平衡、腹肌和盆底肌肌力减低的患者也适合进行选择性肌肉力量训练。

五、注意事项与禁忌证

(一)肌力训练时的注意事项

(1)掌握正确规范的训练方法，这主要包括选择正确的运动量、训练节奏、在合适的时候施加恰当的阻力及给予合适的固定。

(2)训练过程中遵循无痛训练的原则，疼痛发生应被视作出现或加重损伤的信号。

(3)对患者进行讲解和鼓励，在练习前应使患者充分了解肌肉练习的意义和作用，消除其可能存在的疑虑，经常给予语言的鼓励，并显示练习的效果，以提高其信心和长期坚持练习的积极性。

(4)注意心血管反应，有高血压、冠心病或其他心血管疾病患者应禁忌在等长抗阻运动时过分用力或憋气。

(5)在肌力的强化训练中应避免代偿运动的出现。

(6)认真做好正确详细的训练记录，包括患者训练时对运动负荷的适应能力、训练的运动量是否适合、训练中患者的状况、在训练前后随时测试肌力的进展情况，并根据患者的状况随时调整训练的强度、时间等。

(二)禁忌证

(1)全身有严重感染和发热不宜进行。

(2)患有严重的心脏疾病，如快速性心律失常、心力衰竭等情况。

(3)皮肌炎、肌炎及发作期患者及严重肌病患者不宜进行高强度或抗阻训练。

(4)肌力训练会加剧局部疼痛的患者不宜进行肌力训练。

(5)局部有活动性出血，不宜进行局部肌肉训练，以免加重出血形成血肿。

(6)骨折后只行石膏外固定、骨折断端尚未形成牢固骨痂时不宜进行肌肉长度有改变的训练。

(王兰东)

第七节 平衡和协调训练

一、平衡训练

(一)基本知识

平衡是指人体所处的一种稳定状态，以及无论处在何种位置，当运动或受到外力作用时，能自动的调整并维持姿势的能力。平衡能力指当人体重心垂线偏离稳定的支持面时,能立即通过主动的或反射性的活动使重心垂线返回到稳定的支持面内能力。平衡训练是应用徒手或器械进行维持和恢复平衡能力的锻炼方法。

1.平衡训练的原则

(1)患者主动参与,注意力集中,环境要安静。

(2)注意保护患者安全,避免发生意外损伤。

(3)先从静态平衡训练开始(Ⅰ级平衡),逐步过渡到自动动态平衡(Ⅱ级平衡),再过渡到他动动态平衡(Ⅲ级平衡)。

(4)先从坐位平衡训练开始,逐步过渡到立位平衡训练。

(5)先从睁眼训练开始,逐步过渡到闭眼下训练。

(6)逐步缩小支撑面积,增加头颈、躯干、四肢不同方向及对角线方向的运动,提高训练难度。

(7)辅助呼吸训练,增强核心肌群稳定。

2.平衡训练分类

平衡训练分静态平衡训练(Ⅰ级平衡)、动态平衡训练(Ⅱ级平衡、Ⅲ级平衡);体位上有坐位平衡训练、手膝位平衡训练、立位平衡训练;方式上有徒手平衡训练、器械平衡训练。

(二)基本方法

1.坐位平衡训练

患者取坐位,保持放松状态,双手放身体两侧。

(1)徒手坐位平衡训练。①Ⅰ级平衡训练:是患者坐在稳定的支撑平面上,不受外力和身体移动的前提下保持住独立坐姿的训练。开始时治疗师需给予辅助保持坐位平衡,逐步独立坐位保持,配合呼吸训练增加核心肌群稳定。②Ⅱ级平衡训练:是患者独立坐姿的状态下,可以进行身体重心前、后、左、右移动及躯干旋转的运动,并保持坐位平衡的训练。双上肢可以分别不同方向够物,双下肢分别不同程度的抬起等训练。③Ⅲ级平衡训练:是患者保持独立坐姿,双手抱于胸前,由治疗师施加不同方向的外力破坏患者坐位平衡,激发姿势反射的训练。

(2)器械坐位平衡训练:包括 Thera-band 训练垫、训练球、动静态平衡仪。可以在不同软硬程度的垫上,先硬垫后软垫原则逐步进行Ⅰ～Ⅲ级坐位平衡训练。

2.立位平衡训练

(1)徒手立位平衡训练。①Ⅰ级平衡训练:是患者站在稳定的支撑平面上,不受外力和身体移动的前提下保持住独立站姿的训练。开始时治疗师需给予辅助保持立位平衡,双足分开增加支撑面积,可以使用下肢辅具给予固定,逐步缩小足间距,减少支撑面积,增加难度,达到独立站位,配合呼吸训练增加核心肌群稳定。②Ⅱ级平衡训练:是患者独立站姿的状态下,可以进行身体重心前、后、左、右移动及躯干旋转的运动,并保持站立位平衡的训练。开始时治疗师可以给予辅助固定骨盆,逐步过渡到独立完成。双上肢可以分别不同方向够物,增加难度。③Ⅲ级平衡训练:是患者在独立站姿下抵抗外力保持身体平衡的训练。往往借助平衡板、平衡垫、动态平衡仪进行训练。

(2)器械立位平衡训练:包括平衡板、Thera-band 训练垫、动静态平衡仪。借助器械可以循序渐进、量化的进阶训练,增加趣味性。

3.手膝位平衡训练

手膝位平衡训练主要是训练躯干平衡稳定性,患者手膝四点跪位保持,在治疗师帮助下逐步抬起一侧上肢或下肢，交替进行，平衡稳定性提高后再借助平衡垫训练。

(三)治疗原理

姿势平衡是身体的重心位移可以控制在支撑底面积的范围中，这是一套极为复杂且精细的机制。个体平衡维持需要感觉系统、姿势控制系统、中枢神经系统协调与整合。这三个系统必须要协调整合身体各方面的信息，通过大脑做出正确的动作指令，再实际指挥动作控制，已完成平衡动作。随着身体动作和位置的改变，感觉系统必须觉察出变化，通过姿势控制系统适应新的姿势挑战，再通过中枢系统整合作出预期动作与适应动作，以最合适的力量输出，使身体达到力学上的平衡。在感觉系统中主要依赖前庭觉、视觉、本体感觉的协调，这三种感觉在大脑皮质做一个整合，再加上小脑、基底神经核的中间协调，产生正确的肌肉动作来维持平衡。以上所提的任何一个系统出现问题，必须靠其他系统提供代偿，当无法代偿时出现平衡障碍。

(四)适宜病症

用于中枢神经系统疾病、外周神经系统疾病、肌肉骨骼疾病、前庭系统疾病、老年人等引起的平衡功能障碍的患者。

(五)注意事项与禁忌证

1.注意事项

(1)先进行平衡功能的评定，根据平衡障碍的水平进行对应训练。

(2)遵循循序渐进的原则，由易到难。

(3)训练开始时先进行动作讲解与示范，让患者充分理解。

(4)消除患者恐惧心理，开始时给予一定保护。

(5)施加外力时不能超过患者所能调节的能力。

2.禁忌证

(1)认知功能障碍，无法理解与配合。

(2)无法消除恐惧心理，不能配合。

(3)有严重感染、高热。

(4)有严重心脏病。

(5)中枢性疾病伴有严重痉挛。

二、协调训练

(一)基本知识

协调是身体整合肌肉、神经系统来产生平滑、准确、有控制的运动能力。协调功能障碍又称为共济失调：是小脑、本体感觉及前庭功能障碍导致运动笨拙和不协调，累及四肢、躯干及咽喉肌可引起姿势、步态和语言障碍。协调训练是恢复平稳、准确、高效运动能力的方法。即利用残存部分的感觉系统以及利用视觉、听觉和触觉来促进随意运动控制能力的训练方法。

1.协调训练的基本原则

(1)在安静环境中进行，患者注意力集中，保持放松的安全体位。

(2)动作的训练由简单到复杂：先单侧后双侧，可以双上肢交替、双下肢交替、上下肢同时等。

(3)训练的体位顺序：卧位、坐位、站位、步行中。

(4)重复性训练：每个动作都需要重复 5～10 次练习，再用同等时间休息。

(5)针对性训练：对具体的协调障碍进行针对性的训练，先从轻的一侧开始。

(6)先睁眼后闭眼训练。

(7)综合性训练:除了协调训练,还要进行相关训练,如改善肌力和平衡的训练等。

2.协调训练分类

协调训练分单块肌肉训练、多块肌肉协调动作训练;部位上有上肢协调训练、下肢协调训练、整体协调性训练。

(二)基本方法

1.单块肌肉训练

患者先仰卧位,注意力集中到所训练的肌肉上,治疗师给患者做被动运动,同时让患者想象这一运动过程,体会肌肉运动的感觉,同时喊“用力、再用力一点!”让患者逐步学会使用这块肌肉收缩与运动控制,直到肌肉能够抗重力收缩。在训练过程中强调视觉配合,本体感觉输入,并可利用肌电生物反馈仪配合训练,逐步过渡到坐位训练,每天 2 次。

2.多块肌肉协调动作训练

多块肌肉协调动作训练利用神经发育促进疗法、作业疗法、平衡训练法等在卧位、坐位、站立位逐步进阶进行协调训练。

(1)上肢协调训练。

1)轮替动作:①双上肢交替上举。②双上肢交替摸肩上举:左、右侧上肢交替屈肘、摸同侧肩,然后上举。③双上肢交替前伸:上肢要前伸至水平位,并逐渐加快速度。④交替屈肘:双上肢起始位为解剖位,然后左、右侧交替屈肘,手拍同侧肩部。逐渐加快速度。⑤前臂旋前、旋后:肩关节前屈 90°,肘伸直,左右侧同时进行前臂旋前、旋后的练习。或一侧练习一定时间,再换另一侧练习。⑥腕屈伸:双侧同时进行腕屈伸练习,或一侧练习一定时间,再换另一侧练习。⑦双手交替掌心拍掌背:双手放于胸前,左手掌心拍右手掌背,然后右手掌心拍左手掌背,如此交替进行,逐渐加快速度。

2)定位性动作。①指鼻练习:左、右侧交替以示指指鼻,或一侧以示指指鼻,反复练习一定时间,再换另一侧练习。②对指练习:双手相应的手指互相触碰,由拇指到小指交替进行;或左手的拇指分别与其余四个手指进行对指,练习一定时间,再换右手,或双手同时练习。以上练习同样要逐渐加快速度。③指敲桌面:双手同时以五个手指交替敲击桌面,或一侧练习一定时间,再换另一侧练习。④其他:画画、下跳棋等。

(2)下肢协调训练。①交替屈髋:仰卧于床上,膝关节伸直,左右侧交替屈髋至 90°,逐渐加快速度。②交替伸膝:坐于床边,小腿自然下垂,左右侧交替伸膝。③坐位交替踏步:坐位时左右侧交替踏步,并逐渐加快速度。④拍地练习:足跟触地,脚尖抬起作拍地动作,可以双脚同时或分别做。

(3)整体协调性训练。①原地踏步转圈:踏步的同时双上肢交替摆臂,逐渐加快速度。②交叉步行:走直线交叉步行。③躯体侧弯:站位侧弯。④原地高抬腿跑:高抬腿跑的同时双上肢交替摆臂,逐渐加快速度。⑤其他:跳绳、踢毽子等。

(三)治疗原理

协调运动的产生是肌肉骨骼系统、神经系统(小脑、基底神经节、脊髓后索)共同完成的。神经协调是神经的兴奋与抑制的相互配合、协同,肌肉协调是收缩肌与拮抗肌之间用力的程度、比例和时间顺序。

协调训练是让患者在意识控制下,训练其在神经系统中形成预编程序,自动的、多块肌肉协调运动的记忆印迹，从而使患者能够随意再现多块肌肉协调、主动运动形式的能力。通过控制和协调能力训练，形成感觉印象和运动程序，存储于大脑中，进而产生动作。通过重复的动作学习，学会并存贮这种过程。

（四）适宜病症

小脑、基底神经核、脊髓后索病变导致的疾病，如该部位梗死、出血、肿瘤等，脑外伤、多发性硬化、帕金森病、舞蹈症、徐动症、张力不全、宽基底步态等。

（五）注意事项与禁忌证

1.注意事项

（1）先进行协调功能的评定，根据协调障碍的水平进行对应训练。

（2）训练开始时先进行动作讲解与示范，让患者充分理解给予配合。

（3）消除患者恐惧心理，特别注意给予保护以防跌倒。

（4）施加外力时不能引起肌肉兴奋扩散。

（5）不能引起患者疲劳，治疗时间 15 min 为宜。

（6）协调功能训练不是孤立进行的，要同时进行相应的肌力训练、平衡功能训练等。

2.禁忌证

同平衡训练。

（王兰东）

第八节　言 语 疗 法

言语是音声语言（口语）形成的机械过程。为使口语表达声音响亮、发音清晰，需要与言语产生有关的神经和肌的活动。当这些神经或者肌发生病变时，会出现说话费力或发音不清。代表性的言语障碍为构音障碍，临床上最多见的是假性延髓性麻痹所致的构音障碍。

语言指人类社会中约定俗成的符号系统。人们通过应用这些符号达到交流的目的。包括对符号的运用（表达）和接受（理解）的能力，也包括对文字语言符号的运用（书写）、接受（阅读），及姿势语言和哑语。代表性的语言障碍是失语症。为了便于理解，用“言语”一词代表语言和言语。

一、定义和内容

言语治疗（speech therapy，ST）是由言语治疗专业人员对各类言语障碍进行治疗或矫治的一门专业学科。包括对各种言语障碍进行评价、诊断、治疗和研究。对象是存在各类言语障碍的成人和儿童。主要言语障碍包括失语症、构音障碍、儿童语言发育迟缓、发声障碍和口吃等。言语治疗师（speech therapist，ST）是康复小组的成员，在医院大多是与康复医师、物理治疗师、作业治疗师等密切合作进行康复工作。

言语治疗在发达国家已有 50 多年的发展历史，形成了完整的教育体系。从业人员（美、加、澳等国更名为言语-语言病理学家）大多具有硕士以上学位和临床资格。我国言语治疗只有十几年的历史，从事此工作的人员匮乏，故发展言语治疗队伍，提高从业人员水平至关重要。

二、言语的产生、传递和接受过程

人们在平时的生活和工作中用言语进行交往和传递信息，产生和运用言语的过程常常是无意识的，包括意识不到言语器官如何进行活动，实际上言语处理的过程相当复杂，为了便于理解，可将言语的处理过程分为 3 个阶段(图 4-4)。

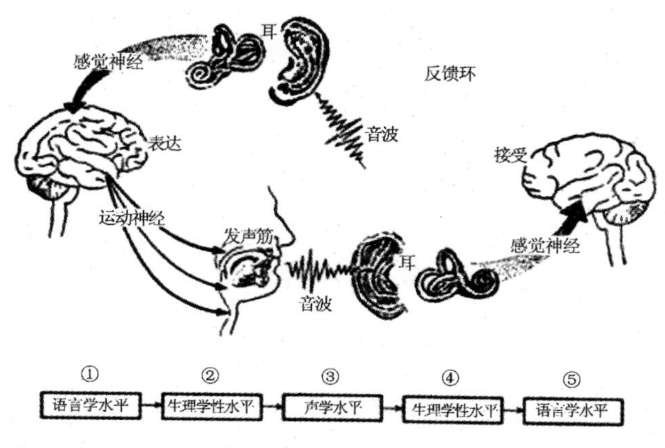

图 4-4　语言链

Denes PB and Pinson EN. The Speech Chain. Ganden City N.Y. Ancher Press/Doubleday(1973)

(一)语言学水平

语言的形成是在大脑内完成的。语言是以所规定的符号为基础，用语言学概念，将所要说的内容进行组合，例如小单位是由一个个的音排列成单词，大单位是按语法结构排列成句子和文章等。

(二)生理学水平

决定了要说的内容后，通过大脑和神经支配下的言语肌来运用构音器官：通过构音器官(包括横膈、声带、腭、唇)的协调运动，说出单词，句子和文章。通过对方的外耳、中耳、内耳、听神经传到其听觉中枢，同时也通过同样途径传到说话者的中枢，使说话者可调节和控制说话的音量。以上三方面都是复杂的生理过程。

(三)声学水平

由说话者通过言语肌的协调运动产生的单词或语句是以声的形式传递的，这种形式包括三方面的因素：声的大小(强度)、高低(音调)和音色。听觉言语器官先天或后天障碍在声学阶段可出现各种变化。

三、言语障碍的分类和评定

(一)言语处理过程中各阶段的障碍

正常人言语处理的过程分 4 步，见图 4-5。

图中(1)～(2)是理解单词的过程，(3)～(4)是说出单词的过程。(1)是作为单词的声音(记号)，通过听觉传入言语中枢的通路；(2)是理解单词(记号)的意思，以苹果为例，当听到苹果一词时，便会想到红色、圆形、味甜的水果，是一种解译的过程，称“记号的解释”；(3)是说话者根据表达的意思想起单词的过程，称“记号的记起”，除了单词的意思，也包括理解句子和语法处理；

(4)是构音的过程,在(3)的基础上,通过构音器官的运动,以声音形式来实现“说出”。

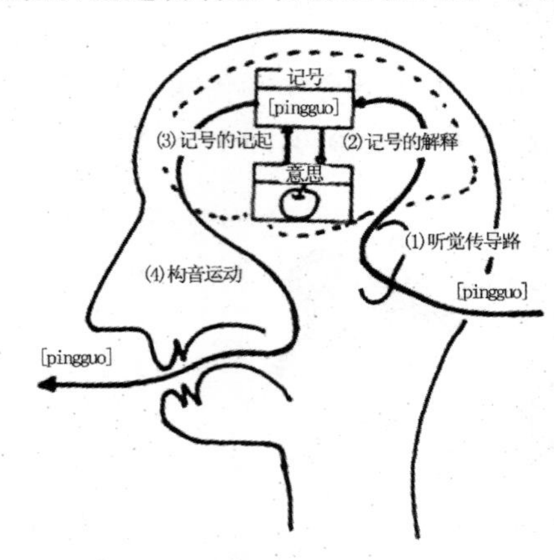

图 4-5 正常人的言语处理过程

(二)言语障碍的分类

可以将言语障碍分为以下类型,见表 4-7。

表 4-7 言语障碍的种类与通路障碍的关系

记号传入	记号解释	记号标记	构音运动	
(1)	(2)	(3)	(4)	
听觉障碍(获得语言之前)	×	○	○	○
听觉障碍(获得语言之后)	×	△	△	△
言语发育迟缓	○	×	×	△
失语症	○	×	×	△
运动性构音障碍	○	○	○	×
器质性构音障碍	○	○	○	×
功能性构音障碍	○	○	○	×
发生障碍	○	○	○	×
口吃	○	○	○	×

注:○代表没有障碍;×代表直接受到损害;△代表存在继发障碍或继发障碍的可能性。

(三)各类言语障碍的定义和表现

1.听觉受损所致的言语障碍

从言语康复的观点出发,获得言语前与获得言语后的听觉障碍的鉴别很重要。儿童一般在约六至七岁时言语发育完成,称“获得言语”,此后发生的听觉障碍的处理只是听力补偿问题,而获得言语前特别是婴幼儿期的中度以上的听力障碍,不经听觉言语康复治疗,获得言语将会很困难。

2.儿童言语发育迟缓

儿童言语发育迟缓指儿童在生长发育过程中其言语发育落后于实际年龄。最常见的病因有大脑功能发育不全、自闭症、脑瘫等。这类儿童通过言语训练虽不能达到正常儿童的言语发育水平,但可尽量促进被限制的能力的发挥,不仅言语障碍会有很大改善,还能促进患儿的社会适应

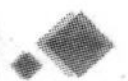

能力。

3.失语症

失语症是言语获得后的障碍，是由于大脑损伤引起的言语功能受损或丧失。常出现听、说、读、写、计算等方面的障碍。成人和儿童均可发生。

4.运动性构音障碍

由于神经肌的病变，引起构音器官的运动障碍，导致发声和构音不清等症状，称运动性构音障碍。常见病因有脑血管病、脑外伤、脑瘫、多发性硬化等。

5.器质性构音障碍

器质性构音障碍是由于构音器官形态结构异常所致的构音障碍。如腭裂，可通过手术修补缺损，但部分患儿会遗留构音障碍，通过训练可治愈或改善。

6.功能性构音障碍

功能性构音障碍多见于学龄前儿童，虽不存在运动障碍、听力障碍和形态异常，但发音不清晰，称功能性构音障碍。通过训练可完全恢复。

7.发声障碍

发声是指由喉头（声门部）发出声波，通过喉头以上的共鸣腔产生的声音，这里的“声”是嗓音。多数发声障碍是由于呼吸及喉头调节存在器质性或功能性异常引起，常见于声带和喉的炎症、新生物及神经功能失调。发声异常作为喉头疾病的表现之一，在临床上具有重要意义。

8.口吃

口吃是言语的流畅性障碍。是儿童在语言发育过程中不慎学习了口吃及心理障碍等所致。表现为重复说初始的单词或语音、停顿等。通过训练可得到改善，部分可自愈。

（四）失语症的分类与评定

1.失语症分类与言语表现

失语综合征即在某一病灶部位，较高频率地出现一组完全或不完全的临床症状。这一概念后来逐步得到广泛应用，且被认为在主要语言上表现出共性，反映了人类大脑所具有的结构和功能的特性。

（1）汉语失语症的主要类型：以 Benson 分类为基础，汉语失语症主要类型有：Broca 失语、Wernicke 失语、完全性失语、传导性失语、纯词聋、纯词哑、经皮质运动性失语、经皮质感觉性失语、混合性经皮质失语、命名性失语、皮质下失语、失读症、失写症。

失语症又分为非流畅性失语和流畅性失语的二分法。该分类注重失语症的语言障碍性质而非病灶部位，在语言康复中应用比较广泛。一般损伤部位在中央沟稍前方时，言语为非流畅性的，处于后方时言语为流畅性的。

（2）主要失语症的病灶部位和言语障碍特征见表 4-8、4-9。

这些失语症的类型为典型性失语，与大脑皮质言语中枢或连接皮质区的传导束中断的损害密切相关。

（3）皮质下失语（又称为非典型性失语）：近 30 年来，随着临床诊断技术的发展，发现单独皮质下病变也可引起失语症。但对其机制的看法仍有争论。常见类型如下。①基底节性失语：基底节区包括壳核、尾状核和苍白球。在解剖上紧靠内囊，所以病变时往往同时受累。基底节性失语的病灶主要在基底节内囊区，国内失语症中此类最多。病变靠前时，表现类似非流利性失语，病变靠后时，类似于流利性失语。复述方面总体较好，在发病初期特别是损害面积较大时，可能复述不好，但复述能力恢复较快。列名有较明显障碍，情景画面描述困难较明显。对较长句子和执行口头指令的理解有较明显障碍。多数患者出声读较好，但阅读理解较差，动作描写障碍突出。②丘脑性失语：是丘脑病变引起的失语，患者谈话声调低，音量小，发音尚清晰。个别表情淡漠，不主动讲话。一般能简单回答问题，叙述病史，可复述句子。有较明显的命名障碍，语言性错语较多，对颜色命名较好。名词、动词和短句听理解较好，执行口头指令较差。出声读较好，阅读理解较差。多数有构字障碍和语法结构障碍。预后较好，多几周即恢复，常遗留下不同程度的命名障碍。

表 4-8　主要失语症的病灶部位与言语特征

评价方面	Broca 失语	Wernicke 失语	传导性失语	命名性失语	完全性失语
会话	非流畅、电报式言语	流畅、杂乱、错语	流畅、错语	流畅、回避	非流畅或沉默
命名	障碍	障碍、有错语	不确定、有个体差异	障碍	障碍
听理解	几乎保留	严重障碍	保留	保留	障碍
复述	障碍	障碍	障碍	保留	障碍
阅读理解	障碍	障碍	有个体差异不确定	保留	障碍
书写	障碍	障碍	有个体差异不确定	保留	障碍
合并症状	右半身麻痹及感觉障碍、右上肢失用、抑郁	除视觉异常几乎无其他症状	有时无其他症状，有时双侧失用，右半身麻痹和感觉障碍；右偏盲	多数无肢体障碍；右偏盲	右侧偏瘫；右半身感觉障碍
定位	左额叶	左颞上回或顶叶下部	左颞叶或左顶叶	有个体差异不确定	左额、颞、顶叶结合部

表 4-9　主要失语症的病灶部位与言语特征

评价方面	经皮质运动性失语	经皮质感觉性失语	混合性经皮质性失语
会话	非流畅	流畅	非流畅
命名	障碍	障碍	障碍
听理解	保留	严重障碍	严重障碍
复述	好至非常好	好或极好	相对好
阅读理解	保留	障碍	障碍
书写	常严重障碍	障碍	障碍
合并症状	大多右侧偏瘫	偏瘫轻和短暂；常有轻度感觉异常	常有偏瘫或偏身感觉障碍
定位	优势半球 Broca 区前部、上部、额下回中部或前部	优势半球后部、顶颞或额顶分水岭区	优势半球分水岭区大片病灶

2.失语症评定

目的是通过系统的语言评定确定患者是否有失语症及程度，鉴别各类失语，以制订治疗计划。听觉理解和口语表达应为评定的重点。

(1)国际上几种常用的失语症检查法。①波士顿诊断性失语症检查(Boston diagnostic aphasia examination,BDAE):是目前英语国家普遍应用的失语症检查。由27个分测验组成,分五大项目:会话和自发性言语;听觉理解;口语表达;书面语言理解;书写。该测验能够详细、全面地测出语言各种模式的能力,但需时较长。②日本标准失语症检查:由日本失语症研究会设计完成,检查由听、说、读、写、计算5大项目组成,共包括26个分测验,按6阶段评分,在图册检查设计上以多图选一的形式,避免了患者对检查内容的熟悉,使检查更加客观。此方法易于操作,而且对训练有明显指导作用。③西方失语症成套测验:西方失语成套测验是较短的波士顿失语症检查版本,检查时间大约一小时,该测验提供一个总分称失语商,可以分辨出是否为正常语言。它还可以测出操作商和皮质商,前者可了解大脑的阅读、书写、运用、结构、计算、推理等功能;后者可了解大脑认知功能。该测验还对完全性失语、感觉性失语、经皮质运动性失语、传导性失语等提供解释、标准误差和图形描记。④西方失语症成套测验:是较短的波士顿失语症检查版本,检查时间约1 h。该测验提供一个总分称失语商,可分辨出是否为正常语言。还可测出操作商和皮质商,前者可了解大脑的阅读、书写、运用、结构、计算、推理等功能;后者可了解大脑认知功能;还可以对完全性失语、感觉性失语、经皮质运动性失语、传导性失语等提供解释标准误差和图形描记。⑤简式(36项)Token测验:是一种判定失语症理解障碍及程度的较常用、有效的方法。原版token测验,由61个项目组成,包括两词句10项(如摸红的圆形),三词句10项(摸小的白色圆形),四词句10项(摸黄的圆形和红的长方形),六词句10项及21项复杂指令。它适合于轻度的或潜在的失语症的评定,是检查理解能力的敏感测验,被广泛使用,但检查比较费时。“简式Token测验”,由七部分36项组成。第一部分中新增加7项,指导语更简化,检查的层次更合理,还可检测有严重理解障碍的失语症,弥补了其他版本的不足。作者完成了对215名对照组、130名大脑双半球损伤非失语组和106名失语组的统计分析,得出了诊断和分级标准。该测验操作简单省时,在国外一直广泛应用,适合国内综合医院康复科使用。

(2)国内常用的失语症评定方法:①汉语标准失语症检查,亦称中国失语症检查法,由中国康复研究中心语言治疗科参考日本标准失语症检查(SLTA),按照汉语特点设计完成,已测试151例正常人和非失语症患者,得出常模,用于临床。检查由30个分测验组成,分9大项目,包括听理解、复述、说、出声读、阅读理解、抄写、描写、听写和计算,适合成人失语症患者。在多数项目中采用6等级评分标准,在患者的反应时间和提示方法上要求严格,还设定了中止标准。②汉语失语成套测验:由会话、理解、复述、命名、阅读、书写、结构与视空间、运用和计算、失语症总结十大项目组成,1988年开始使用。

(3)失语症严重程度的评定:目前,国内外多采用BDAE中的失语症严重程度分级(见表4-10)。

(4)失语症的预后:一般失语症的预后与原发病的预后一致,近年来随着一些大城市人口的老年化,失语症趋向重度化、复杂化。随着年龄增加而带来脑功能的低下,有时会出现症状加重。若为再次脑卒中或进行性脑卒中,失语症状也会加重。根据国外文献和我们的统计资料,失语症的预后与以下因素有关:①训练开始期(早好);②年龄(年轻好);③轻重程度(轻度好);④原发疾病(脑损伤范围小、初次脑卒中较好,脑外伤比脑卒中好);⑤并发症(无者好);⑥利手(左利或双利手比右利者好);⑦失语类型(表达障碍为主比理解障碍为主者改善好);⑧智能水平(智商高者比低者好);⑨自纠能力(有自纠能力和意识者好);⑩性格(外向者好);⑪家属和本人对恢复的愿望(高者好)。

表 4-10　BDAE 失语症严重程度分级标准

0 级:无有意义的言语或听觉理解能力	
1 级:言语交流中有不连续的言语表达,但大部分需要听者去推测、询问或猜测;可交流的信息范围有限,听者在言语交流中	感到困难
2 级:在听者的帮助下,可能进行熟悉话题的交谈,但对陌生话题,常表达不出自己的思想,使患者与检查者感到言语交流有	困难
3 级:在仅需少量帮助下或无帮助下,患者可以讨论几乎所有的日常问题。但由于言语和(或)理解能力的减弱,使某些谈话	困难或不大可能进行
4 级:言语流利,但可观察到有理解障碍,思想和言语表达无明显限制。	
5 级:有极少可分辨出的言语障碍,患者主观上可能有困难,但听者不一定能明显觉察到。	

(五)构音障碍的分类与评定

构音障碍是由于神经病变、与言语有关肌的麻痹、肌力减弱或运动不协调所致的言语障碍。强调呼吸运动、共鸣、发音和韵律方面的变化,从大脑到肌本身的病变都可引起言语症状。病因常见于脑血管意外、脑肿瘤、脑瘫、肌萎缩侧索硬化、重症肌无力、小脑损伤、帕金森病、多发性硬化等。其病理基础为运动障碍,所以又称为运动性构音障碍,此种障碍可单独发生也可与其他语言障碍同时存在卜如失语症合并构音障碍。

1.构音障碍的分类

根据神经解剖和言语声学特点分为以下 6 种类型,见表 4-11。

2.构音障碍的评定

目前国内多采用中国康复研究中心编制的构音障碍检查法。该法参考日本的构音障碍检查法,按照普通话语音编制,经过数百名患者的应用,效果良好,可评定患者的构音障碍情况,对治疗计划的制订有明确的指导作用。

(1)构音器官评定:通过构音器官的形态和粗大运动检查来确定构音器官是否存在器官异常和运动障碍。常常需要结合医学、实验室检查、言语评价才能做出诊断。另外,病史、交往史、听觉和整个运动功能的检查也促进诊断的成立。

范围:包括肺(呼吸情况)、喉、面部、口部肌肉、硬腭、腭咽机制、下颌、反射。

用具:压舌板、笔式手电筒、长棉棒、指套、秒表、叩诊槌、鼻息镜等。

方法:在观察安静状态下构音器官的同时,通过指示和模仿,使其做粗大运动并对异常的运动障碍进行系统评价:①部位;②形态;③程度;④性质;⑤运动速度;⑥运动范围;⑦运动的力;⑧运动的精确性、圆滑性。

(2)构音检查:是以普通话语音为标准音,结合构音类似运动,对患者的各个言语水平极其异常的运动障碍进行系统评价。

检查用具:图卡、记录表、压舌板、卫生纸、纱布、吸管、录音机、鼻息镜。

检查范围:①会话,询问患者姓名等一般情况,以观察言语及音量、音调等情况。②单词检查:由 50 个单词制成 50 张图片,让患者看图说词,检查记录发音情况。③音节复述检查:选用常用音节按照普通话发音方法设计,以观察患者复述时的构音特点和规律。④文章检查:观察患者的音量、韵律、呼吸运用。⑤构音类似运动检查:依据普通话的特点,选用代表性的 15 个音检查。

⑥结果分析：将前面检查发现的异常分别记录并分析，确定患者错误类型。⑦总结：把患者的构音障碍的特点归纳分析、总结。

表 4-11　构音障碍的分类及主要言语表现

名称、损伤部位、病因	运动障碍的性质	言语症状
1.痉挛型构音障碍（中枢性运动障碍）：脑血管病、假性延髓性麻痹、脑瘫、脑外伤、脑肿瘤、多发性硬化	自主运动出现异常模式，伴有其他异常运动肌张力增强，反射亢进，无肌萎缩或失用性肌萎缩，病理反射阳性	发音增强及说话费力，音拖长，不自然中断，音量、音调急剧变化，有粗糙音、费力音，元音、辅音歪曲，鼻音过重
2.弛缓型构音障碍（周围性构音障碍）：脑神经麻痹、延髓性麻痹、肌本身障碍，进行性肌营养不良、外伤、感染、循环障碍、代谢和变性疾病	肌运动障碍，肌力低下，肌张力降低，腱反射降低，肌萎缩	部分构音器官表现，不适宜的停顿，气息音，辅音错误，鼻音减弱
3.失调型构音障碍（小脑系统障碍）：肿瘤、多发性硬化、酒精中毒、外伤	运动不协调（力、范围、方向、时机），肌张力低下，运动速度减慢，震颤	元音辅音歪曲较轻，主要以韵律失常为主，声音的高低强弱呆板，震颤，初始发音困难，声音大，重音和语调异常，发音中断明显
4.运动过强型构音障碍（锥体外系障碍）：舞蹈病、肌震挛、手足徐动	异常的不随意运动	构音器官的不随意运动破坏了有目的的运动而造成元音和辅音的歪曲，失重音，不适宜的停顿，费力音，音强弱急剧变化，突发的呼气和吸气而鼻音过重
5.运动过弱型构音障碍（锥体外系障碍）：帕金森病	运动范围和速度受限，僵硬	由于运动范围和速度受限，发音成为单一音量，单一音调，重音减少，有呼吸音或失声现象
6.混合型构音障碍（运动系统多重障碍）：威尔森病、多发性硬化、肌萎缩性侧索硬化症	多种运动障碍的混合或合并	各种症状的混合

构音障碍的预后取决于神经病学状态和进展情况，双侧皮质下和脑干损伤、退行性疾病（如肌萎缩侧索硬化症等）预后最差。脑瘫患者如有频繁的吞咽困难和很差的发音，预后亦较差。儿童随着成长，症状常有减轻。单纯构音障碍患者比构音障碍合并失语症、听力或智力障碍者好。

（六）言语失用的评定

言语失用是不能执行自主运动进行发音和言语活动，且这种异常是在缺乏或不能用言语肌麻痹、减弱或不协调来解释的一种运动性言语障碍，或者一种运动程序障碍。

1.言语失用的言语特征

（1）随着发音器官运动调节的复杂性增加，发音错误增加。

（2）辅音在词的开头比在其他位置发音错误多。

（3）重复同样言语，常出现发音不一致。

（4）模仿回答比自发性言语有更多发音错误。

（5）发音错误随着词句难度的增加而增加。

2.评价

见表 4-12。

表 4-12　言语失用评定

元音顺序(1、2、3 要说五遍)	
1.(a-u-i)	2.词序(复述爸爸、妈妈、弟弟)正
常顺序——	正常顺序——
元音错误——	元音错误——
摸索——	摸索——
3.(i-u-a)	4.词复述(啪嗒洗手、你们打球、不吐葡萄皮)
正常顺序——	正常顺序——
元音错误——	元音错误——
摸索——	摸索——

四、言语治疗的内容和原则

(一)治疗途径

1.训练,指导

训练,指导是言语治疗的中心,包括听觉的活用,促进语言的理解,口语表达,恢复或改善构音功能,提高语音清晰度等语言治疗。

2.手法介入

对一些言语障碍的患者可以利用传统医学的手法帮助改善语言产生有关的运动功能受限,适合用于运动性构音障碍,特别是重症患者。

3.辅助具

为了补偿功能受限,有时需要装配辅助具,如重度运动性构音障碍腭咽肌闭合不全时,可给患者戴上腭托,以改善鼻音化构音。

4.替代方式

当重度语言障碍很难达到正常的交流水平时,要考虑使用替代交流方式,如手势、交流板和言语交流器等。

(二)治疗原则

言语治疗是促进交流能力的获得或再获得,即治疗人员给予某种刺激,患者做出反应,强化正确的反应(正强化),更正错误的反应(负强化),反复进行可形成正确反应,纠正错误反应(见图4-6)。

(三)言语治疗的条件和要求

1.场所

对于脑血管病急性期或脑外伤患者,病情许可时在床边训练。当患者可以借助轮椅活动时,到训练室训练。要尽量避开视觉和听觉的干扰,最理想的是在隔音的房间内进行。成人治疗的房间不要太大,一般 10 m^2 即可。

2.形式

以一对一训练为主,有时进行集体训练,可请心理治疗师、作业治疗师、社会工作者一起参加。训练可增加患者的自信心和兴趣。

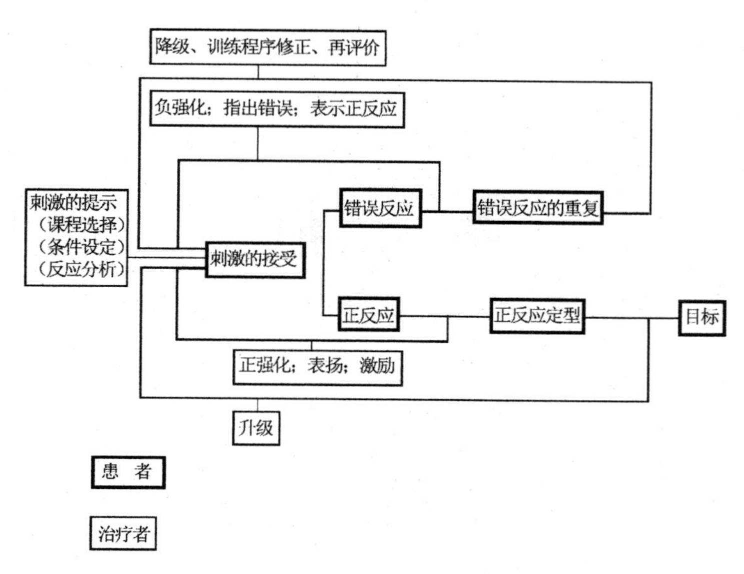

图 4-6 言语训练原理

3.治疗次数和时间

一般一次 0.5～1 h，住院患者每周 3～5 次，门诊患者可以间隔长一些时间。为使患者更好康复，还应为患者家属提供指导。

4.卫生管理

训练时经常接触患者的身体和唾液，要预防传染病，手指有伤时要特别注意，训练前后要洗手，训练物品要定期消毒，直接接触患者口腔或皮肤的检查训练物品，要尽量用一次性的。

（四）言语治疗的注意事项

1.反馈的重要性

“反馈”指训练中患者能有意识地把握自己的活动，认识到反应正确与否。

2.并发症

由原发病引起的注意力、观察力、抑郁、紧张是常有的，此时要注意与患者的说话方式，并调整环境。

3.确保交流手段

语言是交流的工具，对于重症患者，首先用手势、笔谈、交流板等，建立基本的交流，对失语症患者有特别意义。

4.重视患者本人的训练

训练效果与训练时间成正比，应充分调动患者及家属的积极性，配合训练。还可变换形式，让患者自己训练。

5.注意观察患者的异常反应

治疗前要了解患者原发病、并发症及可能发生的意外，注意观察患者的身体状况，病房人员的介入量、运动疗法、作业疗法训练内容等。训练时要特别注意患者的疲劳表情，如发现与平时不同，不要勉强训练。

（王兰东）

第五章

头　痛

第一节　偏　头　痛

偏头痛是反复发作的一侧搏动性原发性头痛。西方国家的患病率为10%，仅次于紧张性头痛。女性多见。

一、病因与发病机制

主要有3种学说。

(一)血管学说

认为颅内血管先收缩产生先兆，继之颅外血管剧烈扩张、血流淤滞而头痛。

(二)神经血管学说

认为下丘脑和边缘系统的功能障碍与偏头痛的前驱症状有关，先兆及头痛的发生均与神经元功能障碍继发血管改变有关。先兆期CBF降低从枕叶皮质向前扩散，头痛开始后CBF增加，并持续到头痛缓解。中脑的中缝背核可能是偏头痛的发生器，其发作与该区被激活和三叉神经末梢受到刺激有关，三叉神经末端释放化学物质如P物质，导致局部炎性反应和血管舒张，激发头痛。

(三)神经递质学说

5-羟色胺(5-HT)在偏头痛的发生中具有重要的作用，中脑5-HT神经元受到刺激可以出现CBF的增加，偏头痛发作中血浆5-HT水平降低，以上均提示5-HT与偏头痛有关。儿茶酚胺、组胺、血管活性肽、前列环素和内源性阿片物质等亦有可能与偏头痛有关。

二、临床表现

偏头痛的分类：①有先兆的偏头痛；②无先兆的偏头痛：有典型先兆性偏头痛、有典型先兆非偏头痛性头痛、无头痛的典型先兆、家族性偏瘫性偏头痛、散发性偏瘫性偏头痛、基底型偏头痛；③其他类型偏头痛：通常为偏头痛前驱症状的儿童周期性综合征、视网膜性偏头痛、偏头痛并发症、可疑的偏头痛。

大多数偏头痛发生在儿童和青年期，女性∶男性为4∶1。10%的患者有先兆。临床症状

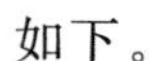

如下。

(1)前驱症状:在偏头痛发作前一天或数天,有些患者会有一些异常现象,如怕光、怕吵、情绪不稳定、困倦等。

(2)先兆症状:主要是视觉症状,如眼前闪光、冒金星、水波纹、城垛形、视野缺损等,持续20~30 min。有少许患者只有先兆而不头痛。

(3)头痛症状:在先兆症状消失后出现剧烈头痛,单侧、搏动性,中等或重度搏动性或烧灼性头痛,逐渐蔓及一侧头部或全头,伴恶心、呕吐、畏光、畏声,持续4~72 h。患者愿意在黑屋子内休息,睡觉后大多数患者能缓解,日常活动时加重。

(4)头痛后期:发作中止后,患者感到疲劳、无力、烦躁、注意力不集中、食欲差等,但1 d后就好转。

三、辅助检查

(1)颅多普勒超声检查(transcranial doppler,TCD):在偏头痛发作期有颅内动脉扩张,血流速度变慢,缓解期正常。

(2)头颅CT和(或)MRI:如无结构性异常,所见应正常。

四、诊断

偏头痛的诊断要点如下。

(1)搏动性头痛意味着跳痛,或随心跳变化。

(2)偏头痛在较小的孩子通常为双侧性,青春期或近成人时表现为单侧性。

(3)排除其他疾病导致头痛的可能。

(4)先兆以可逆的局灶神经系统症状为特点,持续时间不超过60 min。

五、鉴别诊断

(一)紧张性头痛

由于过度疲劳、精神紧张、姿势不良等原因引起头部颅顶肌、颞肌和颈肌持续收缩而产生的慢性头痛,多为双侧少为单侧,头痛持续30 min~7 d,轻至中等程度紧缩性或压迫性头痛,颈部牵拉、发僵、酸痛,用力活动不会加重头痛,多不伴有恶心、呕吐、畏光、畏声或畏嗅。

(二)丛集性头痛

头痛持续15~180 min,程度剧烈,位于眶部、眶上部、颞部或这些部位的任意组合,一天发作可以多达8次,而且至少伴有以下一项征象,所有症状均发生在同侧:流泪、结膜充血、鼻塞、流涕、面部出汗、眼睑水肿、眼睑下垂或瞳孔缩小,发作时其额动脉突出。

六、治疗

治疗须根据头痛发作的频率以及有无并存疾病而定。一般来说,治疗可分预防性、急性期治疗。

(一)预防性治疗

如果患者的偏头痛每周发作超过一次,应该考虑长期预防性用药。应改变生活习惯,减少诱发原因。具体药物的选用主要凭经验,但也受并存疾病的制约。

1.β受体阻滞剂

普萘洛尔每次10～40 mg,每天4次;阿替洛尔40～240 mg/d。

2.钙通道阻滞剂

二线用药,维拉帕米80 mg,每天3次或4次;氟桂利嗪5～10 mg每晚口服;尼莫地平20～40 mg,每天2次。

3.抗抑郁剂

阿米替林50～75 mg/d,每天3次。

4.抗惊厥剂

丙戊酸钠250～750 mg,每天2次;苯妥英钠200～400 mg/d。

5.非类固醇消炎药

阿司匹林;布洛芬400 mg,每天3次。

(二)急性治疗

休息,保持安静。

(1)5-羟色胺受体(5-HT 1B/1D受体)激动剂:舒马曲坦(尤舒)25～50 mg,立即口服或6 mg皮下注射,皮下注射更易见效。

(2)麦角生物碱衍生物:酒石酸麦角胺0.25～1.0 mg,肌内注射;麦角胺0.6～1.0 mg口服。

(3)非类固醇消炎药:阿司匹林0.6～1.0 mg;布洛芬0.6～1.2 g;泰诺林1.3 g,每天2次。

(4)甲氧氯普胺与氯丙嗪可能有效。

(5)布桂嗪、吗啡有效但易成瘾,应尽量避免。

七、预后

大多数患者经积极的急性治疗后,能够终止急性发作,经预防治疗后能够减少发作的次数和程度。部分患者随年龄的增长而自行停止发作。

(张　会)

第二节　紧张性头痛

紧张性头痛以前曾被称为肌肉收缩性头痛、应激性头痛、特发性头痛及心因性头痛,是一种慢性隐源性头痛,其发病机制尚不完全清楚。目前认为是由多因素,如精神因素、姿势不良,或头颈部其他疾病引起,是最常见的一种头痛类型。

一、临床表现

其临床特点是头痛发作频率高,经常天天痛,多为双侧痛,部位无明显界限,多在额颞部、枕部,严重者整个头部甚至牵涉到颈肩部。性质为钝痛、胀痛,头部有压迫感、紧束感。

不伴恶心、呕吐,及视觉前驱症状。对日常活动无明显影响。有的患者伴有精神紧张、抑郁或焦虑。检查除偶然有肌肉痉挛或颈后肌压痛外,无其他异常发现。在临床上可分为发作性紧张性头痛和慢性紧张性头痛两型。发作性紧张性头痛的疼痛部位多在后颈部,主要与附着在颅骨的肌肉长时间收缩有关；而慢性紧张性头痛几乎天天痛，多是双侧弥散性痛，常伴有抑郁或焦虑，每月头痛天数超过 15 d。

二、诊断

紧张性头痛的诊断某种程度上是排除诊断，需要排除其他原因引起的头痛。

三、治疗

治疗可用抗抑郁或抗焦虑剂，如百忧解、黛安神，以及安定剂；抗炎止痛药，如阿司匹林、对乙酰氨基酚（扑热息痛）、吲哚美辛（消炎痛）、布洛芬、萘普生。

（张　会）

第三节　丛集性头痛

丛集性头痛曾称 Horton 头痛、偏头痛样神经痛（睫状神经痛），是原发性神经血管性头痛之一，为较罕见的头痛类型。其特点为密集（群集、丛集）短暂而成串的剧烈锐痛或爆炸样头痛发作，丛集期持续数周至数月。好发于男性。无家族遗传史。

一、发病机制

发病机制仍不清楚，可能与偏头痛相同，也属原发性神经血管性头痛。与偏头痛不同之处为丛集性头痛的病灶位于下丘脑灰质中，因其调控生物钟的神经元功能发生紊乱所致。

二、临床表观

发病年龄为 20～50 岁，平均 30 岁。主要见于男性，男女之比为(4～5)∶1。头痛常突发于凌晨或午睡时，先局限于一侧眶周、球后，可向额、颞、下颌放射，甚至扩展至枕、颈部，呈深部爆炸样剧痛。常伴有同侧眼结合膜充血、流泪、流涕、鼻塞，以及 Horner 综合征，无恶心、呕吐。一次发作持续 15～180 min(一般为 30 min 左右)。发作频度不一，可隔天一次或一日数次。这种成串的头痛发作可连续几周至几个月(一般为 2 周至 3 个月)。在此丛集发作期内，头痛发作十分规律，如每次发作的部位、时间和持续时间几乎固定不变。

在丛集期后，可有较长的间歇期。其复发时间也十分规律，如有的患者好在每年的春季或(和)秋季发病。在丛集期，饮酒或血管扩张药可诱发头痛发作。间歇期二者均不会诱发头痛发作。

三、诊断

目前尚无一种仪器或实验室检查可作为诊断丛集性头痛的依据，故其诊断主要根据临床表现。按 2004 年国际头痛学会的头痛分类法，丛集性头痛必须符合下述标准，且须注意与偏头痛等进行鉴别。

(1)至少有以下特点的发作 5 次。

(2)重度单侧眼眶、眶上及(或)颞部疼痛,若不治疗可持续 15～180 min。

(3)头痛侧至少伴随以下症状之一:结合膜充血、流泪、鼻塞、流涕、前额及面部出汗、瞳孔缩小及(或)眼裂变窄、眼睑水肿。

(4)辗转不安或激动(因剧痛)。

(5)发作频度,隔天 1 次至每天 1～8 次。

四、治疗

因本病头痛发作时间十分短暂,一般药物治疗也难以奏效,故多在丛集期之初期就应采用药物进行预防性治疗。一线预防药为盐酸维拉帕米(异搏定)缓释片(60～120 mg 口服,每天一次)和碳酸锂(300～900 mg/d,分 2 次口服),二线预防药为丙戊酸钠(500 mg/d,分 2 次服)。在丛集期开始或在发作高峰期,可给予小剂量及短程皮质类固醇治疗,如地塞米松(2～4 mg,每天1～2次)、泼尼松(20 mg,每天1～2 次)等。但均须注意其禁忌证和毒副作用的防治。此外,在间歇期不允许给予预防药物。

(张　会)

第四节　慢性每日头痛

慢性每日头痛(chronic daily headache,CDH)是指频繁头痛,凡头痛每天超过 4 h 和每月超过 15 d,持续超过3 个月者即可诊断为 CDH。CDH 不是单独的头痛病种,而是多种原发性头痛和继发性头痛的变形或混合性头痛。国际头痛协会(IHS)分类不包括混合性头痛,故 CDH 未能列入。在诊断原发性头痛之前必须排除继发性头痛。世界范围人群的 3%～5%患有慢性每日头痛或慢性近每日头痛。频繁头痛的折磨影响患者的生活质量和工作。

CHD 的危险因素有肥胖,频繁头痛历史(>1 次/周),咖啡,过度使用治疗急性头痛的药物,包括一般止痛药、麦角类和曲普坦类制剂。

1/2 以上的 CHD 患者有睡眠紊乱和情绪疾病如抑郁或焦虑。

一、分类

(一)原发性慢性每日头痛(表 5-1)

原发性慢性每日头痛包括 IHS 定义的下列几种原发性头痛。其中以变异性偏头痛最常见。原发 CDH 又以每次发作的时间长短(>4 h 或<4 h)再细分为不同的亚型。所有的原发性头痛都可合并止痛药使用过度。

表 5-1　原发性 CDH 的类型

1.慢性紧张性头痛
2.慢性偏头痛(也曾称作变异性头痛伴有或不伴有止痛药反跳)
3.新症每天持续头痛
4.慢性丛集性头痛
5.连续半侧颅痛

续表

6.慢性阵发性半侧颅痛
7.睡眠头痛
8.自发性刺戳样头痛
9.短暂单侧神经痛样头痛伴结膜充血和流泪(SUNCT)
10.颅神经痛(如三叉神经痛)

(二)继发性慢性每日头痛

所有的继发性CDH都可合并用药过度。其病因见表5-2。

CHD以变异性偏头痛和用药过度头痛最多见,以下重点讲解这两型CHD。

表5-2 继发性CDH的病因

1.外伤后头痛(表现可与多种原发性头痛相似)
2.颈源性头痛(特别是C_2、C_3上神经根嵌顿)
3.颞下颌关节综合征
4.鼻窦疾病
5.动静脉畸形
6.动脉炎(包括巨细胞动脉炎)
7.硬膜下血肿
8.夹层动脉瘤
9.新生物
10.感染
11.颅内压增高
12.低颅压

二、临床表现

(一)变异性偏头痛(transformed migraine,TM)

女性多见,原有发作性偏头痛史,多于10～20岁起病,多为无先兆的普通型偏头痛。其头痛发作随时间增长,逐月逐年加重,但先兆消失,伴随症状如恶心、畏声、畏光等却变得越来越轻。而月经期加重等诱发因素以及单侧头痛和胃肠道症状可持续不变。多数患者系过度滥用止痛药所致,部分患者是共存焦虑和抑郁等疾患所致。

(二)用药过度头痛

女性多见,临床症状如下。

1.一般头痛症状

(1)每天或几乎每日头痛,头痛顽固。

(2)头痛的严重性、类型和定位变化不定。

(3)可预期的经常早晨头痛(2:00～5:00)。

(4)躯体奋力或用脑过度出现头痛的阈值低下。

(5)过量使用止痛药物(每月大于15 d)。

(6)对止痛药出现耐受性。

(7)对预防头痛用药无效。

(8)突然中断止痛药时出现戒断症状。

(9)缓慢逐渐停用止痛药,头痛几天内自发改善。

2.伴随症状

(1)头痛伴有乏力、恶心和其他消化道症状。

(2)烦躁,焦虑,易激惹,抑郁。

(3)情绪和认知功能缺陷。

3.特殊症状

麦角制剂过度应用时:①肢体冷和(或)无力,感觉异常,心动过速,肠道激惹综合征。②脉搏缓慢,高血压,头轻。③肢体肌肉疼痛,下肢无力。

三、诊断要点

变异性偏头痛和用药过度头痛的诊断标准见表5-3。

表5-3 变异性偏头痛和用药过度头痛的诊断标准

变异性偏头痛
A.每天或几乎每日头痛>1个月,>15 d/月
B.平均头痛时间:>4 h/d(若不处理)
C.符合至少下列1项
(1)发作性偏头痛病史,符合IHS标准
(2)头痛发作频率增加,但偏头痛的严重性和其他表现减轻的病史至少3个月
(3)头痛发作时除时间外其他方面符合IHS标准
D.不符合新症每天持续头痛或持续性半颅痛的标准
E.排除其他疾病
用药过度头痛
A.头痛至少15 d/月
B.特征以过度用药时出现头痛或头痛恶化以及停止责任药物后2个月头痛消退和恢复到原先头痛的形式
过度用药的定义
(1)规律地过度使用头痛药物>3个月
(2)用麦角制剂、曲普坦类制剂、鸦片和止痛药复合剂≥10 d/月
(3)用一般止痛药≥15 d/月
(4)所有头痛药物总用量≥15/月

注:止痛药的复合制剂多含有阿司匹林、对乙酰氨基酚和咖啡因。

四、治疗方案及原则

原发性每日头痛和继发性每日头痛按照各自的具体疾病进行处理。因原发性和继发性CDH多合并用药过度,以下只介绍过度用药的处理。

(一)过度用药的处理

持续数月或数年的慢性每日头痛患者治疗困难,更无任何疗法能使患者完全不再头痛。治疗目的是停用正在使用的致病责任药物以阻断恶性循环，采取预防措施（药物和非药物）以减少头痛发作，并于停止过度用药后1～2个月对急性头痛发作进行正规的治疗。

1.治疗的第一步是停用致病责任药物

若是简单止痛药可迅速戒断。若责任药含有咖啡因、巴比妥、苯二氮䓬类和麻醉剂则应逐渐戒断，巴比妥突然戒断可出现癫痫发作。阿片类突然戒断可出现恶心、呕吐、激动不安等更严重的戒断综合征。严格地讲，诊断用药过度头痛要求停止服用所用的药物，并随访2个月以观察头痛发作的频率，临床上实际患者的顺应性很差，故几乎很难做到。凡遇此情况时，可于停止用药的同时给予60 mg泼尼松5 d，以减少戒断性头痛和其他症状。

2.治疗反跳性头痛和戒断综合征

停用致病责任药物会造成反跳性头痛和戒断综合征，应同时给予治疗，特别是戒断后第7～10天。对抗药物应视作用责任药而定，若责任药为麦角胺或其他血管活性物质，可使用非甾体抗炎药或吩噻嗪类药，同时可使用类固醇激素；若责任药为简单止痛药时，可使用双氢麦角碱和西坦类药。

3.预防头痛发作

(1)药物：停用致病责任药物成功后，应给予预防用药。预防用药的选择取决于撤药后复现的头痛类型，若是偏头痛则可选用三环抗抑郁药、肾上腺素能β阻滞剂、钙通道阻滞剂、丙戊酸钠。三环抗抑郁药，特别是不只有缓解头痛、帮助睡眠且同时有抗抑郁疗效应作首选。常用的是阿米替林10 mg，睡前服用，逐渐增加量直至头痛发作减少，随访3个月逐渐减量或停用。停用原责任药物成功后，若患者仍需用原药物治疗头痛时，必须在停药后1个月后才能限制使用，且只能用于急性发作，每周最多用1～2 d。

(2)枕神经刺激：双侧枕骨下埋藏刺激器治疗变异性偏头痛。

(3)非药物治疗：包括禁用咖啡和浓茶、烟、酒和其他诱发头痛的饮食，生活规律，适当运动，保持心情愉快和自我放松，充足和定时睡眠等。

4.住院治疗

若门诊治疗无效，不安全或戒断症状严重等都应住院治疗。住院治疗除能及时和合理地治疗戒断综合征外，更可静脉给予双氢麦角碱治疗，它可以安全、有效和短时间控制顽固性头痛。双氢麦角碱本身具有抗偏头痛效应，但连续反复使用不会造成慢性头痛和反跳性头痛。此外尚应对非头痛的其他戒断症状给予处理，如应用吩噻嗪等药物治疗。

(二)禁止滥用止痛药和用药过度

慢性头痛患者特别是紧张性头痛和偏头痛患者常过度应用或滥用解热止痛剂、麻醉药、咖啡因、麦角胺、巴比妥类药物。这些药物常以复合剂形式罩以不同的商品名以非处方用药出售。慢性头痛患者因头痛折磨所驱动无限制地服用药物，结果是产生药物依赖性，产生慢性每日头痛。停用止痛药又产生反跳性头痛和戒断综合征，表现为头痛恶化并使预防头痛的药物失效，促使患者使用更多的止痛药，从而形成恶性循环。多数头痛患者多不认识过度频繁服用止痛药的恶果，而一旦出现药物依赖后又多不愿或拒绝承认过度用药史，给诊断和治疗带来困难。能够造成反跳头痛和CDH的止痛药的确切剂量和期限难以确定，一般认为单纯止痛药每天3次，每周5 d；止痛剂与咖啡因复合制剂每周3 d；与麻醉药（如可待因）或麦角胺的复合剂每周2 d；麦角胺和咖啡因合剂最差，每周2片足以造成反跳头痛和CDH。停止服药是唯一有效的治疗手段。停药头

2周会出现头痛恶化等戒断症状，随后改善，可代以作用机制不同的止痛药，控制使用治疗头痛。精神或躯体依赖严重的患者需住院进行脱毒疗法。

（张　会）

第五节　其他原发性头痛

一、SUNCT综合征

SUNCT综合征的全称为"持续时间短暂的单侧神经痛样头痛发作，伴有结膜充血和流泪"（short-lasting，unilateral，neuralgiform headache attacks with conjunctival injection and tearing，SUNCT），如此冗长的名称虽把疾病的特征、症状包揽无遗，但难以记忆，更难以应用。为此选其英文名称的几个字头，简称为"SUNCT"。

SUNCT综合征隶属三叉神经自主神经头痛（the trigeminal autonomic cephalgias，TACs）的一种，TACs是一组单侧三叉神经分布区域的疼痛，同时伴有突出的同侧颅自主神经症状，这种疾病还包括丛集性头痛、阵发性半侧颅痛和连续性半侧颅痛。

（一）临床表现

SUNCT综合征不多见，可能是因对其认识不足。发病年龄在50岁左右。患者在整日头痛的基础上出现程度严重的阵发性头痛，疼痛局限于三叉神经第一支分布区，阵发性头痛发作时伴有颅部自主神经症状。

头痛一般在三叉神经分布的眼支最重，特别是在眼眶部，或眼眶周围、前额和颞部。头痛发作只限于单侧。疼痛的严重性介于中度到重度。疼痛性质多描述为刺痛、烧灼性痛或电击样痛。头痛发作时间短暂，持续时间介于5～250 s（平均49 s），偶可持续更长些。阵发性头痛发作突然，在2～3 s内达到最大强度，然后维持在最大强度1 min后作用突然停止。多数患者于发作间隙期毫无症状，部分患者于间隙期可有头钝痛。

急性头痛发作时伴随多种头颅的自主神经症状，最多伴有的症状包括同侧结膜充血和流泪；较少见的有同侧鼻充血、流涕、眼睑水肿、眼睑下垂、瞳孔缩小、面部发红和出汗。头痛发作时不伴有恶心、呕吐、畏光、畏声和烦躁不安等。多数患者碰触三叉神经分布区可触发疼痛发作，偶尔碰触三叉神经分布以外的区域也能触发发作，如面的其他部位、头皮，剃胡须、吃饭、咀嚼、刷牙、谈话、咳嗽、颈部运动可触发发作，但有些患者能借连续旋转头部以减轻或中断发作。与三叉神经痛不同的是患者无"不应期"，即不停碰触可连续触发疼痛发作。

（二）诊断要点

1.诊断

依靠典型的临床表现可做出诊断。

2.诊断标准

2004年IHS的诊断标准和说明：SUNCT综合征的特征是持续时间短暂的单侧神经痛样头痛发作，发作时间极短暂、伴有突出的流泪和同侧结膜充血，是区别于其他头面痛综合征的特点。诊断标准如表5-4。

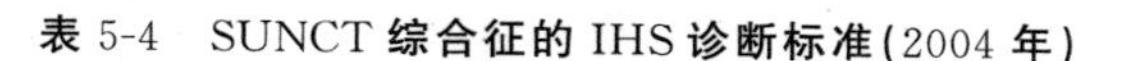

表 5-4 SUNCT 综合征的 IHS 诊断标准(2004 年)

A.至少有 20 次发作符合 B～D 标准

B.单侧眼眶、眶上或颞部刺痛或波动性疼痛,持续 5～240 s

C.头痛伴随同侧结膜充血及流泪

D.发作频率每天 3～200 次

E.能排除其他相关疾病*

注:*病史、体检和神经系统检查未发现 IHS 头痛分类中的任何继发性头痛(第 5～12 项疾病);或病史和(或)体检和(或)神经系统检查虽然怀疑这些疾患的可能性,但经适当诊查后已经排除,或这些疾患虽存在,但 SUNCT 综合征首次发生与该疾患并无时间上的密切关联。

IHS 的说明如下。

(1)SUNCT 综合征在第 1 版《国际头痛疾病分类》出版后才被报告,在最近 10 年内已被确认。

(2)患者可只有结膜充血或流泪,或其他颅部自主神经系统症状,如鼻腔充血、流涕或眼睑水肿。

(3)SUNCT 可能是附录中描述的短暂单侧神经痛性头痛发作,伴颅自主神经症状的亚式。

(4)文献中报道最常类似 SUNCT 的疾病是位于颅后窝或累及垂体的病变。

(5)SUNCT 合并三叉神经痛:有报告 SUNCT 患者同时重叠发生三叉神经痛。这些患者应给两个诊断。因将二者从临床上区分开来很困难。

3.鉴别诊断

(1)存在自主神经症状和只限于三叉神经第一支,有助于与三叉神经痛鉴别(表 5-5);而发作时间短暂、疼痛的频繁性和阵发性得以与丛集性头痛(典型疼痛持续 2～30 min,每天定时 1 次)和发作性阵发性半侧颅痛(典型发作持续 2～30 min)相鉴别。

表 5-5 SUNCT 和三叉神经痛的区别

临床表现	SUNCT	三叉神经痛
性别(男∶女)	2.1∶1	1∶2
疼痛部位	V1	V2/3
严重程度	中度～重度	极严重
持续时程	5～250 s	<1 s
自主神经症状	突出	无或轻微
不应期	无	完全
卡马西平	部分	完全

(2)若诊断不能肯定可进行治疗试验:吲哚美辛能排除吲哚美辛反应性头痛,如发作性阵发性半侧颅痛;抗癫痫药如拉莫三嗪和加巴喷丁对 SUNCT 有时有效,但常不如对三叉神经痛那样完全。然而,在做出原发性 SUNCT 诊断之前,应作 MRI 检查以排除颅内占位病变,特别是位于颅后窝和蝶鞍附近的肿瘤。

(三)治疗方案及原则

抗癫痫药物能部分缓解疼痛发作,证实有效的有卡马西平、拉莫三嗪和加巴喷丁,但效果不如抗癫痫药治疗三叉神经痛显著。

二、霹雳头痛

霹雳头痛(thunderclap headache,TCH)又称作蛛网膜下腔出血样头痛。良性霹雳头痛为突发的剧烈头痛,症状和颅内动脉瘤破裂的头痛相似。按新分类标准已被列为独立的头痛类型,应单独诊断。

(一)诊断要点

1.诊断标准

见表 5-6。

表 5-6　TCH 的诊断标准

A.严重头疼痛,符合标准 B 和 C	C.其后几周或几个月无规则的复发发作①
B.需符合下列 2 项特征:	D.能排除其他疾病②
a.突然发病,<1 min 内头痛达到最严重强烈	
b.持续 1 h 至 10 d	

注:①发病后 1 周内可能再次复发。②应作腰椎穿刺和脑脊液检查以及头颅影像学检查,结果必须正常。

2.鉴别诊断

(1)TCH 作为原发性头痛的证据欠缺,故临床工作中应紧急和详尽地寻找发病原因,排除继发性头痛。

(2)继发性 TCH 头痛:TCH 常是颅内严重的血管性疾病的临床表现,特别是蛛网膜下腔出血,其他必须要排除的疾病还有脑出血、脑静脉窦血栓形成、未破裂的血管畸形(多为动脉瘤)、夹层动脉瘤(颅内及颅外)、高血压危象、中枢神经系统血管炎、可逆性中枢神经系统血管病和垂体卒中。其他可造成 TCH 的器质性病因有第三脑室胶样囊肿、自发性低颅压以及急性鼻窦炎(尤其是气压性创伤性)。

(3)只有在排除所有器质性病因后才可诊断为原发性霹雳头痛。

(二)治疗方案及原则

部分患者对尼莫地平治疗有效。

三、睡眠头痛

睡眠头痛综合征又称“闹钟”头痛。

(一)临床表现

睡眠头痛是一罕见的良性、复发性头痛病,多发生于老年人,女性多见。头痛独特地只发生在夜间睡眠时,多于夜间 1∶00～3∶00 时发生,白天午睡时也可发生。睡眠头痛的疼痛程度一般为轻至中度,但约 20%的患者报告严重的疼痛。约 2/3 的病例为双侧疼痛。头痛发作通常持续 15～180 min,但亦有持续更久的例子。不伴有自主神经系统症状。头痛发作频率高,每周多于 4 次。有报告咖啡因与锂盐对头痛有效。

(二)诊断要点

诊断标准见表 5-7。

表 5-7　睡眠头痛的诊断标准

A.头痛为钝痛，符合标准 B～D	D.无自主神经系统症状，且下列症状最多不超过 1 项：恶心、畏光和畏声
B.只有在睡眠中发生，头痛使患者从睡眠中醒来	E.能排除其他疾病 *
C.至少需具下列 2 项特征： a.每个月内发作＞15 次 b.痛醒后持续≥15 min c.首次发作在 50 岁之后	

注：* 应排除颅内疾病。为有效处理患者，应与三叉自主神经头痛鉴别开来。

(三)治疗方案及原则

碳酸锂被认为是最有效的药物。其他报告有效的药物还有咖啡因、氟桂利嗪、维拉帕米、吲哚美辛以及加巴喷丁和乙酰唑胺。

(张　会)

第六章

脑血管疾病

第一节 脑 出 血

脑出血(intracerebral hemorrhage,ICH)也称脑溢血,是指原发性非外伤性脑实质内出血,故又称原发性或自发性脑出血。脑出血系脑内的血管病变破裂而引起的出血,绝大多数是高血压伴发小动脉微动脉瘤在血压骤升时破裂所致,称为高血压性脑出血。主要病理特点为局部脑血流变化、炎症反应,以及脑出血后脑血肿的形成和血肿周边组织受压、水肿、神经细胞凋亡。80%的脑出血发生在大脑半球,20%发生在脑干和小脑。脑出血起病急骤,临床表现为头痛、呕吐、意识障碍、偏瘫、偏身感觉障碍等。在所有脑血管疾病患者中,脑出血占20%~30%,年发病率为(60~80)/10万,急性期病死率为30%~40%,是病死率和致残率很高的常见疾病。该病常发生于40~70岁,其中>50岁的人群发病率最高,达93.6%,但近年来发病年龄有愈来愈年轻的趋势。

一、病因与发病机制

(一)病因

高血压及高血压合并小动脉硬化是ICH的最常见病因,约95%的ICH患者患有高血压。其他病因有先天性动静脉畸形或动脉瘤破裂、脑动脉炎血管壁坏死、脑瘤出血、血液病并发脑内出血、烟雾病、脑淀粉样血管病变、梗死性脑出血、药物滥用、抗凝或溶栓治疗等。

(二)发病机制

尚不完全清楚,与下列因素相关。

1.高血压

持续性高血压引起脑内小动脉或深穿支动脉壁脂质透明样变性和纤维蛋白样坏死,使小动脉变脆,血压持续升高引起动脉壁疝或内膜破裂,导致微小动脉瘤或微夹层动脉瘤。血压骤然升高时血液自血管壁渗出或动脉瘤壁破裂,血液进入脑组织形成血肿。此外,高血压引起远端血管痉挛,导致小血管缺氧坏死、血栓形成、斑点状出血及脑水肿,继发脑出血,可能是子痫时高血压脑出血的主要机制。脑动脉壁中层肌细胞薄弱,外膜结缔组织少且缺乏外层弹力层,豆纹动脉等穿动脉自大脑中动脉近端呈直角分出,受高血压血流冲击易发生粟粒状动脉瘤,使深穿支动脉成

为脑出血的主要好发部位，故豆纹动脉外侧支称为出血动脉。

2.淀粉样脑血管病

它是老年人原发性非高血压性脑出血的常见病因，好发于脑叶，易反复发生，常表现为多发性脑出血。发病机制不清，可能为：血管内皮异常导致渗透性增加，血浆成分包括蛋白酶侵入血管壁，形成纤维蛋白样坏死或变性，导致内膜透明样增厚，淀粉样蛋白沉积，使血管中膜、外膜被淀粉样蛋白取代，弹性膜及中膜平滑肌消失，形成蜘蛛状微血管瘤扩张，当情绪激动或活动诱发血压升高时血管瘤破裂引起出血。

3.其他因素

血液病如血友病、白血病、血小板减少性紫癜、红细胞增多症、镰状细胞病等可因凝血功能障碍引起大片状脑出血。肿瘤内异常新生血管破裂或侵蚀正常脑血管也可导致脑出血。维生素 B_1、维生素 C 缺乏或毒素（如砷）可引起脑血管内皮细胞坏死，导致脑出血，出血灶特点通常为斑点状而非融合成片。结节性多动脉炎、病毒性和立克次体性疾病等可引起血管床炎症，炎症致血管内皮细胞坏死、血管破裂发生脑出血。脑内小动、静脉畸形破裂可引起血肿，脑内静脉循环障碍和静脉破裂亦可导致出血。血液病、肿瘤、血管炎或静脉窦闭塞性疾病等所致脑出血亦常表现为多发性脑出血。

（三）脑出血后脑水肿的发生机制

脑出血后机体和脑组织局部发生一系列病理生理反应，其中自发性脑出血后最重要的继发性病理变化之一是脑水肿。由于血肿周围脑组织形成水肿带，继而引起神经细胞及其轴突的变性和坏死，成为患者病情恶化和死亡的主要原因之一。目前认为，ICH 后脑水肿与占位效应、血肿内血浆蛋白渗出和血凝块回缩、血肿周围继发缺血、血肿周围组织炎症反应、水通道蛋白-4（AQP-4）及自由基级联反应等有关。

1.占位效应

主要是通过机械性压力和颅内压增高引起。巨大血肿可立即产生占位效应，造成周围脑组织损害，并引起颅内压持续增高。早期主要为局灶性颅内压增高，随后发展为弥漫性颅内压增高，而颅内压的持续增高可引起血肿周围组织广泛性缺血，并加速缺血组织的血管通透性改变，引发脑水肿形成。同时，脑血流量降低、局部组织压力增加可促发血管活性物质从受损的脑组织中释放，破坏血-脑屏障，引发脑水肿形成。因此，血肿占位效应虽不是脑水肿形成的直接原因，但可通过影响脑血流量、周围组织压力以及颅内压等因素，间接地在脑出血后脑水肿形成机制中发挥作用。

2.血肿内血浆蛋白渗出和血凝块回缩

血肿内血液凝结是脑出血超急性期血肿周围组织脑水肿形成的首要条件。在正常情况下，脑组织细胞间隙中的血浆蛋白含量非常低，但在血肿周围组织细胞间隙中却可见血浆蛋白和纤维蛋白聚积，这可导致细胞间隙胶体渗透压增高，使水分渗透到脑组织内形成水肿。此外，血肿形成后由于血凝块回缩，使血肿腔静水压降低，这也将导致血液中的水分渗透到脑组织间隙形成水肿。凝血连锁反应激活、血凝块回缩（血肿形成后血块分离成 1 个红细胞中央块和 1 个血清包绕区）以及纤维蛋白沉积等，在脑出血后血肿周围组织脑水肿形成中发挥着重要作用。血凝块形成是脑出血血肿周围组织脑水肿形成的必经阶段，而血浆蛋白（特别是凝血酶）则是脑水肿形成的关键因素。

3.血肿周围继发缺血

脑出血后血肿周围局部脑血流量显著降低，而脑血流量的异常降低可引起血肿周围组织缺血。一般脑出血后6～8 h，血红蛋白和凝血酶释出细胞毒性物质，兴奋性氨基酸释放增多等，细胞内钠聚集，则引起细胞毒性水肿；出血后4～12 h，血-脑屏障开始破坏，血浆成分进入细胞间液，则引起血管源性水肿。同时，脑出血后形成的血肿在降解过程中，产生的渗透性物质和缺血的代谢产物，也使组织间渗透压增高，促进或加重脑水肿，从而形成血肿周围半暗带。

4.血肿周围组织炎症反应

脑出血后血肿周围中性粒细胞、巨噬细胞和小胶质细胞活化，血凝块周围活化的小胶质细胞和神经元中白细胞介素-1(IL-1)、白细胞介素-6(IL-6)、细胞间黏附因子-1(ICAM-1)和肿瘤坏死因子-α(TNF-α)表达增加。临床研究采用双抗夹心酶联免疫吸附试验检测41例脑出血患者脑脊液IL-1和S100蛋白含量发现，急性患者脑脊液IL-1水平显著高于对照组，提示IL-1可能促进了脑水肿和脑损伤的发展。ICAM-1在中枢神经系统中分布广泛。Gong等的研究证明，脑出血后12 h神经细胞开始表达ICAM-1，3 d达高峰，持续10 d逐渐下降；脑出血后1 d时血管内皮开始表达ICAM-1，7 d达高峰，持续2周。表达ICAM-1的白细胞活化后能产生大量蛋白水解酶，特别是基质金属蛋白酶，促使血-脑屏障通透性增加，血管源性脑水肿形成。

5.AQP-4与脑水肿

过去一直认为水的跨膜转运是通过被动扩散实现的，而水通道蛋白(aquaporin，AQP)的发现完全改变了这种认识。现在认为，水的跨膜转运实际上是一个耗能的主动过程，是通过AQP实现的。AQP在脑组织中广泛存在，可能是脑脊液重吸收、渗透压调节、脑水肿形成等生理、病理过程的分子生物学基础。迄今已发现的AQP至少存在10种亚型，其中AQP-4和AQP-9可能参与血肿周围脑组织水肿的形成。实验研究脑出血后不同时间点大鼠脑组织AQP-4的表达分布发现，对照组和实验组未出血侧AQP-4在各时间点的表达均为弱阳性，而水肿区从脑出血后6 h开始表达增强，3 d时达高峰，此后逐渐回落，1周后仍明显高于正常组。另外，随着出血时间的推移，出血侧AQP-4表达范围不断扩大，表达强度不断增强，并且与脑水肿严重程度呈正相关。以上结果提示，脑出血能导致细胞内外水和电解质失衡，细胞内外渗透压发生改变，激活位于细胞膜上的AQP-4，进而促进水和电解质通过AQP-4进入细胞内导致细胞水肿。

6.自由基级联反应

脑出血后脑组织缺血缺氧发生一系列级联反应造成自由基浓度增加。自由基通过攻击脑内细胞膜磷脂中多聚不饱和脂肪酸和脂肪酸的不饱和双键，直接造成脑损伤发生脑水肿；同时引起脑血管通透性增加，亦加重脑水肿从而加重病情。

二、病理

肉眼所见：脑出血病例尸检时脑外观可见到明显动脉粥样硬化，出血侧半球膨隆肿胀，脑回宽、脑沟窄，有时可见少量蛛网膜下腔积血，颞叶海马与小脑扁桃体处常可见脑疝痕迹，出血灶一般为2～8 cm，绝大多数为单灶，仅1.8%～2.7%为多灶。常见的出血部位为壳核出血，出血向内发展可损伤内囊，出血量大时可破入侧脑室。丘脑出血时，血液常穿破第三脑室或侧脑室，向外可损伤内囊。脑桥和小脑出血时，血液可穿破第四脑室，甚至可经中脑导水管逆行进入侧脑室。原发性脑室出血，出血量小时只侵及单个脑室或多个脑室的一部分；大量出血时全部脑室均可被血液充满，脑室扩张积血形成铸型。脑出血血肿周围脑组织受压，水肿明显，颅内压增高，脑组织可移位。幕上半球出血，血肿向下破坏或挤压丘脑下部和脑干，使其变形、移位和继发出血，并常出现小脑幕疝；如中线部位下移可形成中心疝；颅内压增高明显或小脑出血较重时均易发生枕骨大孔疝，这些都是导致患者死亡的直接原因。急性期后，血块溶解，含铁血黄素和破坏的脑组织被吞噬细胞清除，胶质增生，小出血灶形成胶质瘢痕，大者形成囊腔，称为中风囊，腔内可见黄色液体。

显微镜观察可分为3期：①出血期，可见大片出血，红细胞多新鲜。出血灶边缘多出现坏死。软化的脑组织，神经细胞消失或呈局部缺血改变，常有多形核白细胞浸润。②吸收期，出血24～36 h即可出现胶质细胞增生，小胶质细胞及来自血管外膜的细胞形成格子细胞，少数格子细胞含铁血黄素。星形胶质细胞增生及肥胖变性。③修复期，血液及坏死组织渐被清除，组织缺损部分由胶质细胞、胶质纤维及胶原纤维代替，形成瘢痕。出血灶较小可完全修复，较大则遗留囊腔。血红蛋白代谢产物长久残存于瘢痕组织中，呈现棕黄色。

三、临床表现

（一）症状与体征

1.意识障碍

多数患者发病时很快出现不同程度的意识障碍，轻者可呈嗜睡，重者可昏迷。

2.高颅压征

表现为头痛、呕吐。头痛以病灶侧为重，意识蒙眬或浅昏迷者可见患者用健侧手触摸病灶侧头部；呕吐多为喷射性，呕吐物为胃内容物，如合并消化道出血可为咖啡样物。

3.偏瘫

病灶对侧肢体瘫痪。

4.偏身感觉障碍

病灶对侧肢体感觉障碍，主要是痛觉、温度觉减退。

5.脑膜刺激征

见于脑出血已破入脑室、蛛网膜下腔以及脑室原发性出血之时，可有颈项强直或强迫头位，克氏征（Kernig 征）阳性。

6.失语症

优势半球出血者多伴有运动性失语症。

7.瞳孔与眼底异常

瞳孔可不等大、双瞳孔缩小或散大。眼底可有视网膜出血和视盘水肿。

8.其他症状

如心律不齐、呃逆、呕吐咖啡色样胃内容物、呼吸节律紊乱、体温迅速上升及心电图异常等变化。脉搏常有力或缓慢，血压多升高，可出现肢端发绀，偏瘫侧多汗，面色苍白或潮红。

（二）不同部位脑出血的临床表现

1.基底节区出血

基底节区出血为脑出血中最多见者，占60%～70%。其中壳核出血最多，约占脑出血的60%，主要是豆纹动脉尤其是其外侧支破裂引起；丘脑出血较少，约占10%，主要是丘脑穿动脉或丘脑膝状体动脉破裂引起；尾状核及屏状核等出血少见。虽然各核出血有其特点，但出血较多时均可侵及内囊，出现一些共同症状。现将常见的症状分轻、重两型叙述如下。

(1)轻型:多属壳核出血,出血量一般为数毫升至 30 mL,或为丘脑小量出血,出血量仅数毫升,出血限于丘脑或侵及内囊后肢。患者突然头痛、头晕、恶心呕吐、意识清楚或轻度障碍,出血灶对侧出现不同程度的偏瘫,亦可出现偏身感觉障碍及偏盲(三偏征),两眼可向病灶侧凝视,优势半球出血可有失语。

(2)重型:多属壳核大量出血,向内扩展或穿破脑室,出血量可达 30～160 mL;或丘脑较大量出血,血肿侵及内囊或破入脑室。发病突然,意识障碍重,鼾声明显,呕吐频繁,可吐咖啡样胃内容物(由胃部应激性溃疡所致)。丘脑出血病灶对侧常有偏身感觉障碍或偏瘫,肌张力低,可引出病理反射,平卧位时,患侧下肢呈外旋位。但感觉障碍常先于或重于运动障碍,部分病例病灶对侧可出现自发性疼痛。常有眼球运动障碍(眼球向上注视麻痹,呈下视内收状态)。瞳孔缩小或不等大,一般为出血侧散大,提示已有小脑幕疝形成;部分病例有丘脑性失语(言语缓慢而不清、重复言语、发音困难、复述差,朗读正常)或丘脑性痴呆(记忆力减退、计算力下降、情感障碍、人格改变等)。如病情发展,血液大量破入脑室或损伤丘脑下部及脑干,昏迷加深,出现去大脑强直或四肢弛缓,面色潮红或苍白,出冷汗,鼾声大作,中枢性高热或体温过低,甚至出现肺水肿、上消化道出血等内脏并发症,最后多发生枕骨大孔疝死亡。

2.脑叶出血

脑叶出血又称皮质下白质出血。应用 CT 以后,发现脑叶出血约占脑出血的 15%,发病年龄在 11～80 岁,40 岁以下占 30%,年轻人多由血管畸形(包括隐匿性血管畸形)、烟雾病引起,老年人常见于高血压动脉硬化及淀粉样血管病等。脑叶出血以顶叶最多见,以后依次为颞叶、枕叶、额叶,40%为跨叶出血。脑叶出血除意识障碍、颅内高压和抽搐等常见症状外,还有各脑叶的特异表现。

(1)额叶出血:常有一侧或双侧的前额痛、病灶对侧偏瘫。部分病例有精神行为异常、凝视麻痹、言语障碍和癫痫发作。

(2)顶叶出血:常有病灶侧颞部疼痛;病灶对侧的轻偏瘫或单瘫、深浅感觉障碍和复合感觉障碍;体象障碍、手指失认和结构失用症等,少数病例可出现下象限盲。

(3)颞叶出血:常有耳部或耳前部疼痛,病灶对侧偏瘫,但上肢瘫重于下肢,中枢性面、舌瘫可有对侧上象限盲;优势半球出血可出现感觉性失语或混合性失语;可有颞叶癫痫、幻嗅、幻视、兴奋躁动等精神症状。

(4)枕叶出血:可出现同侧眼部疼痛,同向性偏盲和黄斑回避现象,可有一过性黑蒙和视物变形。

3.脑干出血

(1)中脑出血:中脑出血少见,自 CT 应用于临床后,临床已可诊断。轻症患者表现为突然出现复视、眼睑下垂、一侧或两侧瞳孔扩大、眼球不同轴、水平或垂直眼震,同侧肢体共济失调,也可表现大脑脚综合征(Weber 综合征)或红核综合征(Benedikt 综合征)。重者出现昏迷、四肢迟缓性瘫痪、去大脑强直,常迅速死亡。

(2)脑桥出血:占脑出血的 10%左右。病灶多位于脑桥中部的基底部与被盖部之间。患者表现突然头痛,同侧第Ⅵ、Ⅶ、Ⅷ对脑神经麻痹,对侧偏瘫(交叉性瘫痪),出血量大或病情重者常有四肢瘫,很快进入意识障碍、针尖样瞳孔、去大脑强直、呼吸障碍,多迅速死亡。可伴中枢性高热、大汗和应激性溃疡等。一侧脑桥小量出血可表现为脑桥腹内侧综合征(Foville 综合征)、闭锁综合征和脑桥腹外侧综合征(Millard-Gubler综合征)。

(3)延髓出血:延髓出血更为少见,突然意识障碍,血压下降,呼吸节律不规则,心律失常,轻症病例可呈延髓背外侧综合征(Wallenberg综合征),重症病例常因呼吸心跳停止而死亡。

4.小脑出血

小脑出血约占脑出血的10%。多见于一侧半球的齿状核部位,小脑蚓部也可发生。发病突然,眩晕明显,频繁呕吐,枕部疼痛,病灶侧共济失调,可见眼球震颤,同侧周围性面瘫,颈项强直等,如不仔细检查,易误诊为蛛网膜下腔出血。当出血量不大时,主要表现为小脑症状,如病灶侧共济失调,眼球震颤,构音障碍和吟诗样语言,无偏瘫。出血量增加时,还可表现有脑桥受压体征,如展神经麻痹、侧视麻痹等,以及肢体偏瘫和(或)锥体束征。病情如继续加重,颅内压增高明显,昏迷加深,极易发生枕骨大孔疝死亡。

5.脑室出血

脑室出血分原发与继发两种,继发性是指脑实质出血破入脑室者;原发性指脉络丛血管出血及室管膜下动脉破裂出血,血液直流入脑室者。以前认为脑室出血罕见,现已证实占脑出血的3%~5%。55%的患者出血量较少,仅部分脑室有血,脑脊液呈血性,类似蛛网膜下腔出血。临床常表现为头痛、呕吐、项强、Kernig 征阳性、意识清楚或一过性意识障碍,但常无偏瘫体征,脑脊液血性,酷似蛛网膜下腔出血,预后良好,可以完全恢复正常;出血量大,全部脑室均被血液充满者,其临床表现符合既往所谓脑室出血的症状,即发病后突然头痛、呕吐、昏迷、瞳孔缩小或时大时小,眼球浮动或分离性斜视,四肢肌张力增高,病理反射阳性,早期出现去大脑强直,严重者双侧瞳孔散大,呼吸深,鼾声明显,体温明显升高,面部充血多汗,预后极差,多迅速死亡。

四、辅助检查

(一)头颅 CT

发病后 CT 平扫可显示近圆形或卵圆形均匀高密度的血肿病灶,边界清楚,可确定血肿部位、大小、形态及是否破入脑室,血肿周围有无低密度水肿带及占位效应(脑室受压、脑组织移位)和梗阻性脑积水等。早期可发现边界清楚、均匀的高度密度灶,CT 值为 60~80 Hu,周围环绕低密度水肿带。血肿范围大时可见占位效应。根据 CT 影像估算出血量可采用简单易行的多田计算公式:出血量(mL)=0.5×最大面积长轴(cm)×最大面积短轴(mL)×层面数。出血后 3~7 d,血红蛋白破坏,纤维蛋白溶解,高密度区向心性缩小,边缘模糊,周围低密度区扩大。病后2~4 周,形成等密度或低密度灶。病后 2 个月左右,血肿区形成囊腔,其密度与脑脊液近乎相等,两侧脑室扩大;增强扫描,可见血肿周围有环状高密度强化影,其大小、形状与原血肿相近。

(二)头颅 MRI/MRA

MRI 的表现主要取决于血肿所含血红蛋白量的变化。发病1 d内,血肿呈 T_1 等信号或低信号,T_2 呈高信号或混合信号;第 2 天~1 周内,T_1 为等信号或稍低信号,T_2 为低信号;第 2~4 周,T_1 和 T_2均为高信号;4 周后,T_1 呈低信号,T_2 为高信号。此外,磁共振血管成像(MRA)可帮助发现脑血管畸形、肿瘤及血管瘤等病变。

(三)数字减影血管造影(DSA)

对脑叶出血、原因不明或怀疑脑血管畸形、血管瘤、烟雾病和血管炎等患者有意义,尤其血压正常的年轻患者应通过 DSA 查明病因。

(四)腰椎穿刺检查

在无条件做 CT 时,且患者病情不重,无明显颅内高压者可进行腰椎穿刺检查。脑出血者脑脊液压力常增高，若出血破入脑室或蛛网膜下腔者脑脊液多呈均匀血性。有脑疝及小脑出血者应禁做腰椎穿刺检查。

（五）TCD

由于简单及无创性，可在床边进行检查，已成为监测脑出血患者脑血流动力学变化的重要方法。①通过检测脑动脉血流速度，间接监测脑出血的脑血管痉挛范围及程度，脑血管痉挛时其血流速度增高。②测定血流速度、血流量和血管外周阻力可反映颅内压增高时脑血流灌注情况，如颅内压超过动脉压时收缩期及舒张期血流信号消失，无血流灌注。③提供脑动静脉畸形、动脉瘤等病因诊断的线索。

（六）EEG

EEG 可反映脑出血患者脑功能状态。意识障碍可见两侧弥漫性慢活动，病灶侧明显；无意识障碍时，基底节和脑叶出血出现局灶性慢波，脑叶出血靠近皮质时可有局灶性棘波或尖波发放；小脑出血无意识障碍时脑电图多正常，部分患者同侧枕颞部出现慢活动；中脑出血多见两侧阵发性同步高波幅慢活动；脑桥出血患者昏迷时可见 8～12 Hz α 波、低波幅 β 波、纺锤波或弥漫性慢波等。

（七）心电图

可及时发现脑出血合并心律失常或心肌缺血，甚至心肌梗死。

（八）血液检查

重症脑出血急性期白细胞数可增至$(10～20)\times 10^9/L$，并可出现血糖含量升高、蛋白尿、尿糖、血尿素氮含量增加，以及血清肌酶含量升高等。但均为一过性，可随病情缓解而消退。

五、诊断与鉴别诊断

（一）诊断要点

1.一般性诊断要点

（1）急性起病，常有头痛、呕吐、意识障碍、血压增高和局灶性神经功能缺损症状，部分病例有眩晕或抽搐发作。饮酒、情绪激动、过度劳累等是常见的发病诱因。

（2）常见的局灶性神经功能缺损症状和体征包括偏瘫、偏身感觉障碍、偏盲等，多于数分钟至数小时内达到高峰。

（3）头颅 CT 扫描可见病灶中心呈高密度改变，病灶周边常有低密度水肿带。头颅MRI/MRA有助于脑出血的病因学诊断和观察血肿的演变过程。

2.各部位脑出血的临床诊断要点

（1）壳核出血：①对侧肢体偏瘫，优势半球出血常出现失语。②对侧肢体感觉障碍，主要是痛觉、温度觉减退。③对侧偏盲。④凝视麻痹，呈双眼持续性向出血侧凝视。⑤尚可出现失用、体象障碍、记忆力和计算力障碍、意识障碍等。

（2）丘脑出血：①丘脑型感觉障碍，对侧半身深浅感觉减退、感觉过敏或自发性疼痛。②运动障碍，出血侵及内囊可出现对侧肢体瘫痪，多为下肢重于上肢。③丘脑性失语，言语缓慢而不清、重复言语、发音困难、复述差，朗读正常。④丘脑性痴呆，记忆力减退、计算力下降、情感障碍、人格改变。⑤眼球运动障碍，眼球向上注视麻痹，常向内下方凝视。

（3）脑干出血：①中脑出血，突然出现复视，眼睑下垂；一侧或两侧瞳孔扩大，眼球不同轴，水平或垂直眼震，同侧肢体共济失调，也可表现 Weber 综合征或 Benedikt 综合征；严重者很快出现

 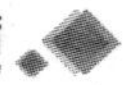

意识障碍，去大脑强直。②脑桥出血，突然头痛，呕吐，眩晕，复视，眼球不同轴，交叉性瘫痪或偏瘫、四肢瘫等。出血量较大时，患者很快进入意识障碍，针尖样瞳孔，去大脑强直，呼吸障碍，并可伴有高热、大汗、应激性溃疡等，多迅速死亡；出血量较少时可表现为一些典型的综合征，如Foville 综合征、Millard-Gubler 综合征和闭锁综合征等。③延髓出血，突然意识障碍，血压下降，呼吸节律不规则，心律失常，继而死亡。轻者可表现为不典型的 Wallenberg 综合征。

（4）小脑出血：①突发眩晕、呕吐、后头部疼痛，无偏瘫。②有眼震，站立和步态不稳，肢体共济失调、肌张力降低及颈项强直。③头颅 CT 扫描示小脑半球或小脑蚓高密度影及第四脑室、脑干受压。

（5）脑叶出血：①额叶出血，前额痛、呕吐、痫性发作较多见；对侧偏瘫、共同偏视、精神障碍；优势半球出血时可出现运动性失语。②顶叶出血，偏瘫较轻，而偏侧感觉障碍显著；对侧下象限盲，优势半球出血时可出现混合性失语。③颞叶出血，表现为对侧中枢性面、舌瘫及上肢为主的瘫痪；对侧上象限盲；优势半球出血时可有感觉性或混合性失语；可有颞叶癫痫、幻嗅、幻视。④枕叶出血，对侧同向性偏盲，并有黄斑回避现象，可有一过性黑蒙和视物变形；多无肢体瘫痪。

（6）脑室出血：①突然头痛、呕吐，迅速进入昏迷或昏迷逐渐加深；②双侧瞳孔缩小，四肢肌张力增高，病理反射阳性，早期出现去大脑强直，脑膜刺激征阳性；③常出现丘脑下部受损的症状及体征，如上消化道出血、中枢性高热、大汗、应激性溃疡、急性肺水肿、血糖增高、尿崩症等；④脑脊液压力增高，呈血性；⑤轻者仅表现头痛、呕吐、脑膜刺激征阳性，无局限性神经体征。临床上易误诊为蛛网膜下腔出血，需通过头颅 CT 检查来确定诊断。

（二）鉴别诊断

1.脑梗死

脑梗死发病较缓，或病情呈进行性加重；头痛、呕吐等颅内压增高症状不明显；典型病例一般不难鉴别；但脑出血与大面积脑梗死、少量脑出血与脑梗死临床症状相似，鉴别较困难，常需头颅 CT 鉴别。

2.脑栓塞

脑栓塞起病急骤，一般缺血范围较广，症状常较重，常伴有风湿性心脏病、心房颤动、细菌性心内膜炎、心肌梗死或其他容易产生栓子来源的疾病。

3.蛛网膜下腔出血

蛛网膜下腔出血好发于年轻人，突发剧烈头痛，或呈爆裂样头痛，以颈枕部明显，有的可痛牵颈背、双下肢。呕吐较频繁，少数严重患者呈喷射状呕吐。约 50%的患者可出现短暂、不同程度的意识障碍，尤以老年患者多见。常见一侧动眼神经麻痹，其次为视神经、三叉神经和展神经麻痹，脑膜刺激征常见，无偏瘫等脑实质损害的体征，头颅 CT 可帮助鉴别。

4.外伤性脑出血

外伤性脑出血是闭合性头部外伤所致，发生于受冲击颅骨下或对冲部位，常见于额极和颞极，外伤史可提供诊断线索，CT 可显示血肿外形不整。

5.内科疾病导致的昏迷

（1）糖尿病昏迷：①糖尿病酮症酸中毒，多数患者在发生意识障碍前数天有多尿、烦渴多饮和乏力，随后出现食欲缺乏、恶心、呕吐，常伴头痛、嗜睡、烦躁、呼吸深快，呼气中有烂苹果味（丙酮）。随着病情进一步发展，出现严重失水，尿量减少，皮肤弹性差，眼球下陷，脉细速，血压下降，至晚期时各种反射迟钝甚至消失，嗜睡甚至昏迷。尿糖、尿酮体呈强阳性，血糖和血酮体均有升高。头部CT结果阴性。②高渗性非酮症糖尿病昏迷，起病时常先有多尿、多饮，但多食不明显，或反而食欲缺乏，以致常被忽视。失水随病程进展逐渐加重，出现神经精神症状，表现为嗜睡、幻觉、定向障碍、偏盲、上肢拍击样粗震颤、痫性发作(多为局限性发作)等，最后陷入昏迷。尿糖强阳性，但无酮症或较轻，血尿素氮及肌酐升高。突出地表现为血糖常高至33.3 mmol/L(600 mg/dL)以上，一般为33.3～66.6 mmol/L(600～1 200 mg/dL)；血钠升高可达155 mmol/L；血浆渗透压显著增高达330～460 mmol/L，一般在350 mmol/L以上。头部CT结果阴性。

(2)肝性昏迷：有严重肝病和(或)广泛门体侧支循环，精神紊乱、昏睡或昏迷，明显肝功能损害或血氨升高，扑翼(击)样震颤和典型的脑电图改变(高波幅的δ波，每秒少于4次)等，有助于诊断与鉴别诊断。

(3)尿毒症昏迷：少尿(<400 mL/d)或无尿(<50 mL/d)，血尿，蛋白尿，管型尿，氮质血症，水电解质紊乱和酸碱失衡等。

(4)急性酒精中毒：①兴奋期，血乙醇浓度达到11 mmol/L(50 mg/dL)即感头痛、欣快、兴奋。血乙醇浓度超过16 mmol/L(75 mg/dL)，健谈、饶舌、情绪不稳定、自负、易激怒，可有粗鲁行为或攻击行动，也可能沉默、孤僻；浓度达到22 mmol/L(100 mg/dL)时，驾车易发生车祸。②共济失调期，血乙醇浓度达到33 mmol/L(150 mg/dL)时，肌肉运动不协调，行动笨拙，言语含糊不清，眼球震颤，视力模糊，复视，步态不稳，出现明显共济失调。浓度达到43 mmol/L(200 mg/dL)时，出现恶心、呕吐、困倦。③昏迷期，血乙醇浓度升至54 mmol/L(250 mg/dL)时，患者进入昏迷期，表现昏睡、瞳孔散大、体温降低。血乙醇浓度超过87 mmol/L(400 mg/dL)时，患者陷入深昏迷，心率快、血压下降，呼吸慢而有鼾音，可出现呼吸、循环麻痹而危及生命。实验室检查可见血清乙醇浓度升高，呼出气中乙醇浓度与血清乙醇浓度相当；动脉血气分析可见轻度代谢性酸中毒；电解质失衡，可见低血钾、低血镁和低血钙；血糖可降低。

(5)低血糖昏迷：低血糖昏迷是指各种原因引起的重症的低血糖症。患者突然昏迷、抽搐，表现为局灶神经系统症状的低血糖易被误诊为脑出血。化验血糖低于2.8 mmol/L，推注葡萄糖后症状迅速缓解，发病后72 h复查头部CT结果阴性。

(6)药物中毒：①镇静催眠药中毒，有服用大量镇静催眠药史，出现意识障碍和呼吸抑制及血压下降。胃液、血液、尿液中检出镇静催眠药。②阿片类药物中毒，有服用大量吗啡或哌替啶的阿片类药物史，或有吸毒史，除了出现昏迷、针尖样瞳孔(哌替啶的急性中毒瞳孔反而扩大)、呼吸抑制"三联征"等特点外，还可出现发绀、面色苍白、肌肉无力、惊厥、牙关禁闭、角弓反张，呼吸先浅而慢，后叹息样或潮式呼吸、肺水肿、休克、瞳孔对光反射消失，死于呼吸衰竭。血、尿阿片类毒物成分，定性试验呈阳性。使用纳洛酮可迅速逆转阿片类药物所致的昏迷、呼吸抑制、缩瞳等毒性作用。

(7)CO中毒：①轻度中毒，血液碳氧血红蛋白(COHb)可高于10%～20%。患者有剧烈头痛、头晕、心悸、口唇黏膜呈樱桃红色、四肢无力、恶心、呕吐、嗜睡、意识模糊、视物不清、感觉迟钝、谵妄、幻觉、抽搐等。②中度中毒，血液COHb浓度可高达30%～40%。患者出现呼吸困难、意识丧失、昏迷，对疼痛刺激可有反应，瞳孔对光反射和角膜反射可迟钝，腱反射减弱，呼吸、血压和脉搏可有改变。经治疗可恢复且无明显并发症。③重度中毒，血液COHb浓度可高于50%以上。深昏迷，各种反射消失。患者可呈去大脑皮质状态(患者可以睁眼，但无意识，不语，不动，不主动进食或大小便，呼之不应，推之不动，肌张力增强)，常有脑水肿、惊厥、呼吸衰竭、肺水肿、上消化道出血、休克和严重的心肌损害，出现心律失常，偶可发生心肌梗死。有时并发脑局灶损害，

出现锥体系或锥体外系损害体征。监测血中 COHb 浓度可明确诊断。

应详细询问病史，内科疾病导致昏迷者有相应的内科疾病病史，仔细查体，局灶体征不明显；脑出血者则同向偏视，一侧瞳孔散大、一侧面部船帆现象、一侧上肢出现扬鞭现象、一侧下肢呈外旋位，血压升高。CT 检查可助鉴别。

六、治疗

急性期的主要治疗原则是：保持安静，防止继续出血；积极抗脑水肿，降低颅内压；调整血压；改善循环；促进神经功能恢复；加强护理，防治并发症。

（一）一般治疗

1.保持安静

（1）卧床休息 3～4 周，脑出血发病后 24 h 内，特别是 6 h 内可有活动性出血或血肿继续扩大，应尽量减少搬运，就近治疗。重症需严密观察体温、脉搏、呼吸、血压、瞳孔和意识状态等生命体征变化。

（2）保持呼吸道通畅，头部抬高 15°～30°角，切忌无枕仰卧；疑有脑疝时应床脚抬高 45°角，意识障碍患者应将头歪向一侧，以利于口腔、气道分泌物及呕吐物流出；痰稠不易吸出，则要行气管切开，必要时吸氧，以使动脉血氧饱和度维持在 90%以上。

（3）意识障碍或消化道出血者宜禁食 24～48 h，发病后 3 d，仍不能进食者，应鼻饲以确保营养。过度烦躁不安的患者可适量用镇静药。

（4）注意口腔护理，保持大便通畅，留置尿管的患者应做膀胱冲洗以预防尿路感染。加强护理，经常翻身，预防压疮，保持肢体功能位置。

（5）注意水、电解质平衡，加强营养。注意补钾，液体量应控制在 2 000 mL/d 左右，或以尿量加 500 mL 来估算，不能进食者鼻饲各种营养品。对于频繁呕吐、胃肠道功能减弱或有严重的应激性溃疡者，应考虑给予肠外营养。如有高热、多汗、呕吐或腹泻者，可适当增加入液量，或 10%脂肪乳 500 mL 静脉滴注，每天 1 次。如需长期采用鼻饲，应考虑胃造瘘术。

（6）脑出血急性期血糖含量增高可以是原有糖尿病的表现或是应激反应。高血糖和低血糖都能加重脑损伤。当患者血糖含量增高超过 11.1 mmol/L 时，应立即给予胰岛素治疗，将血糖控制在8.3 mmol/L以下。同时应监测血糖，若发生低血糖，可用葡萄糖口服或注射纠正低血糖。

2.亚低温治疗

能够减轻脑水肿，减少自由基的产生，促进神经功能缺损恢复，改善患者预后。降温方法：立即行气管切开，静脉滴注冬眠肌松合剂（0.9%氯化钠注射液 500 mL＋氯丙嗪 100 mg＋异丙嗪 100 mg），同时冰毯机降温。行床旁监护仪连续监测体温（T）、心率（HR）、血压（BP）、呼吸（R）、脉搏（P）、血氧饱和度（SPO_2）、颅内压（ICP）。直肠温度（RT）维持在 34 ℃～36 ℃，持续 3～5 d。冬眠肌松合剂用量和速度根据患者 T、HR、BP、肌张力等调节。保留自主呼吸，必要时应用同步呼吸机辅助呼吸，维持 SPO_2 在 95%以上，10～12 h将 RT 降至 34 ℃～36 ℃。当 ICP 降至正常后 72 h，停止亚低温治疗。采用每天恢复1 ℃～2 ℃，复温速度不超过0.1 ℃/h。在24～48 h内，将患者 RT 复温至 36.5 ℃～37 ℃。局部亚低温治疗实施越早，效果越好，建议在脑出血发病 6 h 内使用，治疗时间最好持续 48～72 h。

（二）调控血压和防止再出血

脑出血患者一般血压都高，甚至比平时更高，这是因为颅内压增高时机体保证脑组织供血的代偿性反应，当颅内压下降时血压亦随之下降，因此一般不应使用降血压药物，尤其是注射利血平等强有力降压剂。目前理想的血压控制水平还未确定，主张采取个体化原则，应根据患者年龄、病前有无高血压、病后血压情况等确定适宜血压水平。但血压过高时，容易增加再出血的危险性，则应及时控制高血压。一般来说，收缩压≥26.7 kPa(200 mmHg)，舒张压≥15.3 kPa(115 mmHg)时，应降血压治疗，使血压控制于治疗前原有血压水平或略高水平。收缩压≤24.0 kPa(180 mmHg)或舒张压≤15.3 kPa(115 mmHg)时，或平均动脉压≤17.3 kPa(130 mmHg)时可暂不使用降压药，但需密切观察。收缩压在24.0～30.7 kPa(180～230 mmHg)或舒张压在14.0～18.7 kPa(105～140 mmHg)宜口服卡托普利、美托洛尔等降压药，收缩压24.0 kPa(180 mmHg)以内或舒张压14.0 kPa(105 mmHg)以内，可观察而不用降压药。急性期过后(约2周)，血压仍持续过高时可系统使用降压药，急性期血压急骤下降表明病情严重，应给予升压药物以保证足够的脑供血量。

止血剂及凝血剂对脑出血并无效果，但如合并消化道出血或有凝血障碍时仍可使用。消化道出血时，还可经胃管鼻饲或口服云南白药、三七粉、氢氧化铝凝胶和(或)冰牛奶、冰盐水等。

(三)控制脑水肿

脑出血后48 h水肿达到高峰，维持3～5 d或更长时间后逐渐消退。脑水肿可使ICP增高和导致脑疝，是影响功能恢复的主要因素和导致早期死亡的主要死因。积极控制脑水肿、降低ICP是脑出血急性期治疗的重要环节，必要时可行ICP监测。治疗目标是使ICP降至2.7 kPa(20 mmHg)以下，脑灌注压大于9.3 kPa(70 mmHg)，应首先控制可加重脑水肿的因素，保持呼吸道通畅，适当给氧，维持有效脑灌注，限制液体和盐的入量等。应用皮质类固醇减轻脑出血后脑水肿和降低ICP，其有效证据不充分；脱水药只有短暂作用，常用20%甘露醇、利尿药如呋塞米等。

1.20%甘露醇

20%甘露醇为渗透性脱水药，可在短时间内使血浆渗透压明显升高，形成血与脑组织间渗透压差，使脑组织间液水分向血管内转移，经肾脏排出，每8 g甘露醇可由尿带出水分100 mL，用药后20～30 min开始起效，2～3 h作用达峰。常用剂量125～250 mL，1次/6～8 h，疗程为7～10 d。如患者出现脑疝征象可快速加压经静脉或颈动脉推注，可暂时缓解症状，为术前准备赢得时间。冠心病、心肌梗死、心力衰竭和肾功能不全者慎用，注意用药不当可诱发肾衰竭和水盐及电解质失衡。因此，在应用甘露醇脱水时，一定要严密观察患者尿量、血钾和心肾功能，一旦出现尿少、血尿、无尿时应立即停用。

2.利尿剂

呋塞米注射液较常用，脱水作用不如甘露醇，但可抑制脑脊液产生，用于心肾功能不全不能用甘露醇的患者，常与甘露醇合用，减少甘露醇用量。每次20～40 mg，每天2～4次，静脉注射。

3.甘油果糖氯化钠注射液

该药为高渗制剂，通过高渗透性脱水，能使脑水分含量减少，降低颅内压。本品降低颅内压作用起效较缓，持续时间较长，可与甘露醇交替使用。推荐剂量为每次250～500 mL，每天1～2次，静脉滴注，连用7 d左右。

4.10%人血清蛋白

通过提高血浆胶体渗透压发挥对脑组织脱水降颅压作用，改善病灶局部脑组织水肿，作用持久。适用于低蛋白血症的脑水肿伴高颅压的患者。推荐剂量每次10～20 g，每天1～2次，静脉

滴注。该药可增加心脏负担，心功能不全者慎用。

5.地塞米松

地塞米松可防止脑组织内星形胶质细胞肿胀，降低毛细血管通透性，维持血-脑屏障功能。抗脑水肿作用起效慢，用药后 12～36 h 起效。剂量每天 10～20 mg，静脉滴注。由于易并发感染或使感染扩散，可促进或加重应激性上消化道出血，影响血压和血糖控制等，临床不主张常规使用，病情危重、不伴上消化道出血者可早期短时间应用。

若药物脱水、降颅压效果不明显，出现颅高压危象时可考虑转外科手术开颅减压。

(四)控制感染

发病早期或病情较轻时通常不需使用抗生素，老年患者合并意识障碍易并发肺部感染，合并吞咽困难易发生吸入性肺炎，尿潴留或导尿易合并尿路感染，可根据痰液或尿液培养、药物敏感试验等选用抗生素治疗。

(五)维持水电解质平衡

患者液体的输入量最好根据其中心静脉压(CVP)和肺毛细血管楔压(PCWP)来调整，CVP 保持在0.7～1.2 kPa(5～12 mmHg)或者 PCWP 维持在 1.3～1.9 kPa(10～14 mmHg)。无此条件时每天液体输入量可按前 1 d 尿量＋500 mL 估算。每天补钠 50～70 mmol/L，补钾 40～50 mmol/L，糖类 13.5～18 g。使用液体种类应以 0.9%氯化钠注射液或复方氯化钠注射液(林格液)为主，避免用高渗糖水，若用糖时可按每 4 g 糖加 1 U 胰岛素后再使用。由于患者使用大量脱水药、进食少、合并感染等原因，极易出现电解质紊乱和酸碱失衡，应加强监护和及时纠正，意识障碍患者可通过鼻饲管补充足够热量的营养和液体。

(六)对症治疗

1.中枢性高热

宜先行物理降温，如头部、腋下及腹股沟区放置冰袋，戴冰帽或睡冰毯等。效果不佳者可用多巴胺受体激动剂如溴隐亭 3.75 mg/d，逐渐加量至 7.5～15.0 mg/d，分次服用。

2.痫性发作

可静脉缓慢推注(注意患者呼吸)地西泮 10～20 mg，控制发作后可予卡马西平片，每次 100 mg，每天 2 次。

3.应激性溃疡

丘脑、脑干出血患者常合并应激性溃疡和引起消化道出血，机制不明，可能是出血影响边缘系统、丘脑、丘脑下部及下行自主神经纤维，使肾上腺皮质激素和胃酸分泌大量增加，黏液分泌减少及屏障功能削弱。常在病后第 2～14 天突然发生，可反复出现，表现呕血及黑便，出血量大时常见烦躁不安、口渴、皮肤苍白、湿冷、脉搏细速、血压下降、尿量减少等外周循环衰竭表现。可采取抑制胃酸分泌和加强胃黏膜保护治疗，用 H_2 受体阻滞剂如：①雷尼替丁，每次 150 mg，每天 2 次，口服。②西咪替丁，0.4～0.8 g/d，加入0.9%氯化钠注射液，静脉滴注。③注射用奥美拉唑钠，每次 40 mg，每 12 h 静脉注射 1 次，连用 3 d。还可用硫糖铝，每次 1 g，每天 4 次，口服；或氢氧化铝凝胶，每次 40～60 mL，每天 4 次，口服。若发生上消化道出血可用去甲肾上腺素4～8 mg加冰盐水 80～100 mL，每天4～6 次，口服；云南白药，每次 0.5 g，每天 4 次，口服。保守治疗无效时可在胃镜下止血，须注意呕血引起窒息，并补液或输血维持血容量。

4.心律失常

心房颤动常见，多见于病后前 3 d。心电图复极改变常导致易损期延长，易损期出现的期前收缩可导致室性心动过速或心室颤动。这可能是脑出血患者易发生猝死的主要原因。心律失常影响心排血量,降低脑灌注压,可加重原发脑病变,影响预后。应注意改善冠心病患者的心肌供血,给予常规抗心律失常治疗,及时纠正电解质紊乱,可试用β受体阻滞剂和钙通道阻滞剂治疗,维护心脏功能。

5.大便秘结

脑出血患者,由于卧床等原因,常会出现便秘。用力排便时腹压增高,从而使颅内压升高,可加重脑出血症状。便秘时腹胀不适,使患者烦躁不安,血压升高,亦可使病情加重,故脑出血患者便秘的护理十分重要。便秘可用甘油灌肠剂(支),患者侧卧位插入肛门内 6～10 cm,将药液缓慢注入直肠内 60 mL,5～10 min即可排便;缓泻剂如酚酞 2 片,每晚口服,亦可用中药番泻叶3～9 g 泡服。

6.稀释性低钠血症

稀释性低钠血症又称血管升压素分泌异常综合征,10%的脑出血患者可发生。因血管升压素分泌减少,尿排钠增多,血钠降低,可加重脑水肿,每天应限制水摄入量在 800～1 000 mL,补钠 9～12 g;宜缓慢纠正,以免导致脑桥中央髓鞘溶解症。另有脑耗盐综合征,是心钠素分泌过高导致低钠血症,应输液补钠治疗。

7.下肢深静脉血栓形成

急性脑卒中患者易并发下肢和瘫痪肢体深静脉血栓形成,患肢进行性水肿和发硬,肢体静脉血流图检查可确诊。勤翻身、被动活动或抬高瘫痪肢体可预防;治疗可用肝素 5 000 U,静脉滴注,每天 1 次;或低分子量肝素,每次 4 000 U,皮下注射,每天 2 次。

(七)外科治疗

外科治疗可挽救重症患者的生命及促进神经功能恢复,手术宜在发病后 6～24 h 进行,预后直接与术前意识水平有关,昏迷患者通常手术效果不佳。

1.手术指征

(1)脑叶出血:患者清醒、无神经障碍和小血肿(<20 mL)者,不必手术,可密切观察和随访。患者意识障碍、大血肿和在 CT 片上有占位征,应手术。

(2)基底节和丘脑出血:大血肿、神经障碍者应手术。

(3)脑桥出血:原则上内科治疗。但对非高血压性脑桥出血如海绵状血管瘤,可手术治疗。

(4)小脑出血:血肿直径≥2 cm 者应手术,特别是合并脑积水、意识障碍、神经功能缺失和占位征者。

2.手术禁忌证

(1)深昏迷患者(GCS 3～5 级)或去大脑强直。

(2)生命体征不稳定,如血压过高、高热、呼吸不规则,或有严重系统器质病变者。

(3)脑干出血。

(4)基底节或丘脑出血影响到脑干。

(5)病情发展急骤,发病数小时即深昏迷者。

3.常用手术方法

(1)小脑减压术:是高血压性小脑出血最重要的外科治疗,可挽救生命和逆转神经功能缺损,病程早期患者处于清醒状态时手术效果好。

(2)开颅血肿清除术:占位效应引起中线结构移位和初期脑疝时外科治疗可能有效。

(3)钻孔扩大骨窗血肿清除术。

(4)钻孔微创颅内血肿清除术。

(5)脑室出血脑室引流术。

(八)早期康复治疗

原则上应尽早开始。在神经系统症状不再进展,没有严重精神、行为异常,生命体征稳定,没有严重的并发症、合并症时即可开始康复治疗的介入,但需注意康复方法的选择。早期康复治疗对恢复患者的神经功能,提高生活质量是十分有利的。早期对瘫痪肢体进行按摩及被动运动,开始有主动运动时即应根据康复要求按阶段进行训练,以促进神经功能恢复,避免出现关节挛缩、肌肉萎缩和骨质疏松;对失语患者需加强言语康复训练。

(九)加强护理,防治并发症

常见的并发症有肺部感染、上消化道出血、吞咽困难和水电解质紊乱、下肢静脉血栓形成、肺栓塞、肺水肿、冠状动脉性疾病和心肌梗死、心脏损伤、痫性发作等。脑出血预后与急性期护理有直接关系,合理的护理措施十分重要。

1.体位

头部抬高 15°～30°角,既能保持脑血流量,又能保持呼吸道通畅。切忌无枕仰卧。凡意识障碍患者宜采用侧卧位,头稍前屈,以利口腔分泌物流出。

2.饮食与营养

营养不良是脑出血患者常见的易被忽视的并发症,应充分重视。重症意识障碍患者急性期应禁食1～2 d,静脉补给足够能量与维生素,发病 48 h 后若无活动性消化道出血,可鼻饲流质饮食,应考虑营养合理搭配与平衡。患者意识转清、咳嗽反射良好、能吞咽时可停止鼻饲,应注意喂食时宜取 45°角半卧位,食物宜做成糊状,流质饮料均应选用茶匙喂食,喂食出现呛咳可拍背。

3.呼吸道护理

脑出血患者应保持呼吸道通畅和足够通气量,意识障碍或脑干功能障碍患者应行气管插管,指征是 PaO_2＜8.0 kPa(60 mmHg)、$PaCO_2$＞6.7 kPa(50 mmHg)或有误吸危险者。鼓励勤翻身、拍背,鼓励患者尽量咳嗽,咳嗽无力痰多时可超声雾化治疗,呼吸困难、呼吸道痰液多、经鼻抽吸困难者可考虑气管切开。

4.压疮防治与护理

昏迷或完全性瘫痪患者易发生压疮,预防措施包括定时翻身,保持皮肤干燥清洁,在骶部、足跟及骨隆起处加垫气圈,经常按摩皮肤及活动瘫痪肢体促进血液循环,皮肤发红可用 70%乙醇溶液或温水轻柔,涂以 3.5%安息香酊。

七、预后与预防

(一)预后

脑出血的预后与出血量、部位、病因及全身状况等有关。脑干、丘脑及大量脑室出血预后差。脑水肿、颅内压增高及脑疝、并发症及脑-内脏(脑-心、脑-肺、脑-肾、脑-胃肠)综合征是致死的主要原因。早期多死于脑疝,晚期多死于中枢性衰竭、肺炎和再出血等继发性并发症。影响本病的预后因素有:①年龄较大;②昏迷时间长和程度深;③颅内压高和脑水肿重;④反复多次出血和出血量大;⑤小脑、脑干出血;⑥神经体征严重;⑦出血灶多和生命体征不稳定;⑧伴癫痫发作、去大脑皮质强直或去大脑强直;⑨伴有脑-内脏联合损害;⑩合并代谢性酸中毒、代谢障碍或电解质紊乱者,预后差。及时给予正确的中西医结合治疗和内外科治疗,可大大改善预后,减少病死率和致残率。

(二)预防

总的原则是定期体检,早发现、早预防、早治疗。脑出血是多危险因素所致的疾病。研究证明,高血压是最重要的独立危险因素,心脏病、糖尿病是肯定的危险因素。多种危险因素之间存在错综复杂的相关性,它们互相渗透、互相作用、互为因果,从而增加了脑出血的危险性,也给预防和治疗带来困难。目前,我国仍存在对高血压知晓率低、用药治疗率低和控制率低等"三低"现象,恰与我国脑卒中患病率高、致残率高和病死率高等"三高"现象形成鲜明对比。因此,加强高血压的防治宣传教育是非常必要的。在高血压治疗中,轻型高血压可选用尼群地平和吲达帕胺,对其他类型的高血压则应根据病情选用钙通道阻滞剂、β受体阻滞剂、血管紧张素转化酶抑制剂(ACEI)、利尿剂等联合治疗。

有些危险因素是先天决定的,而且是难以改变甚至不能改变的(如年龄、性别);有些危险因素是环境造成的,很容易预防(如感染);有些是人们生活行为的方式,是完全可以控制的(如抽烟、酗酒);还有些疾病常常是可治疗的(如高血压)。虽然大部分高血压患者都接受过降压治疗,但规范性、持续性差,这样非但没有起到降低血压、预防脑出血的作用,反而使血压忽高忽低,易于引发脑出血。所以控制血压除进一步普及治疗外,重点应放在正确的治疗方法上。预防工作不可简单、单一化,要采取突出重点、顾及全面的综合性预防措施,才能有效地降低脑出血的发病率、病死率和复发率。

除针对危险因素进行预防外,日常生活中须注意经常锻炼、戒烟酒,合理饮食,调理情绪。饮食上提倡"五高三低",即高蛋白质、高钾、高钙、高纤维素、高维生素及低盐、低糖、低脂。锻炼要因人而异,方法灵活多样,强度不宜过大,避免激烈运动。

(张　会)

第二节　蛛网膜下腔出血

蛛网膜下腔出血(subarachnoid hemorrhage,SAH)是指脑表面或脑底部的血管自发破裂,血液流入蛛网膜下腔,伴或不伴颅内其他部位出血的一种急性脑血管疾病。本病可分为原发性、继发性和外伤性。原发性 SAH 是指脑表面或脑底部的血管破裂出血,血液直接或基本直接流入蛛网膜下腔所致,称特发性蛛网膜下腔出血或自发性蛛网膜下腔出血(idiopathic subarachnoid hemorrhage,ISAH),约占急性脑血管疾病的 15%左右,是神经科常见急症之一;继发性 SAH 则为脑实质内、脑室、硬脑膜外或硬脑膜下的血管破裂出血,血液穿破脑组织进入脑室或蛛网膜下腔者;外伤引起的概称外伤性 SAH,常伴发于脑挫裂伤。SAH 临床表现为急骤起病的剧烈头痛、呕吐、精神或意识障碍、脑膜刺激征和血性脑脊液。SAH 的年发病率世界各国各不相同,中国约为 5/10 万,美国为(6～16)/10 万,德国约为 10/10 万,芬兰约为 25/10 万,日本约为 25/10 万。

一、病因与发病机制

(一)病因

SAH 的病因很多，以动脉瘤为最常见，包括先天性动脉瘤、高血压动脉硬化性动脉瘤、夹层动脉瘤和感染性动脉瘤等，其他如脑血管畸形、脑底异常血管网、结缔组织病、脑血管炎等。75%～85%的非外伤性 SAH 患者为颅内动脉瘤破裂出血，其中，先天性动脉瘤发病多见于中青年；高血压动脉硬化性动脉瘤为梭形动脉瘤，约占 13%，多见于老年人。脑血管畸形占第 2 位，以动静脉畸形最常见，约占 15%，常见于青壮年。其他如烟雾病、感染性动脉瘤、颅内肿瘤、结缔组织病、垂体卒中、脑血管炎、血液病及凝血障碍性疾病、妊娠并发症等均可引起 SAH。近年发现约 15%的 ISAH 患者病因不清，即使 DSA 检查也未能发现 SAH 的病因。

1.动脉瘤

近年来，对先天性动脉瘤与分子遗传学的多个研究支持Ⅰ型胶原蛋白 α_2 链基因和弹力蛋白基因是先天性动脉瘤最大的候补基因。颅内动脉瘤好发于 Willis 环及其主要分支的血管分叉处，其中位于前循环颈内动脉系统者约占 85%，位于后循环基底动脉系统者约占 15%。对此类动脉瘤的研究证实，血管壁的最大压力来自沿血流方向上的血管分叉处的尖部。随着年龄增长，在血压增高、动脉瘤增大，更由于血流涡流冲击和各种危险因素的综合因素作用下，出血的可能性也随之增大。颅内动脉瘤体积的大小与有无蛛网膜下腔出血相关，直径<3 mm的动脉瘤，SAH 的风险小；直径>7 mm 的动脉瘤，SAH 的风险高。对于未破裂的动脉瘤，每年发生动脉瘤破裂出血的危险性介于 1%～2%。曾经破裂过的动脉瘤有更高的再出血率。

2.脑血管畸形

脑血管畸形以动静脉畸形最常见，且 90%以上位于小脑幕上。脑血管畸形是胚胎发育异常形成的畸形血管团，血管壁薄，在有危险因素的条件下易诱发出血。

3.高血压动脉硬化性动脉瘤

长期高血压动脉粥样硬化导致脑血管弯曲多，侧支循环多，管径粗细不均，且脑内动脉缺乏外弹力层，在血压增高、血流涡流冲击等因素影响下，管壁薄弱的部分逐渐向外膨胀形成囊状动脉瘤，极易破裂出血。

4.其他病因

动脉炎或颅内炎症可引起血管破裂出血，肿瘤可直接侵袭血管导致出血。脑底异常血管网形成后可并发动脉瘤，一旦破裂出血可导致反复发生的脑实质内出血或 SAH。

(二)发病机制

蛛网膜下腔出血后，血液流入蛛网膜下腔淤积在血管破裂相应的脑沟和脑池中，并可下流至脊髓蛛网膜下腔，甚至逆流至第四脑室和侧脑室，引起一系列变化，主要包括：①颅内容积增加。血液流入蛛网膜下腔使颅内容积增加，引起颅内压增高，血液流入量大者可诱发脑疝。②化学性脑膜炎。血液流入蛛网膜下腔后直接刺激血管，使白细胞崩解释放各种炎症介质。③血管活性物质释放。血液流入蛛网膜下腔后，血细胞破坏产生各种血管活性物质(氧合血红蛋白、5-羟色胺、血栓烷 A_2、肾上腺素、去甲肾上腺素)刺激血管和脑膜，使脑血管发生痉挛和蛛网膜颗粒粘连。④脑积水。血液流入蛛网膜下腔在颅底或逆流入脑室发生凝固，造成脑脊液回流受阻引起急性阻塞性脑积水和颅内压增高；部分红细胞随脑脊液流入蛛网膜颗粒并溶解，使其阻塞，引起脑脊液吸收减慢，最后产生交通性脑积水。⑤下丘脑功能紊乱。血液及其代谢产物直接刺激下丘脑引起神经内分泌紊乱，引起发热、血糖含量增高、应激性溃疡、肺水肿等。⑥脑-心综合征。急性高颅压或血液直接刺激下丘脑、脑干，导致自主神经功能亢进，引起急性心肌缺血、心律失常等。

二、病理

肉眼可见脑表面呈紫红色，覆盖有薄层血凝块；脑底部的脑池、脑桥小脑三角及小脑延髓池等处可见更明显的血块沉积，甚至可将颅底的血管、神经埋没。血液可穿破脑底面进入第三脑室和侧脑室。脑底大量积血或脑室内积血可影响脑脊液循环出现脑积水，约5%的患者，由于部分红细胞随脑脊液流入蛛网膜颗粒并使其堵塞，引起脑脊液吸收减慢而产生交通性脑积水。蛛网膜及软膜增厚、色素沉着，脑与神经、血管间发生粘连。脑脊液呈血性。血液在蛛网膜下腔的分布，以出血量和范围分为弥散型和局限型。前者出血量较多，穹隆面与基底面蛛网膜下腔均有血液沉积；后者血液则仅存于脑底池。40%～60%的脑标本并发脑内出血。出血的次数越多，并发脑内出血的比例越大。并发脑内出血的发生率第1次约39.6%，第2次约55%，第3次达100%。出血部位随动脉瘤的部位而定。动脉瘤好发于Willis环的血管上，尤其是动脉分叉处，可单发或多发。

三、临床表现

SAH发生于任何年龄，发病高峰多在30～60岁；50岁后，ISAH的危险性有随年龄的增加而升高的趋势。男女在不同的年龄段发病不同，10岁前男性的发病率较高，男女比为4∶1；40～50岁时，男女发病相等；70～80岁时，男女发病率之比高达1∶10。临床主要表现为剧烈头痛、脑膜刺激征阳性、血性脑脊液。在严重病例中，患者可出现意识障碍，从嗜睡至昏迷不等。

（一）症状与体征

1.先兆及诱因

先兆通常是不典型头痛或颈部僵硬，部分患者有病侧眼眶痛、轻微头痛、动眼神经麻痹等表现，主要由少量出血造成；70%的患者存在上述症状数天或数周后出现严重出血，但绝大部分患者起病急骤，无明显先兆。常见诱因有过量饮酒、情绪激动、精神紧张、剧烈活动、用力状态等，这些诱因均能增加ISAH的风险性。

2.一般表现

出血量大者，当天体温即可升高，可能与下丘脑受影响有关；多数患者于2～3 d后体温升高，多属于吸收热；SAH后患者血压增高，1～2周病情趋于稳定后逐渐恢复病前血压。

3.神经系统表现

绝大部分患者有突发持续性剧烈头痛。头痛位于前额、枕部或全头，可扩散至颈部、腰背部；常伴有恶心、呕吐。呕吐可反复出现，是由颅内压急骤升高和血液直接刺激呕吐中枢所致。如呕吐物为咖啡色样胃内容物则提示上消化道出血，预后不良。头痛部位各异，轻重不等，部分患者类似眼肌麻痹型偏头痛。有48%～81%的患者可出现不同程度的意识障碍，轻者嗜睡，重者昏迷，多逐渐加深。意识障碍的程度、持续时间及意识恢复的可能性均与出血量、出血部位及有无再出血有关。

部分患者以精神症状为首发或主要的临床症状，常表现为兴奋、躁动不安、定向障碍，甚至谵妄和错乱；少数可出现迟钝、淡漠、抗拒等。精神症状可由大脑前动脉或前交通动脉附近的动脉

瘤破裂引起，大多在病后 1～5 d 出现，但多数在数周内自行恢复。癫痫发作较少见，多发生在出血时或出血后的急性期，国外发生率为6%～26.1%，国内资料为 10%～18.3%。在一项 SAH 的大宗病例报道中，大约有 15%的动脉瘤性 SAH 表现为癫痫。癫痫可为局限性抽搐或全身强直-阵挛性发作，多见于脑血管畸形引起者，出血部位多在天幕上，多由于血液刺激大脑皮质所致，患者有反复发作倾向。部分患者由于血液流入脊髓蛛网膜下腔可出现神经根刺激症状，如腰背痛。

4.神经系统体征

(1)脑膜刺激征：为 SAH 的特征性体征，包括头痛、颈强直、Kernig 征和布鲁津斯基征(Brudzinski 征)阳性。常于起病后数小时至 6 d 内出现，持续 3～4 周。颈强直发生率最高(6%～100%)。另外，应当注意临床上有少数患者可无脑膜刺激征，如老年患者，可能因蛛网膜下腔扩大等老年性改变和痛觉不敏感等因素，往往使脑膜刺激征不明显，但意识障碍仍可较明显，老年人的意识障碍可达 90%。

(2)脑神经损害：以第Ⅱ、Ⅲ对脑神经最常见，其次为第Ⅴ、Ⅵ、Ⅶ、Ⅷ对脑神经，主要由于未破裂的动脉瘤压迫或破裂后的渗血、颅内压增高等直接或间接损害引起。少数患者有一过性肢体单瘫、偏瘫、失语，早期出现者多因出血破入脑实质和脑水肿所致；晚期多由于迟发性脑血管痉挛引起。

(3)眼症状：SAH 的患者中，17%有玻璃体膜下出血，7%～35%有视盘水肿。视网膜下出血及玻璃体下出血是诊断 SAH 有特征性的体征。

(4)局灶性神经功能缺失：如有局灶性神经功能缺失有助于判断病变部位，如突发头痛伴眼睑下垂者，应考虑载瘤动脉可能是后交通动脉或小脑上动脉。

(二)SAH 并发症

1.再出血

在脑血管疾病中，最易发生再出血的疾病是 SAH，国内文献报道再出血率为 24%左右。再出血临床表现严重，病死率远远高于第 1 次出血，一般发生在第 1 次出血后 10～14 d，2 周内再发生率占再发病例的 54%～80%。近期再出血病死率为 41%～46%，甚至更高。再发出血多因动脉瘤破裂所致，通常在病情稳定的情况下，突然头痛加剧、呕吐、癫痫发作，并迅速陷入深昏迷，瞳孔散大，对光反射消失，呼吸困难甚至停止。神经定位体征加重或脑膜刺激征明显加重。

2.脑血管痉挛

脑血管痉挛(CVS)是 SAH 发生后出现的迟发性大、小动脉的痉挛狭窄，以后者更多见。典型的血管痉挛发生在出血后 3～5 d，于 5～10 d 达高峰，2～3 周逐渐缓解。在大多数研究中，血管痉挛发生率在 25%～30%。早期可逆性 CVS 多在蛛网膜下腔出血后30 min内发生，表现为短暂的意识障碍和神经功能缺失。70%的 CVS 在蛛网膜下腔出血后 1～2 周发生，尽管及时干预治疗，但仍有约 50%有症状的 CVS 患者将会进一步发展为脑梗死。因此，CVS 的治疗关键在预防。血管痉挛发作的临床表现通常是头痛加重或意识状态下降，除发热和脑膜刺激征外，也可表现局灶性的神经功能损害体征，但不常见。尽管导致血管痉挛的许多潜在危险因素已经确定，但 CT 扫描所见的蛛网膜下腔出血的数量和部位是最主要的危险因素。基底池内有厚层血块的患者比仅有少量出血的患者更容易发展为血管痉挛。虽然国内外均有大量的临床观察和实验数据，但是 CVS 的机制仍不确定。蛛网膜下腔出血本身或其降解产物中的一种或多种成分可能是导致 CVS 的原因。

CVS 的检查常选择 TCD 和 DSA 检查。TCD 有助于血管痉挛的诊断。TCD 血液流速峰值大于 200 cm/s 和(或)平均流速大于 120 cm/s 时能很好地与血管造影显示的严重血管痉挛相符。值得提出的是,TCD 只能测定颅内血管系统中特定深度的血管段。测得数值的准确性在一定程度上依赖于超声检查者的经验。动脉插管血管造影诊断 CVS 较 TCD 更为敏感。CVS 患者行血管造影的价值不仅用于诊断,更重要的目的是血管内治疗。动脉插管血管造影为有创检查,价格较昂贵。

3.脑积水

大约 25%的动脉瘤性蛛网膜下腔出血患者由于出血量大、速度快,血液大量涌入第三脑室、第四脑室并凝固,使第四脑室的外侧孔和正中孔受阻,可引起急性梗阻性脑积水,导致颅内压急剧升高,甚至出现脑疝而死亡。急性脑积水常发生于起病数小时至 2 周内,多数患者在 1～2 d 内意识障碍呈进行性加重,神经症状迅速恶化,生命体征不稳定,瞳孔散大。颅脑 CT 检查可发现阻塞上方的脑室明显扩大等脑室系统有梗阻表现,此类患者应迅速进行脑室引流术。慢性脑积水是 SAH 后 3 周至 1 年内发生的脑积水,原因可能为蛛网膜下腔出血刺激脑膜,引起无菌性炎症反应形成粘连,阻塞蛛网膜下腔及蛛网膜绒毛而影响脑脊液的吸收与回流,以脑脊液吸收障碍为主,病理切片可见蛛网膜增厚纤维变性,室管膜破坏及脑室周围脱髓鞘改变。Johnston 认为脑脊液的吸收与蛛网膜下腔和上矢状窦的压力差以及蛛网膜绒毛颗粒的阻力有关。当脑外伤后颅内压增高时,上矢状窦的压力随之升高,使蛛网膜下腔和上矢状窦的压力差变小,从而使蛛网膜绒毛微小管系统受压甚至关闭,直接影响脑脊液的吸收。由于脑脊液的积蓄造成脑室内静水压升高,致使脑室进行性扩大。因此,慢性脑积水的初期,患者的颅内压是高于正常的,及至脑室扩大到一定程度之后,由于加大了吸收面,才渐使颅内压下降至正常范围,故临床上称之为正常颅压脑积水。但由于脑脊液的静水压已超过脑室壁所能承受的压力,使脑室不断继续扩大、脑萎缩加重而致进行性痴呆。

4.自主神经及内脏功能障碍

自主神经及内脏功能障碍常因下丘脑受出血、脑血管痉挛和颅内压增高的损伤所致,临床可并发心肌缺血或心肌梗死、急性肺水肿、应激性溃疡。这些并发症被认为是由于交感神经过度活跃或迷走神经张力过高所致。

5.低钠血症

尤其是重症 SAH 常影响下丘脑功能,而导致有关水盐代谢激素的分泌异常。目前,关于低钠血症发生的病因有两种机制,即血管升压素分泌异常综合征(syndrome of inappropriate antidiuretic hormone,SIADH)和脑性耗盐综合征(cerebral salt-wasting syndrome,CSWS)。

SIADH 理论是 1957 年由 Bartter 等提出的,该理论认为,低钠血症产生的原因是由于各种创伤性刺激作用于下丘脑,引起血管升压素(ADH)分泌过多,或血管升压素渗透性调节异常,丧失了低渗对 ADH 分泌的抑制作用,而出现持续性 ADH 分泌。肾脏远曲小管和集合管重吸收水分的作用增强,引起水潴留、血钠被稀释及细胞外液增加等一系列病理生理变化。同时,促肾上腺皮质激素(ACTH)相对分泌不足,血浆 ACTH 降低,醛固酮分泌减少,肾小管排钾保钠功能下降,尿钠排出增多。细胞外液增加和尿、钠丢失的后果是血浆渗透压下降和稀释性低血钠,尿渗透压高于血渗透压,低钠而无脱水,中心静脉压增高的一种综合征。若进一步发展,将导致水分从细胞外向细胞内转移、细胞水肿及代谢功能异常。当血钠＜120 mmol/L时,可出现恶心、呕

吐、头痛；当血钠<110 mmol/L 时可发生嗜睡、躁动、谵语、肌张力低下、腱反射减弱或消失甚至昏迷。

但 20 世纪 70 年代末以来，越来越多的学者发现，发生低钠血症时，患者多伴有尿量增多和尿钠排泄量增多，而血中 ADH 并无明显增加。这使得脑性耗盐综合征的概念逐渐被接受。SAH 时，CSWS 的发生可能与脑钠肽（BNP）的作用有关。下丘脑受损时可释放出 BNP，脑血管痉挛也可使 BNP 升高。BNP 的生物效应类似心房钠尿肽，有较强的利钠和利尿反应。CSWS 时可出现厌食、恶心、呕吐、无力、直立性低血压、皮肤无弹性、眼球内陷、心率增快等表现。诊断依据：细胞外液减少，负钠平衡，水摄入与排出率<1，肺动脉楔压<1.1 kPa（8 mmHg），中央静脉压<0.8 kPa（6 mmHg），体重减轻。Ogawasara 提出每天对 CSWS 患者定时测体重和中央静脉压是诊断 CSWS 和鉴别 SIADH 最简单和实用的方法。

四、辅助检查

（一）脑脊液检查

目前，脑脊液（CSF）检查尚不能被 CT 检查所完全取代。由于腰椎穿刺（LP）有诱发再出血和脑疝的风险，在无条件行 CT 检查和病情允许的情况下，或颅脑 CT 所见可疑时才可考虑谨慎施行 LP 检查。均匀一致的血性脑脊液是诊断 SAH 的金标准，脑脊液压力增高，蛋白含量增高，糖和氯化物水平正常。起初脑脊液中红、白细胞比例与外周血基本一致（700∶1），12 h 后脑脊液开始变黄，2 d 后因出现无菌性炎症反应，白细胞计数可增加，初为中性粒细胞，后为单核细胞和淋巴细胞。LP 阳性结果与穿刺损伤出血的鉴别很重要。通常是通过连续观察试管内红细胞计数逐渐减少的三管试验来证实，但采用脑脊液离心检查上清液黄变及匿血反应是更灵敏的诊断方法。脑脊液细胞学检查可见巨噬细胞内吞噬红细胞及碎片，有助于鉴别。

（二）颅脑 CT 检查

CT 检查是诊断蛛网膜下腔出血的首选常规检查方法。急性期颅脑 CT 检查快速、敏感，不但可早期确诊，还可判定出血部位、出血量、血液分布范围及动态观察病情进展和有无再出血迹象。急性期 CT 表现为脑池、脑沟及蛛网膜下腔呈高密度改变，尤以脑池局部积血有定位价值，但确定出血动脉及病变性质仍需借助于 DSA 检查。发病距 CT 检查的时间越短，显示蛛网膜下腔出血病灶部位的积血越清楚。Adams 观察发病当日 CT 检查显示阳性率为 95%，1 d 后降至 90%，5 d 后降至 80%，7 d后降至 50%。CT 显示蛛网膜下腔高密度出血征象，多见于大脑外侧裂池、前纵裂池、后纵裂池、鞍上池、和环池等。CT 增强扫描可能显示大的动脉瘤和血管畸形。须注意 CT 阴性并不能绝对排除 SAH。

部分学者依据 CT 扫描并结合动脉瘤好发部位推测动脉瘤的发生部位，如蛛网膜下腔出血以鞍上池为中心呈不对称向外扩展，提示颈内动脉瘤；外侧裂池基底部积血提示大脑中动脉瘤；前纵裂池基底部积血提示前交通动脉瘤；出血以脚间池为中心向前纵裂池和后纵裂池基底部扩散，提示基底动脉瘤。CT 显示弥漫性出血或局限于前部的出血发生再出血的风险较大，应尽早行 DSA 检查确定动脉瘤部位并早期手术。MRA 作为初筛工具具有无创、无风险的特点，但敏感性不如 DSA 检查高。

（三）数字减影血管造影

确诊 SAH 后应尽早行 DSA 检查，以确定动脉瘤的部位、大小、形状、数量、侧支循环和脑血管痉挛等情况，并可协助除外其他病因如动静脉畸形、烟雾病和炎性血管瘤等。大且不规则、分成小腔(为责任动脉瘤典型的特点)的动脉瘤可能是出血的动脉瘤。如发病之初脑血管造影未发现病灶,应在发病1个月后复查脑血管造影,可能会有新发现。DSA可显示80%的动脉瘤及几乎100%的血管畸形,而且对发现继发性脑血管痉挛有帮助。脑动脉瘤大多数在2～3周再次破裂出血,尤以病后6～8 d为高峰,因此对动脉瘤应早检查、早期手术治疗,如在发病后2～3 d,脑水肿尚未达到高峰时进行手术则手术并发症少。

(四)MRI检查

MRI对蛛网膜下腔出血的敏感性不及CT。急性期MRI检查还可能诱发再出血。但MRI可检出脑干隐匿性血管畸形;对直径3～5 mm的动脉瘤检出率可达84%～100%,而由于空间分辨率较差,不能清晰显示动脉瘤颈和载瘤动脉,仍需行DSA检查。

(五)其他检查

心电图可显示T波倒置、Q-T间期延长、出现高大U波等异常;血常规、凝血功能和肝功能检查可排除凝血功能异常方面的出血原因。

五、诊断与鉴别诊断

(一)诊断

根据以下临床特点,诊断SAH一般并不困难,如突然起病,主要症状为剧烈头痛,伴呕吐;可有不同程度的意识障碍和精神症状,脑膜刺激征明显,少数伴有脑神经及轻偏瘫等局灶症状;辅助检查LP为血性脑脊液,脑CT所显示的出血部位有助于判断动脉瘤。

临床分级:一般采用Hunt-Hess分级法(表6-1)或世界神经外科联盟(WFNS)分级。前者主要用于动脉瘤引起SAH的手术适应证及预后判断的参考,Ⅰ～Ⅲ级应尽早行DSA,积极术前准备,争取尽早手术;对Ⅳ～Ⅴ级先行血块清除术,待症状改善后再行动脉瘤手术。后者根据GCS评分和有无运动障碍进行分级(表6-2),即Ⅰ级的SAH患者很少发生局灶性神经功能缺损;GCS≤12分(Ⅳ～Ⅴ级)的患者,不论是否存在局灶神经功能缺损,并不影响其预后判断;对于GCS 13～14分(Ⅱ～Ⅲ级)的患者,局灶神经功能缺损是判断预后的补充条件。

(二)鉴别诊断

1.脑出血

脑出血深昏迷时与SAH不易鉴别,但脑出血多有局灶性神经功能缺失体征,如偏瘫、失语等,患者多有高血压病史。仔细的神经系统检查及脑CT检查有助于鉴别诊断。

表6-1 Hunt-Hess分级法(1968年)

分类	标准
0级	未破裂动脉瘤
Ⅰ级	无症状或轻微头痛
Ⅱ级	中-重度头痛、脑膜刺激征、脑神经麻痹
Ⅲ级	嗜睡、意识混浊、轻度局灶性神经体征
Ⅳ级	昏迷、中或重度偏瘫,有早期去大脑强直或自主神经功能紊乱
Ⅴ级	深昏迷、去大脑强直,濒死状态

注:凡有高血压、糖尿病、高度动脉粥样硬化、慢性肺部疾病等全身性疾病,或DSA呈现高度脑血管痉挛的病例,则向恶化阶段提高1级。

表 6-2 WFNS 的 SAH 分级(1988 年)

分类	GCS	运动障碍
Ⅰ级	15	无
Ⅱ级	14～13	无
Ⅲ级	14～13	有局灶性体征
Ⅳ级	12～7	有或无
Ⅴ级	6～3	有或无

注:GCS 评分。

2.颅内感染

颅内感染发病较 SAH 缓慢。各类脑膜炎起病初均先有高热,脑脊液呈炎性改变而有别于 SAH。进一步脑影像学检查,脑沟、脑池无高密度增高影改变。脑炎临床表现为发热、精神症状、抽搐和意识障碍,且脑脊液多正常或只有轻度白细胞数增高,只有脑膜出血时才表现为血性脑脊液;脑 CT 检查有助于鉴别诊断。

3.瘤卒中

依靠详细病史(如有慢性头痛、恶心、呕吐等)、体征和脑 CT 检查可以鉴别。

六、治疗

主要治疗原则:①控制继续出血,预防及解除血管痉挛,去除病因,防治再出血,尽早采取措施预防、控制各种并发症。②掌握时机尽早行 DSA 检查,如发现动脉瘤及动静脉畸形,应尽早行血管介入、手术治疗。

(一)一般处理

绝对卧床护理 4～6 周,避免情绪激动和用力排便,防治剧烈咳嗽,烦躁不安时适当应用止咳剂、镇静剂;稳定血压,控制癫痫发作。对于血性脑脊液伴脑室扩大者,必要时可行脑室穿刺和体外引流,但应掌握引流速度要缓慢。发病后应密切观察 GCS 评分,注意心电图变化,动态观察局灶性神经体征变化和进行脑功能监测。

(二)防止再出血

二次出血是本病的常见现象,故积极进行药物干预对防治再出血十分必要。蛛网膜下腔出血急性期脑脊液纤维素溶解系统活性增高,第 2 周开始下降,第 3 周后恢复正常。因此,选用抗纤维蛋白溶解药物抑制纤溶酶原的形成,具有防治再出血的作用。

1.6-氨基己酸

6-氨基己酸为纤维蛋白溶解抑制剂,可阻止动脉瘤破裂处凝血块的溶解,又可预防再破裂和缓解脑血管痉挛。每次 8～12 g 加入 10%葡萄糖盐水 500 mL 中静脉滴注,每天 2 次。

2.氨甲苯酸

氨甲苯酸又称抗血纤溶芳酸,能抑制纤溶酶原的激活因子,每次200～400 mg,溶于葡萄糖注射液或 0.9%氯化钠注射液 20 mL 中缓慢静脉注射,每天 2 次。

3.氨甲环酸

氨甲环酸为氨甲苯酸的衍化物,抗血纤维蛋白溶酶的效价强于前两种药物,每次 250～500 mg加入 5%葡萄糖注射液 250～500 mL 中静脉滴注,每天 1～2 次。

但近年的一些研究显示抗纤溶药虽有一定的防止再出血作用，但同时增加了缺血事件的发生，因此不推荐常规使用此类药物，除非凝血障碍所致出血时可考虑应用。

(三)降颅压治疗

蛛网膜下腔出血可引起颅内压升高、脑水肿，严重者可出现脑疝，应积极进行脱水降颅压治疗，主要选用20%甘露醇静脉滴注，每次125～250 mL，2～4次/天；呋塞米入小壶，每次20～80 mg，2～4次/天；清蛋白10～20 g/d，静脉滴注。药物治疗效果不佳或疑有早期脑疝时，可考虑脑室引流或颞肌下减压术。

(四)防治脑血管痉挛及迟发性缺血性神经功能缺损

目前认为脑血管痉挛引起迟发性缺血性神经功能缺损(delayed ischemic neurologic deficit，DIND)是动脉瘤性SAH最常见的死亡和致残原因。钙通道阻滞剂可选择性作用于脑血管平滑肌，减轻脑血管痉挛和DIND。常用尼莫地平，每天10 mg(50 mL)，以每小时2.5～5.0 mL速度泵入或缓慢静脉滴注，5～14 d为1个疗程；也可选择尼莫地平，每次40 mg，每天3次，口服。国外报道高血压-高血容量-血液稀释(hypertension-hypervolemia-hemodilution，3H)疗法可使大约70%的患者临床症状得到改善。有数个报道认为与以往相比，"3H"疗法能够明显改善患者预后。增加循环血容量，提高平均动脉压，降低血细胞比容至30%～50%，被认为能够使脑灌注达到最优化。3H疗法必须排除已存在脑梗死、高颅压，并已夹闭动脉瘤后才能应用。

(五)防治急性脑积水

急性脑积水常发生于病后1周内，发生率为9%～27%。急性阻塞性脑积水患者脑CT显示脑室急速进行性扩大，意识障碍加重，有效的疗法是行脑室穿刺引流和冲洗。但应注意防止脑脊液引流过度，维持颅内压在2.0～4.0 kPa(15～30 mmHg)，因过度引流会突然发生再出血。长期脑室引流要注意继发感染(脑炎、脑膜炎)，感染率为5%～10%。同时常规应用抗生素防治感染。

(六)低钠血症的治疗

SIADH的治疗原则主要是纠正低血钠和防止体液容量过多。可限制液体摄入量，1 d<500～1 000 mL，使体内水分处于负平衡以减少体液过多与尿钠丢失。注意应用利尿剂和高渗盐水，纠正低血钠与低渗血症。当血浆渗透压恢复，可给予5%葡萄糖注射液维持，也可用抑制ADH药物，地美环素1～2 g/d，口服。

CSWS的治疗主要是维持正常水盐平衡，给予补液治疗。可静脉或口服等渗或高渗盐液，根据低钠血症的严重程度和患者耐受程度单独或联合应用。高渗盐液补液速度以每小时0.7 mmol/L，24 h<20 mmol/L为宜。如果纠正低钠血症速度过快可导致脑桥脱髓鞘病，应予特别注意。

(七)外科治疗

经造影证实有动脉瘤或动静脉畸形者，应争取手术或介入治疗，根除病因防止再出血。

1.显微外科

夹闭颅内破裂的动脉瘤是消除病变并防止再出血的最好方法，而且动脉瘤被夹闭，继发性血管痉挛就能得到积极有效的治疗。一般认为Hunt-Hess分级Ⅰ～Ⅱ级的患者应在发病后48～72 h早期手术。应用现代技术，早期手术已经不再难以克服。一些神经血管中心富有经验的医师已经建议给低评分的患者早期手术，只要患者的血流动力学稳定，颅内压得以控制即可。对于

神经状况分级很差和(或)伴有其他内科情况,手术应该延期。对于病情不太稳定、不能承受早期手术的患者,可选择血管内治疗。

2.血管内治疗

选择适合的患者行血管内放置 Guglielmi 可脱式弹簧圈(Guglielmi detachable coils, GDCs),已经被证实是一种安全的治疗手段。近年来,一般认为治疗指征为手术风险大或手术治疗困难的动脉瘤。

七、预后与预防

(一)预后

临床常采用 Hunt 和 Kosnik(1974)修改的 Botterell 的分级方案,对预后判断有帮助。Ⅰ～Ⅱ级患者预后佳,Ⅳ～Ⅴ级患者预后差,Ⅲ级患者介于两者之间。

首次蛛网膜下腔出血的病死率为 10%～25%。病死率随着再出血递增。再出血和脑血管痉挛是导致死亡和致残的主要原因。蛛网膜下腔出血的预后与病因、年龄、动脉瘤的部位、瘤体大小、出血量、有无并发症、手术时机选择及处置是否及时、得当有关。

(二)预防

蛛网膜下腔出血病情常较危重,病死率较高,尽管不能从根本上达到预防目的,但对已知的病因应及早积极对因治疗,如控制血压、戒烟、限酒,以及尽量避免剧烈运动、情绪激动、过劳、用力排便、剧烈咳嗽等;对于长期便秘的个体应采取辨证论治思路长期用药(如麻仁润肠丸、芪蓉润肠口服液、香砂枳术丸、越鞠保和丸等);情志因素常为本病的诱发因素,对于已经存在脑动脉瘤、动脉血管夹层或烟雾病的患者,保持情绪稳定至关重要。

不少尸检材料证实,患者生前曾患动脉瘤但未曾破裂出血,说明存在危险因素并不一定完全会出血,预防动脉瘤破裂有着非常重要的意义。应当强调的是,蛛网膜下腔出血常在首次出血后 2 周再次发生出血且常常危及生命,故对已出血患者积极采取有效措施进行整体调节并及时给予恰当的对症治疗,对预防再次出血至关重要。

(张　会)

第三节　血栓形成性脑梗死

血栓形成性脑梗死主要是脑动脉主干或皮质支动脉粥样硬化导致血管增厚、管腔狭窄闭塞和血栓形成;还可见于动脉血管内膜炎症、先天性血管畸形、真性红细胞增多症及血液高凝状态、血流动力学异常等,均可致血栓形成,引起脑局部血流减少或供血中断,脑组织缺血、缺氧导致软化坏死,出现局灶性神经系统症状和体征,如偏瘫、偏身感觉障碍和偏盲等。大面积脑梗死还有颅内高压症状,严重者可发生昏迷和脑疝。约 90%的血栓形成性脑梗死是在动脉粥样硬化的基础上发生的,因此称动脉粥样硬化性血栓形成性脑梗死。

脑梗死的发病率约为 110/10 万,占全部脑卒中的 60%～80%;其中血栓形成性脑梗死占脑梗死的 60%～80%。

一、病因与发病机制

(一)病因

1.动脉壁病变

血栓形成性脑梗死最常见的病因为动脉粥样硬化,常伴高血压,与动脉粥样硬化互为因果。其次为各种原因引起的动脉炎、血管异常(如夹层动脉瘤、先天性动脉瘤)等。

2.血液成分异常

血液黏度增高,以及真性红细胞增多症、血小板增多症、高脂血症等,都可使血液黏度增高,血液淤滞,引起血栓形成。如果没有血管壁的病变为基础,不会发生血栓。

3.血流动力学异常

在动脉粥样硬化的基础上,当血压下降、血流缓慢、脱水、严重心律失常及心功能不全时,可导致灌注压下降,有利于血栓形成。

(二)发病机制

主要是动脉内膜深层的脂肪变性和胆固醇沉积,形成粥样硬化斑块及各种继发病变,使管腔狭窄甚至阻塞。病变逐渐发展,则内膜分裂,内膜下出血和形成内膜溃疡。内膜溃疡易发生血栓形成,使管腔进一步狭窄或闭塞。由于动脉粥样硬化好发于大动脉的分叉处及拐弯处,故脑血栓的好发部位为大脑中动脉、颈内动脉的虹吸部及起始部、椎动脉及基底动脉的中下段等。由于脑动脉有丰富的侧支循环,管腔狭窄需达到80%以上才会影响脑血流量。逐渐发生的动脉硬化斑块一般不会出现症状,当内膜损伤破裂形成溃疡后,血小板及纤维素等血中有形成分黏附、聚集、沉着形成血栓。当血压下降、血流缓慢、脱水等血液黏度增加,致供血减少或促进血栓形成的情况下,即出现急性缺血症状。

病理生理学研究发现,脑的耗氧量约为总耗氧量的20%,故脑组织缺血缺氧是以血栓形成性脑梗死为代表的缺血性脑血管疾病的核心发病机制。脑组织缺血缺氧将会引起神经细胞肿胀、变性、坏死、凋亡以及胶质细胞肿胀、增生等一系列继发反应。脑血流阻断1 min后神经元活动停止,缺血缺氧4 min即可造成神经元死亡。脑缺血的程度不同而神经元损伤的程度也不同。脑神经元损伤导致局部脑组织及其功能的损害。缺血性脑血管疾病的发病是多方面而且相当复杂的过程,脑缺血损害也是一个渐进的过程,神经功能障碍随缺血时间的延长而加重。目前的研究发现氧自由基的形成、钙离子超载、一氧化氮(NO)和一氧化氮合成酶的作用、兴奋性氨基酸毒性作用、炎症细胞因子损害、凋亡调控基因的激活、缺血半暗带功能障碍等方面参与了其发生机制。这些机制作用于多种生理、病理过程的不同环节,对脑功能演变和细胞凋亡给予调节,同时也受到多种基因的调节和制约,构成一种复杂的相互调节与制约的网络关系。

1.氧自由基损伤

脑缺血时氧供应下降和ATP减少,导致过氧化氢、羟自由基以及起主要作用的过氧化物等氧自由基的过度产生和超氧化物歧化酶等清除自由基的动态平衡状态遭到破坏,攻击膜结构和DNA,破坏内皮细胞膜,使离子转运、生物能的产生和细胞器的功能发生一系列病理生理改变,导致神经细胞、胶质细胞和血管内皮细胞损伤,增加血-脑屏障通透性。自由基损伤可加重脑缺血后的神经细胞损伤。

2.钙离子超载

研究认为,Ca^{2+}超载及其一系列有害代谢反应是导致神经细胞死亡的最后共同通路。细胞

内 Ca^{2+} 超载有多种原因：①在蛋白激酶C等的作用下，兴奋性氨基酸、内皮素和NO等物质释放增加，导致受体依赖性钙通道开放使大量 Ca^{2+} 内流。②细胞内 Ca^{2+} 浓度升高可激活磷脂酶、三磷酸酯醇等物质，使细胞内储存的 Ca^{2+} 释放，导致 Ca^{2+} 超载。③ATP合成减少，Na^{+}-K^{+}-ATP酶功能降低而不能维持正常的离子梯度，大量 Na^{+} 内流和 K^{+} 外流，细胞膜电位下降产生去极化，导致电压依赖性钙通道开放，大量 Ca^{2+} 内流。④自由基使细胞膜发生脂质过氧化反应，细胞膜通透性发生改变和离子运转，引起 Ca^{2+} 内流使神经细胞内 Ca^{2+} 浓度异常升高。⑤多巴胺、5-羟色胺和乙酰胆碱等水平升高，使 Ca^{2+} 内流和胞内 Ca^{2+} 释放。Ca^{2+} 内流进一步干扰了线粒体氧化磷酸化过程，且大量激活钙依赖性酶类，如磷脂酶、核酸酶及蛋白酶，以及自由基形成、能量耗竭等一系列生化反应，最终导致细胞死亡。

3.NO和一氧化氮合成酶的作用

有研究发现，NO作为生物体内重要的信使分子和效应分子，具有神经毒性和脑保护双重作用，即低浓度NO通过激活鸟苷酸环化酶使环鸟苷酸水平升高，扩张血管，抑制血小板聚集、白细胞-内皮细胞的聚集和黏附，阻断N-甲基-D-门冬氨酸（NMDA）受体，减弱其介导的神经毒性作用起保护作用；而高浓度NO与超氧自由基作用形成过氧亚硝酸盐或者氧化产生亚硝酸阴离子，加强脂质过氧化，使ATP酶活性降低，细胞蛋白质损伤，且能使各种含铁硫的酶失活，从而阻断DNA复制及靶细胞内的能量合成和能量衰竭，亦可通过抑制线粒体呼吸功能实现其毒性作用而加重缺血脑组织的损害。

4.兴奋性氨基酸毒性作用

兴奋性氨基酸是广泛存在于哺乳动物中枢神经系统的正常兴奋性神经递质，参与传递兴奋性信息，同时又是一种神经毒素，以谷氨酸和天冬氨酸为代表。脑缺血使物质转化（尤其是氧和葡萄糖）发生障碍，使维持离子梯度所必需的能量衰竭和生成障碍。因为能量缺乏，膜电位消失，细胞外液中谷氨酸异常增高导致神经元、血管内皮细胞和神经胶质细胞持续去极化，并有谷氨酸从突触前神经末梢释放。胶质细胞和神经元对神经递质的再摄取一般均需耗能，神经末梢释放的谷氨酸发生转运和再摄取障碍，导致细胞间隙兴奋性氨基酸异常堆积，产生神经毒性作用。兴奋性氨基酸毒性可以直接导致急性细胞死亡，也可通过其他途径导致细胞凋亡。

5.炎症细胞因子损害

脑缺血后炎症级联反应是一种缺血区内各种细胞相互作用的动态过程，是造成脑缺血后的第2次损伤。在脑缺血后，由于缺氧及自由基增加等因素均可通过诱导相关转录因子合成，淋巴细胞、内皮细胞、多形核白细胞和巨噬细胞、小胶质细胞以及星形胶质细胞等一些具有免疫活性的细胞均能产生细胞因子，如TNF-α、血小板活化因子、白细胞介素（IL）系列、转化生长因子（TGF）-β_1 等，细胞因子对白细胞又有趋化作用，诱导内皮细胞表达ICAM-1、P-选择素等黏附分子，白细胞通过其毒性产物、巨噬细胞作用和免疫反应加重缺血性损伤。

6.凋亡调控基因的激活

细胞凋亡是由体内外某种信号触发细胞内预存的死亡程序而导致的以细胞DNA早期降解为特征的主动性自杀过程。细胞凋亡在形态学和生化特征上表现为细胞皱缩，细胞核染色质浓缩，DNA片段化，而细胞的膜结构和细胞器仍完整。脑缺血后，神经元生存的内外环境均发生变化，多种因素如过量的谷氨酸受体的激活、氧自由基释放和细胞内 Ca^{2+} 超载等，通过激活与调控凋亡相关基因、启动细胞死亡信号转导通路，最终导致细胞凋亡。缺血性脑损伤所致的细胞凋亡可分3个阶段：信号传递阶段、中央调控阶段和结构改变阶段。

7.缺血半暗带功能障碍

缺血半暗带(IP)是无灌注的中心(坏死区)和正常组织间的移行区。IP是不完全梗死,其组织结构存在,但有选择性神经元损伤。围绕脑梗死中心的缺血性脑组织的电活动中止,但保持正常的离子平衡和结构上的完整。假如再适当增加局部脑血流量,至少在急性阶段突触传递能完全恢复,即IP内缺血性脑组织的功能是可以恢复的。缺血半暗带是兴奋性细胞毒性、梗死周围去极化、炎症反应、细胞凋亡起作用的地方,使该区迅速发展成梗死灶。缺血半暗带的最初损害表现为功能障碍,有独特的代谢紊乱。主要表现在葡萄糖代谢和脑氧代谢这两方面:①当血流速度下降时,蛋白质合成抑制,启动无氧糖酵解、神经递质释放和能量代谢紊乱。②急性脑缺血缺氧时,神经元和神经胶质细胞由于能量缺乏、K^+释放和谷氨酸在细胞外积聚而去极化,缺血中心区的细胞只去极化而不复极;而缺血半暗带的细胞以能量消耗为代价可复极,如果细胞外的K^+和谷氨酸增加,这些细胞也只去极化,随着去极化细胞数量的增大,梗死灶范围也不断扩大。

尽管对缺血性脑血管疾病一直进行着研究,但对其病理生理机制尚不够深入,希望随着对缺血性脑损伤治疗的研究进展,其发病机制也随之更深入地阐明,从而更好地为临床和理论研究服务。

二、病理

动脉闭塞6 h以内脑组织改变尚不明显,属可逆性,8～48 h缺血最重的中心部位发生软化,并出现脑组织肿胀、变软,灰白质界限不清。如病变范围扩大、脑组织高度肿胀时,可向对侧移位,甚至形成脑疝。镜下见组织结构不清,神经细胞及胶质细胞坏死,毛细血管轻度扩张,周围可见液体和红细胞渗出,此期为坏死期。动脉阻塞2 d后,特别是7～14 d,脑组织开始液化,脑组织水肿明显,病变区明显变软,神经细胞消失,吞噬细胞大量出现,星形胶质细胞增生,此期为软化期。3周后液化的坏死组织被吞噬和移走,胶质增生,小病灶形成胶质瘢痕,大病灶形成中风囊,此期称恢复期,可持续数月至1～2年。上述病理改变称白色梗死。少数梗死区,由于血管丰富,于再灌流时可继发出血,呈现出血性梗死或称红色梗死。

三、临床表现

(一)症状与体征

多在50岁以后发病,常伴有高血压;多在睡眠中发病,醒来才发现肢体偏瘫。部分患者先有头昏、头痛、眩晕、肢体麻木、无力等短暂性脑缺血发作的前驱症状,多数经数小时甚至1～2 d症状达高峰,通常意识清楚,但大面积脑梗死或基底动脉闭塞可有意识障碍,甚至发生脑疝等危重症状。神经系统定位体征视脑血管闭塞的部位及梗死的范围而定。

(二)临床分型

有的根据病情程度分型,如完全性缺血性中风,是指起病6 h内病情即达高峰,一般较重,可有意识障碍。还有的根据病程进展分型,如进展型缺血性中风,则指局限性脑缺血逐渐进展,数天内呈阶梯式加重。

1.按病程和病情分型

(1)进展型:局限性脑缺血症状逐渐加重,呈阶梯式加重,可持续6 h至数天。

(2)缓慢进展型:在起病后1～2周症状仍逐渐加重,血栓逐渐发展,脑缺血和脑水肿的

范围继续扩大，症状由轻变重，直到出现对侧偏瘫、意识障碍，甚至发生脑疝，类似颅内肿瘤，又称类脑瘤型。

(3)大块梗死型：又称爆发型，如颈内动脉或大脑中动脉主干等较大动脉的急性脑血栓形成，往往症状出现快，伴有明显脑水肿、颅内压增高，患者头痛、呕吐、病灶对侧偏瘫，常伴意识障碍，很快进入昏迷，有时发生脑疝，类似脑出血，又称类脑出血型。

(4)可逆性缺血性神经功能缺损：此型患者症状、体征持续超过 24 h，但在 2～3 周完全恢复，不留后遗症。病灶多数发生于大脑半球半卵圆中心，可能由于该区尤其是非优势半球侧侧支循环迅速而充分地代偿，缺血尚未导致不可逆的神经细胞损害，也可能是一种较轻的梗死。

2.OCSP 分型

OCSP 分型即英国牛津郡社区脑卒中研究规划(Oxfordshire Community Stroke Project，OCSP)的分型。

(1)完全前循环梗死：表现为三联征，即完全大脑中动脉(MCA)综合征的表现。①大脑高级神经活动障碍(意识障碍、失语、失算、空间定向力障碍等)；②同向偏盲；③对侧 3 个部位(面、上肢和下肢)较严重的运动和(或)感觉障碍。多为 MCA 近段主干，少数为颈内动脉虹吸段闭塞引起的大面积脑梗死。

(2)部分前循环梗死：有以上三联征中的两个，或只有高级神经活动障碍，或感觉运动缺损较完全前循环梗死局限。提示是 MCA 远段主干、各级分支或大脑前动脉及分支闭塞引起的中、小梗死。

(3)后循环梗死：表现为各种不同程度的椎-基底动脉综合征——可表现为同侧脑神经瘫痪及对侧感觉运动障碍；双侧感觉运动障碍；双眼协同活动及小脑功能障碍，无长束征或视野缺损等。为椎-基底动脉及分支闭塞引起的大小不等的脑干、小脑梗死。

(4)腔隙性梗死：表现为腔隙综合征，如纯运动性偏瘫、纯感觉性脑卒中、共济失调性轻偏瘫、手笨拙-构音不良综合征等。大多是基底节或脑桥小穿支病变引起的小腔隙灶。

OCSP 分型方法简便，更加符合临床实际的需要，临床医师不必依赖影像或病理结果即可对急性脑梗死迅速分出亚型，并做出有针对性的处理。

(三)临床综合征

1.颈内动脉闭塞综合征

颈内动脉闭塞综合征指颈内动脉血栓形成，主干闭塞。病史中可有头痛、头晕、晕厥、半身感觉异常或轻偏瘫；病变对侧有偏瘫、偏身感觉障碍和偏盲；可有精神症状，严重时有意识障碍；病变侧有视力减退，有的还有视神经乳头萎缩；病灶侧有 Horner 综合征；病灶侧颈动脉搏动减弱或消失；优势半球受累可有失语，非优势半球受累可出现体象障碍。

2.大脑中动脉闭塞综合征

大脑中动脉闭塞综合征指大脑中动脉血栓形成，大脑中动脉主干闭塞，引起病灶对侧偏瘫、偏身感觉障碍和偏盲，优势半球受累还有失语。累及非优势半球可有失用、失认和体象障碍等顶叶症状。病灶广泛，可引起脑肿胀，甚至死亡。

(1)皮质支闭塞：引起病灶对侧偏瘫、偏身感觉障碍，面部及上肢重于下肢，优势半球病变有运动性失语，非优势半球病变有体象障碍。

(2)深穿支闭塞：出现对侧偏瘫和偏身感觉障碍，优势半球病变可出现运动性失语。

3.大脑前动脉闭塞综合征

大脑前动脉闭塞综合征指大脑前动脉血栓形成,大脑前动脉主干闭塞。在前交通动脉以前发生阻塞时,因为病损脑组织可通过对侧前交通动脉得到血供,故不出现临床症状;在前交通动脉分出之后阻塞时,可出现对侧中枢性偏瘫,以面瘫和下肢瘫为重,可伴轻微偏身感觉障碍;并可有排尿障碍(旁中央小叶受损);精神障碍(额极与胼胝体受损);强握及吸吮反射(额叶受损)等。

(1)皮质支闭塞:引起对侧下肢运动及感觉障碍;轻微共济运动障碍;排尿障碍和精神障碍。

(2)深穿支闭塞:引起对侧中枢性面、舌及上肢瘫。

4.大脑后动脉闭塞综合征

大脑后动脉闭塞综合征指大脑后动脉血栓形成。约70%的患者两条大脑后动脉来自基底动脉,并有后交通动脉与颈内动脉联系交通。有20%～25%的人一条大脑后动脉来自基底动脉,另一条来自颈内动脉;其余的人中,两条大脑后动脉均来自颈内动脉。

大脑后动脉供应颞叶的后部和基底面、枕叶的内侧及基底面,并发出丘脑膝状体及丘脑穿动脉供应丘脑血液。

(1)主干闭塞:引起对侧同向性偏盲,上部视野受损较重,黄斑回避(黄斑视觉皮质代表区为大脑中、后动脉双重血液供应,故黄斑视力不受累)。

(2)中脑水平大脑后动脉起始处闭塞:可见垂直性凝视麻痹、动眼神经麻痹、眼球垂直性歪扭斜视。

(3)双侧大脑后动脉闭塞:有皮质盲、记忆障碍(累及颞叶)、不能识别熟悉面孔(面容失认症)、幻视和行为综合征。

(4)深穿支闭塞:丘脑穿动脉闭塞则引起红核丘脑综合征,病侧有小脑性共济失调,意向性震颤。舞蹈样不自主运动和对侧感觉障碍。丘脑膝状体动脉闭塞则引起丘脑综合征,病变对侧偏身感觉障碍(深感觉障碍较浅感觉障碍为重),病变对侧偏身自发性疼痛。轻偏瘫,共济失调和舞蹈-手足徐动症。

5.椎-基底动脉闭塞综合征

椎-基底动脉闭塞综合征指椎-基底动脉血栓形成。椎-基底动脉实为一连续的脑血管干并有着共同的神经支配,无论是结构、功能还是临床病症的表现,两侧互为影响,实难予以完全分开,故常总称为“椎-基底动脉系疾病”。

(1)基底动脉主干闭塞综合征:指基底动脉主干血栓形成。发病虽然不如脑桥出血那么急,但病情常迅速恶化,出现眩晕、呕吐、四肢瘫痪、共济失调、昏迷和高热等。大多数在短期内死亡。

(2)双侧脑桥正中动脉闭塞综合征:指双侧脑桥正中动脉血栓形成,为典型的闭锁综合征,表现为四肢瘫痪、假性延髓性麻痹、双侧周围性面瘫、双眼球外展麻痹、两侧的侧视中枢麻痹。但患者意识清楚,视力、听力和眼球垂直运动正常,所以,患者通过听觉、视觉和眼球上下运动表示意识和交流。

(3)基底动脉尖综合征:基底动脉尖分出两对动脉——小脑上动脉和大脑后动脉,分支供应中脑、丘脑、小脑上部、颞叶内侧及枕叶。血栓性闭塞多发生于基底动脉中部,栓塞性病变通常发生在基底动脉尖。栓塞性病变导致眼球运动及瞳孔异常,表现为单侧或双侧动眼神经部分或完全麻痹、眼球上视不能(上丘受累)、光反射迟钝而调节反射存在(顶盖前区病损)、一过性或持续性意识障碍(中脑或丘脑网状激活系统受累)、对侧偏盲或皮质盲(枕叶受累)、严重记忆障碍(颞叶内侧受累)。如果是中老年人突发意识障碍又较快恢复,有瞳孔改变、动眼神经麻痹、垂直注视障碍、无明显肢体瘫痪和感觉障碍应想到该综合征的可能。如果还有皮质盲或偏盲、严重记忆障碍更支持本综合征的诊断，需做头部CT或MRI检查，若发现有双侧丘脑、枕叶、颞叶和中脑病灶则可确诊。

(4)中脑穿动脉综合征：指中脑穿动脉血栓形成，亦称Weber综合征，病变位于大脑脚底，损害锥体束及动眼神经，引起病灶侧动眼神经麻痹和对侧中枢性偏瘫。中脑穿动脉闭塞还可引起Benedikt综合征，累及动眼神经髓内纤维及黑质，引起病灶侧动眼神经麻痹及对侧锥体外系症状。

(5)脑桥支闭塞综合征：指脑桥支血栓形成引起的Millard-Gubler综合征，病变位于脑桥的腹外侧部，累及展神经核和面神经核以及锥体束，引起病灶侧眼球外直肌麻痹、周围性面神经麻痹和对侧中枢性偏瘫。

(6)内听动脉闭塞综合征：指内听动脉血栓形成(内耳卒中)。内耳的内听动脉有两个分支，较大的耳蜗动脉供应耳蜗及前庭迷路下部；较小的耳蜗动脉供应前庭迷路上部，包括水平半规管及椭圆囊斑。由于口径较小的前庭动脉缺乏侧支循环，以致前庭迷路上部对缺血选择性敏感，故迷路缺血常出现严重眩晕、恶心呕吐。若耳蜗支同时受累则有耳鸣、耳聋。耳蜗支单独梗死则会突发耳聋。

(7)小脑后下动脉闭塞综合征：指小脑后下动脉血栓形成，也称Wallenberg综合征。表现为急性起病的头晕、眩晕、呕吐(前庭神经核受损)、交叉性感觉障碍，即病侧面部感觉减退、对侧肢体痛觉、温度觉障碍(病侧三叉神经脊束核及对侧交叉的脊髓丘脑束受损)，同侧Horner综合征(下行交感神经纤维受损)，同侧小脑性共济失调(绳状体或小脑受损)，声音嘶哑、吞咽困难(疑核受损)。小脑后下动脉常有解剖变异，常见不典型临床表现。

四、辅助检查

(一)影像学检查

1.胸部X线检查

了解心脏情况及肺部有无感染和癌肿等。

2.CT检查

不仅可确定梗死的部位及范围，而且可明确是单发还是多发。在缺血性脑梗死发病12～24 h，CT常没有明显的阳性表现。梗死灶最初表现为不规则的稍低密度区，病变与血管分布区一致。常累及基底节区，如为多发灶，亦可连成一片。病灶大、水肿明显时可有占位效应。在发病后2～5 d，病灶边界清晰，呈楔形或扇形等。1～2周，水肿消失，边界更清，密度更低。发病第2周，可出现梗死灶边界不清楚，边缘出现等密度或稍低密度，即模糊效应；在增强扫描后往往呈脑回样增强，有助于诊断。4～5周，部分小病灶可消失，而大片状梗死灶密度进一步降低和囊变，后者CT值接近脑脊液。

在基底节和内囊等处的小梗死灶(一般在15 mm以内)称之为腔隙性脑梗死，病灶亦可发生在脑室旁深部白质、丘脑及脑干。

在CT排除脑出血并证实为脑梗死后，CT血管成像对探测颈动脉及其各主干分支的狭窄准确性较高。

3.MRI检查

对病灶较CT敏感性、准确性更高的一种检测方法，其无辐射、无骨伪迹、更易早期发现小脑、脑干等部位的梗死灶，并于脑梗死后 6 h 左右便可检测到由于细胞毒性水肿造成 T_1 和 T_2 加权延长引起的 MRI 信号变化。近年除常规应用 SE 法的 T_1 和 T_2 加权以影像对比度原理诊断外，更需采用功能性磁共振成像，如弥散成像（DWI）和表观弥散系数（apparent diffusion coefficient，ADC）、液体衰减反转恢复序列（FLAIR）等进行水平位和冠状位检查，往往在脑缺血发生后 1～1.5 h 便可发现脑组织水含量增加引起的 MRI 信号变化，并随即可进一步行 MRA、CT 血管成像或 DSA 以了解梗死血管部位，为超早期施行动脉内介入溶栓治疗创造条件，有时还可发现血管畸形等非动脉硬化性血管病变。

（1）超早期：脑梗死临床发病后 1 h 内，DWI 便可描出高信号梗死灶，ADC 序列显示暗区。实际上 DWI 显示的高信号灶仅是血流低下引起的缺血灶。随着缺血的进一步进展，DWI 从高信号渐转为等信号或低信号，病灶范围渐增大；PWI、FLAIR 及 T_2WI 均显示高信号病灶区。值得注意的是，DWI 对超早期脑干缺血性病灶，在水平位不易发现，而往往在冠状位可清楚显示。

（2）急性期：血-脑屏障尚未明显破坏，缺血区有大量水分子聚集，T_1WI 和 T_2WI 明显延长，T_1WI 呈低信号，T_2WI 呈高信号。

（3）亚急性期及慢性期：由于正血红铁蛋白游离，T_1WI 呈边界清楚的低信号，T_2WI 和 FLAIR 均呈高信号；迨至病灶区水肿消除，坏死组织逐渐产生，囊性区形成，乃至脑组织萎缩，FLAIR 呈低信号或低信号与高信号混杂区，中线结构移向病侧。

（二）脑脊液检查

脑梗死患者脑脊液检查一般正常，大块梗死型患者可有压力增高和蛋白含量增高；出血性梗死时可见红细胞。

（三）经颅多普勒超声

TCD 是诊断颅内动脉狭窄和闭塞的手段之一，对脑底动脉严重狭窄（＞65%）的检测有肯定的价值。局部脑血流速度改变与频谱图形异常是脑血管狭窄最基本的 TCD 改变。三维 B 超检查可协助发现颈内动脉粥样硬化斑块的大小和厚度，有没有管腔狭窄及严重程度。

（四）心电图检查

进一步了解心脏情况。

（五）血液学检查

1.血常规、血沉、抗“O”和凝血功能检查

了解有无感染征象、活动风湿和凝血功能情况。

2.血糖

了解有无糖尿病。

3.血清脂质

包括总胆固醇和甘油三酯（甘油三酯）有无增高。

4.脂蛋白

低密度脂蛋白胆固醇（LDL-C）由极低密度脂蛋白胆固醇（VLDL-C）转化而来。通常情况下，LDL-C 从血浆中清除，其所含胆固醇酯由脂肪酸水解，当体内 LDL-C 显著升高时，LDL-C 附着到动脉的内皮细胞与 LDL 受体结合，而易被巨噬细胞摄取，沉积在动脉内膜上形成动脉硬化。有一组报道正常人组LDL-C（2.051±0.853）mmol/L，脑梗死患者组为（3.432±1.042）mol/L。

5.载脂蛋白 B

载脂蛋白 B(ApoB)是血浆低密度脂蛋白(LDL)和极低密度脂蛋白(VLDL)的主要载脂蛋白，其含量能精确反映出 LDL 的水平，与动脉粥样硬化(AS)的发生关系密切。在 AS 的硬化斑块中，胆固醇并不是孤立地沉积于动脉壁上，而是以 LDL 整个颗粒形成沉积物；ApoB 能促进沉积物与氨基多糖结合成复合物，沉积于动脉内膜上，从而加速 AS 形成。对总胆固醇(TC)、LDL-C均正常的脑血栓形成患者，ApoB 仍然表现出较好的差别性。

ApoA-I 的主要生物学作用是激活卵磷脂胆固醇转移酶，此酶在血浆胆固醇(Ch)酯化和 HDL 成熟(即 HDL→HDL_2→HDL_3)过程中起着极为重要的作用。ApoA-I 与 HDL_2 可逆结合以完成 Ch 从外周组织转移到肝脏。因此，ApoA-I 显著下降时，可形成 AS。

6.血小板聚集功能

近些年来的研究提示血小板聚集功能亢进参与体内多种病理反应过程，尤其是对缺血性脑血管疾病的发生、发展和转归起重要作用。血小板最大聚集率(PMA)、解聚型出现率(PDC)和双相曲线型出现率(PBC)，发现缺血型脑血管疾病 PMA 显著高于对照组，PDC 明显低于对照组。

7.血栓烷 A_2 和前列环素

许多文献强调花生四烯酸(AA)的代谢产物在影响脑血液循环中起着重要作用，其中血栓烷A_2(TXA_2)和前列环素(PGI_2)的平衡更引人注目。脑组织细胞和血小板等质膜有丰富的不饱和脂肪酸，脑缺氧时，磷脂酶 A_2 被激活，分解膜磷脂使 AA 释放增加。后者在环氧化酶的作用下血小板和血管内皮细胞分别生成 TXA_2 和 PGI_2。TXA_2 和 PGI_2 水平改变在缺血性脑血管疾病的发生上是原发还是继发的问题，目前还不清楚。TXA_2 大量产生，PGI_2 的生成受到抑制，使正常情况下 TXA_2 与 PGI_2 之间的动态平衡受到破坏。TXA_2 强烈的缩血管和促进血小板聚集作用因失去对抗而占优势，对于缺血性低灌流的发生起着重要作用。

8.血液流变学

缺血性脑血管疾病全血黏度、血浆比黏度、血细胞比容升高，血小板电泳和红细胞电泳时间延长。通过对脑血管疾病进行 133 例 CBF 测定，并将黏度相关的几个变量因素与 CBF 做了统计学处理，发现全部患者的 CBF 均低于正常，证实了血液黏度因素与 CBF 的关系。有学者把血液流变学各项异常作为脑梗死的危险因素之一。

红细胞表面带有负电荷，其所带电荷越少，电泳速度就越慢。有一组报道示脑梗死组红细胞电泳速度明显慢于正常对照组，说明急性脑梗死患者红细胞表面电荷减少，聚集性强，可能与动脉硬化性脑梗死的发病有关。

五、诊断与鉴别诊断

(一)诊断

(1)血栓形成性脑梗死为中年以后发病。

(2)常伴有高血压。

(3)部分患者发病前有短暂性脑缺血发作(TIA)史。

(4)常在安静休息时发病，醒后发现症状。

(5)症状、体征可归为某一动脉供血区的脑功能受损，如病灶对侧偏瘫、偏身感觉障碍和偏盲，优势半球病变还有语言功能障碍。

(6)多无明显头痛、呕吐和意识障碍。

(7)大面积脑梗死有颅内高压症状,头痛、呕吐或昏迷,严重时发生脑疝。

(8)脑脊液检查多属正常。

(9)发病 12 h 后 CT 出现低密度灶。

(10)MRI 检查可更早发现梗死灶。

(二)鉴别诊断

1.脑出血

血栓形成性脑梗死和脑出血均为中老年人多见的急性起病的脑血管疾病,必须进行CT/MRI检查予以鉴别。

2.脑栓塞

血栓形成性脑梗死和脑栓塞同属脑梗死范畴,且均为急性起病,后者多有心脏病病史,或有其他肢体栓塞史,心电图检查可发现心房颤动等,以供鉴别诊断。

3.颅内占位性病变

少数颅内肿瘤、慢性硬膜下血肿和脑脓肿患者可以突然发病,表现局灶性神经功能缺失症状,而易与脑梗死相混淆。但颅内占位性病变常有颅内高压症状和逐渐加重的临床经过,颅脑CT 对鉴别诊断有确切的价值。

4.脑寄生虫病

如脑囊虫病、脑型血吸虫病,也可在癫痫发作后,急性起病偏瘫。寄生虫的有关免疫学检查和神经影像学检查可帮助鉴别。

六、治疗

《欧洲脑卒中组织(ESO)缺血性脑卒中和短暂性脑缺血发作处理指南》[欧洲脑卒中促进会(EUSI),2008 年]推荐所有急性缺血性脑卒中患者都应在卒中单元内接受以下治疗。

(一)溶栓治疗

理想的治疗方法是在缺血组织出现坏死之前,尽早清除栓子,早期使闭塞脑血管再开通和缺血区的供血重建,以减轻神经组织的损害,正因为如此,溶栓治疗脑梗死一直引起人们的广泛关注。国外早在1958 年即有溶栓治疗脑梗死的报道,由于有脑出血等并发症,益处不大,溶栓疗法一度停止使用。近30 多年来,由于溶栓治疗急性心肌梗死的患者取得了很大的成功,大大减少了心肌梗死的范围,病死率下降20%～50%。溶栓治疗脑梗死又受到了很大的鼓舞。再者,CT扫描能及时排除颅内出血,可在早期或超早期进行溶栓治疗,因而提高了疗效和减少脑出血等并发症。

1.病例选择

(1)临床诊断符合急性脑梗死。

(2)头颅 CT 扫描排除颅内出血和大面积脑梗死。

(3)治疗前收缩压不宜>24.0 kPa(180 mmHg),舒张压不宜>14.7 kPa(110 mmHg)。

(4)无出血素质或出血性疾病。

(5)年龄>18 岁及<75～80 岁。

(6)溶栓最佳时机为发病后 6 h 内,特别是在 3 h 内。

(7)获得患者家属的书面知情同意。

2.禁忌证

(1)病史和体检符合蛛网膜下腔出血。

(2)CT 扫描有颅内出血、肿瘤、动静脉畸形或动脉瘤。

(3)两次降压治疗后血压仍>24.0/14.7 kPa(180/110 mmHg)。

(4)过去 30 d 内有手术史或外伤史,3 个月内有脑外伤史。

(5)病史有血液疾病、出血素质、凝血功能障碍或使用抗凝药物史,凝血酶原时间>15 s,部分凝血活酶时间>40 s,国际标准化比值>1.4,血小板计数<100×10^{9}/L。

(6)脑卒中发病时有癫痫发作的患者。

3.治疗时间窗

前循环脑卒中的治疗时间窗一般认为在发病后 6 h 内(使用阿替普酶为 3 h 内),后循环闭塞时的治疗时间窗适当放宽到12 h。这一方面是因为脑干对缺血耐受性更强,另一方面是由于后循环闭塞后预后较差,更积极的治疗有可能挽救患者的生命。许多研究者尝试放宽治疗时限,有认为脑梗死 12~24 h 早期溶栓治疗有可能对少部分患者有效。但美国脑卒中协会(ASA)和 EUSI 都赞同认真选择在缺血性脑卒中发作后 3 h 内早期恢复缺血脑的血流灌注,才可获得良好的转归。两个指南也讨论了超过治疗时间窗溶栓的效果,EUSI 的结论是目前仅能作为临床试验的组成部分。对于不能可靠地确定脑卒中发病时间的患者,包括睡眠觉醒时发现脑卒中发病的病例,两个指南均不推荐进行静脉溶栓治疗。

4.溶栓药物

(1)尿激酶:是从健康人新鲜尿液中提取分离,然后再进行高度精制而得到的蛋白质,没有抗原性,不引起变态反应。其溶栓特点为不仅溶解血栓表面,而且深入栓子内部,但对陈旧性血栓则难起作用。尿激酶是非特异性溶栓药,与纤维蛋白的亲和力差,常易引起出血并发症。尿激酶的剂量和疗程目前尚无统一标准,剂量波动范围也大。

静脉滴注法:尿激酶每次$(10\sim15)\times10^{5}$ U 溶于 0.9%氯化钠注射液 500~1 000 mL,静脉滴注,仅用1 次。另外,还可每次尿激酶$(2\sim5)\times10^{5}$ U 溶于 0.9%氯化钠注射液 500 mL 中静脉滴注,每天 1 次,可连用 7~10 d。

动脉滴注法:选择性动脉给药有两种途径。①超选择性脑动脉注射法,即经股动脉或肘动脉穿刺后,先进行脑血管造影,明确血栓所在的部位,再将导管插至颈动脉或椎-基底动脉的分支,直接将药物注入血栓所在的动脉或直接注入血栓处,达到较准确的选择性溶栓作用。在注入溶栓药后,还可立即再进行血管造影了解溶栓的效果。②采用颈动脉注射法,常规颈动脉穿刺后,将溶栓药注入发生血栓的颈动脉,起到溶栓的效果。动脉溶栓尿激酶的剂量一般是$(1\sim3)\times10^{5}$ U,有学者报道药物剂量还可适当加大。但急性脑梗死取得疗效的关键是掌握最佳的治疗时间窗,才会取得更好的效果,治疗时间窗比给药途径更重要。

(2)阿替普酶(rt-PA):rt-PA 是第一种获得美国食品药品监督管理局(FDA)批准的溶栓药,特异性作用于纤溶酶原,激活血块上的纤溶酶原,而对血循环中的纤溶酶原亲和力小。因纤溶酶赖氨酸结合部位已被纤维蛋白占据,血栓表面的 α_2-抗纤溶酶作用很弱,但血中的纤溶酶赖氨酸结合部位未被占据,故可被 α_2-抗纤溶酶很快灭活。因此,rt-PA 优点为局部溶栓,很少产生全身抗凝、纤溶状态,而且无抗原性。但 rt-PA 半衰期短(3~5 min),而且血循环中纤维蛋白原激活抑制物的活性高于 rt-PA,会有一定的血管再闭塞,故临床溶栓必须用大剂量连续静脉滴注。rt-PA治疗剂量是0.85~0.90 mg/kg,总剂量<90 mg,10%的剂量先予静脉推注,其余 90%的剂

量在 24 h 内静脉滴注。

美国(美国脑卒中学会、美国心脏病协会分会,2007)更新的《急性缺血性脑卒中早期治疗指南》指出,早期治疗的策略性选择,发病接诊的当时第一阶段医师能做的就是 3 件事:①评价患者。②诊断、判断缺血的亚型。③分诊、介入、外科或内科,0～3 h 的治疗只有一个就是静脉溶栓,而且推荐使用 rt-PA。

《中国脑血管病防治指南》(卫生部疾病控制司、中华医学会神经病学分会,2004 年)建议:①对经过严格选择的发病 3 h 内的急性缺血性脑卒中患者,应积极采用静脉溶栓治疗,首选 rt-PA,无条件采用 rt-PA 时,可用尿激酶替代。②发病 3～6 h 的急性缺血性脑卒中患者,可应用静脉尿激酶溶栓治疗,但选择患者应更严格。③对发病 6 h 以内的急性缺血性脑卒中患者,在有经验和有条件的单位,可以考虑进行动脉内溶栓治疗研究。④基底动脉血栓形成的溶栓治疗时间窗和适应证,可以适当放宽。⑤超过时间窗溶栓,不会提高治疗效果,且会增加再灌注损伤和出血并发症,不宜溶栓,恢复期患者应禁用溶栓治疗。

美国《急性缺血性脑卒中早期处理指南》(美国脑卒中学会、美国心脏病协会分会,2007)Ⅰ级建议:MCA 梗死小于 6 h 的严重脑卒中患者,动脉溶栓治疗是可以选择的,或可选择静脉内滴注 rt-PA;治疗要求患者处于一个有经验、能够立刻进行脑血管造影,且提供合格的介入治疗的脑卒中中心。鼓励相关机构界定遴选能进行动脉溶栓的个人标准。Ⅱ级建议:对于具有使用静脉溶栓禁忌证,诸如近期手术的患者,动脉溶栓是合理的。Ⅲ级建议:动脉溶栓的可获得性不应该一般地排除静脉内给 rt-PA。

(二)降纤治疗

降纤治疗可以降解血栓蛋白质,增加纤溶系统的活性,抑制血栓形成或促进血栓溶解。此类药物亦应早期应用,最好是在发病后 6 h 内,但没有溶栓药物严格,特别适应于合并高纤维蛋白原血症者。目前,国内纤溶药物种类很多,现介绍下面几种。

1.巴曲酶

巴曲酶又名东菱克栓酶,能分解纤维蛋白原,抑制血栓形成,促进纤溶酶的生成,而纤溶酶是溶解血栓的重要物质。巴曲酶的剂量和用法:第 1 天 10 BU,第 3 天和第 5 天各为 5～10 BU 稀释于 100～250 mL 0.9%氯化钠注射液中,静脉滴注 1 h 以上。对治疗前纤维蛋白原在 4 g/L 以上和突发性耳聋(内耳卒中)的患者,首次剂量为 15～20 BU,以后隔天 5 BU,疗程 1 周,必要时可增至 3 周。

2.精纯溶栓酶

精纯溶栓酶又名注射用降纤酶,是以我国尖吻蝮蛇(又名五步蛇)的蛇毒为原料,经现代生物技术分离、纯化而精制的蛇毒制剂。本品为缬氨酸蛋白水解酶,能直接作用于血中的纤维蛋白 α-链释放出肽 A。此时生成的肽 A 血纤维蛋白体的纤维系统,诱发 t-PA 的释放,增加t-PA的活性,促进纤溶酶的生成,使已形成的血栓得以迅速溶解。本品不含出血毒素,因此很少引起出血并发症。剂量和用法:首次 10 U 稀释于 100 mL 0.9%氯化钠注射液中缓慢静脉滴注,第 2 天 10 U,第 3 天5～10 U。必要时可适当延长疗程,1 次 5～10 U,隔天静脉滴注 1 次。

3.降纤酶

降纤酶曾用名蝮蛇抗栓酶、精纯抗栓酶和去纤酶。取材于东北白眉蝮蛇蛇毒,是单一成分蛋白水解酶。剂量和用法:急性缺血性脑卒中,首次 10 U 加入 0.9%氯化钠注射液 100～250 mL 中静脉滴注,以后每天或隔天 1 次,连用 2 周。

 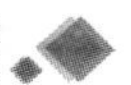

4.注射用纤溶酶

从蝮蛇蛇毒中提取纤溶酶并制成制剂，其原理是利用抗体最重要的生物学特性——抗体与抗原能特异性结合，即抗体分子只与其相应的抗原发生结合。纤溶酶单克隆抗体纯化技术，就是用纤溶酶抗体与纤溶酶进行特异性结合，从而达到分离纯化纤溶酶，同时去除蛇毒中的出血毒素和神经毒。剂量和用法：对急性脑梗死（发病后 72 h 内）第 1～3 天每次 300 U 加入 5%葡萄糖注射液或 0.9%氯化钠注射液250 mL中静脉滴注，第 4～14 天每次 100～300 U。

5.安康乐得

安康乐得是马来西亚一种蝮蛇毒液的提纯物，是一种蛋白水解酶，能迅速有效地降低血纤维蛋白原，并可裂解纤维蛋白肽 A，导致低纤维蛋白血症。剂量和用法：2～5 AU/kg，溶于 250～500 mL 0.9%氯化钠注射液中，6～8 h 静脉滴注完，每天 1 次，连用 7 d。

《中国脑血管病防治指南》建议：①脑梗死早期（特别是 12 h 以内）可选用降纤治疗，高纤维蛋白血症更应积极降纤治疗。②应严格掌握适应证和禁忌证。

（三）抗血小板聚集药

抗血小板聚集药又称血小板功能抑制剂。随着对血栓性疾病发生机制认识的加深，发现血小板在血栓形成中起着重要的作用。近年来，抗血小板聚集药在预防和治疗脑梗死方面越来越引起人们的重视。

抗血小板聚集药主要包括血栓烷 A_2 抑制剂（阿司匹林）、二磷酸腺苷（ADP）受体拮抗剂（噻氯匹定、氯吡格雷）、磷酸二酯酶抑制剂（双嘧达莫）、糖蛋白Ⅱb/Ⅲa 受体拮抗剂和其他抗血小板药物。

1.阿司匹林

阿司匹林是一种强效的血小板聚集抑制剂。阿司匹林抗栓作用的机制，主要是基于对环氧化酶的不可逆性抑制，使血小板内花生四烯酸转化为血栓烷 A_2（TXA_2）受阻，因为 TXA_2 可使血小板聚集和血管平滑肌收缩。在脑梗死发生后，TXA_2 可增加脑血管阻力、促进脑水肿形成。小剂量阿司匹林，可以最大限度地抑制 TXA_2 和最低限度地影响前列环素（PGI_2），从而达到比较理想的效果。国际脑卒中实验协作组和急性缺血性脑卒中临床试验协作组两项非盲法随机干预研究表明，脑卒中发病后 48 h 内应用阿司匹林是安全有效的。

阿司匹林预防和治疗缺血性脑卒中效果的不恒定，可能与用药剂量有关。有些研究者认为每天给75～325 mg最为合适。有学者分别给患者口服阿司匹林每天 50 mg、100 mg、325 mg 和 1 000 mg，进行比较，发现 50 mg/d 即可完全抑制 TXA_2 生成，出血时间从5.03 min延长到 6.96 min，100 mg/d 出血时间7.78 min，但 1 000 mg/d 反而缩减至 6.88 min。也有人观察到口服阿司匹林 45 mg/d，尿内 TXA_2 代谢产物能被抑制 95%，而尿内 PGI_2 代谢产物基本不受影响；每天 100 mg，则尿内 TXA_2 代谢产物完全被抑制，而尿内 PGI_2 代谢产物保持基线的 25%～40%；若用 1 000 mg/d，则上述两项代谢产物完全被抑制。根据以上实验结果和临床体会提示，阿司匹林每天 100～150 mg 最为合适，既能达到预防和治疗的目的，又能避免发生不良反应。

《中国脑血管病防治指南》建议：①多数无禁忌证的未溶栓患者，应在脑卒中后尽早（最好 48 h内）开始使用阿司匹林。②溶栓患者应在溶栓 24 h 后，使用阿司匹林，或阿司匹林与双嘧达莫缓释剂的复合制剂。③阿司匹林的推荐剂量为 150～300 mg/d，分2 次服用，2 周后改为预防剂量（50～150 mg/d）。

2.氯吡格雷

由于噻氯匹定有明显的不良反应,已基本被淘汰,被第2代ADP受体拮抗剂氯吡格雷所取代。氯吡格雷和噻氯匹定一样对ADP诱导的血小板聚集有较强的抑制作用,对花生四烯酸、胶原、凝血酶、肾上腺素和血小板活化因子诱导的血小板聚集也有一定的抑制作用。与阿司匹林不同的是,它们对ADP诱导的血小板第Ⅰ相和第Ⅱ相的聚集均有抑制作用,且有一定的解聚作用。它还可以与红细胞膜结合,降低红细胞在低渗溶液中的溶解倾向,改变红细胞的变形能力。

氯吡格雷和阿司匹林均可作为治疗缺血性脑卒中的一线药物,多项研究都说明氯吡格雷的效果优于阿司匹林。氯吡格雷与阿司匹林合用防治缺血性脑卒中,比单用效果更好。氯吡格雷可用于预防颈动脉粥样硬化高危患者急性缺血事件。有文献报道23例颈动脉狭窄患者,在颈动脉支架置入术前常规服用阿司匹林100 mg/d,介入治疗前晚给予负荷剂量氯吡格雷300 mg,术后服用氯吡格雷75 mg/d,3个月后经颈动脉彩超发现,新生血管内皮已完全覆盖支架,无血管闭塞和支架内再狭窄。

氯吡格雷的使用剂量为每次50～75 mg,每天1次。它的不良反应与阿司匹林比较,发生胃肠道出血的风险明显降低,发生腹泻和皮疹的风险略有增加,但明显低于噻氯匹定。主要不良反应有头昏、头胀、恶心、腹泻,偶有出血倾向。氯吡格雷禁用于对本品过敏者及近期有活动性出血者。

3.双嘧达莫

双嘧达莫又名潘生丁,通过抑制磷酸二酯酶活性,阻止环腺苷酸(cAMP)的降解,提高血小板cAMP的水平,具有抗血小板黏附聚集的能力。双嘧达莫已作为预防和治疗冠心病、心绞痛的药物,而用于防治缺血性脑卒中的效果仍有争议。欧洲脑卒中预防研究大宗随机对照试验(RCT)研究认为双嘧达莫与阿司匹林联合防治缺血性脑卒中,疗效是单用阿司匹林或双嘧达莫的2倍,并不会导致更多的出血不良反应。

美国FDA最近批准了阿司匹林和双嘧达莫复方制剂用于预防脑卒中。这一复方制剂每片含阿司匹林50 mg和缓释双嘧达莫400 mg。一项单中心大规模随机试验发现,与单用小剂量阿司匹林比较,这种复方制剂可使脑卒中发生率降低22%,但这项资料的价值仍有争论。

双嘧达莫的不良反应轻而短暂,长期服用可有头痛、头晕、呕吐、腹泻、面红、皮疹和皮肤瘙痒等。

4.血小板糖蛋白(glycoprotein,GP)Ⅱb/Ⅲa受体拮抗剂

GPⅡb/Ⅲa受体拮抗剂是一种新型抗血小板药,其通过阻断GPⅡb/Ⅲa受体与纤维蛋白原配体的特异性结合,有效抑制各种血小板激活剂诱导的血小板聚集,进而防止血栓形成。GPⅡb/Ⅲa受体是一种血小板膜蛋白,是血小板活化和聚集反应的最后通路。GPⅡb/Ⅲa受体拮抗剂能完全抑制血小板聚集反应,是作用最强的抗血小板药。

GPⅡb/Ⅲa受体拮抗剂分3类,即抗体类如阿昔单抗、肽类如依替巴肽和非肽类如替罗非班。这3种药物均获美国FDA批准应用。

该药还能抑制动脉粥样硬化斑块的其他成分,对预防动脉粥样硬化和修复受损血管壁起重要作用。GPⅡb/Ⅲa受体拮抗剂在缺血性脑卒中二级预防中的剂量、给药途径、时间、监护措施以及安全性等目前仍在探讨之中。

有报道对于rt-PA溶栓和球囊血管成形术机械溶栓无效的大血管闭塞和急性缺血性脑卒中患者,GPⅡb/Ⅲa受体拮抗剂能够提高治疗效果。阿昔单抗的抗原性虽已减低,但仍有部分患

者可引起变态反应。

5.西洛他唑

西洛他唑又名培达，可抑制磷酸二酯酶(PDE)，特别是PDEⅢ，提高cAMP水平，从而起到扩张血管和抗血小板聚集的作用，常用剂量为每次50～100 mg，每天2次。

为了检测西洛他唑对颅内动脉狭窄进展的影响，Kwan进行了一项多中心双盲随机与安慰剂对照研究，将135例大脑中动脉M1段或基底动脉狭窄有急性症状者随机分为两组，一组接受西洛他唑200 mg/d治疗，另一组给予安慰剂治疗，所有患者均口服阿司匹林100 mg/d，在进入试验和6个月后分别做MRA和TCD对颅内动脉狭窄程度进行评价。主要转归指标为MRA上有症状颅内动脉狭窄的进展，次要转归指标为临床事件和TCD的狭窄进展。西洛他唑组，45例有症状颅内动脉狭窄者中有3例(6.7%)进展、11例(24.4%)缓解；而安慰剂组15例(28.8%)进展、8例(15.4%)缓解，两组差异有显著性意义。

有症状颅内动脉狭窄是一个动态变化的过程，西洛他唑有可能防止颅内动脉狭窄的进展。西洛他唑的不良反应可有皮疹、头晕、头痛、心悸、恶心、呕吐，偶有消化道出血、尿路出血等。

6.三氟柳

三氟柳的抗血栓形成作用是通过干扰血小板聚集的多种途径实现的，如不可逆性抑制环氧化酶(CoX)和TXA_2的形成。三氟柳抑制内皮细胞CoX的作用极弱，不影响前列腺素合成。另外，三氟柳及其代谢产物2-羟基-4-三氟甲基苯甲酸可抑制磷酸二酯酶，增加血小板和内皮细胞内cAMP的浓度，增强血小板的抗聚集效应，该药应用于人体时不会延长出血时间。

有研究将2 113例TIA或脑卒中患者随机分组，进行三氟柳(600 mg/d)或阿司匹林(325 mg/d)治疗，平均随访30.1个月，主要转归指标为非致死性缺血性脑卒中、非致死性心肌梗死和血管性疾病死亡的联合终点，结果两组联合终点发生率、各个终点事件发生率和存活率均无明显差异，三氟柳组出血性事件发生率明显低于阿司匹林组。

7.沙格雷酯

沙格雷酯又名安步乐克，是$5\text{-}HT_2$受体阻滞剂，具有抑制由5-HT增强的血小板聚集作用和由5-HT引起的血管收缩的作用，增加被减少的侧支循环血流量，改善周围循环障碍等。口服沙格雷酯后1～5 h即有抑制血小板的聚集作用，可持续4～6 h。口服每次100 mg，每天3次。不良反应较少，可有皮疹、恶心、呕吐和胃部灼热感等。

8.曲克芦丁

曲克芦丁又名维脑路通，能抑制血小板聚集，防止血栓形成，同时能对抗5-HT、缓激肽引起的血管损伤，增加毛细血管抵抗力，降低毛细血管通透性等。每次200 mg，每天3次，口服；或每次400～600 mg加入5%葡萄糖注射液或0.9%氯化钠注射液250～500 mL中静脉滴注，每天1次，可连用15～30 d。不良反应较少，偶有恶心和便秘。

(四)扩血管治疗

扩张血管药目前仍然是广泛应用的药物，但脑梗死急性期不宜使用，因为脑梗死病灶后的血管处于血管麻痹状态，此时应用血管扩张药，能扩张正常血管，对病灶区的血管不但不能扩张，还要从病灶区盗血，称“偷漏现象”。因此，血管扩张药应在脑梗死发病2周后才应用。常用的扩张血管药有以下几种。

1.丁苯酞

每次 200 mg,每天 3 次,口服。偶见恶心,腹部不适,有严重出血倾向者忌用。

2.倍他司汀

每次 20 mg 加入 5%葡萄糖注射液 500 mL 中静脉滴注,每天1 次,连用 10~15 d;或每次 8 mg,每天3 次,口服。有些患者会出现恶心、呕吐和皮疹等不良反应。

3.盐酸法舒地尔注射液

每次 60 mg(2 支)加入 5%葡萄糖注射液或 0.9%氯化钠注射液 250 mL 中静脉滴注,每天 1 次,连用 10~14 d。可有一过性颜面潮红、低血压和皮疹等不良反应。

4.丁咯地尔

每次 200 mg 加入 5%葡萄糖注射液或 0.9%氯化钠注射液250~500 mL中,缓慢静脉滴注,每天1 次,连用 10~14 d。可有头痛、头晕、肠胃道不适等不良反应。

5.银杏达莫注射液

每次 20 mL 加入 5%葡萄糖注射液或 0.9%氯化钠注射液 500 mL 中静脉滴注,每天 1 次,可连用14 d。偶有头痛、头晕、恶心等不良反应。

6.葛根素注射液

每次 500 mg 加入 5%葡萄糖注射液或 0.9%氯化钠注射液 500 mL 中静脉滴注,每天 1 次,连用14 d。少数患者可出现皮肤瘙痒、头痛、头昏、皮疹等不良反应,停药后可自行消失。

7.灯盏花素注射液

每次 20 mL(含灯盏花乙素 50 g)加入 5%葡萄糖注射液或 0.9%氯化钠注射液 250 mL 中静脉滴注,每天 1 次,连用 14 d。偶有头痛、头昏等不良反应。

(五)钙通道阻滞剂

钙通道阻滞剂是继 β 受体阻滞剂之后,脑血管疾病治疗中最重要的进展之一。正常时细胞内钙离子浓度为 10^{-9}mol/L,细胞外钙离子浓度比细胞内大 10 000 倍。在病理情况下,钙离子迅速内流到细胞内,使原有的细胞内外钙离子平衡破坏,结果造成:①由于血管平滑肌细胞内钙离子增多,导致血管痉挛,加重缺血、缺氧。②由于大量钙离子激活 ATP 酶,使 ATP 酶加速消耗,结果细胞内能量不足,多种代谢无法维持。③由于大量钙离子破坏了细胞膜的稳定性,使许多有害物质释放出来。④由于神经细胞内钙离子陡增,可加速已经衰竭的细胞死亡。使用钙通道阻滞剂的目的在于阻止钙离子内流到细胞内,阻断上述病理过程。

钙通道阻滞剂改善脑缺血和解除脑血管痉挛的机制可能是:①解除缺血灶中的血管痉挛。②抑制肾上腺素能受体介导的血管收缩,增加脑组织葡萄糖利用率,继而增加脑血流量。③有梗死的半球内血液重新分布,缺血区脑血流量增加,高血流区血流量减少,对临界区脑组织有保护作用。几种常用的钙通道阻滞剂。

1.尼莫地平

尼莫地平为选择性扩张脑血管作用最强的钙通道阻滞剂。口服,每次 40 mg,每天 3~4 次。注射液,每次24 mg,溶于 5%葡萄糖注射液 1 500 mL 中静脉滴注,开始注射时,1 mg/h,若患者能耐受,1 h 后增至2 mg/h,每天 1 次,连续用药 10 d,以后改用口服。德国 Bayer 药厂生产的尼莫同,每次口服30~60 mg,每天 3 次,可连用 1 个月。注射液开始 2 h 可按照 0.5 mg/h 静脉滴注,如果耐受性良好,尤其血压无明显下降时,可增至 1 mg/h,连用 7~10 d 后改为口服。该药规格为尼莫同注射液 50 mL 含尼莫地平 10 mg,一般每天静脉滴注 10 mg。不良反应比较轻微,口服时可有一过性消化道不适、头晕、嗜睡和皮肤瘙痒等。静脉给药可有血压下降（尤其是治疗前有高血压者）、头痛、头晕、皮肤潮红、多汗、心率减慢或心率加快等。

2.尼卡地平

尼卡地平对脑血管的扩张作用强于外周血管的作用。每次口服 20 mg，每天 3～4 次，连用 1～2 个月。可有胃肠道不适、皮肤潮红等不良反应。

3.氟桂利嗪

氟桂利嗪又名西比灵，每次 5～10 mg，睡前服。有嗜睡、乏力等不良反应。

4.桂利嗪

桂利嗪又名脑益嗪，每次口服 25 mg，每天 3 次。有嗜睡、乏力等不良反应。

（六）防治脑水肿

大面积脑梗死、出血性梗死的患者多有脑水肿，应给予降低颅压处理，如床头抬高 30°角，避免有害刺激、解除疼痛、适当吸氧和恢复正常体温等基本处理；有条件行颅内压测定者，脑灌注压应保持在 9.3 kPa（70 mmHg）以上；避免使用低渗和含糖溶液，如脑水肿明显者应快速给予降颅压处理。

1.甘露醇

甘露醇对缩小脑梗死面积与减轻病残有一定的作用。甘露醇除降低颅内压外，还可降低血液黏度、增加红细胞变形性、减少红细胞聚集、减少脑血管阻力、增加灌注压、提高灌注量、改善脑的微循环。同时，还可提高心排血量。每次 125～250 mL 静脉滴注，6 h 1 次，连用 7～10 d。甘露醇治疗脑水肿疗效快、效果好。不良反应：降颅压有反跳现象，可能引起心力衰竭、肾功能损害、电解质紊乱等。

2.复方甘油注射液

能选择性脱出脑组织中的水分，可减轻脑水肿；在体内参加三羧酸循环代谢后转换成能量，供给脑组织，增加脑血流量，改善脑循环，因而有利于脑缺血病灶的恢复。每天 500 mL 静脉滴注，每天2 次，可连用 15～30 d。静脉滴注速度应控制在 2 mL/min，以免发生溶血反应。由于要控制静脉滴速，并不能用于急救。有大面积脑梗死的患者，有明显脑水肿甚至发生脑疝，一定要应用足量的甘露醇，或甘露醇与复方甘油同时或交替用药，这样可以维持恒定的降颅压作用和减少甘露醇的用量，从而减少甘露醇的不良反应。

3.七叶皂苷钠注射液

有抗渗出、消水肿、增加静脉张力、改善微循环和促进脑功能恢复的作用。每次 25 mg 加入 5％葡萄糖注射液或 0.9％氯化钠注射液 250～500 mL 中静脉滴注，每天 1 次，连用 10～14 d。

4.手术减压治疗

手术减压治疗主要适用于恶性 MCA 梗死和小脑梗死。

（七）提高血氧和辅助循环

高压氧是有价值的辅助疗法，在脑梗死的急性期和恢复期都有治疗作用。最近研究提示，脑广泛缺血后，纠正脑的乳酸中毒或脑代谢产物积聚，可恢复神经功能。高压氧向脑缺血区域弥散，可使这些区域的细胞在恢复正常灌注前得以生存，从而减轻缺血缺氧后引起的病理改变，保护受损的脑组织。

（八）神经细胞活化剂

据一些药物实验研究报告，这类药物有一定的营养神经细胞和促进神经细胞活化的作用，但确切的效果，尚待进一步大宗临床验证和评价。

1.胞磷胆碱

胞磷胆碱参与体内卵磷脂的合成，有改善脑细胞代谢的作用和促进意识的恢复。每次750 mg加入5%葡萄糖注射液250 mL中静脉滴注，每天1次，连用15～30 d。

2.三磷酸胞苷二钠

三磷酸胞苷二钠主要药效成分是三磷酸胞苷，该物质不仅能直接参与磷脂与核酸的合成，而且还间接参与磷脂与核酸合成过程中的能量代谢，有神经营养、调节物质代谢和抗血管硬化的作用。每次60～120 mg加入5%葡萄糖注射液250 mL中静脉滴注，每天1次，可连用10～14 d。

3.小牛血去蛋白提取物

小牛血去蛋白提取物又名爱维治，是一种小分子肽、核苷酸和寡糖类物质，不含蛋白质和致热原。爱维治可促进细胞对氧和葡萄糖的摄取和利用，使葡萄糖的无氧代谢转向为有氧代谢，使能量物质生成增多，延长细胞生存时间，促进组织细胞代谢、功能恢复和组织修复。每次1 200～1 600 mg加入5%葡萄糖注射液500 mL中静脉滴注，每天1次，可连用15～30 d。

4.依达拉奉

依达拉奉是一种自由基清除剂，有抑制脂自由基的生成、抑制细胞膜脂质过氧化连锁反应及抑制自由基介导的蛋白质、核酸不可逆的破坏作用，是一种脑保护药物。每次30 mg加入5%葡萄糖注射液250 mL中静脉滴注，每天2次，连用14 d。

(九)其他内科治疗

1.调节和稳定血压

急性脑梗死患者的血压检测和治疗是一个存在争议的领域。因为血压偏低会减少脑血流灌注，加重脑梗死。在急性期，患者会出现不同程度的血压升高。原因是多方面的，如脑卒中后的应激反应、膀胱充盈、疼痛及机体对脑缺氧和颅内压升高的代偿反应等，且其升高的程度与脑梗死病灶大小和部位、疾病前是否患高血压有关。脑梗死早期的高血压处理取决于血压升高的程度及患者的整体情况。ASA和EUSI都赞同：收缩压超过29.3 kPa(220 mmHg)或舒张压超过16.0 kPa(120 mmHg)以上，则应给予谨慎缓慢降压治疗，并严密观察血压变化，防止血压降得过低。然而有一些脑血管治疗中心，主张只有在出现下列情况才考虑降压治疗，如合并夹层动脉瘤、肾衰竭、心脏衰竭及高血压脑病时。但在溶栓治疗时，需及时降压治疗，应避免收缩压＞24.0 kPa(185 mmHg)，以防止继发性出血。降压推荐使用微输液泵静脉注射硝普钠，可迅速、平稳地降低血压至所需水平，也可用利喜定(压宁定)、卡维地洛等。血压过低对脑梗死不利，应适当提高血压。

2.控制血糖

糖尿病是脑卒中的危险因素之一，并可加重急性脑梗死和局灶性缺血再灌注损伤。ESO《缺血性脑卒中和短暂性脑缺血发作处理指南》(EUSI，2008年)指出，已证实急性脑卒中后高血糖与大面积脑梗死、皮质受累及其功能转归不良有关，但积极降低血糖能否改善患者的临床转归，尚缺乏足够证据。如果过去没有糖尿病史，只是急性脑卒中后血糖应激性升高，则不必应用降糖措施，只需输液中尽量不用葡萄糖注射液似可降低血糖水平；有糖尿病史的患者必须同时应用降糖药适当控制高血糖；血糖超过10 mmol/L(180 mg/dL)时需降糖处理。

3.心脏疾病的防治

对并发心脏疾病的患者要采取相应防治措施，如果要应用甘露醇脱水治疗，则必须加用呋塞米以减少心脏负荷。

4.防治感染

对有吞咽困难或意识障碍的脑梗死患者，常常容易合并肺部感染，应给予相应抗生素和止咳化痰药物，必要时行气管切开，有利吸痰。

5.保证营养和水、电解质的平衡

特别是对有吞咽困难和意识障碍的患者，应采用鼻饲，保证营养、水与电解质的补充。

6.体温管理

在实验室脑卒中模型中，发热与脑梗死体积增大和转归不良有关。体温升高可能是中枢性高热或继发感染的结果，均与临床转归不良有关。应积极迅速找出感染灶并予以适当治疗，并可使用乙酰氨基酚进行退热治疗。

(十)康复治疗

脑梗死患者只要生命体征稳定，应尽早开始康复治疗，主要目的是促进神经功能的恢复。早期进行瘫痪肢体的功能锻炼和语言训练，防止关节挛缩和足下垂，可采用针灸、按摩、理疗和被动运动等措施。

七、预后与预防

(一)预后

(1)如果得到及时的治疗，特别是能及时在卒中单元获得早期溶栓疗法等系统规范的中西医结合治疗，可提高疗效，减少致残率，30%～50%的患者能自理生活，甚至恢复工作能力。

(2)脑梗死国外病死率为6.9%～20%，其中颈内动脉系梗死为17%，椎-基底动脉系梗死为18%。秦震等观察随访经CT证实的脑梗死1～7年的预后，发现：①累计生存率，6个月为96.8%，12个月为91%，2年为81.7%，3年为81.7%，4年为76.5%，5年为76.5%，6年为71%，7年为71%。急性期病死率为22.3%，其中颈内动脉系22%，椎-基底动脉系25%。意识障碍、肢体瘫痪和继发肺部感染是影响预后的主要因素。②累计病死率在开始半年内迅速上升，一年半达高峰。说明发病后一年半不能恢复自理者，继续恢复的可能性较小。

(二)预防

1.一级预防

一级预防是指发病前的预防，即通过早期改变不健康的生活方式，积极主动地控制危险因素，从而达到使脑血管疾病不发生或发病年龄推迟的目的。从流行病学角度看，只有一级预防才能降低人群发病率，所以对于病死率及致残率很高的脑血管疾病来说，重视并加强开展一级预防的意义远远大于二级预防。

对血栓形成性脑梗死的危险因素及其干预管理有下述几方面：服用降血压药物，有效控制高血压，防治心脏病，冠心病患者应服用小剂量阿司匹林，定期监测血糖和血脂，合理饮食和应用降糖药物和降脂药物，不抽烟、不酗酒，对动脉狭窄患者及无症状颈内动脉狭窄患者一般不推荐手术治疗或血管内介入治疗，对重度颈动脉狭窄(≥70%)的患者在有条件的医院可以考虑行颈动脉内膜切除术或血管内介入治疗。

2.二级预防

脑卒中首次发病后应尽早开展二级预防工作，可预防或降低再次发生率。二级预防有下述几个方面：首先要对第1次发病机制正确评估，管理和控制血压、血糖、血脂和心脏病，应用抗血小板聚集药物，颈内动脉狭窄的干预同一级预防，有效降低同型半胱氨酸水平等。

（张厚慈）

第四节　腔隙性脑梗死

腔隙性脑梗死是指大脑半球深部白质和脑干等中线部位，由直径为100～400 μm的穿支动脉血管闭塞导致的脑梗死。所引起的病灶为0.5～15.0 mm^3的梗死灶。大多由大脑前动脉、大脑中动脉、前脉络膜动脉和基底动脉的穿支动脉闭塞所引起。脑深部穿动脉闭塞导致相应灌注区脑组织缺血、坏死、液化，由吞噬细胞将该处组织移走而形成小腔隙。好发于基底节、丘脑、内囊、脑桥的大脑皮质贯通动脉供血区。反复发生多个腔隙性脑梗死，称多发性腔隙性脑梗死。临床引起相应的综合征，常见的有纯运动性轻偏瘫、纯感觉性卒中、构音障碍-手笨拙综合征、共济失调性轻偏瘫和感觉运动性卒中。高血压和糖尿病是主要原因，特别是高血压尤为重要。腔隙性脑梗死占脑梗死的20％～30％。

一、病因与发病机制

（一）病因

真正的病因和发病机制尚未完全清楚，但与下列因素有关。

1.高血压

长期高血压作用于小动脉及微小动脉壁，致脂质透明变性，管腔闭塞，产生腔隙性病变。舒张压增高是多发性腔隙性脑梗死的常见原因。

2.糖尿病

糖尿病时血浆低密度脂蛋白及极低密度脂蛋白的浓度增高，引起脂质代谢障碍，促进胆固醇合成，从而加速、加重动脉硬化的形成。

3.微栓子(无动脉病变)

各种类型小栓子阻塞小动脉导致腔隙性脑梗死，如胆固醇、红细胞增多症、纤维蛋白等。

4.血液成分异常

如红细胞增多症、血小板增多症和高凝状态，也可导致发病。

（二）发病机制

腔隙性脑梗死的发病机制还不完全清楚。微小动脉粥样硬化被认为是症状性腔隙性脑梗死常见的发病机制。在慢性高血压患者中，在粥样硬化斑为100～400 μm的小动脉中，也能发现动脉狭窄和闭塞。颈动脉粥样斑块，尤其是多发性斑块，可能会导致腔隙性脑梗死；脑深部穿动脉闭塞，导致相应灌注区脑组织缺血、坏死，由吞噬细胞将该处脑组织移走，遗留小腔，因而导致该部位神经功能缺损。

二、病理

腔隙性脑梗死灶呈不规则圆形、卵圆形或狭长形。累及管径为100～400 μm的穿动脉，梗死部位主要在基底节（特别是壳核和丘脑）、内囊和脑桥的白质。大多数腔隙性脑梗死位于豆纹动脉分支、大脑后动脉的丘脑深穿支、基底动脉的旁中央支供血区。阻塞常发生在深穿支的前半部分，因而梗死灶均较小，大多数直径为0.2～15 mm。病变血管可见透明变性、玻璃样脂肪变、玻璃样小动脉坏死、血管壁坏死和小动脉硬化等。

三、临床表现

本病常见于40～60岁以上的中老年人。腔隙性脑梗死患者中高血压的发病率约为75%，糖尿病的发病率为25%～35%，有TIA史者约有20%。

(一)症状和体征

临床症状一般较轻，体征单一，一般无头痛、颅内高压症状和意识障碍。由于病灶小，又常位于脑的静区，故许多腔隙性脑梗死在临床上无症状。

(二)临床综合征

Fisher根据病因、病理和临床表现，归纳为21种综合征，常见的有以下几种。

1.纯运动性轻偏瘫(pure motor hemiparesis，PMH)

PMH最常见，约占60%，有病灶对侧轻偏瘫，而不伴失语、感觉障碍和视野缺损，病灶多在内囊和脑干。

2.纯感觉性卒中(pure sensory stroke，PSS)

PSS约占10%，表现为病灶对侧偏身感觉障碍，也可伴有感觉异常，如麻木、烧灼和刺痛感。病灶在丘脑腹后外侧核或内囊后肢。

3.构音障碍-手笨拙综合征(dysarthric-clumsy hand syndrome，DCHS)

DCHS约占20%，表现为构音障碍、吞咽困难，病灶对侧轻度中枢性面、舌瘫，手的精细运动欠灵活，指鼻试验欠稳。病灶在脑桥基底部或内囊前肢及膝部。

4.共济失调性轻偏瘫(ataxic-hemiparesis，AH)

AH病灶同侧共济失调和病灶对侧轻偏瘫，下肢重于上肢，伴有锥体束征。病灶多在放射冠汇集至内囊处，或脑桥基底部皮质脑桥束受损所致。

5.感觉运动性卒中(sensorimotor stroke，SMS)

SMS少见，以偏身感觉障碍起病，再出现轻偏瘫，病灶位于丘脑腹后核及邻近内囊后肢。

6.腔隙状态

腔隙状态由Marie提出，由于多次腔隙性脑梗死后，有进行性加重的偏瘫、严重的精神障碍、痴呆、平衡障碍、二便失禁、假性延髓性麻痹、双侧锥体束征和类帕金森综合征等。近年由于有效控制血压及治疗的进步，现在已很少见。

四、辅助检查

(一)神经影像学检查

1.颅脑CT

非增强CT扫描显示为基底节区或丘脑呈卵圆形低密度灶，边界清楚，直径为10～15 mm。

由于病灶小，占位效应轻微，一般仅为相邻脑室局部受压，多无中线移位，梗死密度随时间逐渐减低，4 周后接近脑脊液密度，并出现萎缩性改变。增强扫描于梗死后 3 d 至 1 个月可能发生均一或斑块性强化，以 2～3 周明显，待达到脑脊液密度时，则不再强化。

2.颅脑 MRI

MRI 显示比 CT 优越，尤其是对脑桥的腔隙性脑梗死和新旧腔隙性脑梗死的鉴别有意义，增强后能提高阳性率。颅脑 MRI 检查在 T_2W 像上显示高信号，是小动脉阻塞后新的或陈旧的病灶。T_1WI 和 T_2WI 分别表现为低信号和高信号斑点状或斑片状病灶，呈圆形、椭圆形或裂隙形，最大直径常为数毫米，一般不超过 1 cm。急性期 T_1WI 的低信号和 T_2WI 的高信号，常不及慢性期明显，由于水肿的存在，使病灶看起来常大于实际梗死灶。注射造影剂后，T_1WI 急性期、亚急性期和慢性期病灶显示增强，呈椭圆形、圆形，也可呈环形。

3.CT 血管成像、MRA

了解颈内动脉有无狭窄及闭塞程度。

(二)超声检查

TCD 了解颈内动脉狭窄及闭塞程度。三维B 超检查，了解颈内动脉粥样硬化斑块的大小和厚度。

(三)血液学检查

了解有无糖尿病和高脂血症等。

五、诊断与鉴别诊断

(一)诊断

(1)中老年人发病，多数患者有高血压病史，部分患者有糖尿病史或 TIA 史。

(2)急性或亚急性起病，症状比较轻，体征比较单一。

(3)临床表现符合 Fisher 描述的常见综合征之一。

(4)颅脑 CT 或 MRI 发现与临床神经功能缺损一致的病灶。

(5)预后较好，恢复较快，大多数患者不遗留后遗症状和体征。

(二)鉴别诊断

1.小量脑出血

均为中老年发病，有高血压和急起的偏瘫和偏身感觉障碍。但小量脑出血头颅 CT 显示高密度灶即可鉴别。

2.脑囊虫病

CT 均表现为低信号病灶。但是，脑囊虫病 CT 呈多灶性、小灶性和混合灶性病灶，临床表现常有头痛和癫痫发作，血和脑脊液囊虫抗体阳性，可供鉴别。

六、治疗

(一)抗血小板聚集药物

抗血小板聚集药物是预防和治疗腔隙性脑梗死的有效药物。

1.肠溶阿司匹林(或拜阿司匹林)

每次 100 mg，每天 1 次，口服，可连用 6～12 个月。

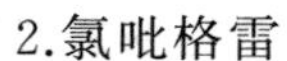
2.氯吡格雷

每次 50～75 mg,每天 1 次,口服,可连用半年。

3.西洛他唑

每次 50～100 mg,每天 2 次,口服。

4.曲克芦丁

每次 200 mg,每天 3 次,口服;或每次 400～600 mg 加入 5%葡萄糖注射液或 0.9%氯化钠注射液500 mL中静脉滴注,每天 1 次,可连用 20 d。

(二)钙通道阻滞剂

1.氟桂利嗪

每次 5～10 mg,睡前口服。

2.尼莫地平

每次 20～30 mg,每天 3 次,口服。

3.尼卡地平

每次 20 mg,每天 3 次,口服。

(三)血管扩张药

1.丁苯酞

每次 200 mg,每天 3 次,口服。偶见恶心、腹部不适,有严重出血倾向者忌用。

2.丁咯地尔

每次 200 mg 加入 5%葡萄糖注射液或 0.9%氯化钠注射液 250 mL 中静脉滴注,每天 1 次,连用10～14 d;或每次 200 mg,每天 3 次,口服。可有头痛、头晕、恶心等不良反应。

3.倍他司汀

每次 6～12 mg,每天 3 次,口服。可有恶心、呕吐等不良反应。

(四)内科病的处理

有效控制高血压、糖尿病、高脂血症等,坚持药物治疗,定期检查血压、血糖、血脂、心电图和有关血液流变学指标。

七、预后与预防

(一)预后

Marie 和 Fisher 认为腔隙性脑梗死一般预后良好,下述几种情况影响本病的预后。

(1)梗死灶的部位和大小,如腔隙性脑梗死发生在脑的重要部位——脑桥和丘脑,以及大的和多发性腔隙性脑梗死者预后不良。

(2)有反复 TIA 发作,有高血压、糖尿病和严重心脏病(缺血性心脏病、心房颤动、心脏瓣膜病等),症状没有得到很好控制者预后不良。据报道,1 年内腔隙性脑梗死的复发率为 10%～18%;腔隙性脑梗死,特别是多发性腔隙性脑梗死半年后约有 23%的患者发展为血管性痴呆。

(二)预防

控制高血压、防治糖尿病和 TIA 是预防腔隙性脑梗死发生和复发的关键。

(1)积极处理危险因素。①血压的调控:长期高血压是腔隙性脑梗死主要的危险因素之一。在降血压药物方面无统一规定应用的药物。选用降血压药物的原则是既要有效和持久的降低血压,又不至于影响重要器官的血流量。可选用钙通道阻滞剂,如硝苯地平缓释片,每次20 mg,每天2次,口服;或尼莫地平,每次30 mg,每天1次,口服。也可选用ACEI,如卡托普利,每次12.5～25 mg,每天3次,口服;或贝拉普利,每次5～10 mg,每天1次,口服。②调控血糖:糖尿病也是腔隙性脑梗死主要的危险因素之一。要积极控制血糖,注意饮食与休息。③调控高血脂:可选用辛伐他汀(Simvastatin,或舒降之),每次10～20 mg,每天1次,口服;或洛伐他汀(Lovastatin,又名美降之),每次20～40 mg,每天1～2次,口服。④积极防治心脏病:要减轻心脏负荷,避免或慎用增加心脏负荷的药物,注意补液速度及补液量;对有心肌缺血、心肌梗死者应在心血管内科医师的协助下进行药物治疗。

(2)可以较长时期应用抗血小板聚集药物,如阿司匹林、氯吡格雷和中药活血化瘀药物。

(3)生活规律,心情舒畅,饮食清淡,适宜的体育锻炼。

(张厚慈)

第五节　颅内静脉系统血栓形成

颅内静脉系统血栓形成(cerebral venous thrombosis,CVT)是由多种原因所致的脑静脉回流受阻的一组脑血管疾病,包括颅内静脉窦和脑静脉血栓形成。本病的特点为病因复杂,发病形式多样,诊断困难,容易漏诊、误诊,不同部位的CVT虽有其相应表现,但严重头痛往往是最主要的共同症状,80%～90%的CVT患者都存在头痛。头痛可以单独存在,伴有或不伴有其他神经系统异常体征。以往认为颅内静脉系统血栓形成比较少见,随着影像学技术的发展,更多的病例被确诊。特别是随着MRI、MRA及磁共振动静脉血管成像(MRV)的广泛应用,诊断水平不断提高,此类疾病的检出率较过去显著提高。

本病按病变性质可分为感染性和非感染性两类。感染性者以急性海绵窦和横窦血栓形成多见,非感染性者以上矢状窦血栓形成多见。脑静脉血栓形成大多数由静脉窦血栓形成发展而来,但也有脑深静脉血栓形成伴发广泛静脉窦血栓形成,两者统称脑静脉及静脉窦血栓形成。

一、病因与发病机制

(一)病因

主要分为感染性和非感染性。20%～35%的患者原因尚不明确。

1.感染性

感染性可分为局限性和全身性。局限性因素为头面部的化脓性感染,如面部危险三角区皮肤感染、中耳炎、乳突炎、扁桃体炎、鼻窦炎、齿槽感染、颅骨骨髓炎、脑膜炎等。全身性因素则由细菌性(败血症、心内膜炎、伤寒、结核)、病毒性(麻疹、肝炎、脑炎、HIV)、寄生虫性(疟疾、旋毛虫病)、真菌性(曲霉病)疾病经血行感染所致。头面部感染较常见,常引起海绵窦、横窦、乙状窦血栓形成。

2.非感染性

非感染性可分为局限性和全身性。全身性因素如妊娠、产褥期、口服避孕药、各类型手术后、严重脱水、休克、恶病质、心功能不全、某些血液病(如红细胞增多症、镰状细胞贫血、失血性贫血、白血病、凝血障碍性疾病)、结缔组织病(系统性红斑狼疮、颞动脉炎、韦格纳肉芽肿)、消化道疾病

(肝硬化、克罗恩病、溃疡性结肠炎)、静脉血栓疾病等。局限性因素见于颅脑外伤、脑肿瘤、脑外科手术后等。

(二)发病机制

1.感染性因素

对于感染性因素来说,由于解剖的特点,海绵窦和乙状窦是炎性血栓形成最易发生的部位。

(1)海绵窦血栓形成:①颜面部病灶。如鼻部、上唇、口腔等部位疖肿等化脓性病变破入血液,通过眼静脉进入海绵窦。②耳部病灶。中耳炎、乳突炎引起乙状窦血栓形成后,沿岩窦扩展至海绵窦。③颅内病灶。蝶窦、后筛窦通过筛静脉或直接感染侵入蝶窦壁而后入海绵窦。④颈咽部病灶。沿翼静脉丛进入海绵窦或侵入颈静脉,经横窦、岩窦达海绵窦。

(2)乙状窦血栓形成:①乙状窦壁的直接损害。中耳炎、乳突炎破坏骨质,脓肿压迫乙状窦,使窦壁发生炎症及窦内血流淤滞,血栓形成。②乳突炎、中耳炎使流向乙状窦的小静脉发生血栓,血栓扩展到乙状窦。

2.非感染性因素

如全身衰竭、脱水、糖尿病高渗性昏迷、颅脑外伤、脑膜瘤、口服避孕药、妊娠、分娩、真性红细胞增多症、血液病、其他不明原因等,常导致高凝状态、血流淤滞,容易诱发静脉血栓形成。

二、病理

本病的病理所见是:静脉窦内栓子富含红细胞和纤维蛋白,仅有少量血小板,故称红色血栓。随着时间的推移,栓子被纤维组织所替代。血栓性静脉窦闭塞可引起静脉回流障碍,静脉压升高,导致脑组织淤血、水肿和颅内压增高,脑皮质和皮质下出现点、片状出血灶。硬膜窦闭塞可导致严重的脑水肿,脑静脉病损累及深静脉可致基底节和(或)丘脑静脉性梗死。感染性者静脉窦内可见脓液,常伴脑膜炎和脑脓肿等。

三、临床表现

近年来的研究认为,从新生儿到老年人均可发生本病,但多见于老年人和产褥期妇女,也可见于长期疲劳或抵抗力下降的患者;男女均可患病,男女发病比为 1.5∶5,发病年龄为 37～38 岁。CVT 临床表现多样,头痛是最常见的症状,约 80%的患者有头痛。其他常见症状和体征有视盘水肿、局灶神经体征、癫痫及意识改变等。不同部位的 CVT 临床表现有不同特点。

(一)症状与体征

1.高颅压症状

由脑静脉梗阻导致高颅压者,多存在持续性弥漫或局灶性头痛,通常有视盘水肿,还可出现恶心、呕吐、视物模糊或黑、复视、意识水平下降和混乱。

2.脑局灶症状

其表现与病变的部位和范围有关,最常见的症状和体征是运动和感觉障碍,包括脑神经损害、单瘫、偏瘫等。

3.局灶性癫痫发作

常表现为部分性发作,可能是继发于皮质静脉梗死或扩张的皮质静脉"刺激"皮质所致。

4.全身性症状

主要见于感染性静脉窦血栓形成,表现为不规则高热、寒战、乏力、全身肌肉酸痛、精神萎靡、咳嗽、皮下淤血等感染和败血症症状。

5.意识障碍

如精神错乱、躁动、谵妄、昏睡、昏迷等。

(二)常见的颅内静脉系统血栓

1.海绵窦血栓形成

海绵窦血栓形成最常见的是因眼眶部、上面部的化脓性感染或全身感染所引起的急性型;由后路(中耳炎)及中路(蝶窦炎)逆行至海绵窦导致血栓形成者多为慢性型,较为少见;非感染性血栓形成更少见。常急性起病,出现发热、头痛、恶心、呕吐、意识障碍等感染中毒症状。疾病初期多累及一侧海绵窦,眼眶静脉回流障碍可致眶周、眼睑、结膜水肿和眼球突出,眼睑不能闭合和眼周软组织红肿;第Ⅲ、Ⅳ、Ⅵ对脑神经及第Ⅴ对脑神经1、2支受累可出现眼睑下垂、眼球运动受限、眼球固定和复视、瞳孔扩大,对光反射消失,前额及眼球疼痛,角膜反射消失等;可并发角膜溃疡,有时因眼球突出而眼睑下垂可不明显。因视神经位于海绵窦前方,故视神经较少受累,视力正常或中度下降。由于双侧海绵窦由环窦相连,故多数患者在数天后会扩展至对侧。病情进一步加重可引起视盘水肿及视盘周围出血,视力显著下降。颈内动脉海绵窦段感染和血栓形成,可出现颈动脉触痛及颈内动脉闭塞的临床表现,如对侧偏瘫和偏身感觉障碍,甚至可并发脑膜炎、脑脓肿等。

2.上矢状窦血栓形成

上矢状窦血栓形成多为非感染性,常发生于产褥期;妊娠、口服避孕药、婴幼儿或老年人严重脱水,以及消耗性疾病或恶病质等情况下也常可发生;少部分也可由感染引起,如头皮或邻近组织感染;也偶见于骨髓炎、硬膜或硬膜下感染扩散引起上矢状窦血栓形成。

急性或亚急性起病,最主要的临床表现为颅内压增高症状,如头痛、恶心、呕吐、视盘水肿、展神经麻痹,1/3的患者仅表现为不明原因的颅内高压,视盘水肿可以是唯一的体征。上矢状窦血栓形成患者,可出现意识-精神障碍,如表情淡漠、呆滞、嗜睡及昏迷等。多数患者血栓累及一侧或两侧侧窦而主要表现为颅内高压。血栓延伸到皮质特别是运动区和顶叶的静脉可引起全面性、局灶性运动发作或感觉性癫痫发作,伴偏瘫或双下肢瘫痪。旁中央小叶受累可引起小便失禁及双下肢瘫痪。累及枕叶视觉皮质可发生黑蒙。婴儿可表现喷射性呕吐,颅缝分离,囟门紧张和隆起,囟门周围及额、面、颈、枕等处的静脉怒张和迂曲。老年患者一般仅有轻微头昏、眼花、头痛、眩晕等症状,诊断困难。腰椎穿刺可见脑脊液压力增高,蛋白含量和白细胞数也可增高,MRV有助于确诊。

3.侧窦血栓形成

侧窦包括横窦和乙状窦。因与乳突邻近,化脓性乳突炎或中耳炎常引起单侧乙状窦血栓形成。常见于感染急性期,以婴儿及儿童最易受累,约50%的患者是由溶血性链球菌性败血症引起,皮肤、黏膜出现瘀点、瘀斑。一侧横窦血栓时可无症状,当波及对侧横窦或窦汇时常有明显症状。侧窦血栓形成的临床表现如下。

(1)颅内压增高:随病情发展而出现颅内压增高,常有头痛、呕吐、复视、头皮及乳突周围静脉怒张、视盘水肿,也可有意识或精神障碍。当血栓经窦汇延及上矢状窦时,颅内压更加增高,并可出现昏迷、肢瘫和抽搐等。

(2)局灶神经症状:血栓扩展至岩上窦及岩下窦,可出现同侧展神经及三叉神经眼支受损的症状;约1/3患者的血栓延伸至颈静脉,可出现舌咽神经(Ⅸ)、迷走神经(Ⅹ)及副神经(Ⅺ)损害的颈静脉孔综合征，表现为吞咽困难、饮水呛咳、声音嘶哑、心动过缓和患侧耸肩、转颈力弱等神经受累的症状。

(3)感染症状：表现为化脓性乳突炎或中耳炎症状，如发热、寒战、外周血白细胞计数增高，患侧耳后乳突部红肿、压痛、静脉怒张等。感染扩散可并发化脓性脑膜炎、硬膜外(下)脓肿及小脑、颞叶脓肿。

4.脑静脉血栓形成

(1)脑浅静脉血栓形成：一般症状可有头痛、咳嗽，用力、低头时加重；可有恶心、呕吐、视盘水肿、颅压增高、癫痫发作，或意识障碍；也可出现局灶性损害症状，如脑神经受损、偏瘫或双侧瘫痪。

(2)脑深静脉血栓形成：多为急性起病，1～3 d 达高峰。因常有第三脑室阻塞而颅内压增高，出现高热、意识障碍、癫痫发作，多有动眼神经损伤、肢体瘫痪、昏迷、去皮质状态，甚至死亡。

四、辅助检查

CVT 缺乏特异性临床表现，仅靠临床症状和体征诊断困难。辅助检查特别是影像学检查对诊断的帮助至关重要，并有重要的鉴别诊断价值。

(一)脑脊液检查

主要是压力增高，早期常规和生化一般正常，中后期可出现脑脊液蛋白含量轻、中度增高。

(二)影像学检查

1.CT 和 CTV

CT 是诊断 CVT 有用的基础步骤，其直接征象是受累静脉内血栓呈高密度影，横断扫描可见与静脉走向平行的束带征；增强扫描时血栓不增强而静脉壁环形增强，呈铁轨影或称空三角征和 δ 征。束带征和空三角征对诊断 CVT 具有重要意义，但出现率较低，束带征仅 20%～30%，空三角征约 30%。继发性 CT 改变主要包括脑实质内不符合脑动脉分布的低密度影(缺血性改变)或高密度影(出血性改变)。国外研究资料表明，颅内深静脉血栓形成 CT 平扫的诊断价值，无论是敏感性或特异性均显著高于静脉窦血栓形成。应用螺旋 CT 三维重建最大强度投影法(CTV)来显示脑静脉系统，是近年来正在探索的一种方法。与 MRA 相比，CTV 可显示更多的小静脉结构，且具有扫描速度快的特点。与 DSA 相比，CTV 具有无创性和低价位的优势。Rodallec 等认为疑诊 CVT，应首选 CTV 检查。

2.MRI

MRI 虽具有识别血栓的能力，但影像学往往随发病时间不同而相应改变。急性期 CVT 的静脉窦内流空效应消失，血栓内主要含去氧血红蛋白，T_1WI 呈等信号，T_2WI 呈低信号；在亚急性期，血栓内主要含正铁血红蛋白，T_1WI 和 T_2WI 均表现为高信号；在慢性期，血管出现不同程度再通，流空信号重新出现，T_1WI 表现为不均匀的等信号，T_2WI 显示为高信号或等信号。此后，信号强度随时间延长而不断降低。另外，MRI 可显示特征性的静脉性脑梗死或脑出血。但是 MRI 也可能因解剖变异或血栓形成的时期差异出现假阳性或假阴性。

3.MRV

MRV 可以清楚地显示静脉窦及大静脉形态及血流状态，CVT 时表现为受累静脉和静脉窦内血流高信号消失或边缘模糊的较低信号及病变以外静脉侧支的形成，但是对于极为缓慢的血流，MRV 易将其误诊为血栓形成，另外与静脉窦发育不良的鉴别有一定的困难，可出现假阳性。

如果联合运用 MRI 与 MRV 进行综合判断,可明显提高 CVT 诊断的敏感性和特异性。

4.DSA

DSA 是诊断 CVT 的标准检查。CVT 时主要表现为静脉期时受累、静脉或静脉窦不显影或显影不良,可见静脉排空延迟和侧支静脉通路建立,有时 DSA 的结果难以与静脉窦发育不良或阙如相鉴别。DSA 的有创性也使其应用受到一定的限制。

影像检查主要从形态学方面为 CVT 提供诊断信息,由于各项检查可能受到不同因素的限制,因此均可以出现假阳性或假阴性结果。

5.TCD 检查

TCD 对脑深静脉血流速度进行探测,可为 CVT 的早期诊断、病情监测和疗效观察提供可靠、无创、易重复而又经济的检测手段。脑深静脉血流速度的异常增高是脑静脉系统血栓的特征性表现,且不受颅内压增高及脑静脉窦发育异常的影响。在 CVT 早期,当 CT、MRI、MRV 甚至 DSA 还未显示病变时,脑静脉血流动力学检测就反映出静脉血流异常。

五、诊断与鉴别诊断

(一)诊断

颅内静脉窦血栓形成的临床表现错综复杂,诊断比较困难。对单纯颅内压增高,伴或不伴神经系统局灶体征者,或以意识障碍为主的亚急性脑病患者,均应考虑到脑静脉系统血栓形成的可能。结合 CTV、MRV、DSA 等检查可明确诊断。

(二)鉴别诊断

1.仅表现为颅内压增高者应与以下疾病鉴别

(1)假脑瘤综合征:是一种没有局灶症状,没有抽搐,没有精神障碍,在神经系统检查中除有视盘水肿及其伴有的视觉障碍外,没有其他阳性神经系统体征的疾病;是一种发展缓慢、能自行缓解的良性高颅压症,脑脊液检查没有细胞及生化方面的改变。

(2)脑部炎性疾病:有明确的感染病史,发病较快;多有体温的升高,头痛、呕吐的同时常伴有精神、意识等脑功能障碍,外周血白细胞计数常明显升高;腰椎穿刺脑脊液压力增高的同时,常伴有白细胞数和蛋白含量的明显升高;脑电图多有异常变化。

2.海绵窦血栓应与以下疾病鉴别

(1)眼眶蜂窝织炎:本病多见于儿童,常突然发病,眼球活动疼痛时加重,眼球活动无障碍,瞳孔无变化,角膜反射正常,一般单侧发病。

(2)鞍旁肿瘤:多为慢性起病,MRI 可确诊。

(3)颈动脉海绵窦瘘:无急性炎症表现,眼球突出,并有搏动感,眼部听诊可听到血管杂音。

六、治疗

治疗原则是早诊断、早治疗,针对每一病例的具体情况给予病因治疗、对症治疗和抗血栓药物治疗相结合。对其他促发因素,必须进行特殊治疗,少数情况下考虑手术治疗。

(一)抗感染治疗

由于本病的致病原因主要为化脓性感染,因此抗生素的应用是非常重要的。部分静脉窦血栓形成和几乎所有海绵窦血栓形成,常有基础感染,可根据脑脊液涂片、常规及生化检查、细菌培养和药敏试验等结果,选择应用相应抗生素或广谱抗生素,必要时手术清除原发性感染灶。因

此，应尽可能确定脓毒症的起源部位并针对致病微生物进行治疗。

（二）抗凝治疗

普通肝素治疗 CVT 已有半个世纪，已被公认是一种有效而安全的首选治疗药物。研究认为，除新生儿不宜使用外，所有脑静脉血栓形成患者只要无肝素使用禁忌证，均应给予肝素治疗。头痛几乎总是 CVT 的首发症状，目前多数主张对孤立性头痛应用肝素治疗。肝素的主要药物学机制是阻止 CVT 的进展，预防相邻静脉发生血栓形成性脑梗死。抗凝治疗的效果远远大于其引起出血的危险性，无论有无出血性梗死，都应使用抗凝治疗。普通肝素的用量和给药途径还不完全统一。原则上应根据血栓的大小和范围，以及有无并发颅内出血综合考虑，一般首剂静脉注射 3 000～5 000 U，而后以 25 000～50 000 U/d 持续静脉滴注，或者 12 500～25 000 U 皮下注射，每 12 h 测定 1 次部分凝血活酶时间和纤维蛋白原水平，以调控剂量，使凝血活酶时间延长 2～3 倍，但不超过 120 s，疗程为 7～10 d。也可皮下注射低分子量肝素，可取得与肝素相同的治疗效果，其剂量易于掌握，且引起的出血发病率低，可连用10～14 d。此后，在监测国际标准化比值使其控制在2.5～3.5的情况下，应服用华法林治疗3～6 个月。

（三）扩容治疗

对非感染性血栓者，积极纠正脱水，降低血液黏度和改善循环。可应用羟乙基淀粉 40（706 代血浆）、低分子右旋糖酐等。

（四）溶栓治疗

目前，尚无足够证据支持全身或局部溶栓治疗，如果给予合适的抗凝治疗后，患者症状仍继续恶化，且排除其他病因导致的临床恶化，则应该考虑溶栓治疗。脑静脉血栓溶栓治疗采用的剂量差异很大，尿激酶每小时用量可从数万至数十万单位，总量从数十万至上千万单位。阿替普酶用量为 20～100 mg。由于静脉血栓较动脉血栓更易溶解，且更易伴发出血危险，静脉溶栓剂量应小于动脉溶栓剂量，但具体用量的选择应以病情轻重及改变程度为参考。

（五）对症治疗

伴有癫痫发作者给予抗癫痫治疗，但对于所有静脉窦血栓形成的患者是否都要给予预防性抗癫痫治疗尚存争议。对颅内压增高者给予静脉滴注甘露醇、呋塞米、甘油果糖等，同时加强支持治疗，给予 ICU 监护，包括抬高头位、镇静、高度通气、监测颅内压以及注意血液黏度、肾功能、电解质等，防治感染等并发症，必要时行去除出血性梗死组织或去骨瓣减压术。

（六）介入治疗

在有条件的医院可进行颅内静脉窦及脑静脉血栓形成的介入治疗，利用静脉内导管溶栓。近年来，采用血管内介入局部阿替普酶溶栓联合肝素抗凝治疗的方法，取得较好疗效。但局部溶栓操作难度大，应充分做好术前准备，妥善处理术后可能发生的不良事件。

七、预后与预防

（一）预后

CVT 总体病死率在 6%～33%，预后较差。死亡原因主要是小脑幕疝。影响预后的相关因素包括高龄、急骤起病、局灶症状（如脑神经受损、意识障碍和出血性梗死）等。大脑深静脉血栓的预后不如静脉窦血栓，临床表现最重，病死率最高，存活者后遗症严重。各种原发疾病中，脓毒症性 CVT 预后最差，产后的 CVT 预后较好，后者 90%以上存活。

(二)预防

针对局部及全身的感染性和非感染性因素进行预防。

(1)控制感染:尽早治疗局部和全身感染,如面部危险三角区的皮肤感染、中耳炎、乳突炎、扁桃体炎、鼻窦炎、齿槽感染及败血症、心内膜炎等。针对感染灶的分泌物及血培养,合理使用抗生素。

(2)保持头面部的清洁卫生,对长时间卧床者,要定时翻身。

(3)对严重脱水、休克、恶病质等,尽早采取补充血容量等治疗。

(4)对高凝状态者,可口服降低血液黏度或抗血小板聚集药物,必要时可予低分子量肝素等抗凝治疗。

(5)定期检测血糖、血脂、血常规、凝血因子、血液黏度,防止血液系统疾病引发 CVT。

(张厚慈)

第六节　短暂性脑缺血发作

短暂性脑缺血发作(transient ischemic attack,TIA)是指因脑血管病变引起的短暂性、局限性脑功能缺失或视网膜功能障碍。临床症状一般持续 10～20 min,多在 1 h 内缓解,最长不超过 24 h,不遗留神经功能缺失症状,结构性影像学(CT、MRI)检查无责任病灶。凡临床症状持续超过 1 h 且神经影像学检查有明确病灶者不宜称为 TIA。

1975 年,曾将 TIA 定义限定为 24 h,这是基于时间的定义。2002 年,美国 TIA 工作组提出了新的定义,即由于局部脑或视网膜缺血引起的短暂性神经功能缺损发作,典型临床症状持续不超过 1 h,且无急性脑梗死的证据。TIA 新的基于组织学的定义以脑组织有无损伤为基础,更有利于临床医师及时进行评价,使急性脑缺血能得到迅速干预。

流行病学统计表明,15%的脑卒中患者曾发生过 TIA。不包括未就诊的患者,美国每年 TIA 发作人数估计为 20 万～50 万人。TIA 发生脑卒中率明显高于一般人群,TIA 后第 1 个月内发生脑梗死者占 4%～8%;1 年内 12%～13%;5 年内增至 24%～29%。TIA 患者发生脑卒中在第 1 年内较一般人群高 13～16 倍,是最严重的“卒中预警”事件,也是治疗干预的最佳时机,频发 TIA 更应以急诊处理。

一、病因与发病机制

(一)病因

TIA 病因各有不同,主要是动脉粥样硬化和心源性栓子。多数学者认为微栓塞或血流动力学障碍是 TIA 发病的主要原因,90%左右的微栓子来源于心脏和动脉系统,动脉粥样硬化是 50 岁以上患者 TIA 的最常见原因。

(二)发病机制

TIA 的真正发病机制至今尚未完全阐明。主要有血流动力学改变学说和微栓子学说

1.血流动力学改变学说

TIA 的主要原因是血管本身病变。动脉粥样硬化造成大血管的严重狭窄,由于病变血管自

身调节能力下降，当一些因素引起灌注压降低时，病变血管支配区域的血流就会显著下降，同时又可能存在全血黏度增高、红细胞变形能力下降和血小板功能亢进等血液流变学改变，促进了微循环障碍的发生，而使局部血管无法保持血流量的恒定，导致相应供血区域TIA的发生。血流动力学型TIA在大动脉严重狭窄基础上合并血压下降，导致远端一过性脑供血不足症状，当血压回升时症状可缓解。

2.微栓子学说

大动脉的不稳定粥样硬化斑块破裂，脱落的栓子随血流移动，阻塞远端动脉，随后栓子很快发生自溶，临床表现为一过性缺血发作。动脉的微栓子来源最常见的部位是颈内动脉系统。心源性栓子为微栓子的另一来源，多见于心房颤动、心瓣膜疾病及左心室血栓形成。

3.其他学说

脑动脉痉挛、受压学说，如脑血管受到各种刺激造成的痉挛或由于颈椎骨质增生压迫椎动脉造成缺血；颅外血管盗血学说，如锁骨下动脉严重狭窄，椎动脉脑血流逆行，导致颅内灌注不足等。

TIA常见的危险因素包括高龄、高血压、抽烟、心脏病（冠心病、心律失常、充血性心力衰竭、心脏瓣膜病）、高血脂、糖尿病和糖耐量异常、肥胖、不健康饮食、体力活动过少、过度饮酒、口服避孕药或绝经后雌激素的应用、高同型半胱氨酸血症、抗心磷脂抗体综合征、蛋白C/蛋白S缺乏症等。

二、病理

发生缺血部位的脑组织常无病理改变，但部分患者可见脑深部小动脉发生闭塞而形成的微小梗死灶，其直径常小于1.5 mm。主动脉弓发出的大动脉、颈动脉可见动脉粥样硬化性改变、狭窄或闭塞。颅内动脉也可有动脉粥样硬化性改变，或可见动脉炎性浸润。另外可有颈动脉或椎动脉过长或扭曲。

三、临床表现

TIA多发于老年人，男性多于女性。发病突然，恢复完全，不遗留神经功能缺损的症状和体征，多有反复发作的病史。持续时间短暂，一般为10～15 min，颈内动脉系统平均为14 min，椎-基底动脉系统平均为8 min，每天可有数次发作，发作间期无神经系统症状及阳性体征。颈内动脉系统TIA与椎-基底动脉系统TIA相比，发作频率较少，但更容易进展为脑梗死。

TIA神经功能缺损的临床表现依据受累的血管供血范围而不同，临床常见的神经功能缺损有以下两种。

（一）颈动脉系统TIA

最常见的症状为对侧面部或肢体的一过性无力和感觉障碍、偏盲，偏侧肢体或单肢的发作性轻瘫最常见，通常以上肢和面部较重，优势半球受累可出现语言障碍。单眼视力障碍为颈内动脉系统TIA所特有，短暂的单眼黑蒙是颈内动脉分支——眼动脉缺血的特征性症状，表现为短暂性视物模糊、眼前灰暗感或云雾状。

（二）椎-基底动脉系统TIA

常见症状为眩晕、头晕、平衡障碍、复视、构音障碍、吞咽困难、皮质性盲和视野缺损、共济失调、交叉性肢体瘫痪或感觉障碍。脑干网状结构缺血可能由于双下肢突然失张力，造成跌倒发作。颞叶、海马、边缘系统等部位缺血可能出现短暂性全面性遗忘症，表现为突发的一过性记忆丧失，时间、空间定向力障碍，患者有自知力，无意识障碍，对话、书写、计算能力保留，症状可持续数分钟至数小时。

血流动力学型 TIA 与微栓塞型 TIA 在临床表现上也有所区别（表 6-3）。

表 6-3　血流动力学型 TIA 与微栓塞型 TIA 的临床鉴别要点

临床表现	血流动力学型	微栓塞型
发作频率	密集	稀疏
持续时间	短暂	较长
临床特点	刻板	多变

四、辅助检查

治疗的结果与确定病因直接相关，辅助检查的目的就在于确定病因及危险因素。

（一）TIA 的神经影像学表现

普通 CT 和 MRI 扫描正常。MRI 灌注成像（PWI）表现可有局部脑血流减低，但不出现 DWI 的影像异常。TIA 作为临床常见的脑缺血急症，要进行快速的综合评估，尤其是 MRI 检查（包括 DWI 和 PWI），以便鉴别脑卒中、确定半暗带、制订治疗方案和判断预后。CT 检查可以排除脑出血、硬膜下血肿、脑肿瘤、动静脉畸形和动脉瘤等临床表现与 TIA 相似的疾病，必要时需行腰椎穿刺以排除蛛网膜下腔出血。CT 血管成像、MRA 有助于了解血管情况。梗死型 TIA 的概念是指临床表现为 TIA，但影像学上有脑梗死的证据，早期的 MRI 弥散成像检查发现，20％～40％临床上表现为 TIA 的患者存在梗死灶。但实际上根据 TIA 的新概念，只要出现了梗死灶就不能诊断为 TIA。

（二）血浆同型半胱氨酸检查

血浆同型半胱氨酸（hcy）浓度与动脉粥样硬化程度密切相关，血浆 hcy 水平升高是全身性动脉硬化的独立危险因素。

（三）其他检查

TCD 检查可发现颅内动脉狭窄，并且可进行血流状况评估和微栓子检测。血常规和生化检查也是必要的，神经心理学检查可能发现轻微的脑功能损害。双侧肱动脉压、桡动脉搏动、双侧颈动脉及心脏有无杂音、全血和血小板检查、血脂、空腹血糖及糖耐量、纤维蛋白原、凝血功能、抗心磷脂抗体、心电图、心脏及颈动脉超声、TCD、DSA 等，有助于发现 TIA 的病因和危险因素、评判动脉狭窄程度、评估侧支循环建立程度和进行微栓子的检测；有条件时应考虑经食管超声心动图检查，可能发现卵圆孔未闭等心源性栓子的来源。

五、诊断与鉴别诊断

（一）诊断

诊断只能依靠病史，根据血管分布区内急性短暂神经功能障碍与可逆性发作特点，结合 CT 排除出血性疾病可考虑 TIA。确立 TIA 诊断后应进一步进行病因、发病机制的诊断和危险因素分析。TIA 和脑梗死之间并没有截然的区别，两者应被视为一个疾病动态演变过程的不同阶段，应尽可能采用“组织学损害”的标准界定两者。

 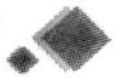

(二)鉴别诊断

鉴别需要考虑其他可以导致短暂性神经功能障碍发作的疾病。

1.局灶性癫痫后出现的 Todd 麻痹

局限性运动性发作后可能遗留短暂的肢体无力或轻偏瘫,持续 0.5～36 h 后可消除。患者有明确的癫痫病史,EEG 可见局限性异常,CT 或 MRI 可能发现脑内病灶。

2.偏瘫型偏头痛

偏瘫型偏头痛多于青年期发病,女性多见,可有家族史,头痛发作的同时或过后出现同侧或对侧肢体不同程度瘫痪,并可在头痛消退后持续一段时间。

3.晕厥

晕厥为短暂性弥漫性脑缺血、缺氧所致,表现为短暂性意识丧失,常伴有面色苍白、大汗、血压下降,EEG 多数正常。

4.梅尼埃病

发病年龄较轻,发作性眩晕、恶心、呕吐可与椎-基底动脉系统 TIA 相似,反复发作常合并耳鸣及听力减退,症状可持续数小时至数天,但缺乏中枢神经系统定位体征。

5.其他

血糖异常、血压异常、颅内结构性损伤(如肿瘤、血管畸形、硬膜下血肿、动脉瘤等)、多发性硬化等,也可能出现类似 TIA 的临床症状。临床上可以依靠影像学资料和实验室检查进行鉴别诊断。

六、治疗

TIA 是缺血性血管病变的重要部分。TIA 既是急症,也是预防缺血性血管病变的最佳和最重要时机。TIA 的治疗与二级预防密切结合,可减少脑卒中及其他缺血性血管事件发生。TIA 症状持续 1 h 以上,应按照急性脑卒中流程进行处理。根据 TIA 病因和发病机制的不同,应采取不同的治疗策略。

(一)控制危险因素

TIA 需要严格控制危险因素,包括调整血压、血糖、血脂、同型半胱氨酸,以及戒烟、治疗心脏疾病、避免大量饮酒、有规律的体育锻炼、控制体重等。已经发生 TIA 的患者或高危人群可长期服用抗血小板药物。肠溶阿司匹林为目前最主要的预防性用药之一。

(二)药物治疗

1.抗血小板聚集药物

阻止血小板活化、黏附和聚集,防止血栓形成,减少动脉-动脉微栓子。常用药物如下。

(1)阿司匹林肠溶片:通过抑制环氧化酶减少血小板内花生四烯酸转化为 TXA_2 防止血小板聚集,各国指南推荐的标准剂量不同,我国指南的推荐剂量为 75～150 mg/d。

(2)氯吡格雷(75 mg/d):也是被广泛采用的抗血小板药,通过抑制血小板表面的 ADP 受体阻止血小板积聚。

(3)双嘧达莫:为血小板磷酸二酯酶抑制剂,缓释剂可与阿司匹林联合使用,效果优于单用阿司匹林。

2.抗凝治疗

考虑存在心源性栓子的患者应予抗凝治疗。抗凝剂种类很多,肝素、低分子量肝素、口服抗凝剂(如华法林、香豆素)等均可选用,但除低分子量肝素外,其他抗凝剂如肝素、华法林等应用过程中应注意检测凝血功能,以避免发生出血不良反应。低分子量肝素,每次 4 000~5 000 U,腹部皮下注射,每天 2 次,连用7~10 d,与普通肝素比较,生物利用度好,使用安全。口服华法林 6~12 mg/d,3~5 d 后改为 2~6 mg/d维持,目标国际标准化比值范围为2.0~3.0。

3.降压治疗

血流动力学型 TIA 的治疗以改善脑供血为主,慎用血管扩张药物,除抗血小板聚集、降脂治疗外,需慎重管理血压,避免降压过度,必要时可给予扩容治疗。在大动脉狭窄解除后,可考虑将血压控制在目标值以下。

4.生化治疗

防治动脉硬化及其引起的动脉狭窄和痉挛以及斑块脱落的微栓子栓塞造成 TIA。主要用药有:维生素 B_1,每次 10 mg,3 次/天;维生素 B_2,每次 5 mg,3 次/天;维生素 B_6,每次 10 mg,3 次/天;复合维生素 B,每次 10 mg,3 次/天;维生素 C,每次 100 mg,3 次/天;叶酸片,每次 5 mg,3 次/天。

(三)手术治疗

颈动脉剥脱术(CEA)和颈动脉支架治疗(CAS)适用于症状性颈动脉狭窄 70%以上的患者,实际操作上应从严掌握适应证。仅为预防脑卒中而让无症状的颈动脉狭窄患者冒险手术不是正确的选择。

七、预后与预防

(一)预后

TIA 可使发生缺血性脑卒中的危险性增加。传统观点认为,未经治疗的 TIA 患者约 1/3 发展成脑梗死,1/3 可反复发作,另 1/3 可自行缓解。但如果经过认真细致的中西医结合治疗应会减少脑梗死的发生比例。一般第一次 TIA 后,10%~20%的患者在其后90 d出现缺血性脑卒中,其中 50%发生在第 1 次 TIA 发作后 24~28 h。预示脑卒中发生率增高的危险因素包括高龄、糖尿病、发作时间超过 10 min、颈内动脉系统 TIA 症状(如无力和语言障碍);椎-基底动脉系统 TIA 发生脑梗死的比例较少。

(二)预防

近年来以中西医结合治疗本病的临床研究证明,在注重整体调节的前提下,病证结合,中医学辨证论治能有效减少 TIA 发作的频率及程度并降低形成脑梗死的危险因素,从而起到预防脑血管病事件发生的作用。

(张厚慈)

第七节　皮质下动脉硬化性脑病

皮质下动脉硬化性脑病(subcortical arteriosclerotic encephalopathy,SAE)又称宾斯旺格病(Binswanger disease,BD)。1894 年由 Otto Binswanger 首先报道 8 例,临床表现为进行性的智力减退,伴有偏瘫等神经局灶性缺失症状,尸检中发现颅内动脉高度粥样硬化、侧脑室明显增大、

大脑白质明显萎缩，而大脑皮质萎缩相对较轻。为有别于当时广泛流行的梅毒引起的麻痹性痴呆，故命名为慢性进行性皮质下脑炎。此后，根据 Alzheimer 和 Nissl 等研究发现其病理的共同特征为较长的脑深部血管的动脉粥样硬化所致的大脑白质弥漫性脱髓鞘病变。1898 年，Alzheimer 又称这种病为 Binswanger 病（SD）。Olseswi 又称做皮质下动脉硬化性脑病（SAE）。临床特点为伴有高血压的中老年人进行性智力减退和痴呆；病理特点为大脑白质脱髓鞘而弓状纤维不受累，以及明显的脑白质萎缩和动脉粥样硬化。Rosenbger（1979）、Babikian（1987）、Fisher（1989）等先后报道生前颅脑 CT 扫描发现双侧白质低密度灶，尸检符合本病的病理特征，由此确定了影像学结合临床对本病生前诊断的可能，并随着影像技术的临床广泛应用，对本病的临床检出率明显提高。

一、病因与发病机制

（一）病因

（1）高血压：Fisher 曾总结 72 例病理证实的 BD 病例，68 例（94%）有高血压病史，90%以上合并腔隙性脑梗死。高血压尤其是慢性高血压引起脑内小动脉和深穿支动脉硬化，管壁增厚及透明变性，导致深部脑白质缺血性脱髓鞘改变，特别是脑室周围白质为动脉终末供血，血管纤细，很少或完全没有侧支循环，极易形成缺血软化、腔隙性脑梗死等病变。因此，高血压、腔隙性脑梗死是 SAE 非常重要的病因。

（2）全身性因素：心律失常、心肺功能不全、过度应用降压药等，均可造成脑白质特别是分水岭区缺血；心源性或血管源性栓子在血流动力学的作用下可随时进入脑内动脉的远端分支，造成深部白质的慢性缺血性改变。

（3）糖尿病、真性红细胞增多症、高脂血症、高球蛋白血症、脑肿瘤等也都能引起广泛的脑白质损害。

（二）发病机制

关于发病机制目前尚有争议。最初多数学者认为本病与高血压、小动脉硬化有关，管壁增厚及脂肪透明变性是其主要发病机制。SAE 的病变主要位于脑室周围白质，此区域由皮质长髓支及白质深穿支动脉供血，两者均为终末动脉，其间缺少吻合支，很少或完全没有侧支循环，故极易导致脑深部白质血液循环障碍，因缺血引起脑白质大片脱髓鞘致痴呆。后来有人提出，SAE 的病理在镜下观察可见皮质下白质广泛的髓鞘脱失，脑室周围、放射冠、半卵圆中心脱髓鞘，而皮质下的弓形纤维相对完好，如小动脉硬化引起供血不足，根据该区血管解剖学特点，脑室周围白质和弓形纤维均应受损。大脑静脉引流特点为大脑皮质及皮质下白质由浅静脉引流，则大部分白质除弓形纤维外都会受损。由此推测白质脱髓鞘不是因动脉硬化供血不足引起的，而是静脉回流障碍引起的，这样也能解释临床有一部分患者没有动脉硬化却发生了 SAE 的原因。近来又有不少报道如心律失常、心肺功能不全、缺氧、低血压、过度应用降压药、糖尿病、真性红细胞增多症、高脂血症、高球蛋白血症、脑部深静脉回流障碍等都能引起广泛的脑白质脱髓鞘改变，故多数人认为本病为一综合征，是由于多种能引起脑白质脱髓鞘改变的因素综合作用的结果。

脑室周围白质、半卵圆中心集中了与学习、记忆功能有关的大量神经纤维，故在脑室周围白质、半卵圆中心及基底节区发生缺血时出现记忆改变、情感障碍及行为异常等认知功能障碍。

二、病理

肉眼观察：病变主要在脑室周围区域。①大脑白质显著萎缩、变薄，呈灰黄色、坚硬的颗粒状；②脑室扩大、脑积水；③高度脑动脉粥样硬化。

镜下观察：皮质下白质广泛髓鞘脱失，髓鞘染色透明化，而皮质下的弓形纤维相对完好，胼胝体变薄。白质的脱髓鞘可能有灶性融合，产生大片脑损害。或病变轻重不匀，轻者仅髓鞘水肿性变化及脱落（电镜可见髓鞘分解）。累及区域的少突胶质细胞减少及轴索减少，附近区域有星形细胞堆积。小的深穿支动脉壁变薄，内膜纤维增生，中膜透明素脂质变性，内弹力膜断裂，外膜纤维化，使血管管径变窄（血管完全闭塞少见），尤以额叶明显。电镜可见肥厚的血管壁有胶原纤维增加及基底膜样物质沉着，平滑肌细胞却减少。基底节区、丘脑、脑干及脑白质部位常见腔隙性脑梗死。

三、临床表现

SAE患者临床表现复杂多样。大多数患者有高血压、糖尿病、心律失常、心功能不全等病史，多有一次或数次脑卒中发作史；病程呈慢性进行性或卒中样阶段性发展，通常5～10年；少数可急性发病，可有稳定期或暂时好转。发病年龄多在55～75岁，男女发病无差别。

（一）智力障碍

智力障碍是SAE最常见的症状，并是最常见的首发症状。

1.记忆障碍

表现近记忆力减退明显或缺失；熟练的技巧退化、失认及失用等。

2.认知功能障碍

反应迟钝，理解、判断力差等。

3.计算力障碍

计算数字或倒数数字明显减慢或不能。

4.定向力障碍

视空间功能差，外出迷路，不认家门。

5.情绪性格改变

表现固执、自私、多疑、言语减少。

6.行为异常

表现为无欲，对周围环境失去兴趣，运动减少，穿错衣服，尿失禁，乃至生活完全不能自理。

（二）临床体征

大多数患者具有逐步发展累加的局灶性神经缺失体征。

1.假性延髓性麻痹

表现说话不清，吞咽困难，饮水呛咳，伴有强哭强笑。

2.锥体束损害

常有不同程度的偏瘫或四肢瘫，病理征阳性，掌颏反射阳性等。

3.锥体外系损害

四肢肌张力增高，动作缓慢，类似帕金森综合征样的临床表现，平衡障碍，步行不稳，共济失调。

有的患者亦可以腔隙性脑梗死综合征的一个类型为主要表现。

四、辅助检查

（一）血液检查

检查血常规、纤维蛋白原、血脂、球蛋白、血糖等，以明确是否存在糖尿病、红细胞增多症、高脂血症、高球蛋白血症等危险因素。

（二）脑电图

约有60%的SAE患者有不同程度的EEG异常，主要表现为α波节律消失，α波慢化，局灶或弥漫性θ波、δ波增加。

（三）影像学检查

1.颅脑CT表现

（1）双侧对称性侧脑室周围弥漫性斑片状、无占位效应的较低密度影，其中一些不规则病灶可向邻近的白质扩展。

（2）放射冠和半卵圆中心内的低密度病灶与侧脑室周围的较低密度灶不连接。

（3）基底节、丘脑、脑桥及小脑可见多发性腔隙灶。

（4）脑室扩大、脑沟轻度增宽。

以往Goto将皮质下动脉硬化性脑病的CT表现分为3型：Ⅰ型病变局限于额角与额叶，尤其是额后部；Ⅱ型病变围绕侧脑室体、枕角及半卵圆中心后部信号，累及大部或全部白质，边缘参差不齐；Ⅲ型病变环绕侧脑室，弥漫于整个半球。Ⅲ型和部分Ⅱ型对本病的诊断有参考价值。

2.颅脑MRI表现

（1）侧脑室周围及半卵圆中心白质散在分布的异常信号（T_1加权像病灶呈低信号，T_2加权像病灶呈高信号），形状不规则、边界不清楚，但无占位效应。

（2）基底节区、脑桥可见腔隙性脑梗死灶，矢状位检查胼胝体内无异常信号。

（3）脑室系统及各个脑池明显扩大，脑沟增宽、加深，有脑萎缩的改变。

Kinkel等将颅脑MRI脑室周围高信号（PVH）分为5型：0型未见PVH；Ⅰ型为小灶性病变，仅见于脑室的前区和后区，或脑室的中部；Ⅱ型侧脑室周围局灶非融合或融合的双侧病变；Ⅲ型脑室周围T_2加权像高信号改变，呈月晕状，包绕侧脑室，且脑室面是光滑的；Ⅳ型弥漫白质高信号，累及大部或全部白质，边缘参差不齐。

五、诊断与鉴别诊断

（一）诊断

（1）有高血压、动脉硬化及脑卒中发作史等。

（2）多数潜隐起病，缓慢进展加重，或呈阶梯式发展。

（3）痴呆是必须具备的条件，而且是心理学测验所证实存在以结构障碍为主的认知障碍。

（4）有积累出现的局灶性神经缺损体征。

（5）影像学检查符合SAE改变。

（6）排除阿尔茨海默病、无神经系统症状和体征的脑白质疏松症及其他多种类型的特异性白质脑病等。

(二)鉴别诊断

1.进行性多灶性白质脑病(PML)

PML是乳头状瘤空泡病毒感染所致,与免疫功能障碍有关。病理可见脑白质多发性不对称的脱髓鞘病灶,镜下可见组织坏死、炎症细胞浸润、胶质增生和包涵体。表现痴呆和局灶性皮质功能障碍,急性或亚急性病程,3～6个月死亡。多见于艾滋病、淋巴瘤、白血病或器官移植后服用免疫抑制剂的患者。

2.阿尔茨海默病(AD)

AD又称老年前期痴呆。老年起病隐匿、缓慢,进行性非阶梯性逐渐加重,出现记忆障碍、认知功能障碍、自知力丧失、人格障碍,神经系统阳性体征不明显。CT扫描可见脑皮质明显萎缩及脑室扩张,无脑白质多发性脱髓鞘病灶。

3.血管性痴呆(VaD)

VaD是由于多发的较大动脉梗死或多灶梗死后影响了中枢之间的联系而致病,常可累及大脑皮质和皮质下组织,其发生痴呆与梗死灶的体积、部位、数目等有关,绝大多数患者为双侧MCA供血区的多发性梗死。MRI扫描显示为多个大小不等、新旧不一的散在病灶,与本病MRI检查的表现(双侧脑室旁、白质内广泛片状病灶)不难鉴别。

4.单纯脑白质疏松症(LA)

LA与SAE患者都有记忆障碍,病因、发病机制均不十分清楚。SAE所具有的三主症(高血压、脑卒中发作、慢性进行性痴呆),LA不完全具备,轻型LA可能一个也不具备,两者是可以鉴别的。对于有疑问的患者应进一步观察,若随病情的发展,如出现SAE所具有的三主症则诊断明确。

5.正常颅压脑积水(NPH)

可表现进行性步态异常、尿失禁、痴呆三联征,起病隐匿,病前有脑外伤、蛛网膜下腔出血或脑膜炎等病史,无脑卒中史,发病年龄较轻,腰椎穿刺颅内压正常,CT可见双侧脑室对称性扩大,第三脑室、第四脑室及中脑导水管明显扩张,影像学上无脑梗死的证据。有时在CT和MRI上可见扩大的前角周围有轻微的白质低密度影,很难与SAE区别;但SAE早期无尿失禁与步行障碍,且NPH双侧侧脑室扩大较明显、白质低密度较轻,一般不影响半卵圆心等,不难鉴别。

6.多发性硬化(MS)

MS多发性硬化为常见的中枢神经系统自身免疫性脱髓鞘疾病。发病年龄多为20～40岁;临床症状和体征复杂多变,可确定中枢神经系统中有两个或两个以上的病灶;病程中有两次或两次以上缓解-复发的病史;多数患者可见寡克隆带阳性;诱发电位异常。根据患者发病年龄、起病及临床经过,两者不难鉴别。

7.放射性脑病

放射性脑病主要发生在颅内肿瘤放疗后的患者,临床以脑胶质瘤接受大剂量照射(35 Gy以上)的患者为多见,还可见于各种类型的颅内肿瘤接受γ刀或X刀治疗后的患者。分为照射后短时间内迅速发病的急性放射性脑病和远期放射性脑病两种类型。临床表现为头疼、恶心、呕吐、癫痫发作和不同程度的意识障碍。颅脑CT平扫见照射脑区大片低密度病灶,占位效应明显。主要鉴别点是患者因病进行颅脑放射治疗后发生脑白质脱髓鞘。

8.弓形体脑病

弓形体脑病见于先天性弓形体病患儿,出生后表现为精神和智力发育迟滞,癫痫发作,可合并有视神经萎缩、眼外肌麻痹、眼球震颤和脑积水。腰椎穿刺检查脑脊液压力正常，细胞数和蛋白含量轻度增高，严重感染者可分离出病原体。颅脑CT见沿双侧侧脑室分布的散在钙化病灶，MRI扫描见脑白质内多发的片状长 T_1、长 T_2 信号，可合并脑膜增厚和脑积水。血清学检查补体结合试验效价明显增高，间接荧光抗体试验阳性可明确诊断。

六、治疗

多数学者认为SAE与血压有关；还有观察认为，合理的降压治疗较未合理降压治疗的患者发生SAE的时间有显著性差异。本病的治疗原则是控制高血压、预防脑动脉硬化及脑卒中发作，治疗痴呆。

临床观察SAE患者多合并有高血压，经合理的降压治疗能延缓病情的进展。降压药物很多，根据患者的具体情况，正确选择药物，规范系统地治疗使血压降至正常范围18.7/12.0 kPa（140/90 mmHg以下），或达理想水平16.0/10.7 kPa（120/80 mmHg）；抗血小板聚集药物是改善脑血液循环，预防和治疗腔隙性脑梗死的有效方法。

（一）二氢麦角碱类

可消除血管痉挛和增加血流量，改善神经元功能。常用二氢麦角碱，每次0.5～1 mg，每天3次，口服。

（二）钙通道阻滞剂

增加脑血流、防止钙超载及自由基损伤。二氢吡啶类，如尼莫地平，每次25～50 mg，每天3次，饭后口服；二苯烷胺类，如氟桂利嗪，每次5～10 mg，每天1次，口服。

（三）抗血小板聚集药

常用阿司匹林，每次75～150 mg，每天1次，口服。抑制血小板聚集，稳定血小板膜，改善脑循环，防止血栓形成；氯吡格雷推荐剂量每天75 mg，口服，通过选择性抑制ADP诱导血小板的聚集；噻氯匹定，每次250 mg，每天1次，口服。

（四）神经细胞活化剂

促进脑细胞对氨基酸磷脂及葡萄糖的利用，增强患者的反应性和兴奋性，增强记忆力。

1.吡咯烷酮类

常用吡拉西坦（脑复康），每次0.8～1.2 g，每天3次，口服；或茴拉西坦，每次0.2 g，每天3次，口服。可增加脑内ATP的形成和转运，增加葡萄糖利用和蛋白质合成，促进大脑半球信息传递。

2.甲氯芬酯（健脑素）

可增加葡萄糖利用，兴奋中枢神经系统和改善学习记忆功能。每次0.1～0.2 g，每天3～4次，口服。

3.阿米三嗪/萝巴新（都可喜）

由萝巴新（为血管扩张剂）和阿米三嗪（呼吸兴奋剂，可升高动脉血氧分压）两种活性物质组成，能升高血氧饱和度，增加供氧改善脑代谢。每次1片，每天2次，口服。

4.其他

如脑蛋白水解物（脑活素）、胞磷胆碱（胞二磷胆碱）、ATP、辅酶A等。

（五）加强护理

对已有智力障碍、精神障碍和肢体活动不便者，要加强护理，以防止意外事故发生。

七、预后与预防

(一)预后

目前有资料统计本病的自然病程为1～10年,平均生存期5年,少数可达20年。大部分患者在病程中有相对平稳期。预后与病变部位、范围有关,认知功能衰退的过程呈不可逆进程,进展速度不一。早期治疗预后较好,晚期治疗预后较差。如果发病后大部分时间卧床,缺乏与家人和社会交流,言语功能和认知功能均迅速减退者,预后较差。死亡原因主要为全身衰竭、肺部感染、心脏疾病或发生新的脑卒中。

(二)预防

目前对SAE尚缺乏特效疗法,主要通过积极控制危险因素预防SAE的发生。

(1)多数学者认为本病与高血压、糖尿病、心脏疾病、高脂血症及高纤维蛋白原血症等有关,因此,首先对危险人群进行控制,预防脑卒中发作,选用抗血小板凝集药及改善脑循环、增加脑血流量的药物。有学者发现SAE伴高血压患者,收缩压控制在18.0～20.0 kPa(135～150 mmHg)可改善认知功能恶化。

(2)高度颈动脉狭窄者可手术治疗,有助于降低皮质下动脉硬化性脑病的发生。

(3)戒烟、控制饮酒及合理饮食;适当进行体育锻炼,增强体质。

(4)早期治疗:对早期患者给予脑保护和脑代谢药物治疗,临床和体征均有一定改善;特别是在治疗的同时进行增加注意力和改善记忆力方面的康复训练,可使部分患者的认知功能维持相对较好的水平。

(于薇薇)

第八节　高血压脑病

高血压脑病(hypertensive encephalopathy,HE)是指血压突然显著升高而引起的一种急性脑功能障碍综合征。可发生于各种原因所致的动脉性高血压患者,其发病率约占高血压患者的5%。发病时血压突然升高,收缩压、舒张压均升高,以舒张压升高为主。临床上出现剧烈头痛、烦躁、恶心呕吐、视力障碍、抽搐、意识障碍甚至昏迷等症状,也可出现暂时性偏瘫、失语、偏身感觉障碍等。本病的特点是起病急、病程短,经及时降低血压,所有症状在数分钟或数天内可完全消失,而不留后遗症,否则可导致严重的脑功能损害,甚至死亡。病理特征:主要是脑组织不同程度的水肿,镜下可出现玻璃样变性,即小动脉管壁发生纤维蛋白样坏死。

本病可发生于各种原因导致的动脉性高血压患者,成人舒张压＞18.7 kPa(140 mmHg),儿童、孕妇或产妇血压＞24.0/16.0 kPa(180/120 mmHg)可导致发病。新近发病或急速发病的高血压患者可在血压相对较低的水平发生本病,如儿童急性肾小球肾炎或子痫患者血压在21.3/13.3 kPa(160/100 mmHg)左右即可发病。高血压脑病起病急,病死率高,故对其防治的研究显得尤为重要,目前西医治疗高血压脑病已取得了较好的成效。

一、病因与发病机制

(一)病因

(1)原发性高血压,当受情绪或精神影响时,血压迅速升高,可发生高血压脑病。

(2)继发性高血压,包括肾性高血压、嗜铬细胞瘤、原发性醛固酮增多症、皮质醇增多症、某些肾上腺酶的先天缺陷、妊娠高血压、主动脉狭窄等引起的高血压及收缩期高血压。

(3)少部分抑郁症患者在服用单胺氧化酶抑制剂时可发生高血压脑病,吃过多富含酪胺的食物(奶油、干酪、扁豆、腌鱼、红葡萄酒、啤酒等)也可诱发高血压脑病。

(4)急慢性脊髓损伤的患者,因膀胱充盈或胃肠潴留等过度刺激自主神经可诱发高血压脑病。

(5)突然停用高血压药物,特别是停用可乐亭亦可导致高血压脑病。

(6)临床上应用环孢素时若出现头痛、抽搐、视觉异常等症状时,也应考虑为高血压脑病的可能。

总之,临床上任何原因引起的急进型恶性高血压均可能成为高血压脑病的发病因素。

(二)发病机制

1.脑血管自动调节机制崩溃学说

正常情况下,血压波动时可通过小动脉的自动调节维持恒定的脑血流量,即 Bayliss 效应,此调节范围限制在平均动脉压 8.0～24.0 kPa(60～180 mmHg),在此范围内小动脉会随着血压的波动自动调节保持充足的脑血流量。而当平均动脉压迅速升高达 24.0 kPa(180 mmHg)以上时,可引起其自动调节机制破坏,使脑血管由收缩变为被动扩张,脑血流量迅速增加,血管内压超出脑间质压,血管内液体外渗,迅速出现脑水肿及颅内压增高,从而导致毛细血管壁变性坏死,出现点状出血及微梗死。

2.脑血管自动调节机制过度学说

脑血管自动调节机制过度学说又称小动脉痉挛学说,血压迅速升高,导致 Bayliss 效应过强,小动脉痉挛,血流量反而减少,血管壁缺血变性,通透性增加,血管内液外渗,引起水肿、点状出血及微梗死等。高血压脑病患者尸检时可见脑组织极度苍白,血管内无血,表明高血压脑病患者脑血管有显著的痉挛。高血压脑病发生时,还可见身体其他器官亦发生局限性血管痉挛,也支持小动脉痉挛的看法。

3.脑水肿学说

(1)有学者认为,上述两种机制可能同时存在。血压急剧升高后,先出现脑小动脉广泛的痉挛,继而出现扩张,造成小血管缺血变性,血管内液和血细胞外渗,引起广泛的脑水肿,从而出现点状出血及微血栓形成,甚至继发较大的动脉血栓形成,严重时因脑疝形成而致死。

(2)高血压脑病是急性过度升高的血压迫使血管扩张,通过动脉壁过度牵伸破坏了血-脑屏障,毛细血管通透性增加,使血浆成分和水分子外溢,细胞外液增加,继发血管源性水肿,导致神经功能缺损。

目前多数学者认为血管自动调节障碍是高血压脑病发病的主要因素。

二、病理

(一)肉眼观察

脑组织不同程度的水肿是高血压脑病的主要病理表现。严重脑水肿者,脑的重量可增加

20%～30%。脑的外观呈苍白色,脑回变平,脑沟变浅,脑室变小,脑干常因颅内压增高而疝入枕骨大孔,导致脑干发生圆锥形的变形,脑的表面可有出血点,周围有大量的脑脊液外渗,浅表部位动脉、毛细血管及静脉可见扩张。切面呈白色,可见脑室变小、点状及弥散性小出血灶或微小狭长的裂隙状出血灶或腔隙性脑梗死灶。

(二)镜下观察

脑部小动脉管壁发生纤维蛋白样坏死,即玻璃样变性,血管内皮增殖,中层肥厚,外膜增生,血管腔变小或阻塞,形成本病所特有的小动脉病变。毛细血管壁变性或坏死,血-脑屏障结构破坏。血管周围有明显的渗出物,组织细胞间隙增宽,部分神经细胞变性坏死,但胶质细胞增生不多。长期高血压者,还可见到较大的脑动脉壁中层肥大,内膜呈粥样硬化。此外,亦可在皮质及基底节区见到少数胶质细胞肿胀、神经元的缺血性改变及神经胶质的瘢痕形成。

三、临床表现

高血压脑病起病急骤,常因过度劳累、精神紧张或情绪激动诱发,病情发展迅速,急骤加重。起病前常先有动脉压显著增高,并有严重头痛、精神错乱、意识改变、周身水肿等前驱症状,一般经 12～48 h 发展成高血压脑病,严重者仅需数分钟。大部分患者在出现前驱症状时,立即嘱其卧床休息,并给予适当的降压治疗后,脑病往往可以消失而不发作;若血压继续升高则可转变为高血压脑病。本病发病年龄与病因有关,平均年龄为 40 岁;因急性肾小球性肾炎引起本病者多见于儿童或青年;因慢性肾小球肾炎引起者则以成年人多见;恶性高血压在 30～45 岁间最多见。高血压脑病的症状一般持续数分钟到数小时,最长可达 1～2 个月。若不进行及时降压或原发病治疗,使脑病症状持续较长时间,可造成不可逆的神经功能损伤,重者可因继发癫痫持续状态、心力衰竭或呼吸障碍而死亡。本病可反复发作,症状可有所不同。

(一)急性期

1.动脉压升高

原已有高血压者,发病时血压再度增高,舒张压往往升高至 16.0 kPa(120 mmHg)以上,平均动脉压常在 20.0～26.7 kPa(150～200 mmHg)。对于妊娠毒血症的妇女或急性肾小球肾炎儿童,发生高血压脑病时,血压波动范围较已有高血压的患者为小,收缩压可不高于24.0 kPa(180 mmHg),舒张压亦可不高于 16.0 kPa(120 mmHg)。新近起病的高血压患者脑病发作时的血压水平要比慢性高血压患者发作时的血压低。

2.颅内压增高

颅内压增高表现为剧烈头痛,呕吐,颈项强直及视盘水肿等颅内高压症;并出现高血压性视网膜病变,表现为眼底火焰状出血和动脉变窄以及绒毛状渗出物。脑脊液压力可显著增高,甚至在腰椎穿刺时脑脊液可喷射而出,此时腰椎穿刺可促进脑疝的发生,故应慎行。

(1)头痛:为高血压脑病的早期症状,以前额或后枕部为主,咳嗽、紧张、用力时加重。头痛多出现于早晨,程度与血压水平相关,经降压及休息等相应治疗后头痛可缓解。

(2)呕吐:常在早晨与头痛伴发,可以呈喷射性,恶心可以不明显。其原因可能由于颅内压增高刺激迷走神经核所致,也可能是由于颅内高压、脑内的血液供应不足、延髓的呕吐中枢缺血缺氧而致。

(3)视盘水肿:指视盘表面和筛板前区神经纤维的肿胀,镜检发现视盘周围有毛刺样边界不清,随着水肿的发展,视盘边缘逐渐模糊、充血,颜色呈红色,视盘隆起,常超过 2 个屈光度,生理

凹陷消失，视网膜静脉充盈、怒张、搏动消失，颅内压持续增高可出现血管周围点状或片状出血。眼底视网膜荧光照相可见视盘中央及其周边区有异常和扩张的毛细血管网，且有液体漏出。轻度视盘水肿可在颅内压增高几小时内形成，高度视盘水肿一般需要几天的时间，此期患者可出现视力模糊、偏盲或黑蒙等视力障碍症状，可能与枕叶水肿、大脑后动脉或大脑中动脉痉挛有关。颅高压解除之后，视盘水肿即开始消退。

3.抽搐

抽搐是高血压脑病的常见症状，其发生率为10.5%～41%，是由于颅内高压、脑部缺血缺氧、脑神经异常放电所致。表现为发作性意识丧失、瞳孔散大、两眼上翻、口吐白沫、呼吸暂停、皮肤发紫、肢体痉挛，并可有舌头咬破及大小便失禁等。发作多为全身性，也可为局限性，一般持续1 min后，痉挛停止。有的患者频繁发作，最后发展为癫痫持续状态，有些患者则因抽搐诱发心力衰竭而死亡。

4.脑功能障碍

(1)意识障碍：表现为兴奋，烦躁不安，继而精神萎靡、嗜睡、神志模糊等。若病情继续进展可在数小时或1～2 d内出现意识障碍加重甚至昏迷。

(2)精神症状：表现强哭、强笑、定向障碍、判断力障碍、冲动行为，甚至谵妄、痴呆等症状。

(3)脑局灶性病变：表现短暂的偏瘫、偏盲、失语、听力障碍和偏身感觉障碍等神经功能缺损症状。

5.阵发性呼吸困难

可能由于呼吸中枢血管痉挛、局部脑组织缺血及局部酸中毒引起。

6.高血压脑病的全身表现

(1)视网膜和眼底改变：视网膜血管出现不同程度的损害，如血管痉挛、硬化、渗出和出血等。血管痉挛是视网膜血管对血压升高的自身调节反应；渗出是小血管壁通透性增高和血管内压增高所致；出血则是小血管在高血压作用下管壁破裂的结果。

(2)肾脏和肾功能：持续性高血压可引起肾小动脉和微动脉硬化、纤维组织增生，促成肾大血管的粥样硬化与血栓形成，从而使肾缺血、肾单位萎缩和纤维化。轻者出现多尿、夜尿等，重者导致肾衰竭。若为肾性高血压，血压快速升高后，又可通过肾小血管的功能和结构改变，加重肾缺血，加速肾脏病变和肾衰竭。

(二)恢复期

血压下降至正常后症状消失，辅助检查指标转入正常，一般可在数天内完全恢复正常。

四、辅助检查

(一)血液、尿液检查

高血压脑病本身无特异性的血、尿改变，若合并肾功能损害，可出现氮质血症，血中酸碱度及电解质紊乱，尿中可出现蛋白尿、白细胞、红细胞、管型等改变。

(二)脑脊液检查

外观正常；多数患者脑脊液压力增高，多为中度增高，少数正常；细胞数多数正常，少数可有少量红细胞、白细胞；蛋白含量多数轻度增高，个别可达1.0 g/L。

(三)脑电图检查

可见弥散性慢波或者癫痫样放电。急性期脑电图可出现两侧同步的尖、慢波，尤以枕部明显。严重的脑水肿可出现广泛严重的慢节律脑电活动波;当出现局灶性脑电波时可能存在有局灶病变。脑电图表现可以间接反映高血压脑病的严重程度。

(四)CT、MRI 检查

颅脑 CT 可见脑水肿所致的弥漫性白质密度降低,脑室变小;部分患者脑干及脑实质内可见弥漫性密度减低,环池狭窄;MRI 显示脑水肿呈长 T_1 与长 T_2 信号;这种信号可以在脑实质或脑干内出现,而且在 FLAIR 不被抑制,而呈更明显的高信号;CT 和 MRI 的这种改变通常在病情稳定后 1 周左右消失。

五、诊断与鉴别诊断

(一)诊断依据

(1)有原发或继发性高血压等病史,发病前常有过度疲劳、精神紧张、情绪激动等诱发因素。急性或亚急性起病,病情发展快,常在 12～48 h 达高峰;突然出现明显的血压升高,尤以舒张压升高为主[常大于 16.0 kPa(120 mmHg)]。

(2)出现头痛、抽搐、意识障碍、呕吐、视盘水肿、偏瘫、失语、高血压性视网膜病变等症状和体征;眼底显示 3～4 级高血压视网膜病变。

(3)头颅 CT 或 MRI 显示特征性顶枕叶水肿。脑脊液清晰,部分患者压力可能增高,可有少量红细胞或白细胞,蛋白含量可轻度增高;合并尿毒症者尿中可见蛋白及管型,血肌酐、尿素氮可升高。

(4)经降低颅内压和血压后症状可迅速缓解,一般不遗留任何脑损害后遗症。

(5)需排除高血压性脑出血、特发性蛛网膜下腔出血及颅内占位性病变。

(二)鉴别诊断

1.高血压危象

(1)指高血压病程中全身周围小动脉发生暂时性强烈痉挛,导致血压急剧升高,引起全身多脏器功能损伤的一系列症状和体征。

(2)出现头痛烦躁、恶心呕吐、心悸气促及视力模糊等症状。伴靶器官病变者可出现心绞痛、肺水肿或高血压脑病。

(3)血压以收缩压显著升高为主,常＞26.7 kPa(200 mmHg),也可伴有舒张压升高。

2.高血压性脑出血

(1)多发生于 50 岁以上的老年人,有较长时间的高血压动脉硬化病史。

(2)于体力活动或情绪激动时突然发病,有不同程度的头痛、恶心、呕吐、意识障碍等症状。

(3)病情进展快,几分钟或几小时内迅速出现肢体功能障碍及颅内压增高的症状。

(4)查体有神经系统定位体征。

(5)颅脑 CT 检查可见脑内高密度血肿区。

3.特发性蛛网膜下腔出血

(1)意识障碍常在发病后立即出现,血压升高不明显。

(2)有头痛、呕吐等颅内压增高的症状和脑膜刺激征阳性体征,伴或不伴有意识障碍。

(3)眼底检查可发现视网膜新鲜出血灶。脑脊液压力增高,为均匀血性脑脊液。

(4)脑 CT 可发现在蛛网膜下腔内或出血部位有高密度影。

4.原发性癫痫

(1)无高血压病史,临床症状与血压控制程度无关。

(2)具有发作性、短暂性、重复性、刻板性的临床特点。

(3)出现突发意识丧失、瞳孔散大、两眼上翻、口吐白沫、四肢抽搐等表现。

(4)脑电图见尖波、棘波、尖-慢波或棘-慢波等痫样放电。

(5)部分癫痫患者有明显的家族病史。

六、治疗

(一)高血压脑病急性期治疗

主要应降低血压和管理血压,降压药物使用原则应做到迅速、适度、个体化。①发作时应在数分钟至 1 h 内使血压下降,原有高血压的患者舒张压应降至 14.7 kPa(110 mmHg)以下,原血压正常者舒张压应降至 10.7 kPa(80 mmHg)以下,维持 1~2 周,以利脑血管自动调节功能的恢复。②根据患者病情及心肾功能情况选用降压药物,以作用快、有可逆性、无中枢抑制作用、毒性小为原则。③在用药过程中,严密观察血压变化,避免降压过快过猛,以防血压骤降而出现休克,导致心脑肾等重要靶器官缺血或功能障碍如失明、昏迷、心绞痛、心肌梗死、脑梗死或肾小管坏死等。④血压降至一定程度时,若无明显神经功能改善甚至加重或出现新的神经症状,应考虑是否有脑缺血的可能,可将血压适当提高。⑤老年人个体差异大,血压易波动,故降压药应从小剂量开始,渐加大剂量,使血压缓慢下降。⑥注意血压、意识状态、尿量及尿素氮的变化,如降压后出现意识障碍加重,尿少,尿素氮升高,提示降压不当,应加以调整。⑦一般首选静脉给药,待血压降至适当水平后保持恒定 2~3 d,再逐渐改为口服以巩固疗效。

1.降压药物

(1)硝普钠:能扩张周围血管、降低外周阻力而使血压下降,能减轻心脏前负荷,不增加心率和心排血量;作用快而失效亦快,应在血压监护下使用。硝普钠 50 mg,加入 5%葡萄糖注射液 500 mL 中静脉滴注,滴速为 1 mL/min(开始每分钟按体重 0.5 μg/kg,根据治疗反应以每分钟 0.5 μg/kg 递增,逐渐调整剂量,常用剂量为每分钟按体重 3 μg/kg,极量为每分钟按体重 10 μg/kg),每 2~3 min 测血压一次,根据血压值调整滴速使血压维持在理想水平;本药很不稳定,必须新鲜配制,应在 12 h 内使用。

(2)硝酸甘油:5~10 mg 加入 5%葡萄糖注射液 250~500 mL 中静脉滴注,开始 10 μg/min,每 5 min 可增加 5~10 μg,根据血压值调整滴速。硝酸甘油作用迅速,且不良反应小,适于合并有冠心病、心肌供血不足和心功能不全的患者使用。以上两药因降压迅猛,静脉滴注过程亦应使用血压监护仪,时刻监测血压,以防血压过度下降。

(3)利血平:通过耗竭交感神经末梢儿茶酚胺的贮藏、降低周围血管阻力、扩张血管而起到降血压作用,该药使用较安全,不必经常监护血压,但药量个体差异较大,从 250~500 mg 或更大剂量开始,而且起效较缓慢、降压力量较弱,不作为首选,可用于快速降压后维持用药。

(4)硫酸镁:有镇静、止痉及解除血管痉挛而降压的作用,可用于各种原因所致的高血压脑病,一般为妊娠高血压综合征所致子痫的首选药物。25%硫酸镁注射液 10 mL 肌内注射,必要时可每天2~3 次;或以 25%硫酸镁注射液溶于 500 mL 液体中静脉滴注。但应注意硫酸镁使用过量会出现呼吸抑制,一旦出现立即用 10%葡萄糖酸钙注射液 10~20 mL 缓慢静脉注射以对抗。

(5)卡托普利:12.5 mg 舌下含服,无效 0.5 h 后可重复 1～2 次,有一定的降压效果。

(6)尼莫地平:针剂 50 mL 通过静脉输液泵以每小时 5～10 mL 的速度输入,较安全,个别患者使用降压迅速,输入过程亦应使用血压监护仪,根据血压调整输入速度,以防血压过度下降。

2.降低颅内压

要选降低颅内压快的药物。

(1)20%甘露醇:125～250 mL 快速静脉滴注,每 4～6 h 1 次,心肾功能不全者慎用,使用期间密切监控肾功能变化,注意监控水、电解质变化。

(2)甘油果糖:250 mL,每天 1～2 次,滴速不宜过快,以免发生溶血反应,心肾功能不全者慎用或禁用,其降颅内压持续时间比甘露醇约长 2 h,并无反跳现象,更适用于慢性高颅压、肾功能不全或需要较长时间脱水的患者;使用期间需密切监控血常规变化。

(3)呋塞米:20～40 mg,肌内注射或缓慢静脉滴注,1～1.5 h 后视情况可重复给药。

3.控制抽搐

首选地西泮注射液,一般用量为 10 mg,缓慢静脉注射,速度应小于 2 mg/min,如无效可于 5 min后使用同一剂量再次静脉注射;或氯硝西泮,成人剂量为 1～2 mg,缓慢静脉注射,或用氯硝西泮4～6 mg加入0.9%氯化钠注射液 48 mL 通过静脉输液泵输入(每小时 4～6 mL),可根据抽搐控制情况调整泵入速度;或苯巴比妥0.1～0.2 g,肌内注射,以后每 6～8 h 重复注射0.1 g;或 10%水合氯醛 30～40 mL,保留灌肠。用药过程应严密观察呼吸等情况。待控制发作后可改用丙戊酸钠或卡马西平等口服,维持 2～3 个月以防复发。

4.改善脑循环和神经营养

由于脑水肿与脑缺血,故在高血压脑病急性期治疗后,可给予改善脑循环和神经营养的药物,如神经细胞活化剂:脑活素、胞磷胆碱等。

5.病因治疗

积极对高血压脑病的原发病进行治疗,对于高血压脑病的控制及恢复尤显重要。

(二)高血压脑病恢复期治疗

血压控制至理想水平后,可改口服降压剂以巩固治疗,积极防治水电解质及酸碱平衡失调;对有心力衰竭、癫痫、肾炎等病症时,应进行相应处理。

七、预后与预防

(一)预后

与以下因素有关。

1.病因

高血压脑病的预后视致病的原因而定,病因成为影响高血压脑病预后的重要因素。因而积极治疗原发病是本病治疗的关键。

2.复发

高血压脑病复发频繁者预后不良,如不及时处理,则会演变成急性脑血管疾病,甚至死亡。

3.治疗

高血压脑病的治疗重在早期及时治疗,预后一般较好,若耽误治疗时间,则预后不良。发作时病情凶险,但若能得到及时的降压治疗,预后一般较好。

4.并发症

高血压脑病若无并发症则预后较好，若并发脑出血或脑梗死则加重脑部损伤；合并高血压危象，可造成全身多脏器损害，更加重病情，预后不良。

5.降压

血压控制情况直接影响高血压脑病的预后，若降压效果不好，可使脑功能继续受到损伤；若血压降的太低，又可造成脑缺血性损伤，更加重脑损伤。

（二）预防

本病可发生于各种原因导致的动脉性高血压患者，成人舒张压＞18.7 kPa（140 mmHg），儿童、孕妇或产妇血压＞24.0/16.0 kPa（180/120 mmHg），可导致发病。新近发病或急速发病的高血压患者可在血压相对较低的水平发生本病，如儿童急性肾小球肾炎或子痫患者血压在21.3/13.3 kPa（160/100 mmHg）左右即可发生。高血压脑病起病急、病死率高，故对其预防显得尤为重要。

（1）控制高血压：积极治疗各种原因导致的动脉性高血压患者，使血压控制在正常水平。

（2）控制体重：所有高血压肥胖者，减轻体重可使血压平均下降约15%。强调低热量饮食必须与鼓励体育活动紧密结合，并持之以恒。

（3）饮食方面：限制食盐量，食盐日摄入量控制在5 g左右，并提高钾摄入，有助于轻、中度高血压患者血压降低；限制富含胆固醇的食物，以防动脉粥样硬化的发生和发展；避免服用单胺氧化酶抑制剂或进食含酪胺的食物，以防诱发高血压脑病。

（4）增强体质：经常坚持适度体力活动可预防和控制高血压。

（5）积极治疗和控制各种容易引起高血压脑病的诱因。

（于薇薇）

第九节　颈动脉粥样硬化

颈动脉粥样硬化是指双侧颈总动脉、颈总动脉分叉处及颈内动脉颅外段的管壁僵硬，内膜-中层增厚（IMT），内膜下脂质沉积，斑块形成以及管腔狭窄，最终可导致脑缺血性损害。

颈动脉粥样硬化与种族有关，白种男性老年人颈动脉粥样硬化的发病率最高，在美国约35%的缺血性脑血管病由颈动脉粥样硬化引起，因此对颈动脉粥样硬化的防治一直是西方国家研究的热点，如北美症状性颈动脉内膜切除试验（NASCET）和欧洲颈动脉外科试验（ECST）。我国对颈动脉粥样硬化的研究起步较晚，目前尚缺乏像NASCET和ECST等大宗试验数据，但随着诊断技术的发展，如高分辨率颈部双功超声、磁共振血管造影、TCD等的应用，人们对颈动脉粥样硬化在脑血管疾病中重要性的认识已明显提高，我国现已开展颈动脉内膜剥脱术及经皮血管内支架形成等治疗。

颈动脉粥样硬化的危险因素与一般动脉粥样硬化相似，如高血压、糖尿病、高血脂、吸烟、肥胖等。颈动脉粥样硬化引起脑缺血的机制有两点：①动脉-动脉栓塞，栓子可以是粥样斑块基础上形成的附壁血栓脱落，或斑块本身破裂脱落。②血流动力学障碍。人们一直以为血流动力学障碍是颈动脉粥样硬化引起脑缺血的主要发病机制，因此把高度颈动脉狭窄（＞70%）作为防治的重点，如采用颅外-颅内分流术以改善远端供血，但结果并未能降低同侧卒中的发病率，原因是颅外-颅内分流术并未能消除栓子源，仅仅是绕道而不是消除颈动脉斑，因此不能预防栓塞性卒中。现已认为脑缺血的产生与斑块本身的结构和功能状态密切相关，斑块的稳定性较之斑块的体积有更大的临床意义。动脉-动脉栓塞可能是缺血性脑血管病最主要的病因，颈动脉粥样硬化斑块是脑循环动脉源性栓子的重要来源。因此，有必要提高对颈动脉粥样硬化的认识，并在临床工作中加强对颈动脉粥样硬化的防治。

一、临床表现

颈动脉粥样硬化引起的临床症状，主要为 TIA 及脑梗死。

(一)TIA

脑缺血症状多在 2 min(<5 min)内达高峰，多数持续 2～15 min，仅数秒的发作一般不是 TIA。TIA 持续时间越长(<24 h)，遗留梗死灶的可能性越大，称为伴一过性体征的脑梗死，不过在治疗上与传统 TIA 并无区别。

1.运动和感觉症状

运动症状包括单侧肢体无力，动作笨拙或瘫痪。感觉症状为对侧肢体麻木和感觉减退。运动和感觉症状往往同时出现，但也可以是纯运动或纯感觉障碍。肢体瘫痪的程度从肌力轻度减退至完全性瘫痪，肢体麻木可无客观的浅感觉减退。如果出现一过性失语，提示优势半球 TIA。

2.视觉症状

一过性单眼黑蒙是同侧颈内动脉狭窄较特异的症状，患者常描述为“垂直下沉的阴影”，或像“窗帘拉拢”。典型发作持续仅数秒或数分钟，并可反复、刻板发作。若患者有一过性单眼黑蒙伴对侧肢体 TIA，则高度提示黑蒙侧颈动脉粥样硬化狭窄。

严重颈动脉狭窄可引起一种少见的视觉障碍，当患者暴露在阳光下时，病变同侧单眼失明，在回到较暗环境后数分钟或数小时视力才能逐渐恢复。其发生的机制尚未明。

3.震颤

颈动脉粥样硬化可引起肢体震颤，往往在姿势改变，行走或颈部过伸时出现。这种震颤常发生在肢体远端，单侧，较粗大，且无节律性(3～12 Hz)，持续数秒至数分钟，发作时不伴意识改变。脑缺血产生肢体震颤的原因也未明。

4.颈部杂音

颈动脉粥样硬化使动脉部分狭窄，血液出现涡流，用听诊器可听到杂音。下颌角处舒张期杂音高度提示颈动脉狭窄。颈内动脉虹吸段狭窄可出现同侧眼部杂音。但杂音对颈动脉粥样硬化无定性及定位意义，仅 50%～60%的颈部杂音与颈动脉粥样硬化有关，在 45 岁以上人群中，3%～4%有无症状颈部杂音。过轻或过重的狭窄由于不能形成涡流，因此常无杂音。当一侧颈动脉高度狭窄或闭塞时，病变对侧也可出现杂音。

(二)脑梗死

颈动脉粥样硬化可引起脑梗死，出现持久性的神经功能缺失，在头颅 CT、MRI 扫描可显示大脑中动脉和大脑前动脉供血区基底节及皮质下梗死灶，梗死灶部位与临床表现相符。与其他病因所致的脑梗死不同，颈动脉粥样硬化引起的脑梗死常先有 TIA，可呈阶梯状发病。

二、诊断

(一)超声检查

超声检查可评价早期颈动脉粥样硬化及病变的进展程度，是一种方便、常用的方法。国外近70%的颈动脉粥样硬化患者经超声检查即可确诊。在超声检查中应用较多的是双功能超声(DUS)。DUS是多普勒血流超声与显像超声相结合，能反映颈动脉血管壁，斑块形态及血流动力学变化。其测定参数包括颈动脉内膜、IMT、斑块大小及斑块形态、测量管壁内径并计算狭窄程度以及颈动脉血流速度。IMT是反映早期颈动脉硬化的指标，若IMT≥1 mm即提示有早期动脉硬化。斑块常发生在颈总动脉分叉处及颈内动脉起始段，根据形态分为扁平型、软斑、硬斑和溃疡型四型。斑块的形态较斑块的体积有更重要的临床意义，不稳定的斑块如软斑，特别是溃疡斑，更易合并脑血管疾病。目前有4种方法来计算颈动脉狭窄程度：NASCET法、ECST法、CC法和CSI法。采用较多的是NASCET法：狭窄率=[1－最小残存管径(MRI)/狭窄远端管径(DL)]×100%。依据血流速度增高的程度，可粗略判断管腔的狭窄程度。

随着超声检查分辨率的提高，特别是其对斑块形态和溃疡的准确评价，使DUS在颈动脉粥样硬化的诊断和治疗方法的选择上具有越来越重要的临床实用价值。但DUS也有一定的局限性，超声检查与操作者的经验密切相关，其结果的准确性易受人为因素影响。另外，DUS不易区别高度狭窄与完全性闭塞，而两者的治疗方法截然不同。因此，当DUS提示动脉闭塞时，应做血管造影证实。

(二)MRA

MRA是20世纪80年代出现的一项无创性新技术，检查时不需注射对比剂，对人体无损害。MRA对颈动脉粥样硬化评价的准确性在85%以上，若与DUS相结合，则可大大提高无创性检查的精确度。只有当DUS与MRA检查结果不一致时，才需做血管造影。MRA的局限性在于费用昂贵，对狭窄程度的评价有偏大倾向。

(三)血管造影

血管造影，特别是DSA，仍然是判断颈动脉狭窄的金标准。在选择是否采用手术治疗和手术治疗方案时，相当多患者仍需做DSA。血管造影的特点在于对血管狭窄的判断有很高的准确性。缺点是不易判断斑块的形态。

(四)鉴别诊断

1.椎-基底动脉系统TIA

当患者表现为双侧运动或感觉障碍，眩晕、复视、构音障碍、同向视野缺失时，应考虑是后循环病变而非颈动脉粥样硬化。一些交替性的神经症状，如先左侧然后右侧的偏瘫，往往提示后循环病变、心源性栓塞或弥散性血管病变。

2.偏头痛

25%～35%的缺血性脑血管病伴有头痛，且典型偏头痛发作也可伴发神经系统定位体征，易与TIA混淆。两者的区别在于偏头痛引起的定位体征为兴奋性的，如感觉过敏，视幻觉，不自主运动等。偏头痛患者常有类似的反复发作史和家族史。

三、治疗

治疗动脉粥样硬化的方法亦适用于颈动脉粥样硬化，如戒烟，加强体育活动，减轻肥胖，控制高血压及降低血脂等。

(一)内科治疗

内科治疗的目的在于阻止动脉粥样硬化的进展，预防脑缺血的发生以及预防手术后病变的复发。目前尚未完全证实内科治疗可逆转和消退颈动脉粥样硬化。

1.抗血小板聚集药治疗

抗血小板聚集药治疗的目的是阻止动脉粥样硬化斑块表面生成血栓，预防脑缺血的发作。阿司匹林是目前使用最广泛的抗血小板药，长期服用可较显著地降低心脑血管疾病发生的危险性。阿司匹林的剂量 30～1 300 mg/d 均有效。目前还没有证据说明大剂量阿司匹林较小剂量更有效，因此对绝大多数患者而言，50～325 mg/d 是推荐剂量。

对阿司匹林治疗无效的患者，一般不主张用加大剂量来增强疗效。此时可选择替换其他抗血小板聚集药，如抵克得力等，或改用口服抗凝剂。抵克得力的作用较阿司匹林强，但不良反应也大。

2.抗凝治疗

当颈动脉粥样硬化患者抗血小板聚集药治疗无效，或不能耐受抗血小板聚集药治疗时，可采用抗凝治疗。最常用的口服抗凝剂是华法林。

(二)颈动脉内膜剥脱术

对高度狭窄(70%～99%)的症状性颈动脉粥样硬化患者，首选的治疗方法是动脉内膜剥脱术(CEA)。国外自 20 世纪 50 年代开展 CEA 至今已有 40 年历史，其术式已有极大的改良，在美国每年有 10 万人因颈动脉狭窄接受 CEA 治疗，CEA 不仅减少了脑血管疾病的发病率，也降低了因反复发作脑缺血而增加医疗费用。我国现已开展此项医疗技术。

四、康复

对于无症状性颈动脉粥样硬化，年龄与颈动脉粥样硬化密切相关，被认为是颈动脉粥样硬化的主要危险因素之一。国内一组 1 095 例无症状人群的 DUS 普查发现：60 岁以下、60～70 岁和 70 岁以上人群，颈动脉粥样硬化的发病率分别是 3.7%、24.2%以及 54.8%。若患者有冠心病或周围血管病，则约 1/3 的患者一侧颈动脉粥样硬化狭窄程度超过 50%。因此，对高龄，特别是具有动脉粥样硬化危险因素的患者，应考虑到无症状性颈动脉粥样硬化的可能，查体时注意有无颈部血管杂音，必要时选作相应的辅助检查。

有报道无症状性颈动脉狭窄的 3 年卒中危险率为 2.1%。从理论上讲，无症状性颈动脉粥样硬化随着病情的发展，特别是狭窄程度超过 50%的患者，产生 TIA、脑梗死等临床症状的可能性增大，欧洲一项针对无症状性颈动脉粥样硬化的研究表明，颈动脉狭窄程度越高，3 年卒中危险率增加。

由于无症状性颈动脉粥样硬化 3 年卒中危险率仅 2.1%，因此对狭窄程度超过 70%的无症状患者，是否采用颈动脉内膜剥脱术，目前尚无定论。由于手术本身的危险性，因此，目前对无症状性颈动脉粥样硬化仍以内科治疗为主，同时密切随访。

(张厚慈)

第十节　脑动脉硬化症

脑动脉硬化症是指在全身动脉硬化的基础上，脑部血管的弥漫性硬化、管腔狭窄及小动脉闭塞，供应脑实质的血流减少，神经细胞变性而引起的一系列神经与精神症状。本病发病年龄大多在50岁以上。脑动脉硬化的好发部位多位于颈动脉分叉水平，而颈总动脉的起始部很少发生。

一、病因及发病机制

该病病因尚未完全明了，大多数学者认为与下列因素有关。

（一）脂质代谢障碍和内膜损伤

脂质代谢障碍和内膜损伤是导致动脉粥样硬化最早和最主要的原因。早期病变发生于内膜，大量中性脂肪、胆固醇由浆中移出而沉积于血管壁的内膜上形成粥样硬化斑块。

（二）血流动力学因素的作用

脂质进入和移出内膜的速度经常处于动态的平衡。但在动脉分叉处、弯曲处、动脉成角、转向处或内膜表面不规则时，可影响血液的流层，使血液汹涌而形成旋涡流、湍流，由于高切应力和湍流的机械性损伤，致使内膜进一步损伤。血浆中的脂质向损伤的内膜移动占优势，致使高浓度的乳糜微粒及脂蛋白多聚在这一区域，加速动脉粥样硬化的发生及发展。

（三）血小板聚集作用

近年来应用扫描电子显微镜的研究发现，血小板易在动脉分叉处聚集，血小板与内皮细胞的相互作用而使内膜发生损伤，血小板在内皮细胞损伤处容易黏附，继而聚集，其结果是血小板血栓形成。

（四）高密度脂蛋白与动脉粥样硬化

高密度脂蛋白（HDL）与乳糜微粒（CM）及极低密度脂蛋白（VLDL）的代谢途径有密切关系。现已发现动脉粥样硬化患者血清高密度脂蛋白降低，故认为高密度脂蛋白降低可导致动脉粥样硬化。

（五）高血压与动脉粥样硬化

高血压是动脉粥样硬化的重要因素，患有高血压时，由于血流冲击，使动脉壁承受很强的机械压力，可促进动脉粥样硬化的发生和发展。

二、病理生理

动脉硬化早期，在动脉的内膜上出现数毫米大小的黄色脂点或出现数厘米长的黄色脂肪条。病变进一步发展则形成纤维斑块，斑块表面可破溃形成溃疡出血，亦可形成附壁血栓，可使动脉管腔变细甚至闭塞。

三、临床表现

（一）早期

脑动脉粥样硬化发展缓慢，呈进行性加重，早期表现类似神经衰弱，患者有头痛、头胀、头部压紧感，还可有耳鸣、眼花、心悸、失眠、记忆力减退、烦躁以及易疲倦等症状，头晕、头昏、嗜睡以及精神状态的改变。逐渐出现对各种刺激的感觉过敏，情绪易波动，有时激动、焦虑、紧张、恐惧、多疑，有时又出现对周围事物无兴趣、淡漠及颓丧、伤感，对任何事情感到无能为力、不果断。并常伴有自主神经功能障碍，如手足发冷、局部出汗，皮肤划纹征阳性。脑动脉粥样硬化时可引起脑出血，临床上可发生眩晕、昏厥等症状，并可有短暂性脑缺血发作。

(二)进展期

随着病情的进展，患者可出现许多严重的神经精神症状及体征，其临床表现有以下几类。

(1)动脉硬化性帕金森病：患者面部缺乏表情，发音低而急促，直立时身体向前弯，四肢强直而肘关节略屈曲，手指震颤而呈搓丸样，步伐小而身体向前冲，称为“慌张步态”。其他症状尚有出汗多，皮脂溢出多，言语障碍、流口水多、吞咽费力等。少数患者晚期可出现痴呆。

(2)脑动脉硬化痴呆：患者缓慢起病，呈阶梯性智能减退，早期患者可出现神经衰弱综合征，逐渐出现近记忆力明显减退，而人格、远记忆力、判断、计算力尚能在一段时间内保持完整。患者情绪不稳，易激惹、喜怒无常、夜间可出现谵妄或失眠，有时出现强哭、强笑或情绪淡漠，最后发展为痴呆。

(3)假性延髓性麻痹：其临床特征为构音障碍、吞咽困难，饮水呛咳，面无表情，轻度情绪刺激表现为反应过敏以及不能控制的强哭、强笑或哭笑相似而不易分清，这种情感障碍系病变侵犯皮质丘脑阻塞所致。

(4)脑神经损害：脑动脉硬化后僵硬的动脉可压迫脑底部的脑神经而使其功能发生障碍，如双鼻侧偏盲、三叉神经痛性抽搐、双侧展或面神经瘫痪，或引起一侧面肌痉挛等症状。

(5)脑动脉硬化：神经系统所出现的体征临床上可出现一些原始反射，如强握反射、口舌动作等。同时可伴有皮质高级功能的障碍，如语言障碍、吐词困难，对词的短暂记忆丧失，命名不能、失用，亦出现体像障碍、皮质感觉障碍，锥体束损害以及脑干、脊髓损害的症状。另外，还可出现括约肌功能障碍，如尿潴留或失禁，大便失禁等。脑动脉硬化症还可引起癫痫发作，其发作形式可为杰克森(Jackson)发作、钩回发作或全身性大发作。

四、辅助检查

(一)血生化测定

患者血胆固醇增高，低密度脂蛋白增高，高密度脂蛋白降低，血甘油三酯增高，血β-脂蛋白增高，约90%以上的患者表现为Ⅱ或Ⅳ型高脂血症。

(二)数字减影

动脉造影可显示脑动脉粥样硬化所造成的动脉管腔狭窄或动脉瘤病变。脑动脉造影显示动脉异常弯曲和伸长。动脉内膜存在有动脉粥样硬化斑，使动脉管腔变的不规则，呈锯齿状，最常见于颈内动脉虹吸部，亦可见于大脑中、前、后动脉。

(三)经颅多普勒检查

根据所测颅内血管的血流速度、峰值、频宽、流向，判断出血管有无狭窄和闭塞。

(四)CT扫描及MRI检查

CT及MRI可显示脑萎缩及多发性腔隙性梗死(图6-1、图6-2)。

(五)眼底检查

40%左右的患者有视网膜动脉硬化症，表现为动脉迂曲，动脉直径变细不均，动脉反光增强，呈银丝样改变以及动静脉交叉压迹等。

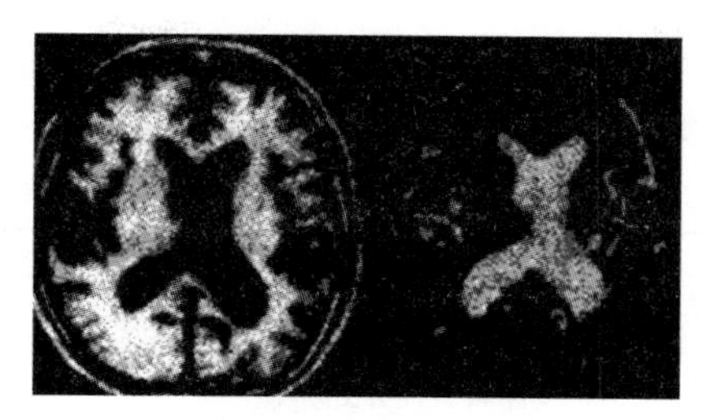

图 6-1　弥漫性脑萎缩

T_1 及 T_2 加权像，脑室系统扩大脑沟池增宽，左侧明显

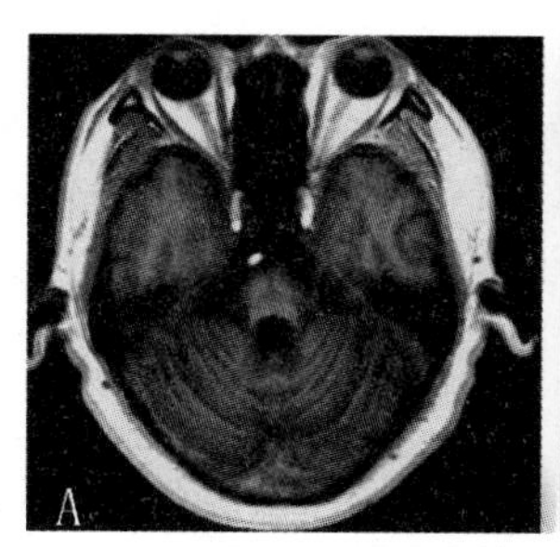

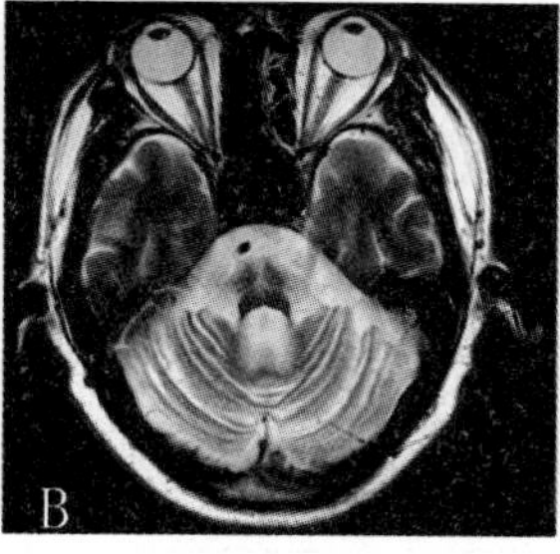

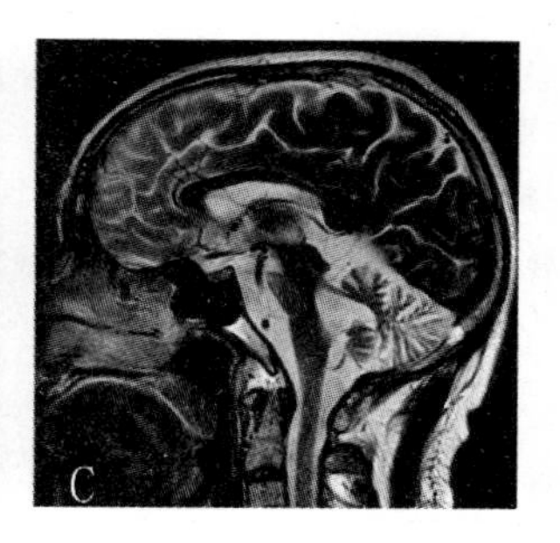

图 6-2　脑桥小脑萎缩

T_1WI(A)和 T_2WI(B)为横断位，T_2W(C)为矢状位，脑桥、橄榄、小脑萎缩，脑桥、橄榄腹侧变平，桥前池扩大，四脑室扩张；脑桥见"十字"征(B)

五、诊断

(1)年龄在 45 岁以上。

(2)初发高级神经活动不稳定的症状或脑弥漫性损害症状。

(3)有全身动脉硬化，如眼底动脉硬化Ⅱ级以上或主动脉弓增宽及颞动脉或桡动脉较硬以及冠心病等。

(4)神经系统阳性体征如腱反射不对称，掌颌反射阳性及吸吮反射阳性等。

(5)血清胆固醇增高。

(6)排除其他脑病。

上述 6 项为诊断脑动脉硬化的最低标准。可根据身体任何部位的动脉硬化症状，如头部动脉的硬化，精神、神经症状呈缓慢进展，伴以短暂性脑卒中样发作，或有轻重不等的较广泛的神经系统异常。有脑神经、锥体束和锥体外系损害，并除外颅内占位性病变，结合实验室检查可以做出临床诊断。

六、鉴别诊断

本病应与以下疾病相鉴别。

(一)神经衰弱综合征

脑动脉硬化发病多在 50 岁以后，没有明显的精神因素，临床表现以情感脆弱、近记忆减退为突出症状。此外，表现为思维活动迟钝，工作能力下降，眼底动脉硬化及血脂明显增高均可与神经衰弱鉴别。

(二)老年痴呆

脑动脉硬化症晚期可出现痴呆,故应与老年痴呆相鉴别(表 6-4)。

表 6-4 脑动脉硬化性痴呆与老年痴呆的鉴别

项目	脑动脉硬化性痴呆	老年痴呆
发病年龄	50～75 岁	70～75 岁
病理改变	多发性脑微梗死灶	脑组织中老年斑与神经纤维缠结
高血压动脉硬化	常有,病起决定性作用	或无,不起决定性作用
情感障碍	脆弱,哭笑无常	淡漠,反应迟钝
人格改变	有,相对较完整	迅速衰退
记忆力	有,近事遗忘	十分突出,远近事记忆均障碍
定向力	有	时间、地点、人物定向均差
智能障碍	选择性或镶嵌性衰退	全面衰退
自知力	保持较久	早期丧失
定位特征	常有,明显	无特异性
进展情况	阶梯或进展	迅速加重而死亡

(三)颅内占位性病变

颅内占位性病变如脑瘤、转移瘤、硬脑膜下血肿。颅内占位性病变常缺乏血管硬化的体征,多伴有进行性颅内压增高及脑脊液蛋白高的表现。CT 扫描或 MRI 检查可加以鉴别。

(四)躯体性疾病

躯体性疾病如营养障碍、严重贫血、内分泌疾病、心肺疾病伴缺氧和二氧化碳潴留、肾脏疾病伴尿毒症、慢性充血性心力衰竭、低血糖、脑积水等,均应加以鉴别。以上各种疾病可根据临床特征、辅助检查加以鉴别。

七、治疗

(一)一般防治措施

(1)合理饮食:食用低胆固醇、低动物性脂肪食物,如瘦肉、鱼类、低脂奶类。提倡饮食清淡,多食富含维生素 C(新鲜蔬菜、瓜果)和植物蛋白(豆类及其制品)的食物。

(2)适当的体力劳动和体育锻炼:对预防肥胖,改善循环系统的功能和调整血脂的代谢有一定的帮助,是预防本病的一项积极措施。

(3)生活要有规律:合理安排工作和生活,保持乐观,避免情绪激动和过度劳累,要有充分的休息和睡眠,在生活中不吸烟、不饮酒。

(4)积极治疗有关疾病如高血压、糖尿病、高脂血症、肝肾及内分泌疾病等。

(二)降低血脂

高脂血症经用体育疗法、饮食疗法仍不降低者,可选用降脂药物治疗。

(1)氯贝丁酯(安妥明):0.25～0.5 g,3 次/天,口服。病情稳定后应酌情减量维持。其能降低甘油三酯,升高高密度脂蛋白。少数患者可出现荨麻疹或肝、肾功能变化,需定期检查肝肾功能。

(2)二甲苯氧庚酸(吉非罗齐,诺衡):300 mg,3 次/天,口服。其效果优于氯贝丁酯,有降低

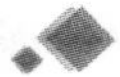

甘油三酯、胆固醇，升高高密度脂蛋白的作用。不良反应同氯贝丁酯。

(3)非诺贝特(普鲁脂芬)：0.1 g，3 次/天，口服。它是氯贝丁酯的衍生物，血尿半衰期较长，作用较氯贝丁酯强，能显著降低甘油三酯和血浆胆固醇，显著升高血浆高密度脂蛋白。不良反应较轻，少数病例出现血清谷丙转氨酶及血尿素氮暂时性轻度增高，停药后即恢复正常。原有肝肾功能减退者慎用，孕妇禁用。

(4)普罗布考(丙丁酚)：500 mg，3 次/天，口服。能阻止肝脏中胆固醇的乙酰乙酸生物合成，降低血胆固醇。

(5)亚油酸：300 mg，3 次/天，口服，或亚油酸乙酯 1.5～2 g，3 次/天，口服。其为不饱和脂肪酸，能抑制脂质在小肠的吸收与合成，影响血浆胆固醇的分布，使其较多地向血管壁外的组织中沉积，降低血管中胆固醇的含量。

(6)考来烯胺(消胆胺)：4～5 g，3 次/天，口服。因其是阴离子交换树脂，服后与胆汁酸结合，断绝胆酸与肠-肝循环，促使肝中胆固醇分解成胆酸，与肠内胆酸一同排出体外，使血胆固醇下降。

(7)弹性酶(胰肽酶)：每片 150～200 U，1～2 片，3 次/天，口服。服 1 周后见效，8 周达高峰。它能水解弹性蛋白及糖蛋白等，能阻止胆固醇沉积在动脉壁上，并能提高脂蛋白脂酶活性，能分解乳糜微粒，降低血浆胆固醇。无不良反应。

(8)冠心舒(脑心舒)：20 mg，3 次/天，口服。其是从猪十二指肠提取的糖胺多糖类药物，能显著地降低血浆胆固醇和甘油三酯，促进纤维蛋白溶解，抗血栓形成。对一过性脑缺血发作、脑血栓、椎-基底动脉供血不足等有明显疗效。

(9)吡卡酯(安吉宁，吡醇氨酯)：250～500 mg，3 次/天，口服。6 个月为 1 个疗程。能减少血管壁上胆固醇的沉积，减少血管内皮损伤，防止血小板聚集。不良反应较大，有胃肠道反应，少数病例有肝功能损害。

(10)月见草油：1.2～2 g，3 次/天，口服。本品是含亚油酸的新药，为前列腺素前体，具有降血脂，降胆固醇，抗血栓作用。不良反应小，偶见胃肠道反应。

(11)多烯康胶丸：每丸 0.3 g 或 0.45 g，每次 1.2～1.5 g，3 次/天，口服。为我国首创的富含二十碳五烯酸(EPA)和二十二碳六烯酸(DAH)的浓缩鱼油。其含 EPA 和 DAH 达 70%以上，降低血甘油三酯总有效率为 86.5%，降低血胆固醇总有效率为 68.6%，并能显著抑制血小板聚集和阻止血栓形成，长期服用无毒副反应，而且疗效显著。

(12)甘露醇烟酸酯片：400 mg，3 次/天，口服。是我国生产的降血脂、降血压的新药。降血甘油三酯的有效率达 75%，降舒张压的有效率达 93%，使头痛、头晕、烦躁等症状得到改善。

(13)其他维生素 C、维生素 B、维生素 E、烟酸等药物。

(三)扩血管药物

扩血管药物可解除血管运动障碍，改善血循环，主要作用于血管平滑肌。

(1)盐酸罂粟碱：可改善脑血流，60～90 mg，加入 5%葡萄糖液或低分子右旋糖酐 500 mL 中静脉滴注，1 次/天，7～10 d 为 1 个疗程。或 30～60 mg，1～2 次/天，肌内注射。

(2)己酮可可碱：0.1 g，3 次/天，口服。除扩张毛细血管外，还增进纤溶活性，降低红细胞上的脂类及黏度，改善红细胞的变形性。

(3)盐酸倍他啶、烟酸、山莨菪碱、血管舒缓素等均属常用扩血管药物。

(四)钙通道阻滞剂

其作用机制有:①扩张血管,增加脑血流量,阻滞 Ca^{2+} 跨膜内流。②抗动脉粥样硬化,降低胆固醇。③抗血小板聚集,减低血黏度,改善微循环。④保护细胞,避免脑缺血后神经元细胞膜发生去极化。⑤维持红细胞变形能力,是影响微循环中血黏度的重要因素。

(1)尼莫地平:30 mg,2～3 次/天,口服。

(2)尼卡地平:20 mg,3 次/天,口服,3 d 后渐增到每天 60～120 mg,不良反应为少数人思睡、头晕、倦怠、恶心、腹胀等,减量后即可消失,一般不影响用药。而肝肾功能差和低血压者慎用,颅内出血急性期、妊娠、哺乳期患者禁用。

(3)地尔硫䓬(硫氮䓬酮):30 mg,3 次/天,口服。不良反应为面红、头痛、心动过速、恶心、便秘、个别患者有转氨酶暂时升高。孕妇慎用,心房颤动、心房扑动者禁用。注意不可嚼碎药片。

(4)氟桂利嗪:5～10 mg 或 6～12 mg,1 次/天,顿服。不良反应为乏力、头晕、嗜睡、脑脊液压力增高,故颅内压增高者禁用。

(5)桂利嗪(脑益嗪):25 mg,3 次/天,口服。

(五)抗血小板聚集药物

因为血小板在动脉粥样硬化者体内活性增高,并释放平滑肌增生因子使血管内膜增生。升高血中半胱氨酸,导致血管内皮损伤,脂质易侵入内膜,吞噬大量的低密度脂蛋白的单核巨噬细胞,在血管壁内转化为泡沫细胞,而形成动脉粥样硬化病变,因此抗血小板治疗是防治脑血管病的重要措施。

(1)肠溶阿司匹林(乙酰水杨酸):50～300 mg,1 次/天,口服,是花生四烯酸代谢中环氧化酶抑制剂,能减少环内过氧化物,降低血栓素 A_2 合成。

(2)二十碳五烯酸:1.4～1.8 g,3 次/天,口服。它在海鱼中含量较高,是一种多烯脂肪酸。在代谢中可与花生四烯酸竞争环氧化酶,减少血栓烷 A 的合成。

(3)银杏叶胶囊(或银杏口服液):能扩张脑膜动脉和冠状动脉,使脑血流量和冠脉流量增加,并能抗血小板聚集,降血脂及降低血浆黏稠度,达到改善心脑血循环的功能。银杏叶胶囊 2 丸,3 次/天,口服。银杏口服液 10 mL,3 次/天,口服。

(4)双嘧达莫(潘生丁):50 mg,3 次/天,口服。能使血小板环磷腺苷增高,延长血小板的寿命,抑制血小板聚集,扩张心脑血管等。

(5)藻酸双酯钠:0.1 g,3 次/天,口服。也可 0.1～0.2 g 静脉滴注。具有显著的抗凝血、降血脂、降低血黏度及改善微循环的作用。

(六)脑细胞活化剂

脑动脉硬化时,可引起脑代谢障碍,导致脑功能低下,为了恢复脑功能和改善临床症状,常用以下药物。

(1)胞磷胆碱:0.2～0.5 g,静脉注射或加用 5%～10%葡萄糖后静脉滴注,5～10 d 为 1 个疗程。或0.1～0.3 g/d,分 1～2 次肌内注射。它能增强与意识有关的脑干网状结构功能,兴奋锥体束,促进受伤的运动功能的恢复,还能增强脑血管的张力及增加脑血流量,增强细胞膜的功能,改善脑代谢。

(2)甲磺双氢麦角胺(舒脑宁)1 支(0.3 mg),1 次/天,肌内注射,或 1 片(2.5 mg),2 次/天,口服。其为最新脑细胞代谢机能改善剂。它能作用于血管运动中枢,抑制血管紧张,促进循环功能,能使脑神经细胞的机能再恢复,促使星状细胞摄取充足的营养素,使氧、葡萄糖等能量输送到脑神经细胞，从而改善脑神经细胞新陈代谢。

(3)素高捷疗：0.2～0.4 g，1 次/天，静脉注射，或加入 5%葡萄糖中静脉滴注，15 d 为 1 个疗程。可激发及加快修复过程。在供氧不足的状态下，改善氧的利用率，并促进养分穿透入细胞。提高与能量调节有关的代谢率。

(4)艾地苯醌(维伴)：30 mg，3 次/天，口服。能改善脑缺血的脑能量代谢(包括激活脑线粒体、呼吸活性、改善脑内葡萄糖利用率)，改善脑功能障碍。

(于薇薇)

第十一节　脑血管畸形

脑血管畸形是一种先天性脑血管发育异常，由胚胎期脑血管芽胚演化而成的一种血管畸形，有多种类型(最常见的是脑动静脉畸形)。

一、脑动静脉畸形

本病是引起自发性蛛网膜下腔出血的另一常见原因，仅次于颅内动脉瘤。

(一)临床表现

(1)出血：可表现为蛛网膜下腔出血，脑内出血或硬脑膜下出血，一般多发生于年龄较小的病例。

(2)抽搐：多见于较大的，有大量“脑盗血”的动静脉畸形患者。

(3)进行性神经功能障碍：主要表现为运动或感觉性瘫痪。

(4)头痛：常局限于一侧，类似偏头痛。

(5)智力减退：见于巨大型动静脉畸形由于“脑盗血”严重或癫痫频繁发作所致。

(6)颅内血管杂音。

(7)眼球突出。

(二)辅助检查

1.头颅 X 平片检查

一般无异常。

2.头颅 CT 检查

可见局部不规则低密度区，用造影剂增强后在病变部位出现不规则高密度区。

3.头颅 MRI 检查

在 T_1 加权和 T_2 加权像上均表现为低或无信号暗区(流空现象)，此为动静脉畸形的特征性表现。

4.头颅核磁血管显像

MRA 显示血管畸形优于 MRI，两者可互相补充。

5.数字减影血管造影

在动脉期摄片中可见到一堆不规则的扭曲血管团，有一根或数根粗大而显影较深的供血动脉，引流静脉早期出现于动脉期摄片上，扭曲扩张，导入颅内静脉窦。病变远侧的脑动脉充盈不良或不充盈。

(三)诊断

青年人有自发蛛网膜下腔出血或脑内出血史时,应想到本病可能,如病史中还有局限性或全身性癫痫发作则更应该怀疑本病,可结合头颅CT、脑血管造影、MRI、TCD、头颅平片等,其中脑血管造影是诊断动静脉畸形最可靠、最重要的方法。

(四)鉴别诊断

(1)颅内动脉瘤:该病发病高峰多在40~60岁,症状较重。头颅CT增强扫描前后阴性较多,与动静脉畸形头颅CT见颅内有不规则低密度区不同,可以鉴别。

(2)胶质瘤:患者常表现为神经功能障碍进行性加重,疾病进展快,病程较短。头颅CT、MRI检查可见明显的占位。

(3)成血管细胞脑膜瘤和成血管细胞瘤:前者占位效应明显,CT可见增强的肿瘤。后者很少发生在幕上,周边平滑,多位于缺乏血管的中线位置或中线偏心位置。这些区域通常表现为一个囊状结构拥有正常的血液循环,与占位效应不相称。

(4)颅内转移瘤:该类患者常可发现原发灶,病情进展快,头颅CT及MRI检查可见明显的占位征象。

(5)后颅窝肿瘤。

(6)其他类型的颅内血管畸形。

(7)烟雾病:脑血管造影可显示颈内动脉和大脑中动脉有闭塞,大脑前、后动脉可有逆流现象,脑底部有异常血管网,没有早期出现的扩张扭曲的静脉。

(五)治疗

(1)避免剧烈的情绪波动,禁烟酒,防止便秘,如已出血,则按蛛网膜下腔出血或脑出血处理。

(2)控制癫痫。

(3)对症治疗。

(4)防止再出血。

二、其他类型脑血管畸形

(一)海绵状血管瘤

本病好发于20~40岁成人。临床症状隐袭,最常见的起病症状为抽搐发作,另外有头痛、颅内出血、局部神经功能障碍。CT和MRI是诊断颅内海绵状血管瘤的较好手段。以手术治疗为主。

(二)静脉血管畸形

静脉血管畸形多见于30~40岁的成人,常见症状有癫痫发作,局灶性神经功能障碍和头痛,出血很少见。可依靠CT、MRI、血管造影。静脉畸形的预后较好,故主张内科治疗,发生严重出血者可考虑手术治疗。

(三)毛细血管扩张症

CT及MRI检查通常不能显示病灶,血管造影时也不能显示扩张的毛细血管,并发出血时上述检查可显示相应的血肿。一般给予对症治疗,若发生严重出血,则可考虑手术治疗。

(四)大脑大静脉畸形

随年龄不同,症状有所不同。新生儿患者的常见症状为心力衰竭,有心动过速、呼吸困难、发

绀、肺水肿、肝大及周围性水肿。幼儿患者的常见症状为脑积水，头围增大，颅缝分裂，头部可闻及颅内杂音，并有抽搐发作，患儿心脏可有扩大，有时伴有心力衰竭。对较大儿童及青年，除引起癫痫发作外，尚可引起蛛网膜下腔出血、头痛、智力发育迟钝，也可有发作性昏迷、眩晕、视力障碍、肢体无力等。新生儿及婴幼儿出现心力衰竭、心脏扩大、头颅增大、颅内可闻及杂音，应想到本病的可能，进一步确诊可行头颅 CT、MRI（和）或脑血管造影检查。

（于薇薇）

第十二节　血管性认知障碍

认知是机体认识和获取知识的智能加工过程，涉及学习、记忆、语言、思维、精神、情感等一系列随意、心理和社会行为。认知障碍指与上述学习记忆以及思维判断有关的大脑高级智能加工过程出现异常，从而引起严重的学习、记忆障碍，同时伴有失语或失用、失认、失行等改变的病理过程。认知的基础是大脑皮质的正常功能，任何引起大脑皮质功能和结构异常的因素均可导致认知障碍。由于大脑的功能复杂，且认知障碍的不同类型互相关联，即某一方面的认知问题可以引起另一方面或多个方面的认知异常（例如，一个患者若有注意力和记忆方面的缺陷，就会出现解决问题的障碍）。因此，认知障碍是脑疾病诊断和治疗中最困难的问题之一。脑卒中患者存在定向、视知觉、空间知觉、动作运用、视运动组织、思维操作等广泛的认知功能损害。Hachinski 和 Bowlerl 于 1993 年提出血管性认知障碍（vascular cognitive impairment，VCI）的概念，并被广为接受。

一、认知的脑结构基础

认知的结构基础是大脑皮质。大脑皮质由主区和辅助区组成，对事物的观察、分析与判断以及对躯体运动的协调均由主区控制，但主区完成这些功能依赖辅助区对行为和智能进行高层次整合。Brodmann 根据神经细胞的形态特征将大脑皮质分为 52 个功能区（图 6-3）。

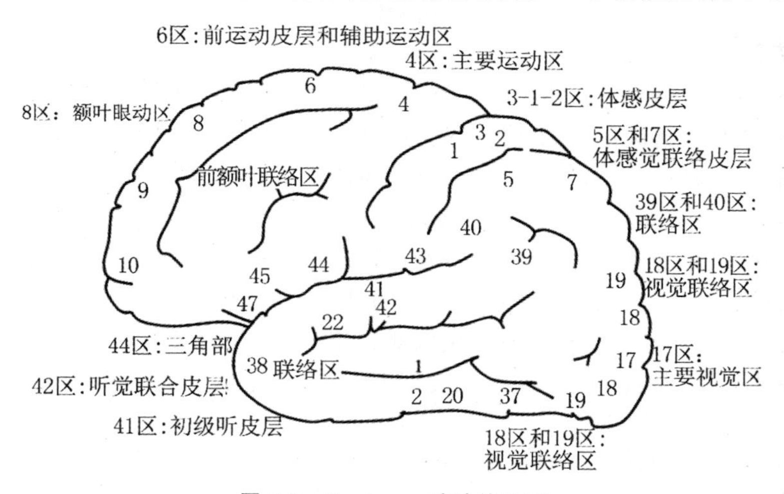

图 6-3　Brodmam 脑功能分区

近年来,随着影像学、计算机、人工智能、电生理、荧光标记等技术的快速发展及其相互融合,尤其是磁共振成像(MRI)、功能磁共振成像(fMRI)、功能连接磁共振(fcMRI)、正电子发射体层成像(PET)、分子成像等成像技术与光遗传技术以及新型的神经环路标记追踪技术的联合使用,预计在不久的将来,可达到从更为精细的尺度,更加精确地解析复杂的脑结构和功能。

二、认知障碍的主要表现形式和脑区特征

人脑所涉及的认知功能范畴极其广泛,包括学习、记忆、语言、运动、思维、创造、精神、情感等等,因此,认知障碍的表现形式也多种多样,这些表现可单独存在,但多相伴出现。

(一)认知障碍的主要表现形式

1.学习记忆障碍

学习、记忆是一种复杂的动态过程。记忆是处理、贮存和回忆信息的能力,与学习和知觉相关。记忆过程包括感觉输入→感觉记忆→短时记忆→长时记忆→贮存信息的回忆等过程。从信息加工的角度,记忆过程就是对输入信息的编码、储存和提取的过程。根据 E Kendal 的理论,短时记忆涉及特定蛋白质的磷酸化和去磷酸化平衡,而长时记忆除特定蛋白质的磷酸化改变外,还涉及新蛋白质的合成。在大脑皮质不同部位受损伤时,可引起不同类型的记忆障碍,如颞叶海马区受损主要引起空间记忆障碍,而蓝斑、杏仁核等区域受损则主要引起情感记忆障碍等。

2.失语

失语是由于脑损害所致的语言交流能力障碍。患者在意识清晰、无精神障碍及严重智能障碍的前提下,无视觉及听觉缺损,亦无口、咽、喉等发音器官肌肉瘫痪及共济运动障碍,却听不懂别人及自己的讲话,说不出要表达的意思,不理解亦写不出病前会读、会写的字句等。传统观念认为,失语只能是由大脑皮质语言区损害引起。CT 问世后证实,位于优势侧皮层下结构(如丘脑及基底节)的病变也可引起失语。

3.失认

失认是指脑损害时患者并无视觉、听觉、触觉、智能及意识障碍的情况下,不能通过某一种感觉辨认以往熟悉的物体,但能通过其他感觉通道进行认识。例如,患者看到手表而不知为何物,通过触摸手表的外形或听表走动的声音,便可知其为手表。

4.失用

要完成一个复杂的随意运动,不仅需要上、下运动神经元和锥体外系及小脑系统的整合,还须有运动的意念,这是联络区皮层的功能。失用是指脑部疾患时患者并无任何运动麻痹、共济失调、肌张力障碍和感觉障碍,也无意识及智能障碍的情况下,不能在全身动作的配合下,正确地使用一部分肢体功能去完成那些本来已经形成习惯的动作,如不能按要求做伸舌、吞咽、洗脸、刷牙、划火柴和开锁等简单动作,但患者在不经意的情况下却能自发地做这些动作。一般认为,左侧缘上回是运用功能的皮层代表区,由该处发出的纤维至同侧中央前回,再经胼胝体而到达右侧中央前回。因此左侧顶叶缘上回病变可产生双侧失用症,从左侧缘上回至同侧中央前回间的病变可引起右侧肢体失用,胼胝体前部或右侧皮层下白质受损时引起左侧肢体失用。

5.其他精神、神经活动的改变

患者常常表现出语多唠叨、情绪多变,焦虑、抑郁、激越、欣快等精神、神经活动方面的异常改变。

6.痴呆

痴呆是严重认知障碍的一种表现形式,是慢性脑功能不全产生的获得性和持续性智能障碍综合征。智能损害包括不同程度的学习记忆、语言、视空间功能障碍、人格异常及其他认知(概括、计算、判断、综合和解决问题)能力的降低,患者常常伴有行为和情感的异常,这些功能障碍导致患者日常生活、社会交往和工作能力明显减退或完全丧失。

(二)不同脑区损伤时认知障碍的特征

直到20世纪中期,人们一直认为记忆完全依附于感知觉、语言或运动,不可能以一种独立的脑功能定位于脑的特定区域,因而无法用实验进行研究。加拿大神经外科医师 Penfield 采用损毁性外科手术治疗重症癫痫时,发现电刺激大脑颞叶癫痫发作区神经细胞可使患者清晰地回忆起自己过去的经历,由此提出大脑颞叶可能是记忆的关键部位。后续的研究证明,在大脑皮质不同部位受损伤时,可引起不同类型的记忆障碍(图 6-4)。

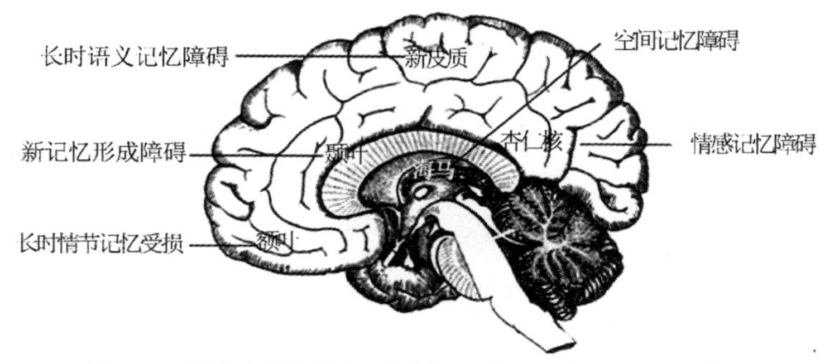

图 6-4 大脑皮质不同区域受损导致不同类型的记忆障碍

1.大脑颞叶损伤与近期记忆障碍

大脑颞叶的主要功能是处理听觉信息,颞叶损伤导致陈述性记忆障碍,其特征是最新学到的最容易被遗忘,而远期记忆则通常被保留。

2.海马损伤与空间记忆障碍

海马结构中含大量位置细胞或网格细胞,是人体的定位系统。海马损伤导致空间记忆障碍。

3.额叶损伤与长时情节记忆障碍

情节记忆是一种长时记忆,主要指识记、保持和再现与一定时间、地点及具体情境相联系的事件。额叶主要参与情节记忆相关信息的采集、编码、检索和回忆。额叶受损将使信息难以存入和取出,信息可因“不正确的归档”而被曲解,导致背景或顺序不准确,出现情节记忆扭曲和形成错误的记忆,可见于脑震荡、癫痫、缺血缺氧、脑卒中、手术损伤、外伤、神经退行性疾病。

4.杏仁核损伤与情感记忆障碍

情感记忆的形成和提取涉及两种类型:陈述性记忆和非陈述性记忆。杏仁核主要参与非陈述性记忆的形成及提取过程。重大情感事件可刺激杏仁核,将记忆存储到海马和其他大脑部位。这一点也解释了为何在强烈的情绪下习得的记忆更牢靠。在人类及其他灵长类动物,杏仁核的损毁经常导致情绪低落。选择性损毁杏仁核,猴的母性行为减弱,不照顾甚至虐待自己的幼仔。

5.额颞叶新皮质损伤与长时语义记忆障碍

语义记忆是陈述性记忆的一种类型,将目标、事件、单词及其含义等以知识的形式贮存于新皮质。例如,当我们看到大象的图片,闭上眼睛也会浮现出大象的形象。这种回忆依赖于记忆保持的完整性和连续性,而额颞叶新皮质受损的患者对大象的描述则是片段式和残缺不全的。

6.前额叶损伤与情感障碍

前额叶与精神情感密切相关。在氯丙嗪等抗精神病药物出现之前，前额叶白质切断术常用于治疗比较严重的精神分裂症，但术后许多患者出现情绪变化，且不能有效控制情绪，还表现出情感淡漠。

7.优势大脑半球损伤与语言障碍

人脑的两侧大脑半球在高级功能上各有优势，左脑具语言、符号、文字、逻辑思维等功能优势，右脑的绘画、音乐和直观、综合、形象思维等功能占优势（图 6-5）。临床研究发现，右利手的人语言中枢位于左半球，只有左半球的损伤才引起语言障碍，因此称左半球为优势半球。

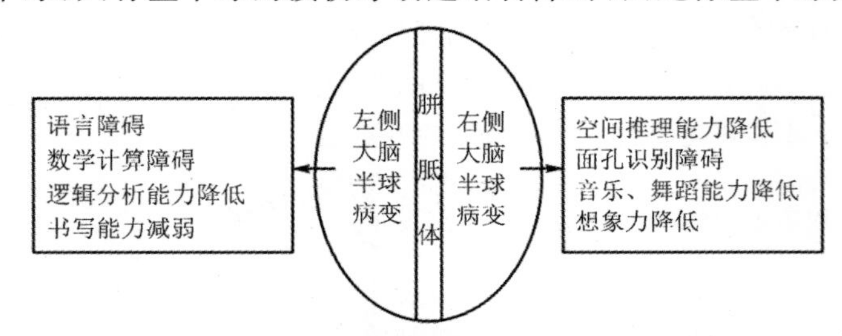

图 6-5　左右大脑半球病变可能出现的症状

8.优势侧顶叶损伤与失认和空间定位障碍

优势侧顶叶损伤常导致单侧或双侧身体失认和空间定位障碍。

三、认知障碍的发生机制

尽管人类早在 3 000 多年前就对脑的功能有所认识，但长期以来科学家一直没有有效的方法与手段对学习记忆的细胞分子机制进行研究。直到 20 世纪初巴甫洛夫提出条件反射的概念，并以条件反射为客观指标探讨大脑皮质兴奋与抑制过程的活动规律。自此，巴甫洛夫创立的经典条件反射与 Edward Thorndike 所创立的操作性条件反射成为研究学习记忆的客观有效的方法，至今仍被广泛采用。此后，神经生理学、神经形态学、生物物理学、神经药理学的研究者从不同的角度对学习记忆机制进行了探索。1949 年，加拿大心理学家 Hebb 提出突触修饰理论，他设想在学习记忆过程中细胞间的突触发生了某些变化，导致突触连接的增强和传递效能的提高（如在短时记忆时），甚至涉及突触结构的改变（如在长时记忆时）。同时，Lord 在脊髓单突触传递通路上研究发现用破伤风毒素进行强直性刺激后出现增强（PTP），以及 Bliss 等 1973 年在哺乳动物的海马发现长时程增强现象（LTP）则为突触修饰理论提供了电生理方面的有力证据。20 世纪 60 年代，Kandel 在海兔上成功地揭示了习惯化和敏感化这一简单的学习形式的突触机制，首次在细胞和分子水平阐明了学习记忆的神经机制，对哺乳动物记忆活动的研究有极为重要的指导意义。近 20 年来，由于分子生物学、生物物理学、计算机科学、信息科学、脑功能成像等新兴学科和新技术的迅速发展，科学家们开始在细胞、分子水平研究脑的功能活动，并取得了突破性进展。

神经元之间联系及其生理活动主要依赖突触的正常结构和功能。当外界环境发生变化时，从神经元到神经环路都可能随之发生适应性变化（可塑性改变），以维持机体稳态。在宏观上表现为脑功能、行为及精神活动的改变，而从细胞分子水平则是神经元突触结构与功能的改变。因此，任何影响突触结构和功能可塑性的有害因素都可能引起认知或学习记忆障碍。突触活动需要大量神经调节物质参与，参与学习记忆的神经递质有乙酰胆碱、儿茶酚胺、5-羟色胺、谷氨酸、

γ-氨基丁酸、一氧化氮等；神经肽有生长激素、血管升压素、阿片肽、缩胆囊素和神经肽 Y 等；近年来神经营养因子也越来越受到重视。

(一)神经调节分子及相关信号通路异常

神经调节分子种类繁多，包括神经递质及其受体、神经肽、神经营养因子等。这些分子可分别在突触前、突触间隙和突触后发挥作用。

1.神经递质及其受体异常

神经细胞之间的信息传递主要通过神经递质及其相应的受体完成。这些神经递质或受体异常改变可导致不同类型、不同程度的认知异常。

(1)乙酰胆碱缺乏与 AD：乙酰胆碱由乙酰辅酶 A 和胆碱在胆碱乙酰转移酶的作用下生成。神经细胞合成并释放的乙酰胆碱通过 M-受体(M-AChR，毒蕈碱受体)和 N-受体(N-AChR，烟碱受体)发挥调节作用，M-AChR 是 G-蛋白偶联受体，N-AChR 是配体门控离子通道受体。脑内的胆碱能神经元被分为两类，即局部环路神经元和投射神经元，自 Meynert 基底核发出的胆碱能纤维投射至皮层的额叶、顶叶、颞叶和视皮层，此通路与学习记忆功能密切相关。AD 患者在早期便有 Meynert 基底区胆碱能神经元减少，导致皮层胆碱乙酰转移酶活性和乙酰胆碱含量显著降低，是 AD 患者记忆障碍的重要机制之一；精神分裂症者认知障碍的程度与皮层胆碱乙酰转移酶活性呈负相关；给 AD 和精神分裂症患者使用胆碱酯酶抑制剂或 M 受体激动剂可改善其记忆缺损。

(2)多巴胺缺乏与 PD：多巴胺是以酪氨酸为底物，在酪氨酸羟化酶和多巴脱羧酶的作用下合成的。在 PD 患者，黑质多巴胺能神经元大量丢失，酪氨酸羟化酶和多巴脱羧酶活性及纹状体多巴胺递质含量明显下降，可表现为智能减退、行为情感异常、言语错乱等高级神经活动障碍。在动物实验中发现多巴胺过多也可导致动物认知功能的异常改变。多巴胺受体有 D_1 和 D_2 受体两大家族，精神分裂症与大脑额叶皮层的 D_1 受体功能低下和皮层下结构 D_2 受体功能亢进双重因素有关，因此有人提出用 D_1 激动和 D_2 阻断治疗精神分裂症。

(3)去甲肾上腺素持续升高与应激性认知功能损伤：去甲肾上腺素是最早发现的单胺类神经递质，是多巴胺经 β 羟化酶作用生成的产物。在脑内，去甲肾上腺素通过 α_1、α_2 和 β 受体发挥作用。在突触前，α_2 受体通过 Gi 蛋白介导，降低 cAMP 的生成、抑制 cAMP 依赖性蛋白激酶的活性，降低蛋白激酶对 N-型 Ca^{2+} 通道的磷酸化，导致 Ca^{2+} 通道关闭，Ca^{2+} 内流减少，从而对去甲肾上腺素的释放起抑制作用(负反馈调节)；激动 α_2 受体还可抑制在警醒状态下的蓝斑神经元放电。在突触后，α_2 受体激动可引起 K^+ 通道开放，K^+ 外流增加，神经元倾向超极化而产生抑制效应；而 α_1 受体激活则使 K^+ 通道功能降低，K^+ 外流减少，神经元去极化产生兴奋效应。一般认为，脑中 α_2 受体激动与维持正常的认知功能有关，而 α_1 受体持续、过度激活可致认知异常。在正常警醒状态时，脑细胞含适量去甲肾上腺素，α_2 受体功能占优势，维持正常的认知功能。在应激状态下产生大量去甲肾上腺素，α_1 受体功能占优势，这可能是个体长期处于应激状态更易出现认知功能损伤的机制之一。

(4)谷氨酸持续升高与神经细胞的“兴奋性毒性”：在脑内，氨基酸类递质含量最高，其中，谷氨酸在人的大脑皮质中含量为 9～11 μmol/g，比乙酰胆碱或单胺类递质的含量高 10^3 数量级，比神经肽的含量高 10^6 数量级。谷氨酸不能透过血-脑屏障，脑内的谷氨酸来源于谷氨酰胺和 α-酮戊二酸。谷氨酸是哺乳动物脑内最重要的兴奋性神经递质，借 NMDA 和非 NMDA 受体起作用。NMDA 受体是配体门控的离子通道型受体，对 Ca^+ 通透性强而对 Na^+ 和 K^+ 的通透性弱，

受 Mg^{+}、甘氨酸和多胺等因素抑制；非 NMDA 受体主要指以海人藻酸（KA）和 α-氨基-3-羟基-5-甲基-4-异噁唑-丙酸（AMPA）为激动剂的 Na^{+}-K^{+} 通透性离子通道型受体。在脑缺血缺氧时，能量代谢障碍可直接抑制细胞质膜上的 Na^{+}-K^{+}-ATP 酶活性，使胞外 K^{+} 浓度显著增高，神经元去极化，兴奋性递质在突触间隙大量释放而过度激活其受体，使突触后神经元过度兴奋死亡，称为“兴奋性毒性”。AMPA 受体和 KA 受体过度兴奋常引起神经细胞急性渗透性肿胀，可在数小时内发生，以 Na^{+} 内流，以及 $C1^{-}$ 和 H_2O 被动内流为特征。NMDA 受体过度兴奋介导神经细胞迟发性损伤，可在数小时至数天发生，以持续的 Ca^{2+} 内流为特征。

2.神经肽异常

神经肽异常与认知障碍密切相关。PD 患者脑苍白球和黑质中 P 物质水平下降 30%～40%，在黑质中胆囊收缩素（CCK）下降 30%，在丘脑下部和海马区神经降压肽（NT）含量也下降。血管升压素（VP），血管活性肠肽及其受体含量减少与记忆力减退相关，给脑外伤、慢性酒精中毒及 AD 患者用 VP 可改善其记忆力减退。促甲状腺激素释放激素（TRH）是第一个从丘脑下部分离出来的三肽激素，TRH 可引起行为改变，如兴奋、精神欣快及情绪暴躁等。TRH 既可以作为一种神经激素通过受体调节其他递质起作用，又可以作为一种神经递质直接起作用。腺垂体分泌的 ACTH 是一 39 肽激素，其水平改变影响动物的学习记忆、动机行为等。ACTH 影响动物学习和行为的关键分子区域是其分子中第 4～10 位氨基酸残基，该片段能提高大鼠的注意力和记忆力，同时减轻动物的焦虑行为。MS 患者丘脑下部-垂体-肾上腺皮质（HPA）轴功能紊乱与其反应迟钝、智能低下、重复语言等认知功能障碍显著相关。根据绝经期女性 AD 的发病率高于男性，且经绝后接受雌激素替代疗法者的患病率降低，有人提出性激素代谢紊乱也可能参与认知障碍的发病过程。

3.神经营养因子缺乏

神经元和胶质细胞可合成、分泌大量的神经营养因子，如神经生长因子（NGF）、睫状神经营养因子（CNTF）、脑源性神经营养因子（BDNF）和胶质源性神经营养因子（GDNF）等。这些神经营养因子通过与特定受体结合，籍特定信号转导途径，参与调节神经元的存活、突起的生长及其结构和功能的维持。已发现在多种神经退行性疾病中均有神经营养因子含量的改变，例如，PD 患者黑质 NGF、BDNF 和 GDNF 的含量明显降低，离体和在体实验均证明 BDNF、GDNF 和 CNTF 对吡啶类衍生物 1-甲基-4-苯基 1，2，3，6-四氢吡啶（MPTP）造成的多巴胺能神经元损伤具有很强的保护作用。图 6-6 总结了神经调节分子及相关信号通路异常与记忆的联系。

（二）蛋白质代谢紊乱

各种营养素（包括蛋白质、葡萄糖、脂类、维生素等）的代谢紊乱均可通过特定途径影响认知和学习记忆功能。下面主要阐述蛋白质代谢紊乱与神经细胞的功能以及记忆损伤。

1.蛋白质磷酸化失衡

根据 E.Kandel 和 P.Greengard 等的学习记忆模型：传入刺激可通过特定机制增加突触前神经元的递质释放，突触后神经元的信号转导系统传递，导致特定蛋白质磷酸化改变，继而改变离子通道、神经递质的释放及细胞内特定酶或调控分子的活性，从而影响细胞的功能。在这些环节中的任何差错均可导致细胞中蛋白质磷酸化失衡而导致学习记忆功能减退。由于蛋白质磷酸化反应敏捷且在短时间内保持动态改变，因此，由蛋白质磷酸化改变引起的短期记忆对信息的储存时间较短，信息储存的容量也有限。因此，蛋白质磷酸化失衡在一般情况下主要引起短期记忆缺失。然而，如果神经细胞中长期蛋白质磷酸化失衡也可导致进行性记忆损伤。例如，AD 患者脑

中神经细胞骨架蛋白 tau 的持续异常过度磷酸化可导致 tau 蛋白在神经元中大量聚积，引起神经元慢性退行性变性，从而导致进行性记忆丧失。

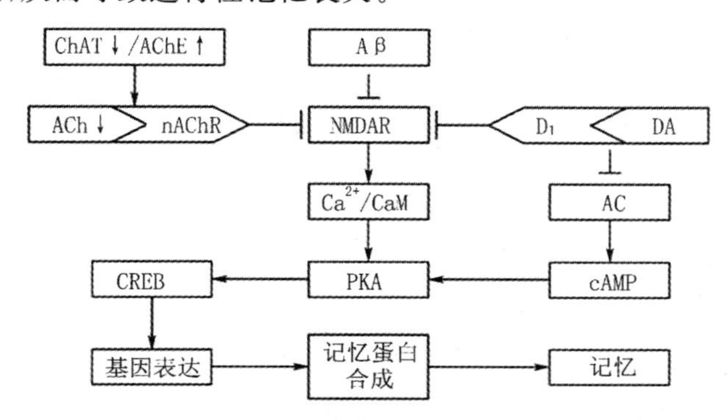

图 6-6 神经调节分子及相关信号通路异常与记忆的联系

ChAT：乙酰转移酶；AChE：乙酰胆碱酯酶；ACh：乙酰胆碱；nAChR：N 型乙酰胆碱受体；Aβ：淀粉样蛋白；DA：多巴胺；D1：多巴胺受体；AC：腺苷酸环化酶；cAMP：环磷酸腺苷；CaM：钙调蛋白；PKA：蛋白激酶 A；CREB：cAMP 反应元件结合蛋白

除磷酸化外，蛋白质的甲基化、乙酰化、泛素化也参与学习记忆的调节。例如，组蛋白（细胞核中与 DNA 结合的碱性蛋白质）的甲基化和去甲基化可改变染色体的结构，调控基因的表达。组蛋白过度去甲基化可导致小鼠记忆障碍，而抑制去甲基化酶的活性可改善小鼠的学习记忆功能。

2.蛋白质合成障碍

与心脏细胞一样，成熟神经元是终末分化细胞。因此，神经细胞的学习记忆功能无法通过神经元的再生而得到补充或完善。神经元可通过增加突触相关蛋白的合成，增加突触可塑性来维持和促进学习记忆功能。其可能机制为，突触在接受反复或高强度刺激后，可通过激活胞质中的蛋白激酶 A 和丝裂原活化蛋白激酶，后者转移到细胞核磷酸化并激活 cAMP 反应元件结合蛋白（CREB），CREB 激活可调控大量下游靶基因的表达，促进新蛋白质合成、形成新突触。一般情况下，新蛋白质和新突触可促进形成长期记忆，而突触相关蛋白合成受阻可导致长期记忆缺失。脑内所有神经细胞均表达 CREB，敲除 CREB 基因的小鼠可出现长期记忆障碍和神经元退行性变性。

3.蛋白质异常聚积

脑组织中蛋白质异常聚积可见于一大类神经变性病，如 AD、PD、亨廷顿病（HD）、海绵状脑病（CJD）等。蛋白质的异常聚积可见于细胞内（如 tau 蛋白、α-synuclein 等）或细胞外（如 β-淀粉样蛋白等）或突触部位（如亨廷顿蛋白等），异常聚积的蛋白质可直接堵塞细胞内和细胞间的物质运输或转运，还可引起氧化应激、细胞器损伤（如细胞膜、内质网、线粒体、溶酶体等）、蛋白水解酶抑制（加重聚积）、蛋白激酶和磷酸酯酶活性失衡（导致蛋白质磷酸化失衡）等。这些改变可导致神经细胞慢性损伤、退行性变性，最终导致学习记忆功能障碍。

基因变异、蛋白质合成后异常修饰、脑组织慢病毒感染是导致蛋白质构象改变，从而发生异常聚积的主要原因。

（三）突触-神经环路损伤

突触是神经元之间的功能联系部位，正常的突触和神经环路功能是执行学习记忆的保障。

神经调节分子失衡，糖、脂和蛋白质代谢紊乱，慢性脑缺血缺氧性损伤等致病因素均通过损伤突触而引起学习记忆障碍。因此，突触-神经环路损伤是认知功能和学习记忆障碍的共同机制。

1.突触可塑性降低

突触可塑性是指神经元在外界刺激下结构和功能的适应性变化。E.Kandel 等提出，突触可塑性是学习记忆的前提，而突触可塑性降低是学习记忆障碍的早期病理表现。突触可塑性的电生理特征是长时程增强（LTP）和长时程抑制（LTD），是研究学习记忆的经典模型。对突触功能的调节涉及突触前、突触间隙和突触后水平（图 6-7）。

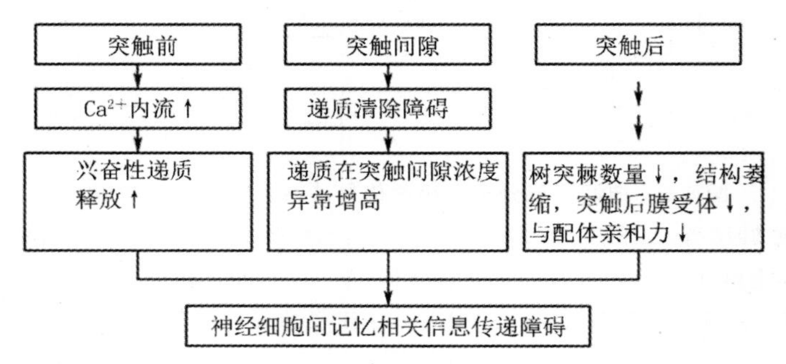

图 6-7　突触功能异常与学习记忆障碍

（1）突触前膜神经递质释放：影响突触前膜递质释放量的关键因素是进入突触前膜的 Ca^{2+} 数量，影响 Ca^{2+} 内流的因素可使突触前递质释放失衡。例如，在脑缺血缺氧时，Ca^{2+} 内流增加使兴奋性神经递质大量释放，可通过"兴奋性毒性"使神经元大量死亡，导致学习记忆障碍。

（2）突触间隙的神经递质清除：突触间隙中神经递质可被突触前膜重摄取或被酶降解，突触间隙中神经递质的清除异常可干扰神经元之间的信息传递。例如，胆碱酯酶活性增高时可导致突触间隙中乙酰胆碱过度降解，乙酰胆碱水平降低，是阿尔茨海默病学习记忆障碍的重要机制，而胆碱酯酶则是该病的主要治疗靶点。

（3）突触后受体及其信号转导异常：突触后异常包括膜受体的数量、受体与配体亲和力、突触后密度、树突棘数量和形态等方面。最近，关于树突棘的研究取得大量有趣的成果。成熟树突棘的数量与学习记忆能力呈正相关，而记忆功能受损时可表现出树突棘数量的减少和结构的萎缩。例如，唐氏综合征患者（一种遗传性智力障碍）大脑新皮层和海马区的树突棘密度较低，而脆性 X 综合征患者虽然有较高的树突棘浓度，但多数更新速度快、状态不稳定、不能发育为成熟的蘑菇状的树突棘。此外，树突棘形态和数量异常也常见于 AD、朊病毒病、癫痫、抑郁、恐惧和成瘾等神经精神疾病。

2.神经环路功能异常

神经环路是脑内不同性质和功能的神经元通过不同形式在不同水平构成的复杂连接，通过神经细胞的轴突、树突以及连接两者的突触，以类似串联、并联、前馈、反馈、正反馈、负反馈等多种形式活动。不同的神经环路似乎负责特定的生理功能，如调节空间记忆、情感记忆、社会地位等。多个神经环路在不同层次的连接则形成更为复杂的神经网络，通过兴奋性与抑制性活动的相互作用和整合，达到对复杂高级功能的调节和控制。

哺乳动物大脑皮质内的神经环路在学习记忆相关疾病的发生发展过程中表现出惊人的结构和功能可塑性。随着新的成像技术及分子生物学方法的开发和应用，研究者可在活体动物动态观察大脑皮质神经环路的结构和功能变化。大量实验和临床资料证实，海马神经环路与学习记

忆功能密切相关。海马位于颞叶内侧面的基底部，是边缘系统的重要组成部分。海马包括CA1、CA2、CA3、CA4和齿状回等区域，这些区域的神经细胞各自具备独特的突触和神经环路连接，执行复杂的功能。1937年，Papez提出了边缘系统参与情绪反应的神经环路，即海马结构→穹隆→下丘脑乳头体→乳头丘脑束→丘脑前核→内囊膝状体→扣带回→海马结构，也称Papez环路(图6-8)。相关信息可通过Papez环多次重复传递而不断加强，最终形成不再依赖于海马的长期记忆。

在海马与内嗅皮质之间还存在三突触环路，即内嗅皮质→齿状回→CA3→CA1-内嗅皮质(图6-9)和单突触环路，即内嗅皮质→CA1→内嗅皮质。这些环路主要参与空间记忆的形成。

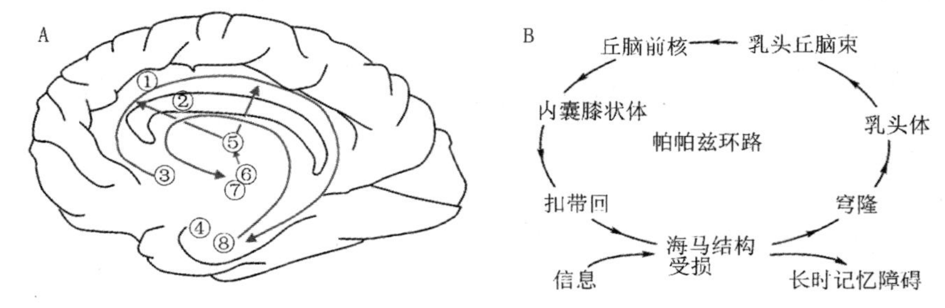

图6-8　大脑边缘系统Papez环(A)及其与长时记忆障碍(B)

A:①扣带回;②胼胝体;③隔区;④杏仁核;⑤丘脑前区;⑥乳头体;⑦下丘脑;⑧海马

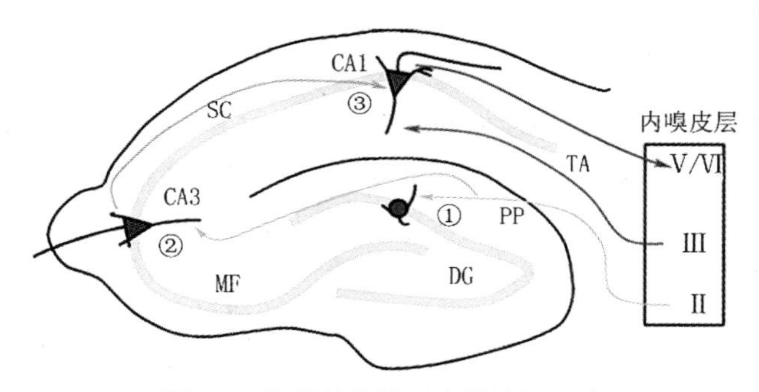

图6-9　海马结构的三突触神经环路

①内嗅皮层来源的穿通纤维-齿状回;②苔藓纤维-CA3;③Shaffer侧枝-CA1。

PP:穿通通路;MF:苔状纤维;SC:Schaffer侧枝;TA:Temporoammonic通路

双侧海马损伤可减弱Papez环信息传递，导致新的长期记忆形成障碍，但不能抹去损伤前已经形成的记忆。这一现象是AD患者的早期临床表现之一。此外，海马结构是人体的定位系统，AD患者发病早期便可见内嗅皮质-海马-边缘系统的神经退行性变，导致空间记忆障碍，其典型的临床表现是出门后找不到回家的路线。

四、血管性认知障碍

随着对血管性痴呆(vascular dementia，VD)研究的深入，学者们逐渐认识到VD概念存在明显的滞后性和局限性。为满足临床需要，Hachinski等人于1993年提出了一个新的概念——血管性认知障碍(vascular cognitive impairment，VCI)。VCI的概念是学者们在重新认识和批判血管性痴呆概念的基础上提出的，是对VD研究发展的产物。VCI是指所有的血管因素导致的从轻度认知障碍到痴呆的一大类综合征，旨在及早发现血管病变导致的认知变化，进行早期干预,以延缓甚至阻止痴呆的发生。VCI 概念的提出是脑血管病和认知功能领域的重大进展,具有重要的临床和社会意义。近年来 VCI 受到广泛的关注和研究,达成了一些共识,但仍存在众多问题需进一步完善解决。

(一)血管性痴呆的概念和局限性

1.血管性痴呆的概念

痴呆是各种原因导致的持续性、获得性智能损害综合征,脑血管病是痴呆的一个主要原因,长久以来受到广泛关注。早在 1951 年,Forster 等提出动脉硬化性痴呆的概念。1955 年,Roth 提出了粥样硬化性精神病的概念,Mayer-Gross 等人于 1969 年对这一临床综合征进行了描述,指出 50%以上的患者存在高血压,而且症状多在一次或数次卒中后出现。Hachinski 等人于 1974 年引入了多发梗死性痴呆(multi-infarct dementia,MID)的概念,认为多发梗死是老年期痴呆的一个主要原因。1985 年,Lobe 拓展了 MID 的范围,正式提出了血管性痴呆的概念。在此前后还有多种 VD 的亚型被提出,使 VD 的临床和研究工作得到广泛的开展。

2.血管性痴呆概念的局限性

随着对血管性痴呆的研究,多个协作组织或国际研究小组于 1992 年至 1994 年间先后制定,并发表了 4 个 VD 诊断标准:《国际疾病分类第 10 版(ICD-10)VD 诊断标准》《美国加利福尼亚阿尔茨海默病诊断和治疗中心(ADDTC)标准》《美国国立神经病与卒中研究所/瑞士神经科学研究国际会议(NINDS-AIREN)VD 诊断标准和美国精神障碍诊断和统计手册》《第 4 版(DSM-IV)VD 标准》。以上 4 个标准都包括两个要素:痴呆和导致痴呆的脑血管病变。但是随着对 VD 认识的深入,学者们逐渐发现这些诊断标准的不足,及存在自身的局限性。

(1)对痴呆的界定:①作为最常见的老年期痴呆类型,AD 一直以来是痴呆领域研究的重点,致使其他痴呆的诊断标准都是根据 AD 的神经心理学特征制定的(必须有记忆损害)。受其影响,ICD-10、NINDS-AIREN 和 DSM-IV 3 个 VD 诊断标准也都要求患者必须存在记忆缺损。但是由于 VD 和 AD 的病理变化不同,其神经心理学特征存在差别,有些脑血管病患者执行功能损害突出而记忆相对保留,这一要求容易漏诊记忆障碍不明显的 VD 患者,而把伴血管因素的 AD 患者误诊为 VD。②4 个标准均要求记忆和认知障碍损害患者的日常生活能力。此点使大量脑血管病导致的不够痴呆程度的早期认知障碍患者得不到诊断和治疗,错过了干预的最佳时期,提示 VD 概念的严重滞后性。

(2)对脑血管病变的界定:4 个标准都要求患者有明确的脑血管病变证据,如卒中病史、局灶体征、影像学上脑梗死的病灶,或(和)认知障碍急性起病、阶梯性进展等,这一规定使明显的脑血管病导致的认知障碍(症状性脑梗死和脑出血等)得到诊断,但是不能包括脑血管病危险因素(如高血压和糖尿病等)或慢性隐匿性脑血管病(如皮质下白质缺血、脑动脉硬化)引起的认知障碍或痴呆。

(二)血管性认知障碍的概念和意义

1.血管性认知障碍的概念

鉴于以上 VD 概念的局限性,Hachinski 和 Bowler 于 1993 年撰文正式提出 VCI 的概念。他们认为 VCI 是一个连续的疾病谱,包括血管原因导致地从脑危险期到智能障碍的各个阶段,强调进行早期防治;建议 VCI 的神经心理学特征不再沿用 AD 的模式;提议进行病因分类并针对病因进行治疗;建议发展简单、标准、不同文化背景间通用的认知筛查量表和复杂精细的测查量表;强调制定客观的支持标准和否定诊断的标准。此后国内外众多学者对 VCI 概念进行不断的阐释和补充,目前这一概念仍在进一步的完善中。

Hachinski 和 Bowler 建议 VCI 应当分为 3 个阶段。①脑危险期:此期存在 VCI 的危险因素。②围症状期:此期发生脑血管病事件,但尚无智能障碍的症状。③症状期:此期有脑血管病事件及相关的智能障碍。此 3 个阶段相互连续,无截然分界。但是,应当说这是一种理想化的分期,鉴于血管危险因素的高发性,第一期要包括大量的正常人群,临床干预和研究存在一定的困难。目前,多把 VCI 分为无痴呆型血管性认知障碍(vascular cognitive impairment no dementia,VCI-ND,患者有血管原因导致的认知障碍,但其严重程度未达痴呆的标准)、血管性痴呆和混合性痴呆(mixed dementia,MD,血管性痴呆和退行性变同时存在)3 期。其中,早期阶段——VCI-ND 强调把重点放在 VCI 的早期诊治上来,使患者在发展为血管性痴呆之前就得到干预治疗,更符合 VCI 提出的意义,受到更多的关注和研究。也有个别文献用 VCI 特指 VCI-ND,或者与 AD 的早期——轻度认知障碍(mild cognitive impairment,MCI)(AD-MCI)对应,将 VCI-ND 称为血管源性轻度认知障碍(vascular-MCI)。

综合国际研究进展,VCI 是指由脑血管病危险因素(如高血压、糖尿病和高血脂等)、明显(如脑梗死和脑出血等)或不明显的脑血管病(如白质疏松和慢性脑缺血)引起地从轻度认知障碍到痴呆的一大类综合征,涵盖了血管源性认知损害从轻到重的整个发病过程,包括早期的未达到痴呆的血管性认知障碍,血管性痴呆和混合性痴呆 3 期。

2.血管性认知障碍的意义

VCI 概念的提出具有重要的意义:①轻度 VCI 概念强调早期识别和干预血管因素导致的认知障碍,极大地提前了 VD 的诊断,有利于在最有利的时机进行防治,鉴于此类疾病的可防治性,这一概念的提出比 AD 的前期——轻度认知障碍更有临床实用意义。②VCI 囊括了所有与血管因素有关的认知障碍,使各种血管因素或血管疾病引起的各种水平的认知障碍和痴呆得到合理的临床命名和分类,使我们认识、重视并进一步研究和治疗这些疾病。③VCI 的提出推动了神经病学界对血管病变导致的认知障碍进行全面再认识,消除 AD 对 VD 的影响,发展 VCI 自己的诊断和评估体系,使诊断和评估更合理。可以说,VCI 概念的提出是血管性认知领域的一个重大进步,为这一领域开启了一个新的时期。

(三)血管性认知障碍的诊断

正确诊断是有效干预的前提,随着 VCI 的研究,对其诊断取得了一些进展,达成了一些共识,但仍有很多关键问题亟待解决。以下就 VCI 和 VCI 的 3 个阶段(VCI-ND、VD 和 MD)诊断标准的进展和存在的问题以及影像学在诊断中的作用进行论述。

1.关于 VCI 诊断标准的共识

与 VD 一致,VCI 的诊断标准应包括 3 个方面:认知障碍;血管因素;认知障碍与血管因素之间的关系。但是目前仍没有公认的 VCI 诊断标准,以下是这一领域的一些共识。

(1)认知障碍的程度和模式:现行的 VD 诊断标准都要求认知障碍达到损害日常生活能力的程度,所以只能发现那些脑组织显著受损的患者,不能够发现血管因素导致的早期轻度认知障碍患者,错过了防治的最佳时期。VCI 概念提出的最重要意义在于强调早期发现,早期干预,所以对认知障碍的界定应当包括从轻微损害到痴呆的任何阶段,尤其注意早期的损害。另一方面,由于 VCI 患者认知障碍表现多样,存在明显的异质性,所以对认知障碍模式的界定不应再强调记忆损害。

(2)血管因素以及认知障碍与血管因素之间的关系:在血管因素以及认知障碍与血管因素之

间的关系方面，所有的现用 VD 标准都要求有卒中的证据。DSM-Ⅳ的标准要求有神经系统局灶体征和实验室提示的脑血管病证据(如皮质或皮质下白质的多发性梗死)。ICD-10 同样要求有神经系统局灶体征以及病史、体检或检查提示的脑血管病证据。ADDTC 很可能 VD 标准要求有两次或多次的缺血性卒中，如果一次卒中，痴呆与卒中之间要有明显的时间关系，并要求影像学上有一处或多处的小脑以外梗死的证据。NINDS-AIREN 很可能 VD 的标准要求有神经系统局灶体征和一定严重程度的脑影像学证据，而且要求痴呆和脑血管病之间有明确的关系，表现为：①痴呆发生在明确的卒中后 3 个月内；②突发的认知功能衰退；③波动样、阶梯样进展的认知功能缺损。这些严格的要求虽然提高了诊断的特异性，但大大降低了敏感性。

临床资料也显示并非所有的血管性认知障碍患者都有明确的卒中病史和神经系统局灶体征，一些类型中认知损害可能慢性起病，进展模式亦多种多样，认知障碍和卒中的关系可能并不明确。研究发现，白质病变在老年人群中比较普遍，白质病变可以导致认知障碍的主诉和客观认知损害，而患者不一定有卒中的发生。

根据临床表现，血管性认知障碍的起病形式可以分为两大类：急性或突然起病和慢性或隐袭起病，前者主要是多发梗死性痴呆、关键部位梗死性痴呆或颅内出血导致的痴呆，后者主要由脑小血管病所致。理论上，当腔隙性梗死累及重要的皮质下核团(如丘脑、尾状核或内囊前臂)或认知通路时，可以造成急性起病或阶梯样进展，否则可以像 AD 一样，认知障碍缓慢起病，持续进展。突然起病、阶梯样进展、局灶体征以及卒中和认知之间明确的时间关系对某些类型并不适用。

Bowler 在现有资料的基础上，于 2002 年撰文，系统地提出了对 VCI 诊断的建议，涉及对认知的界定、神经心理测查、血管因素等多个方面。建议尽量避免 VD 概念的弊端，强调发现轻度的认知障碍，认知模式不再强调某一认知域。对血管因素的界定也更加宽泛，血管危险因素或者任何类型的脑血管事件都可以是 VCI 的原因；脑血管病的影像学证据、神经系统局灶体征、突发认知障碍、波动性病程以及智能障碍和卒中的时间关系都为支持诊断的条件，但并不是诊断所必需。最后他总结认为：轻微的认知变化，轻度的影像学改变，伴有血管危险因素即可以诊断为 VCI。

2.VCI 3 阶段诊断标准的发展和存在问题

(1)VCI-ND 的诊断标准：目前尚没有统一的 VCI-ND 诊断标准，以下介绍两个大规模研究中使用的标准。

加拿大健康和衰老研究组(CSHA)对 VCI 进行了系列研究，推动了这一领域的发展。研究中采用的 VCI-ND 诊断标准包括以下两点。①认知障碍：有认知障碍但不符合精神障碍诊断与统计手册第 3 修订版(DSM-ⅢR)的痴呆诊断标准(即不同时具备记忆障碍、其他认知障碍和功能损害三点)。包括以下任一项：有记忆障碍，无其他认知域损害，日常功能正常；其他认知域损害，无记忆损害，日常功能正常；有记忆障碍和至少其他一种认知域损害(抽象思维、判断、失语、失用、失认)，或者个性改变，但日常功能正常；有记忆障碍和日常能力损害，但无其他认知域损害；有其他认知域和日常能力损害，但无记忆障碍。②认知障碍是由血管因素导致的：如认知障碍急性起病，阶梯样进展，认知测查显示斑片状皮质功能损害，动脉粥样硬化的证据，局灶性神经系统体征，影像学证据(如果有)。与 Bowler 的建议不同，研究组认为单独血管危险因素不能作为诊断 VCI-ND 的充分条件。

悉尼卒中研究采用的 VCI-ND 标准如下。①认知障碍：要求患者有一个认知域明确损害

(认知成绩低于年龄匹配的已发表常模的第五百分位数);或者2个认知域边缘性损害(认知成绩介于年龄匹配的已发表常模的第五至第十百分位数之间);或者有多个认知域损害,但是日常能力缺损未达VD标准。②血管因素:伴有足以导致认知障碍的脑血管病影像学证据。

可见,与VCI的诊断共识一致,VCI-ND的标准也不再强调记忆损害,强调发现早期认知损害轻微的患者,对血管因素的界定更加宽泛,力求提高早期诊断的敏感性。

(2)VD的诊断标准:目前有4个国际广泛应用的VD诊断标准,但是由于其对痴呆的界定来源于AD的特征,对VD患者并不准确。而且由于对血管因素的严格要求,使4个标准的敏感性很低。另外,由于不同的标准对痴呆和血管因素的界定不同,4个标准间的符合性很差,所以目前需要发展新的VD诊断标准。

悉尼卒中研究采用了新的VD诊断标准:要求患者有2个或2个以上认知域明确损害(低于年龄匹配的已发表常模的第五百分位数),不再要求必须有记忆损害;智能障碍影响日常能力(智能障碍导致两项工具性日常能力损害)。血管因素只要求有影像学上足以导致认知障碍的脑血管病证据,对卒中病史、起病及进展模式不再具体界定,力求增高敏感性。在心脑血管健康认知研究中,也采用了相似的标准。

在对血管性痴呆和小血管性痴呆深入了解的基础上,Román等发表了皮质下缺血性痴呆的标准。不同于以往的VD标准,认知方面首先要求有执行功能障碍,记忆障碍可以很轻;影像学上有一定严重程度的皮质下小血管病变的证据;由于皮质下缺血性痴呆可以缓慢起病、持续进展,所以不要求卒中病史、不要求痴呆与卒中的关系,不要求特定起病及进展模式。

(3)MD的诊断标准:混合性痴呆在1962年由Delay等报道,他们发现有的患者血管性痴呆和退行性变共存,遂命名为老年混合性痴呆。此后,多位学者对其进行论述。在1992年,Chui等人把血管性痴呆合并任何其他痴呆类型都称为混合性痴呆。1993年,NINDS-AIREN的VD诊断标准工作组报告上提议,由于临床上难以确定是脑血管病直接导致痴呆或是脑血管病加重了AD的病理作用,建议采用AD伴脑血管病的概念,不鼓励用混合性痴呆。中国防治认知功能障碍专家共识也认为这一概念更为科学和严谨,但是目前临床和研究中多仍沿用混合性痴呆,而且多特指AD和VD共存。

目前有多个混合性痴呆的诊断标准。ICD-10要求患者必须同时符合AD和VD的标准;DSM-Ⅳ要求患者符合AD的标准,同时临床或影像学有VD的特征;NINDS-AIREN要求符合AD的标准,同时临床或影像学有脑血管病的证据;ADDTC标准要求符合VD的标准,同时伴有其他与痴呆相关的疾病,可见这些标准之间存在着不同甚至矛盾。

由于病理检查的开展和影像学的发展,学者们发现MD患者远多于既往的报道,估计占痴呆的20%~40%,强调加强对这一部分患者的研究。随着今后对MD工作的进一步开展,需要我们明确MD的临床特征、神经心理特征和影像学特征,并在此基础上制定统一科学的MD诊断标准。

3.影像学在VCI诊断中的价值

影像学在VCI诊断中起着重要作用,一些隐匿性脑血管病导致的认知障碍必须依靠影像学诊断。目前存在两个VD影像学标准——NINDS-AIREN很可能VD的影像学标准和Román等提出的皮质下小血管性痴呆的影像学标准。两个标准都要求病变必须达到一定的严重程度,均认为轻微的脑白质疏松、单个腔隙性梗死不太可能造成明显的认知障碍。但是这些标准的科学性有待考证。

认知障碍与卒中病灶的体积和部位、白质病变的程度、脑萎缩的程度等多种因素有关。早期的研究认为导致 VD 的脑梗死体积需要达到 20 mL 以上，但是后来大量的证据表明某些部位非常小的病灶即可导致认知障碍和痴呆，提示梗死灶的部位与认知变化关系密切。脑白质病变在 VD 和 VCI 患者中普遍存在，并且与认知障碍尤其是执行功能缺陷相关，NINDS-AIREN VD 诊断标准认为白质病变累及白质总量的 1/4 及以上可以导致 VD，但是这一规定并没有客观依据。脑萎缩是 AD 的重要特征，但是研究发现血管性认知障碍的患者也存在脑萎缩，Corbett 等研究提示脑室扩大比梗死体积与认知的关系更密切，所以，在 VCI 的诊断中应当注意脑萎缩的作用。但是虽然有众多研究，关于能够导致认知障碍的最小病变程度（脑梗死、脑白质变性、脑萎缩）仍不能够确定。

可见，目前没有公认的 VCI 诊断标准，但存在以下共识：①对认知障碍不再强调必须有记忆损害；②诊断标准应力求敏感，以期发现早期患者；③对血管因素的界定不能只追求典型表现。但 VCI 和其3 个阶段（VCI-ND、VD、MD）的诊断标准仍存在既往 VD 标准没有解决的问题：神经心理学特征如何进行界定；如何准确确定影像学上可以导致认知障碍的梗死灶体积和部位、脑萎缩的程度、白质病变程度（影像学上导致认知障碍的阈值）；如何在重视敏感性的同时，保持诊断的特异性。制定客观、科学的 VCI 标准仍需要大量的临床和研究数据。

(四)血管性认知障碍的危险因素及其控制

VCI 概念强调对血管源性认知障碍进行早期干预，以阻止痴呆的发生，鉴于此类疾病的可防治性，临床应当采取积极措施。概括地说，VCI 的防治包括 3 个方面：防治血管危险因素的一级预防、防治卒中的二级预防和治疗认知障碍的三级预防。

明确 VCI 的危险因素并进行早期有效控制是防止 VCI 发生发展的重要环节。VCI 的危险因素很多，可分为 4 类。①人口学因素：老龄、男性、低教育水平。②血管危险因素：高血压、糖尿病、高血脂、心脏病、吸烟。③卒中：卒中病灶的体积、部位、脑白质病变、脑萎缩等。④遗传学因素：*Notch3* 基因突变、*ApoEε4* 基因等。

1.人口学因素

研究发现年龄是 VCI 的危险因素之一，VCI 的患病率随年龄增长而增高。在欧洲，65～69 岁年龄组 VD 的患病率为 0.3%，90 岁以上人群增至 5.2%。我国 VD 的患病率 55～64 岁年龄组为 0.4%，65～74 岁年龄组为 0.8%，75～84 岁年龄组为 1.8%。加拿大健康和衰老研究组发现，VCI 总患病率以及 VCI3 个亚组（VCI-ND、VD、MD）的患病率均随年龄增高，65～74 岁年龄组分别为 2%、1.4%、0.6%和0.0%，75～84 岁年龄组分别为 8.3%、4.5%、2.4%、1.4%，85 岁以上分别上升至 13.7%、3.8%、4.8%、5.1%。有研究发现 VD 患病率并非一直升高，男性患病率于 85～89 岁出现下降。

VCI 与性别的关系不如 AD 恒定，但多数研究发现 VD 的患病率男性高于女性，部分调查则表明两性间 VD 的患病率与年龄有关，85 岁以前男性高于女性，85 岁以后相反，推测可能和女性患者存活期长于男性有关。还有研究认为两性间 VD 患病率差异无统计学意义。

低教育水平被反复证明是 VCI 的危险因素，高学历是保护因素。心血管健康研究组对65 岁以上的老年人进行了大规模的横断面研究和随访研究，发现在脑梗死患者中，低教育水平者认知测验成绩明显差于一般教育水平者，而且新发脑梗死使那些低教育患者的认知能力下降更迅速，而在高教育水平的患者中没有明显变化，推测可能和低教育水平患者的认知储备低有关。

种族、职业、经济收入、居住区域作为 VCI 的危险因素尚未得到一致肯定。由于不同的种

族、职业、经济情况、居住区域肯定会影响个人的教育和医疗条件，所以这些因素可能会影响VCI的发病率和患病率。

2.血管因素

高血压、糖尿病、高脂血症、心脏病等是脑血管病的危险因素，常导致脑梗死、脑出血、脑白质变性等病变，也是VCI的肯定危险因素。

Framingham卒中风险预测研究（FSRP）发现，在控制了年龄、性别、教育程度等因素后，血管危险因素（心脏病、高血压、糖尿病、高血脂）与空间记忆力、注意力、组织能力、抽象推理能力等多种认知功能呈负相关。在那些没有脑梗死的患者中，血管危险因素亦可以导致脑容量的降低，引起广泛的认知障碍。

（1）高血压：是脑卒中的持续和独立的危险因素，血压越高，卒中的危险性越大。影像学发现高血压还可以导致广泛的脑白质病变，尤其在老年人中，长期高血压患者患皮质下白质病变和脑室周围白质病变的风险分别是非高血压患者的24.3倍和15.8倍。长期随访研究揭示中年高血压明显增高老年患痴呆和认知障碍的风险。高血压不仅是VCI的独立危险因素，而且可与其他危险因素协同作用，显著增加VCI的风险。有效控制血压可明显降低脑卒中以及再次卒中的发生，还可以明显延缓皮质下白质和脑室周围白质的病变速度，提示控制血压对防治VCI的潜在作用。

（2）糖尿病：糖尿病和痴呆普遍存在于老年人中，前瞻性研究发现糖尿病可以引起记忆力、执行功能等认知障碍，增加老年人患痴呆的风险。多项大规模的研究证实糖尿病与VCI密切相关。糖尿病可能通过2个途径影响VCI的发病。①血管病变：糖尿病可以导致大、小血管病变，引起管腔狭窄、阻塞，导致脑缺血和卒中，从而引起认知障碍和痴呆。另外，糖尿病和其他因素形成胰岛素抵抗综合征，共同导致血管病变、卒中和认知障碍。高度糖基化的终末产物还可以影响血管的舒张功能，进一步导致脑灌注异常。②葡萄糖毒性作用：长期高血糖可以通过多元醇通路、非酶性糖基化作用、氨基己糖通路等引起氧自由基活性及抗氧化状态的异常，直接损伤神经元或提高神经元的易损性。

（3）高脂血症：高脂血症是VCI的另一个危险因素，研究发现VD患者血浆总胆固醇和低密度脂蛋白胆固醇水平明显高于正常对照，而高密度脂蛋白的抗氧化活性明显低于对照组。关于降脂药防治VCI的作用结论并不一致。目前尽管他汀类药物对VCI的作用还不确切，但相当部分的医师支持在VCI的一级和二级预防中使用他汀类药物。

（4）其他血管因素：VCI的其他血管危险因素还包括动脉硬化、心脏病、心房颤动、肥胖、高同型半胱氨酸血症、吸烟等。

3.卒中相关因素

卒中是VCI的直接致病因素，研究发现VCI和卒中病灶的体积、部位、脑白质病变程度、脑萎缩等均有关。Loeb等人分析了40例多发梗死性痴呆（MID）患者、44例多发梗死无痴呆的患者和30例正常对照的脑CT资料，发现MID患者脑组织减少更多，痴呆与丘脑和大脑中动脉供血区皮质的病灶关系更密切，而且MID患者的侧脑室体积和蛛网膜下腔体积增大，脑萎缩更明显。Gorelick等对58例MID患者和74例多发梗死但无痴呆患者的CT资料进行分析，同样发现MID患者的梗死病灶更多，皮质和左侧半球的皮质下病灶更多，脑室体积更大、脑沟更深、白质病变程度更重。

早期，Tomlinson等人报道脑梗死体积至少需要达到20 mL时才能导致痴呆，而梗死体积

100 mL 以上只见于 VD 患者。后来研究发现 VD 的梗死灶可以从 1 mL 至 30 mL 不等，尤其是丘脑等关键部位很小的卒中病灶(0.01～1.64 mL)即可导致患者的注意力、信息处理速度和记忆障碍。研究发现，当把所有部位的梗死体积总合后，体积和认知测验成绩相关性较弱，但是针对某一部位，病灶容积和认知的相关性增强。所以探讨卒中和 VCI 的关系，应当对病灶进行综合分析。

皮质下小血管病可以导致腔隙性梗死、白质病变和脑室扩大等病理变化，是 VCI 的主要危险因素，其导致的痴呆占 VD 的 36%～67%。Corbett 等发现腔隙性梗死的数目、白质病变和脑室扩大的严重程度均与认知障碍密切相关。Prins 等人对 823 例老年人进行 5.2 年随访，发现皮质下小血管病患者认知功能随时间明显下降，尤以执行功能和信息处理速度下降更显著。Tullberg 等人对 78 例皮质下小血管病患者进行 MRI、PET 和神经心理测查，发现脑内任何部位的白质病变都可以导致执行功能的异常。但是与卒中病灶相似，目前不能确定可以导致认知障碍的皮质下病变的最低程度。

既往认为脑萎缩是变性性痴呆的特征，但是近几年研究发现高血压、TIA、脑白质变性等血管危险因素或病变都可以导致脑萎缩，脑萎缩普遍存在于 VCI 患者中，而且与患者的认知障碍相关。Salerno 等通过横断面研究发现高血压患者容易发生脑萎缩。Walters 等对 60 例认知正常的首次 TIA 患者和正常对照进行认知和影像学检查，并于 1 年后复查，发现 TIA 患者脑萎缩率明显高于对照，萎缩与高血压和白质病变密切相关，而且 1 年后部分患者出现认知下降。研究还发现血管性痴呆患者的年脑萎缩率更高，为 1.9%，与 AD 患者相似。Grau-Olivares 等报道腔隙性梗死导致的 VCI-ND 患者的双侧颞叶、额叶、顶枕交界区、后扣带回、海马和海马旁回较对照组萎缩，提示腔隙性梗死引起的认知障碍不仅与皮质下病变有关，还和皮质的萎缩有关。

可见，任何形式的卒中或缺血病变都可以导致 VCI，对卒中进行积极的预防和干预是防治 VCI 的重要环节。

4.遗传因素

VCI 是多种因素共同作用的结果，其中遗传因素在发病中起到一定作用，尤其在某些特殊类型的 VCI 中，遗传因素可能起决定性作用。VCI 的易感基因包括以下两类：①脑血管病易感基因(使患者容易罹患脑血管病)；②脑组织对脑血管病的易损性相关基因(影响脑组织对脑血管病所致损伤的反应和修复)。目前为止对第一类研究较多，其中两个明确的基因是 *Notch3* 基因突变和遗传性脑出血伴淀粉样病相关基因。

伴皮质下梗死和白质脑病的常染色体显性遗传性脑动脉病(CADASIL)是由于 *Notch3* 基因突变导致的以缺血性卒中发作、皮质下痴呆、偏头痛发作和精神异常为主要临床特征的 VCI 类型。正常 *Notch3* 基因编码一种兼有受体和信号传导功能的跨膜蛋白，介导细胞内的信号传导，在细胞分化中发挥重要作用。突变导致蛋白构象发生改变，影响受体和配体之间的相互作用，同时导致同型二聚体或异型二聚体在血管平滑肌细胞内堆积，造成血管平滑肌细胞成熟和分化异常，导致脑低灌注，出现腔隙性脑梗死和大脑白质缺血性脱髓鞘等 CADASIL 的脑内病理改变。

遗传性脑出血伴淀粉样病(HCHWA)是以反复的脑叶出血和痴呆为主要表现的 VCI 类型。HCHWA 与淀粉样前体蛋白(APP)基因突变、胱抑蛋白 C 基因突变等有关，使 β 淀粉样蛋白或胱抑蛋白 C 过多的沉积于软脑膜和皮质血管，导致脑淀粉样血管病(CAA)。

N5，N10-亚甲基四氢叶酸还原酶(MTHFR)基因 *C677T* 位突变可引起高同型半胱氨酸血症，血管紧张素转换酶(ACE)基因多态性与高血压以及心脑血管疾病密切相关，芳香硫酸醋酶

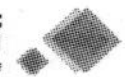

假性缺陷(ASA-PD)基因可影响脑白质的形成,从而可能与 VCI 的发病有一定关系。另外还发现 ICAM-1 的一种基因型(*K469E*)及对氧磷酶(PON)的基因*Pon2* 等可能与 VD 的发病有关,但是没有得到一致肯定。

对第二类基因研究很少。血小板糖蛋白受体在血小板的激活、黏附、血栓形成中起到重要作用,参与脑卒中的过程。*HPA-3*(*Baka/Bakb*)是一种常见的血小板糖蛋白Ⅱb 受体多态性,Carter 等研究发现*HPA-3aa*、*ab* 基因型比*bb* 基因型的预后差,病死率高。他们同时发现α纤维蛋白原基因 Thr312Ala 多态性亦是影响卒中后的因素,提示这些基因影响了脑组织对卒中的易感性,可能与 VCI 的发病有关。

有些基因兼具第一和第二两种作用。*ApoEε4* 基因型既增加脑出血的风险,同时影响卒中患者的预后,故对其与 VCI 的关系研究较多,但是结果仍无定论。Yang 等人对我国汉族 191 例散发 AD 患者、124 例VD 患者和 218 例正常对照进行研究,发现*ApoEε4* 基因型增加 VD 的发病风险(OR=1.75,P=0.026),Pandey 等人同样发现*ApoEε4* 不仅增加 AD 的风险,同样增加 VD 的风险。但是也有多项研究没有发现*ApoEε4* 和 VD 之间的关系。

可见,VCI 有多种危险因素,这些因素相互交叉,互为因果,共同导致 VCI,临床应当积极寻找可治疗的危险因素进行早期干预,以防止 VCI 的发生和发展。同时应当进行危险因素控制对 VCI 防治作用的研究,进一步明确危险因素控制的最佳方案和效果,为临床提供指导和依据。

(五)血管性认知障碍的常用治疗方法

1.改善认知障碍

目前为止,改善 VCI 认知障碍的药物试验都是针对 VD 患者或混合性痴呆患者进行的,涉及的药物非常多,包括抗血小板聚集药、促智药、麦角生物碱类、钙离子拮抗剂、银杏叶提取物、兴奋性氨基酸受体拮抗剂、胆碱酯酶抑制剂等,但是其中很多研究都是基于小样本,治疗时间短,虽然有些药物显示出一定疗效,已在临床使用,但截至目前,还没有 FDA 批准的治疗 VCI 认知症状的药物,需要进行更多的随机对照试验提供有关这些药物疗效的可靠证据。

(1)抗血小板聚集药:一项小规模安慰剂对照研究发现抗血小板聚集药物阿司匹林可以改善多发梗死性痴呆患者的认知症状和社会功能,但还缺乏更有力的试验证据。但鉴于对缺血性卒中肯定的预防作用,阿司匹林可能会延缓 VCI 的发展。

用法:口服每天 100～300 mg,每天 1 次。该药不良反应较少,但部分患者可出现皮疹、荨麻疹、血管神经性水肿、黏膜充血等过敏性反应;严重者可出现黄疸、转氨酶升高、肝大、蛋白尿、肾功不全等肝、肾功能损害。对本品过敏者、有出血症状的消化道溃疡或其他活动性出血的患者禁用。

(2)促智药:促智药主要作用为促进脑神经细胞对氨基酸、磷脂及葡萄糖的利用,提高神经细胞的反应性和兴奋性,临床应用较广泛的为吡咯烷酮类药物。该类药物为 γ-氨基丁酸的衍生物,可促进大脑对磷脂和氨基酸的利用,增加脑内蛋白质的合成,促进大脑多核糖体的合成。此外,还可激活脑细胞内腺苷酸激酶,增加脑内 ATP 的形成和转运,改善脑组织代谢,提高学习与记忆能力。临床常用的药物有吡拉西坦(又称脑复康)、茴拉西坦(又称阿尼西坦、三乐喜)和奥拉西坦(健朗星)。临床研究结果显示,该类药物可改善 VD、AD、混合型痴呆及不符合痴呆诊断标准的认知功能损害,但有文献总结认为主要以临床总体印象改变为主。

用法:吡拉西坦口服成人 800 mg,每天 3 次。回拉西坦口服每次 200 mg,每天 3 次。奥拉西坦每次 800 mg，每天 2 次。本类药品不良反应轻微，偶有患者服用后出现口干、食欲缺乏、睡眠不佳，轻微荨麻疹和呕吐等，停药后可自行消失，一般无须特殊处理。

(3)麦角生物碱类药物：麦角生物碱类药物具有阻滞 α 受体、增加环磷酸腺苷(cAMP)的作用，主要扩张脑毛细血管，增加脑供血，改善脑对能量和氧的利用，还可直接兴奋 DA 和 5-HT 受体，促进相关递质的释放，起到增加神经信息传导、改善智能的作用，另外，还可能具有神经保护作用。临床常用的药物有二氢麦角碱(喜得镇)、尼麦角林(麦角溴烟酯)、甲磺二氢麦角碱(舒脑宁)。Herrmann 等通过一项随机、双盲、安慰剂对照研究，发现麦角溴烟酯对 MID 患者的认知障碍有改善作用。

用法：二氢麦角碱口服一次 1～2 mg，每天 3 次。尼麦角林口服一次 30 mg，每天 1～2 次。舒脑宁口服2.5 mg，每天 2 次。本类药品毒副作用小，不良反应有恶心、呕吐、面色潮红、皮疹、直立性低血压等。有严重低血压、心搏过缓、肾功能减退及孕妇忌用。

(4)钙离子拮抗剂：钙离子拮抗剂尼莫地平可选择性地作用于脑血管平滑肌，扩张脑血管，增加脑血流量，减少血管痉挛引起的缺血性脑损伤；并具有神经保护和促进记忆，促进智力恢复的作用。但尼莫地平对 VCI 患者认知症状的疗效尚不能完全肯定，虽然多项研究表明尼莫地平可以改善 VD、皮质下小血管病导致的 VD(SVD)和卒中后认知障碍，但一项随机、双盲、安慰剂对照研究没有发现其对 MID 的治疗作用。

用法：口服每次 20～40 mg，每天 3 次。不良反应为头痛、头晕、面部潮红、胃肠不适、血压下降、心率增快，部分可有血小板减少等。低血压、肝功能不全患者慎用。

(5)银杏叶提取物：银杏叶提取剂主要成分是从中药银杏中提取的黄酮类和萜类活性成分。具有较强的自由基清除作用和神经保护作用，可抑制细胞膜脂质过氧化反应，并具有扩张血管、增加血流和抗血栓形成作用。常用药物有银杏叶片(又称天保宁、百路达、达纳康、金纳多片剂等)和金纳多针剂。研究提示银杏叶提取物对 VD 有一定疗效。

用法：银杏叶片口服 19.2 mg/次，每天 3 次。金纳多针剂 20～30 mL 加入生理盐水或葡萄糖 500 mL 中，每天 1 次，静脉滴注，10～15 d1 个疗程。药物不良反应主要是皮疹、胃肠道不适、头晕、头痛、血压降低。对银杏叶提取物过敏者、孕妇及心力衰竭者禁用，不得与小牛血清合用。

(6)兴奋性氨基酸拮抗剂：美金刚是一个非竞争性 NMDA 拮抗剂，可以阻止兴奋性氨基酸的毒性损伤，并且提高认知过程中信号传导的信噪比，改善痴呆患者的认知和行为症状，已经被美国 FDA 批准治疗中重度 AD。有两项大规模、前瞻性、随机、双盲、安慰剂对照研究探讨美金刚对轻中度 VD 的治疗作用，结果发现患者的认知功能较对照组改善，但是总体能力没有差别，不良反应亦无组间差别，提示美金刚对 VD 的认知障碍有效，但疗效较弱，安全性好。

用法：口服始量为 5 mg/d，第 2 周加到 10 mg/d，第 3 周为 15 mg/d，第 4 周加到维持量 20 mg/d，4 个月为 1 个疗程。不良反应可出现眩晕、头痛、便秘、头晕、运动不宁、兴奋过度、疲劳、头痛、恶心、癫痫发作。对严重的朦胧状态、肾功能不全、癫痫患者禁忌，避免与苯海索同时使用。

(7)胆碱酯酶抑制剂：目前常用的治疗 AD 患者的胆碱酯酶抑制剂包括多奈哌齐(安理申)、卡巴拉汀(艾斯能)和加兰他敏，这类药物能够抑制脑内的胆碱酯酶对乙酰胆碱的水解，增加脑内乙酰胆碱的水平，改善认知。

2.治疗精神行为症状

精神行为症状在痴呆患者中常见,增加患者的病死率,加重照料者的负担,受到越来越多的关注。1996年,世界老年精神病学会召开专题讨论会,把痴呆患者的精神障碍称为"痴呆的行为和精神症状"(BPSD)。BPSD指痴呆患者经常出现的紊乱的知觉、思维内容、心境及行为等,有多种表现形式。精神症状包括幻觉、妄想、淡漠、意志减退、谵妄、抑郁、焦躁等。行为异常包括徘徊、多动、攻击、暴力等。研究发现,VD患者的精神行为症状要重于AD患者,而且和认知及功能相关。及时有效控制VCI患者的BPSD可以延缓病情的发展、提高患者和家属的生活质量。目前改善痴呆的精神行为治疗主要有非药物和药物治疗两种方法。

(1)改善精神行为症状的非药物治疗:非药物治疗主要包括对患者和照料者的心理干预,是改善BPSD的首选治疗方法。照料者要尊重患者,语言亲切,同时保持环境的安全和相对安静,以避免诱发患者的精神行为症状。在进行非药物治疗前,需要对痴呆患者的行为和情感变化进行分析,确定原因或触发点,以便正确、有的放矢地治疗。研究提示个体化的音乐治疗、运动疗法、回忆疗法、现实定向、环境疗法和香料按摩能对于上述所有与痴呆相关的情感和行为变化如抑郁、焦虑、不安,昼夜节律的紊乱、情感淡漠以及攻击行为都等有积极的改善作用。治疗后应该检查治疗效果,对症状进行再评估,以指导下一步治疗。

(2)精神行为症状的药物治疗:药物已经广泛应用于BPSD的治疗,并收到了肯定的疗效。①抑郁:目前应用的抗抑郁药主要有三环类抗抑郁药(TAD)、选择性5-HT再摄取抑制剂(SSRI)和单胺氧化酶抑制剂(MAOI)。三环类抗抑郁药因常有心脏的不良反应,并可引起意识障碍和直立性低血压已较少应用,单胺氧化酶抑制剂不良反应也较大,所以,目前SSRI在痴呆老年人中应用较多,此类药物包括氟西汀、帕罗西汀、西酞普兰、舍曲林等。②焦虑:痴呆中焦虑的治疗研究较抑郁治疗研究少,苯二氮䓬类药物对改善痴呆中的焦虑疗效确切(如地西泮、劳拉西泮等)。但是因该类药物长期服用可出现耐药性和依赖,因此,临床应用此类药物治疗焦虑应选择短效制剂,且最长疗程不超过4周或间歇应用,也可以同时应用SSRI类药物帕罗西汀,后者2周左右见效,之后停用地西泮类制剂。对于恐怖障碍或惊恐,可试用SSRI类药物。③幻觉、妄想、激越、攻击等精神病性症状:对VD患者的幻觉、妄想、激越、攻击等精神病性症状常选用抗精神病药物治疗。抗精神病药物治疗BPSD的使用原则:低剂量起始;缓慢增量;增量间隔时间稍长;尽量使用最小有效剂量;治疗个体化。传统的抗精神病药物不良反应较大,在老年人中的应用受到限制,目前常用非典型抗精神病药物。常用的非典型抗精神病药物包括利培酮、奥氮平、富马酸喹硫平等。

VCI是一个相对较新的概念,VCI的提出弥补了VD概念的滞后性,体现了早期预防、早期干预痴呆的疾病诊疗新观念,具有重要的临床和社会意义,是目前及今后临床和科研工作的重点。针对VCI的诊断,应当进一步明确VCI及其3个阶段(VCI-ND、VD、MD)的临床、神经心理学和影像学特征,制定适合VCI的分类、分型诊断标准。针对VCI的预防,应当进一步明确其危险因素,通过设计严谨、大规模、前瞻性研究,探讨控制危险因素对防治VCI的作用,建立有效的危险因素控制方案。针对VCI的治疗,应当采用更敏感的疗效判定指标,探讨不同环节药物的疗效,或者多种药物的综合疗效,以及对不同VCI类型的效果,建立综合的有效治疗方案。但是由于长期受到AD的影响和VCI本身的异质性、复杂性,建立符合VCI的诊疗体系仍需要长期大量的工作,这是临床认知学界面临的挑战,也是一个契机。相信随着研究的深入和完善,VCI的发病将受到有效控制,老年人健康状况将受到更好的保障。 (于薇薇)

第十三节　颅内动脉瘤

颅内动脉瘤是引起自发性蛛网膜下腔出血最常见的原因。

一、临床表现

(一)发病年龄

多在40～60岁,女多于男,约为3∶2。

(二)症状

(1)动脉瘤破裂出血:主要表现为蛛网膜下腔出血,但少数出血可发生于脑内或积存于硬脑膜下,分别形成脑内血肿或硬膜下血肿,引起颅内压增高和局灶性脑损害的症状。颅内动脉瘤一旦出血以后将会反复出血,每出一次血,病情也加重一些,病死率也相应增加。

(2)疼痛:常伴有不同程度的眶周疼痛,成为颅内动脉瘤最常见的首发症状;部分患者表现为三叉神经痛,偏头痛并不多见。

(3)抽搐:比较少见。

(4)下丘脑症状:如尿崩症、体温调节障碍及脂肪代谢紊乱。

(三)体征

(1)动眼神经麻痹:是颅内动脉瘤所引起的最常见的症状。可以是不完全的,以眼睑下垂的表现最为突出。

(2)三叉神经的部分麻痹:较常见于海绵窦后部及颈内动脉管内的动脉瘤。

(3)眼球突出:常见于海绵窦部位的颈内动脉瘤。

(4)视野缺损:是由于动脉瘤压迫视觉通路的结果。

(5)颅内血管杂音:不多见,一般都限于动脉瘤的同侧,声音很微弱,为收缩期吹风样杂音。

二、辅助检查

(一)腰穿

腰穿用于检查有潜在出血的患者,或临床怀疑出血而头颅CT蛛网膜下腔未见高密度影患者。

(二)影像学检查

1.头颅CT检查

在急性患者,CT平扫可诊断90%以上的出血,并可发现颅内血肿、水肿,脑积水。

2.头颅MRI和MRA检查

其可提供动脉瘤更多的资料,可作为脑血管造影前的无创伤筛选方法。

(三)脑血管造影检查

脑血管造影在诊断动脉瘤上占据绝对优势,可明确动脉瘤的部位和形状,评价对侧循环情况,发现先天性异常以及诊断和治疗血管痉挛有重要价值。

三、诊断

既往无明确高血压病史，突然出现自发性蛛网膜下腔出血症状时，均应首先怀疑有颅内动脉瘤的可能，如患者还有下列情况时，则更应考虑颅内动脉瘤可能。

（1）有一侧动眼神经麻痹症状。

（2）有一侧海绵窦或眶上裂综合征（即有一侧第Ⅲ、Ⅳ、Ⅵ对脑神经麻痹症状），并有反复大量鼻出血。

（3）有明显视野缺损，但又不属于垂体腺瘤中所见的典型的双颞侧偏盲，且蝶鞍的改变不明显者，应考虑颅内动脉瘤的可能，应积极行血管造影检查，以明确诊断。

四、鉴别诊断

（一）颅内动脉瘤与脑动静脉畸形的鉴别

其鉴别如表 6-5 所示。

表 6-5　颅内动脉瘤与脑动静脉畸形的鉴别

	颅内动脉瘤	脑动静脉畸形
年龄	较大，20 岁以下，70 岁以上少见，发病高峰为 40～60 岁	较小，50 岁以上少见，发病高峰 20～30 岁
性别	女多于男，约 3∶2	男多于女 2∶1
出血症状	蛛网膜下腔出血为主，出血量多，症状较重，昏迷深、持续久，病死率高。	蛛网膜下腔出血及脑内出血均较多，脑脊液含血量相对较少，症状稍轻，昏迷较浅而短，病死率稍低。
癫痫发作	少见	多见
动眼神经麻痹	多见	少见或无
神经功能障碍	偏瘫、失语较少	偏瘫、失语较多
再出血	相对较多，间隔时间短	较少，间隔时间长
颅内杂音	少见	相对较多
CT 扫描	增强前后阴性者较多，只有在适当层面可见动脉瘤影	未增强时多数可见不规则低密度区，增强后可见不规则高密度区，伴粗大的引流静脉及供血动脉

（二）有动眼神经麻痹的颅内动脉瘤

应与糖尿病、重症肌无力、鼻咽癌、蝶窦炎或蝶窦囊肿、眼肌麻痹性偏头痛、蝶骨嵴内侧或鞍结节脑膜瘤及 Tolosa-Hunt 综合征鉴别。

（三）有视觉及视野缺损的颅内动脉瘤

应与垂体腺瘤、颅咽管瘤、鞍结节脑膜瘤和视神经胶质瘤鉴别。

（四）后循环上的颅内动脉瘤

应与桥小脑角的肿瘤，小脑肿瘤及脑干肿瘤做鉴别。

五、治疗

（一）手术治疗

首选手术治疗，由于外科手术技术的不断进步，特别是显微神经外科的发展，及各种动脉瘤夹的不断完善，使其手术效果大为提高，手术的病残率与病死率都降至比其自然病残率及病死率远为低的程度。因此，只要手术能达到，都可较安全的采用不同的手术治疗。

(二)非手术治疗

颅内动脉瘤的非手术治疗适用于急性蛛网膜下腔出血早期，病情的趋向尚未能明确时；病情严重不允许作开颅手术，或手术需要延迟进行者；动脉瘤位于手术不能达到的部位；拒绝手术治疗或等待手术治疗的病例。

1.一般治疗

卧床应持续4周。

2.脱水药物

主要选择甘露醇、呋塞米(速尿)等。

3.降压治疗

药物降压须谨慎使用。

4.抗纤溶治疗

可选择6-氨基己酸，但对于卧床患者应注意深静脉栓塞的发生。

(于薇薇)

第七章

脑神经疾病

第一节 面肌痉挛

一、概述

面肌痉挛又称面肌抽搐，以一侧面肌阵发性不自主抽动为表现。发病率约为64/10万。

二、病因与病理生理

病因未明。多数认为是面神经行程的某一部位受到刺激或压迫导致异位兴奋或为突触传导所致，邻近血管压迫较多见。

三、诊断步骤

(一)病史采集要点

1.起病情况

慢性起病，多见于中老年人，女性多见。

2.主要临床表现

从眼轮匝肌的轻微间歇性抽动开始，逐渐扩散至口角、一侧面肌，严重时可累及同侧颈阔肌。疲劳、精神紧张可诱发症状加剧，入睡后抽搐停止。

3.既往病史

少数患者曾有面神经炎病史。

(二)体格检查要点

(1)一般情况：好。

(2)神经系统检查：可见一侧面肌阵发性不自主抽搐，无其他阳性体征。

(三)门诊资料分析

根据典型的临床表现和无其他阳性体征，可以做出诊断。

(四)进一步检查项目

在必要时可行下列检查。

(1)肌电图:可见肌纤维震颤和肌束震颤波。

(2)脑电图检查:结果正常。

(3)极少数患者的颅脑 MRI 可以发现小血管对面神经的压迫。

四、诊断对策

(一)诊断要点

一侧面肌阵发性抽动、无神经系统阳性体征可以诊断。

(二)鉴别诊断要点

1.继发性面肌痉挛

炎症、肿瘤、血管性疾病、外伤等均可出现面肌痉挛,但常常伴有其他神经系统阳性体征,不难鉴别,颅脑 CT/MRI 检查可以帮助明确诊断。

2.部分运动性发作癫痫

面肌抽搐幅度较大,多伴有头颈、肢体的抽搐。脑电图可有癫痫波发放,颅脑 CT/MRI 可有阳性发现。

3.睑痉挛-口下颌肌张力障碍综合征(Meige 综合征)

多见于老年女性,双侧眼睑痉挛,伴有口舌、面肌、下颌和颈部的肌张力障碍。

4.舞蹈病

可出现双侧性面肌抽动,伴有躯干、四肢的不自主运动。

5.习惯性面肌抽搐

多见于儿童和青少年,为短暂的面肌收缩,常为双侧,可由意志力短时控制,发病和精神因素有关。肌电图和脑电图正常。

6.功能性眼睑痉挛

多见于中年以上女性,局限于双侧的眼睑,不累及下半面部。

五、治疗对策

(一)治疗原则

消除痉挛,病因治疗。

(二)治疗计划

1.药物治疗

药物治疗可用抗癫痫药或镇静药,如卡马西平开始每次 0.1 g,每天 2~3 次,口服,逐渐增加剂量,最大量不能超过 1.2 g/d;巴氯芬开始每次 5 mg,每天 2~3 次,口服,以后逐渐增加剂量至 30~40 mg/d,最大量不超过 80 mg/d;氯硝西泮,0.5~6 mg/d,维生素 B_{12},500 μg/次,每天 3 次,口服,可酌情选用。

2.A 型肉毒毒素(BTXA)注射治疗

本法是目前最安全有效的治疗方法。BTXA 作用于局部胆碱能神经末梢的突触前膜,抑制乙酰胆碱囊泡的释放,减弱肌肉收缩力,缓解肌肉痉挛。根据受累的肌肉可注射于眼轮匝肌、颊肌、颧肌、口轮匝肌、颏肌等,不良反应有注射侧面瘫、视蒙、暴露性角膜炎等。疗效可维持 3~6 个月,复发可重复注射。

3.面神经梳理术

通过手术对茎乳孔内的面神经主干进行梳理，可缓解症状，但有不同程度的面瘫，数月后可能复发。

4.面神经阻滞

可用酒精、维生素 B_{12} 等对面神经主干或分支注射以缓解症状。伴有面瘫，复发后可重复治疗。

5.微血管减压术

通过手术将面神经和相接触的微血管隔开以解除症状，并发症有面瘫、听力下降等。

(三)治疗方案的选择

对于早期症状轻的患者可先予药物治疗，效果欠佳可用 BTXA 局部注射治疗，无禁忌也可考虑手术治疗。

六、病程观察及处理

定期复诊，记录治疗前后的痉挛强度分级的评分(0 级无痉挛；1 级外部刺激引起瞬目增多；2 级轻度，眼睑面肌轻微颤动，无功能障碍；3 级中度，痉挛明显，有轻微功能障碍；4 级重度，严重痉挛和功能障碍，如行走困难、不能阅读等)变化，评估疗效。

七、预后评估

本症一般不会自愈，积极治疗疗效满意，如 BTXA 注射治疗的有效率高达 95%以上。

(魏爱爱)

第二节　三叉神经痛

一、概述

三叉神经痛是指原因未明的三叉神经分布范围内的突发性、短暂性、反复性及刻板性的剧烈的疼痛。

三叉神经痛常见于中年女性。该病的发病率为(5.7～8.1)/10 万。患病率 45.1/10 万。

二、病因及发病机制

三叉神经痛的病因及发病机制目前还不清楚。

(一)周围病变学说

有的学者根据手术、尸体解剖或 MRA 检查的资料，发现很多三叉神经痛的患者在三叉神经入脑桥的地方有异常的血管网压迫，刺激三叉神经根，从而产生疼痛。

(二)中枢性学说

根据患者的发作具有癫痫发作的特点，学者认为患者的病变是在中枢神经系统，是与面部疼痛有关的丘脑-皮质-三叉神经脊束核的刺激性病变所致。

(三)短路学说

三叉神经进入脑桥有一段无髓鞘区,由于受血管压迫等因素的作用,可以造成无髓鞘的神经纤维紧密的结合,在这些神经纤维之间形成假性“突触”,相邻神经纤维之间的传入、传出冲动之间发生“短路”(传入、传出的冲动由于“短路”,而都可以成为传入的信号)冲动的叠加,容易达到神经元的痛阈,诱发疼痛。

三、病理

有关三叉神经痛的病理报道很少。有的研究发现,患者的三叉神经节细胞有变性,轴突有增生,其髓鞘有节段性的脱失等。

四、临床表现

(一)发病情况

常见于50岁左右的女性患者,男女患者的比例为1∶3。

(二)疼痛部位

三叉神经一侧的下颌支疼痛最为常见,其次是上颌支、眼支。有部分患者可以累及两支(多为下颌支和上颌支)甚至三支(有的学者提出,如果疼痛区域在三叉神经第一支,尤其是单独影响三叉神经第一支的,诊断三叉神经痛要特别慎重!)。

(三)疼痛特点

疼痛具有突发性、短暂性、反复性及刻板性的特点。发作前没有先兆,突然发作,发作常常持续数秒,很少超过2 min,每次发作的疼痛性质及部位固定,疼痛的程度剧烈,患者难以忍受,疼痛的性质常常为电击样、刀割样。

(四)伴随症状

疼痛发作时可伴有面部潮红、流泪、结膜充血。

(五)疼痛的扳机点

患者疼痛的发作常常可以由触摸、刺激(如说话、咀嚼、洗脸、刷牙)以下部位诱发:口角、面颊、鼻翼。

(六)诱发因素

因吞咽动作能诱发疼痛,所以可摄取流食。与舌咽神经痛不同,因睡眠中吞咽动作不能诱发疼痛,故睡眠中不出现疼痛发作。温暖时不易疼痛发作,故入浴可预防疼痛发作,也有的患者愿在洗浴中进食。

(七)体征

神经系统检查没有异常的神经系统体征(除刺激“扳机点”诱发疼痛)。

五、诊断及鉴别诊断

(一)诊断

三叉神经痛的诊断根据患者的临床表现,尤其是其发作特点,诊断并不困难。但是要与继发性的三叉神经痛鉴别。继发性三叉神经痛有以下特点:①疼痛的程度常常不如原发性三叉神经痛剧烈,尤其是在起病的初期。②疼痛往往为持续性隐痛、阵痛,阵发性加剧。③有神经系统的阳性体征(尤其是角膜反射的改变、同侧面部的感觉障碍及三叉神经运动支的功能障碍)。常见

的继发性三叉神经痛的病因有：鼻咽癌颅内转移、听神经瘤、胆脂瘤及多发性硬化等(表7-1)。

表7-1　原发性三叉神经痛与继发性三叉神经痛的鉴别

	原发性三叉神经痛	继发性三叉神经痛
病因	不明	鼻咽癌颅内转移、听神经瘤、胆脂瘤等
疼痛程度	剧烈	较轻，常为钝痛
疼痛的范围	局限	常累及整个半侧面部
疼痛的持续时间	短暂	持续性痛
扳机点	有	没有
神经系统体征	无	有

(二)鉴别诊断

三叉神经痛还应与以下几种疾病鉴别。

1.颞下颌关节综合征

常常为一侧面部的疼痛，以颞下颌关节处为甚，颞下颌关节活动可以诱发、加重疼痛。患者张口受限，颞下颌关节有压痛。

2.牙痛

很多三叉神经痛的患者被误诊为牙痛，有的甚至拔了多颗牙。牙痛常常为持续性，进食冷、热食品可以诱发、加重疼痛。

3.舌咽神经痛

该病的发作特点及疼痛的性质与三叉神经痛极其相似，但是疼痛的部位有很大的不同。舌咽神经痛的疼痛部位在舌后部及咽部，说话、吞咽及刺激咽部可以诱发疼痛，所以，常有睡眠中疼痛发作。

4.颞动脉炎

常常见于老年男性，疼痛为一侧颞部的持续性跳痛、胀痛，常常伴有低热、乏力、精神差等全身症状。查体可见患侧颞动脉僵硬，呈“竹筷”样改变。经激素治疗症状可以缓解、消失。

5.偏头痛

此病的发病率远较三叉神经痛的发病率高：常常见于青年女性，疼痛发作前常常有前驱症状，主要表现为乏力、注意力不集中、精神差等。约65%的患者有先兆症状，主要有视觉的先兆，表现为闪光、暗点、视野的改变等。疼痛表现为一侧头部的跳痛，发作以后，疼痛的程度渐进加重，持续数小时到72 h。发作时患者常常有自主神经功能障碍的表现。

六、治疗

(一)药物治疗

目前，三叉神经痛还没有有效的治疗方法。药物治疗控制疼痛的程度及发作的频率仍为首选的治疗方法。药物治疗的原则为个体化原则，从小剂量开始用药，尽量单一用药并适时注意药物的不良反应。

常用的药物有以下几种。

1.卡马西平

由于卡马西平的半衰期为12～35 h，故理论上可以每天只服2次。常常从小剂量开始：

0.1 g,2 次/天,3～5 d 后根据患者症状控制的程度来决定加量。每次加 0.1 g(早、晚各 0.05 g),直到疼痛控制为止。卡马西平每天的用量不要超过 1.2 g。

卡马西平常见的不良反应有:头昏、共济运动障碍,尤其是女性发生率更高。长期用药要注意检测血常规及肝功能的变化。此外,卡马西平可以引起过敏,导致剥脱性坏死性皮炎,所以,用药的初期一定要观察有无皮疹。孕妇忌用。

卡马西平是目前报道的治疗三叉神经痛的有效率最高的药物,其有效率据国内外的报道可达70%～80%。

2.苯妥英钠

苯妥英钠也可以作为治疗三叉神经痛的药物,但是有效率远较卡马西平低。棍国内外文献报道,其有效率为 20%～64%。剂量为 0.1 g,口服,3 次/天。效果不佳时可增加剂量,通常每天增加 0.05 g。最大剂量不超过 0.6 g。

苯妥英钠的常见不良反应有头昏、共济运动障碍、肝功能损害及牙龈增生等。

3.托吡酯(妥泰)

托吡酯为一种多重机制的新型抗癫痫药物。近年来,国内外有文献报道,在用以上两种经典的治疗三叉神经痛的药物治疗无效时,可以选用该药。通常可以从 50 mg,2 次/天开始,3～5 d 症状控制不明显可以加量,每天加 25 mg,观察 3～5 d,直到症状控制为止。每天的最大剂量不要超过 250～300 mg。

托吡酯的不良反应极少。常见的不良反应有头昏、食欲下降及体重减轻。国内外还有报道,有的患者用药以后出现出汗障碍。

4.氯硝西泮(氯硝安定)

通常作为备选用的药物。4～6 mg/d。常见的不良反应为头昏、嗜睡、共济运动障碍,尤其在用药的前几天。

5.氯甲酰氮䓬

300 mg/d,分 3 次餐前 30 min 口服,无效时可增加到 600 mg。该药不良反应发生率高,常见的不良反应有困倦、蹒跚、药疹和粒细胞减少等。有时可见肝功能损害。应用该药治疗应每 2 个月进行 1 次血液检查。

6.中(成)药

如野木瓜片(七叶莲),3 片,4 次/天。棍临床观察,该药单独使用治疗三叉神经痛的有效率不高,但是可以作为以上药物治疗的辅助治疗药物。此外,还有痛宁片,4 片,3 次/天。

7.常用的方剂

(1)麻黄附子细辛汤加味:麻黄、川芎、附子各 20～30 g,细辛、荆芥、蔓荆子、菊花、桃仁、石膏、白芷各 12 g,全虫 10 g。

(2)面痛化解汤:珍珠母 30 g,丹参 15 g,川芎、当归、赤芍、秦艽、钩藤各 12 g,僵蚕、白芷各 10 g,红花、羌活各 9 g,防风 6 g,甘草 5 g,细辛 3 g。

(二)非药物治疗

三叉神经痛的“标准(经典)”治疗为药物治疗,但有以下情况时可以考虑非药物治疗:①经应用各种药物正规的治疗(足量、足疗程)无效;②患者不能耐受药物的不良反应;③患者坚决要求不用药物治疗。非药物治疗的方法有很多,主要原理是破坏三叉神经的传导。常用的方法有以下几种。

1.神经阻滞(封闭)治疗

该方法是用一些药物(如无水乙醇、甘油、酚等),选择地注入三叉神经的某一支或三叉神经半月神经节内。现在由于影像技术的发展,在放射诱导下,可以较准确地将药物注射到三叉神经半月节,达到治疗的作用。由于甘油注射维持时间较长,故目前多采用甘油半月神经节治疗。神经阻滞(封闭)治疗的方法,患者面部的感觉通常能保留,没有明显的并发症。但是复发率较高,尤其是1年以后。

2.其他方法的三叉神经半月神经节毁坏术

如用射频热凝、伽马刀治疗等。这些方法的远期疗效目前尚未肯定。

3.手术治疗

(1)周围支切除术:通常只适用于三叉神经第一支疼痛的患者。

(2)显微的三叉神经血管减压术:这是目前正在被大家接受的一种手术治疗方法。该方法具有创伤小、安全、并发症少(尤其是对触觉及运动功能的保留)及有效率高的特点。

(3)三叉神经感觉神经根切断:该方法止痛疗效确切。

(4)三叉神经脊束切断术:目前射线(X刀、伽马刀等)治疗在三叉神经痛的治疗中以其微创、安全、疗效好越来越受到大家的重视。

4.经皮穿刺微球囊压迫(percutaneous microballoon compression,PMC)

自Mullan等1983年首次报道使用经皮穿刺微球囊压迫治疗三叉神经痛的技术以来,至今已有大量学者报道他们采用该手段所取得的临床结果。一般认为,PMC方法与当代使用的微血管减压手术及射频热凝神经根切断术在成功率、并发症及复发率方面都有明显的可比性。其优点是操作简单、安全性高,尤其对于高龄或伴有严重疾病不能耐受较大手术者更是首选方法。其简要的方法:丙芬诱导气管内插管全身麻醉。在整个治疗过程中监测血压和心率。患者取仰卧位,使用14号穿刺针进行穿刺,皮肤进入点为口角外侧2 cm及上方0.5 cm。在荧光屏指引下调正方向直至进入卵圆孔。应避免穿透卵圆孔。撤除针芯,放入带细不锈钢针芯的4号Fogarty Catheter直至其尖端超过穿刺针尖12～14 cm。去除针芯,在侧位X线下用Omnipaque造影剂充盈球囊直至凸向颅后窝。参考周围的骨性标志(斜坡、蝶鞍、岩骨)检查和判断球囊的形状及位置;必要时排空球囊并重新调整导管位置,直至获得乳头凸向颅后窝的理想的梨形出现。球囊充盈容量为0.4～1.0 mL,压迫神经节3 min后,排空球囊,撤除导管,手压穿刺点5 min。该法具有疗效确切、方法简单及不良反应少等优点。

(魏爱爱)

第三节　舌咽神经痛

舌咽神经痛是一种出现于舌咽神经分布区的阵发性剧烈疼痛,疼痛的性质与三叉神经痛相似。本病远较三叉神经痛少见,为1∶(70～85)。

一、病因及发病机制

原发性舌咽神经痛的病因,迄今不明。可能为舌咽及迷走神经的脱髓鞘性病变引起舌咽神经的传入冲动与迷走神经之间发生“短路”所致。以致轻微的触觉刺激即可通过短路传入中枢，中枢传出的脉冲也可通过短路再传入中枢，这些脉冲达到一定总和时，即可激发上神经节及岩神经节、神经根而产生剧烈疼痛。近年来神经血管减压术的开展，发现舌咽神经痛患者椎动脉或小脑后下动脉压迫于舌咽及迷走神经上，解除压迫后症状缓解，这些患者的舌咽神经痛可能与血管压迫有关。造成舌咽神经根部受压的原因可能有多种情况，除血管因素外，还与小脑脑桥角周围的慢性炎症刺激，致蛛网膜炎性改变逐渐增厚，使血管与神经根相互紧靠，促成神经受压的过程。因为神经根部受增厚蛛网膜的粘连，动脉血管也受其粘连发生异位而固定于神经根部敏感区，致使神经受压而缺乏缓冲余地，引起神经的脱髓鞘改变。

继发性原因可能是小脑脑桥角或咽喉部肿瘤，颈部外伤，茎突过长、茎突舌骨韧带骨化等压迫刺激舌咽神经而诱发。

二、临床表现

舌咽神经痛多于中年起病，男女发病率无明显区别，左侧发病高于右侧，偶有双侧发病者。表现为发作性一侧咽部、扁桃体区及舌根部针刺样剧痛，突然开始，持续数秒至数十秒，发作期短，但疼痛难忍，可反射到同侧舌面或外耳深部，伴有唾液分泌增多。说话、反复吞咽、舌部运动、触摸患侧咽壁、扁桃体、舌根及下颌角均可引起发作。2%丁卡因麻醉咽部，可暂时减轻或止住疼痛。按疼痛的部位一般可分为2型。

(一)口咽型

疼痛区始于咽侧壁、扁桃体、软腭及舌后1/3，而后放射到耳区，此型最为多见。

(二)耳型

疼痛区始于外耳、外耳道及乳突，或介于下颌角与乳突之间，很少放射到咽侧，此型少见。疼痛程度轻重不一，有如电击、刀割、针刺，发作短暂，间歇期由数分钟到数月不等，少数甚至长达2～3年。一般发作期越来越短，痛的时间亦越来越长。严重时可放射到头顶和枕背部。个别患者发生昏厥，可能由于颈动脉窦神经过敏引起心脏停搏所致。

神经系统检查无阳性体征。

三、诊断

根据疼痛发作的性质和特点不难做出本病的临床诊断。有时为了进一步明确诊断，可刺激扁桃体窝的“扳机点”，能否诱发疼痛；或用1%丁卡因喷雾咽后壁、扁桃体窝等处，如能遏止发作，则可以证实诊断。如果经喷雾上述药物后，舌咽处的疼痛虽然消失，但耳痛却仍然保留，则可封闭颈静静脉孔，若能收效，说明不仅为舌咽神经痛，而且有迷走神经的耳后支参与。

临床表现呈持续性疼痛或有神经系统阳性体征的患者，应当考虑为继发性舌咽神经痛，需要进一步检查明确病因。

四、鉴别诊断

临床上应与三叉神经痛、喉上神经痛、蝶腭神经痛及颅底、鼻咽部和小脑脑桥角肿瘤等病变引起的继发性舌咽神经痛相鉴别。

(一)三叉神经痛

两者的疼痛性质与发作情况完全相似，部位亦与其毗邻，三叉神经第三支疼痛时易与舌咽神经痛相混淆。二者的鉴别点为三叉神经痛位于三叉神经分布区、疼痛较浅表,“扳机点”在睑、唇或鼻翼;说话、洗脸、刮胡须可诱发疼痛发作。舌咽神经痛位于舌咽神经分布区,疼痛较深在,“扳机点”多在咽后壁、扁桃体窝、舌根;咀嚼、吞咽等动作常诱发疼痛发作。

(二)喉上神经痛

喉深部、舌根及喉上区间歇性疼痛,可放射到耳区和牙龈,说话和吞咽动作可以诱发,在舌骨大角间有压痛点。用1%丁卡因涂抹梨状窝区及舌骨大角处,或用2%普鲁卡因神经封闭,均能完全抑制疼痛等特点可与舌咽神经痛相鉴别。

(三)蝶腭神经节痛

此病的临床表现主要是在鼻根、眼眶周围、牙齿、颜面下部及颞部阵发性剧烈疼痛,其性质似刀割、烧灼及针刺样,并向颌、枕及耳部等放射。每天发作数次至数十次,每次持续数分钟至数小时不等。疼痛发作时多伴有流泪、流涕、畏光、眩晕和鼻塞等,有时伴有舌前1/3味觉减退。疼痛发作无明显诱因,也无“扳机点”。用1%丁卡因麻醉中鼻甲后上蝶腭神经节处,5 min后疼痛即可消失为本病特点。

(四)继发性舌咽神经痛

颅底、鼻咽部及小脑脑桥角肿物或炎症等病变均可引起舌咽神经痛,但多呈持续性痛伴有其他颅神经障碍及神经系统局灶体征。X线颅底拍片,头颅CT扫描及MRI等影像学检查有助于寻找病因。

五、治疗

(一)药物治疗

卡马西平为最常用的药物,苯妥英钠也常用来治疗舌咽神经痛,其他的镇静止痛药物(安定、曲马朵)及传统中草药对该病也有一定的疗效。有研究发现NMDA受体在舌咽神经痛的发病机制中起一定作用,所以NMDA受体阻滞剂可有效地减轻疼痛,如氯胺酮。也有学者报道加巴喷丁可升高中枢神经系统5-HT水平,抑制痛觉,同时参与NMDA受体的调制,在神经病理性疼痛中发挥作用。这些药物为舌咽神经痛的药物治疗开辟了一个新领域。

(二)封闭疗法

维生素B_{12}和地塞米松等周围神经封闭偶有良效。有人用95%乙醇或5%酚甘油于颈静脉孔处行舌咽神经封闭。但舌咽神经与颈内动脉、静脉、迷走神经、副神经等相邻,封闭时易损伤周围神经血管,故应慎用。

(三)手术治疗

对发作频繁或疼痛剧烈者,若保守治疗无效可考虑手术治疗。常用的手术方式有以下几种。

1.微血管减压术(MVD)

国内外学者行血管减压术治疗本病收到了良好的效果,因此有学者认为采用神经血管减压术是最佳治疗方案。可保留神经功能,避免了神经切断术所致的病侧咽部干燥、感觉消失和复发之弊端。

2.经颅外入路舌咽神经切断术

术后复发率较高,建议对不能耐受开颅的患者可试用这种方法。

3.经颅舌咽神经切断术

如术中探查没有明显的血管压迫神经,则可选用舌咽神经切断术。

4.经皮穿刺射频热凝术

在CT引导下可大大减少其并发症的发生。另外舌咽神经传入纤维在脑桥处加入了三叉神经的下支,开颅在此毁损可阻止舌咽神经痛的传导通路。

六、预后

舌咽神经痛如不给予治疗,一般不会自然好转,疼痛发作次数频繁,持续时间越来越少,严重影响患者的生活及工作。

(魏爱爱)

第四节　前庭蜗神经疾病

前庭蜗神经包括蜗神经和前庭神经,两者通常一起讨论。

一、蜗神经疾病

(一)病因

各种急、慢性迷路炎,药物中毒(如链霉素、新霉素、庆大霉素等),颞骨,内耳外伤,噪声,听神经炎,脑膜炎,蛛网膜炎,脑桥小脑角肿瘤,脑桥病变,动脉硬化症,神经衰弱,遗传因素和全身性疾病(贫血和高血压等)等。

(二)临床表现

最常见的症状是耳鸣、听觉过敏和耳聋(听力减退或丧失)。根据耳鸣和耳聋的特点可鉴别传导性和神经性。低音调耳鸣(轰轰、嗡嗡似雷声、飞机声)通常是传导器的病变。高音调耳鸣(吱吱声、蝉鸣声、鸟叫声)常为感音器的病变。神经性耳聋听力障碍的共同特点是以高音频率为主,气导大于骨导,Weber试验偏向健侧。

(三)治疗

首先是病因治疗。其他对症治疗包括应用B族维生素、扩张血管药物及能量合剂等。还可行针灸治疗,严重者的听力障碍应佩戴助听器。

二、前庭神经疾病

前庭神经的功能是调节机体平衡和对各种加速度的反应。当前庭功能受到异常刺激和功能障碍时,可出现一系列的症状和体征。

(一)病因

迷路炎、内耳眩晕病、迷路动脉血液供应障碍及药物中毒;脑桥小脑角肿瘤和脑桥小脑角蛛网膜炎;听神经炎和前庭神经元炎;各种原因所致的脑干病变;心血管系统的病变等。

(二)临床表现

1.眩晕

患者感觉自身或外界物体旋转或晃动(或称为运动幻觉)常伴有眼球震颤和共济失调,以及迷走神经的刺激症状如面色苍白、恶心和呕吐、出汗及血压脉搏的变化,严重时可出现晕厥。

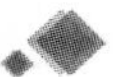

2.眼球震颤

通常为自发性眼球震颤，由快相和慢相组成，快相代表眼球震颤的方向。前庭周围性眼球震颤多为水平性，而且伴有明显的眩晕，闭眼后症状并不能减轻。

3.自发性肢体偏斜

表现为站立不稳或向一侧倾倒。肢体偏斜的方向与前庭周围神经病变侧和眼球震颤的慢相是一致的。而前庭中枢性损害三者的方向是不定的。

(三)诊断和鉴别诊断

首先应确定病变是否位于前庭神经，前庭神经损害的部分患者通常伴有听力障碍。其次是根据眩晕的性质和伴发症状、自发性眼球震颤的特点、肢体倾倒的方向以及各种前庭功能试验的结果鉴别是前庭周围性病变还是中枢性病变。最后结合以上临床特点和借助于各种辅助检测手段对病变进行进一步的定性诊断或病因诊断。

(四)治疗

1.病因治疗

根据不同的病因采取针对性的治疗，如肿瘤行手术切除；炎症进行抗感染；缺血性病变用扩张血管药物等。

2.对症治疗

(1)常规剂量的各种安定剂和镇静剂。

(2)常规剂量的抗组胺类药物，如盐酸苯海拉明、氯苯那敏、异丙嗪等。

(3)伴有严重呕吐的患者可肌内注射东莨菪碱 0.3 mg，或阿托品 0.5 mg。

(4)维生素、谷维素等。

(魏爱爱)

第五节　前庭神经元炎

前庭神经元炎亦称为病毒性迷路炎、流行性神经迷路炎或急性迷路炎。常发生于上呼吸道感染后数天之内，临床特征为急性起病的眩晕、恶心、呕吐、眼球震颤和姿势不平衡。炎症仅限局于前庭系统，耳蜗和中枢神经系统均属正常，是一种不伴有听力障碍的眩晕病。

一、病因及发病机制

病因目前仍不明确，通常认为，前庭神经元炎患者发病前常有感染病史。Shimizu 等在57 例前庭神经元炎病例中测定血清各种病毒抗体水平，26 例显示病毒抗体效价升高达 4 倍以上，故推断此病与病毒感染有直接关系。Chen 等研究认为前庭神经元炎主要影响前庭神经上部，其支配水平半规管和前垂直半规管，而后垂直半规管和球囊的功能受前庭神经下部支配而不受影响。Goebel 等以解剖标本作研究认为，前庭神经上部的骨道相对较长，其和小动脉通过相对狭窄的通道，使前庭神经上部更易受到侵袭和可能起迷路缺血性损害。

另外，亦有报道认为，前庭神经遭受血管压迫或蛛网膜粘连，甚至可因内听道狭窄引起前庭神经缺氧变性而发病。Schuknecht 等(1981)认为，糖尿病可引起前庭神经元变性萎缩，导致眩晕反复发作。

二、病理生理

病理学研究显示，一些前庭神经元炎患者前庭神经切断后，可发现前庭神经有孤立或散在的退行性变和再生现象，神经纤维减少，节细胞空泡形成，神经内胶原沉积物增加。

三、临床表现

(1)本病多发生于中年人，两性发病率无明显差异。

(2)起病突然，病前有发热、上感或泌尿道感染病史，多为腮腺炎、麻疹及带状疱疹病毒引起。

(3)临床表现以眩晕最突出，头部转动时眩晕加剧，多于晚上睡醒时突然发作眩晕，数小时达到高峰，伴有恶心、呕吐，可持续数天或数周，多无耳鸣、耳聋，也有报道约30%病例有耳蜗症状；严重者倾倒、恶心、呕吐、面色苍白。可以一家数人患病，亦有集体发病呈小流行现象。该病一般可以自愈，可能为仅有一次的发作，或在过了12个月后有几次后续发作；每次后续发作都不太严重，持续时间较短。

(4)病初有明显的自发性眼震，多为水平性和旋转性，快相向健侧。

(5)前庭功能检查显示单侧或双侧反应减弱，部分病例痊愈后前庭功能恢复正常。

四、辅助检查

(1)眼震电图(ENG)可以客观记录一侧前庭功能丧失的情况，但ENG并非必要，因在急性期自发性眼震等客观体征有助于病变定位，患者也难于耐受检查。

(2)可行听力检查排除听力损害。

(3)头颅MRI，特别要注意内听道检查以排除其他诊断的可能性，如桥小脑角肿瘤，脑干出血或梗死。必要时行增强扫描。

五、诊断

根据感染后突然起病，剧烈眩晕，站立不稳，头部活动时加重，不伴耳鸣、耳聋。前庭功能检查显示单侧或双侧反应减弱，无耳蜗功能障碍；无其他神经系异常症状、体征；预后良好可诊断。

六、鉴别诊断

(一)内耳眩晕病

内耳眩晕病又称梅尼埃病，本病为一突然发作的非炎性迷路病变，具有眩晕、耳聋、耳鸣及眼震等临床特点，有时有患侧耳内闷胀感等症状。多为单耳发病，男女发病率无明显差异，患者多为青壮年，60岁以上老人发病罕见，近年亦有儿童病例报道。眩晕有明显的发作期和间歇期。发作时患者常不敢睁眼、恶心、呕吐、面色苍白、出汗、甚至腹泻、血压多数偏低等一系列症状。本病病因学说甚多，如变态反应、内分泌障碍、维生素缺乏及精神神经因素等引起自主神经功能紊乱，因之使血管神经功能失调，毛细血管渗透性增加，导致膜迷路积水，蜗管及球囊膨大，刺激耳蜗及前庭感受器时，引起耳鸣、耳聋、眩晕等一系列临床症状。梅尼埃病的间歇期长短不一，从数月到数年，每次发作和程度也不一样。而听力随着发作次数的增加而逐渐减退，最后导致耳聋。

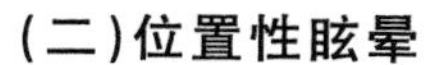

(二)位置性眩晕

眩晕发作常与特定的头位有关,无耳鸣、耳聋。中枢性位置性眩晕,常伴有特定头位的垂直性眼震,且常无潜伏期,反复试验可反复出现,呈相对无疲劳现象。外周性位置性眩晕,又称良性阵发性位置性眩晕,为常见的前庭末梢器官病变;亦称为管石症或耳石症;多数病例发病并无明显诱因,而可能的诱因则多见于外伤;眼震常有一定的潜伏期,呈水平旋转型,多次检查可消失或逐渐减轻,属疲劳性。预后良好,能够自愈。

(三)颈源性眩晕

由颈部疾病所致的眩晕。其特征是既有颈部疾病的表现,又有前庭及耳蜗系统受累的表现,冷热试验此类患者一般均为正常。其病因可能为颈椎病、颈部外伤、枕大孔畸形、后颈部交感神经综合征。颈椎病是椎动脉颅外段血流受阻的主要原因。由于颈椎骨刺及退行性关节炎、椎间盘病变,使椎动脉受压,转颈时更易受压。若动脉本身已有粥样硬化,而对侧椎动脉无法代偿时即出现症状。眩晕与头颈转动有关,可伴有枕部头痛、猝倒、视觉闪光、视野缺失及上肢麻痛。颈椎核磁共振检查可以协助诊断。

(四)药物中毒性眩晕

以链霉素最常见。其他有新霉素、卡那霉素、庆大霉素、万古霉素、多黏菌素 B、奎宁、磺胺类等药物。有些药物性损害主要影响前庭部分,但多数对前庭与耳蜗均有影响。链霉素中毒引起的眩晕通常于疗程第四周出现,也有短至 4 d 者。在行走、头部转动或转身时眩晕更为明显。于静止、头部不动时症状明显好转或消失。前庭功能检查多无自发性眼震,闭目难立征阳性。变温试验显示双侧前庭功能均减退或消失。如伴耳蜗损害,尚有双侧感音性耳聋。眩晕消失缓慢,需数月甚或 1～2 年,前庭功能更难恢复。

(五)桥小脑角肿瘤

特别是听神经瘤,早期可出现轻度眩晕、耳鸣、耳聋。病变进一步发展可出现邻近颅神经受损的体征,如病侧角膜反射减退、面部麻木、复视、周围性面瘫、眼震、同侧肢体共济失调。至病程后期,还可出现颅内压增高症状。诊断依据单侧听力渐进性减退、耳鸣;听力检查为感音性耳聋;伴同侧前庭功能早期消失;邻近颅神经(Ⅴ、Ⅶ、Ⅷ)中有一支受累应怀疑为听神经瘤。头颅核磁共振检查可以协助诊断。

七、治疗

临床治疗原则是急性期的对症治疗、皮质激素治疗和尽早地前庭康复治疗。一项小规模的对照研究发现治疗前庭神经炎,皮质激素比安慰剂更有效。最近的一项临床研究比较了甲泼尼龙、阿昔洛韦和甲泼尼龙＋阿昔洛韦三种治疗方法的疗效,结果表明,甲泼尼龙可明显改善前庭神经炎的症状,抗病毒药物无效,两者联合无助于提高疗效。

临床常用治疗方法如下。

(1)一般治疗:卧床休息,避免头、颈部活动和声光刺激。

(2)对症处理:对于前庭损害而产生的眩晕症状应给予镇静、安定剂,眩晕、呕吐剧烈者可肌内注射盐酸异丙嗪(12.5～25 mg)或地西泮(10～20 mg)每 4～6 h1 次。症状缓解不明显者,可酌情重复上述治疗。对长时间呕吐者,必要时行静脉补液和电解质以作补充和支持治疗。

(3)类固醇皮质激素,可用地塞米松 10～15 mg/d,7～10 d;或服泼尼松 1 mg/(kg・d),顿服或分2 次口服,连续 5 d,以后 7～10 d 内逐渐减量。注意补钾、补钙、保护胃黏膜。

(4)维生素 B_1 100 mg,肌内注射,每天 1 次,维生素 B_{12} 500 μg,肌内注射,每天 1 次。治疗 2 周后改为口服。

(5)前庭康复治疗:前庭神经炎的恢复往往需要数周的时间,患者越早开始前庭康复锻炼,功能恢复就越快、越完全。前庭康复锻炼的目的是加速前庭康复的进程,并改善最终的康复水平。前庭康复计划一般包括前庭-眼反射的眼动训练和前庭-脊髓反射的平衡训练。早期眼震存在,患者应尝试抑制各方向的凝视眼震。眼震消失后,开始头-眼协调练习。患者应尝试平衡练习和步态练习。症状好转后应加运动中的头动练习,开始慢,逐渐加快。前庭康复锻炼每天至少 2 次,每次数分钟,只要患者能够耐受,应尽可能多进行锻炼,并少用抗晕药物。

(魏爱爱)

第六节　特发性面神经炎

一、概述

特发性面神经炎是指原因未明的、茎乳突孔内面神经非化脓性炎症引起的、急性发病的面神经麻痹。发病率为 20/10 万～42.5/10 万,患病率为 258/10 万。

二、病因与病理生理

病因未明。可能因受到风寒、病毒感染或自主神经功能障碍,局部血管痉挛致骨性面神经管内的面神经缺血、水肿、受压而发病。

三、诊断步骤

(一)病史采集要点

1.起病情况

急性起病,数小时至 3～4 d 达到高峰。

2.主要临床表现

多数患者在洗漱时感到一侧面颊活动不灵活,口角漏水、面部歪斜,部分患者病前有同侧耳后或乳突区疼痛。

3.既往病史

病前常有受凉或感冒、疲劳的病史。

(二)体格检查要点

(1)一般情况好。

(2)查体可见一侧周围性面瘫的表现:病侧额纹变浅或消失,不能皱额或蹙眉,眼裂变大,闭眼不全或不能,试闭目时眼球转向外上方,露出白色巩膜称贝耳现象;鼻唇沟变浅,口角下垂,示齿时口角歪向健侧,鼓腮漏气,吹口哨不能,食物常滞留于齿颊之间。

(3)鼓索神经近端病变,可有舌前 2/3 味觉减退或消失,唾液减少。

(4)镫骨肌神经病变,出现舌前 2/3 味觉减退或消失与听觉过敏。

(5)膝状神经节病变，除上述表现外还有乳突部疼痛，耳郭和外耳道感觉减退，外耳道或鼓膜出现疱疹，见于带状疱疹引起的膝状神经节炎，称 Hunt 综合征。

(三)门诊资料分析

根据急性起病，典型的周围性面瘫症状和体征，可以做出诊断。但是必须排除中枢性面神经麻痹、耳源性面神经麻痹、脑桥病变、吉兰-巴雷综合征等。

(四)进一步检查项目

(1)如果疾病演变过程或体征不符合特发性面神经炎时，可行颅脑 CT/MRI、腰穿脑脊液检查，以利于鉴别诊断。

(2)病程中的电生理检查可对预后做出估计。

四、诊断对策

(一)诊断要点

急性起病，出现一侧周围性面瘫的症状和体征可以诊断。

(二)鉴别诊断要点

1.中枢性面神经瘫

局限于下面部的表情肌瘫痪，而上面部的表情肌运动如闭目、皱眉等动作正常，且常伴有肢体瘫痪等症状，不难鉴别。

2.吉兰-巴雷综合征

可有周围性面瘫，但多为双侧性，可以很快出现其他颅神经损害，有对称性四肢弛缓性瘫痪、感觉和自主神经功能障碍，脑脊液呈蛋白-细胞分离。

3.耳源性面神经麻痹

多并发中耳炎、乳突炎、迷路炎等，有原发病的症状和体征，头颅或耳部 CT 或 X 线片有助于鉴别。

4.后颅窝病变

如肿瘤、感染、血管性疾病等，起病相对较慢，有其他脑神经损害和原发病的表现，颅脑 MRI 对明确诊断有帮助。

5.莱姆病

莱姆病是由蜱传播的螺旋体感染性疾病，可有面神经和其他脑神经损害，可单侧或双侧，伴有多系统损害表现，如皮肤红斑、血管炎、心肌炎、脾大等。

6.其他

如结缔组织病、各种血管炎、多发性硬化、局灶性结核性脑膜炎等，可有面神经损害，伴有原发病的表现，要注意鉴别。

五、治疗对策

(一)治疗原则

减轻面神经水肿和压迫，改善局部循环，促进功能恢复。

(二)治疗计划

1.药物治疗

(1)类固醇皮质激素：起病早期 1～2 周内应用，有助于减轻水肿。泼尼松 30～60 mg/d，连用5～7 d后逐渐减量。地塞米松10～15 mg/d，静脉滴注，1周后改口服渐减量。

(2)神经营养药：维生素B_{12}(500 μg/次，隔天1次，肌内注射)、维生素B_1(100 mg/次，每天1次，肌内注射)、地巴唑(30 mg/d，口服)等可酌情选用。

(3)抗病毒治疗：对疑似病毒感染所致的面神经麻痹，应尽早使用阿昔洛韦(1～2 g/d)，连用10～14 d。

2.辅助疗法

(1)保护眼睛：采用消炎性眼药水或眼药膏点眼，带眼罩等预防暴露性角膜炎。

(2)物理治疗：如红外线照射、超短波透热等治疗。

(3)运动治疗：可采用增强肌力训练、自我按摩等治疗。

(4)针灸和低脉冲电疗：一般在发病2周后应用，以促进神经功能恢复。

3.手术治疗

病后半年或1年以上仍不能恢复者，可酌情施行面-舌下神经或面-副神经吻合术。

(三)治疗方案的选择

对于药物治疗和辅助疗法，可以数种联用，以期促进神经功能恢复，针灸和低脉冲电疗应在水肿消退后再行选用。恢复不佳者可考虑手术治疗。

六、病程观察及处理

治疗期间定期复诊，记录体征的变化，调整激素等药物的使用。鼓励患者自我按摩，配合治疗，早日康复。

七、预后评估

70%的患者在1～2个月可完全恢复，20%的患者基本恢复，10%的患者恢复不佳，再发者约占0.5%。少数患者可遗留有面肌痉挛、面肌联合运动、耳颞综合征和鳄泪综合征等后遗症状。

(魏爱爱)

第七节　多发脑神经损害

一、概述

多发脑神经损害是指单侧或双侧、同时或先后两条以上脑神经受损而出现功能障碍。解剖部位的关系和病变部位的不同组合成多发脑神经损害的综合征。

二、病因与病理生理

病因是多种多样的，炎症性疾病、感染后免疫功能障碍、脱髓鞘疾病、肿瘤、中毒、外伤、代谢性疾病等。

三、诊断步骤

(一)病史采集要点

1.起病情况

不同的病因,起病的急缓是不同的,炎症、外伤或血管病起病急,肿瘤的起病较慢,渐进发展。

2.既往病史

注意有无感染、肿瘤、化学物接触、代谢性疾病等,以期发现病因。

(二)主要临床表现和体格检查要点

受损脑神经的不同组合形成不同的综合征,将分别描述。

1.福斯特-肯尼迪综合征

嗅、视神经受损。表现为病侧嗅觉丧失、视神经萎缩,对侧视盘水肿。多见于嗅沟脑膜瘤或额叶底部肿瘤。

2.海绵窦综合征

动眼、滑车、展神经和三叉神经眼支受损。表现为病侧眼球固定、眼睑下垂、瞳孔散大、直间接对光反射和调节反射消失,眼和额部麻木疼痛、角膜反射减弱或消失,眼睑和球结膜水肿及眼球突出。见于感染、海绵窦血栓形成、海绵窦肉芽肿、动静脉瘘或动脉瘤等。

3.眶上裂综合征

动眼、滑车、展神经和三叉神经眼支受损。表现为病侧眼球固定、上睑下垂、瞳孔散大、光反射和调节反射消失,眼裂以上皮肤感觉减退、角膜反射减弱或消失,眼球突出。见于眶上裂骨折、骨膜炎或邻近肿瘤等。

4.眶尖综合征

视、动眼、滑车、展神经和三叉神经眼支受损。表现为眶上裂综合征+视力障碍。见于眶尖骨折、炎症或肿瘤等。

5.岩骨尖综合征

三叉神经和展神经受损。表现为病侧眼球外展不能、复视,颜面部疼痛;见于乳突炎、中耳炎、肿瘤或外伤等。

6.小脑脑桥角综合征

三叉、外展、面、听神经受损,病变大时可以累及脑干、小脑或后组脑神经。表现为病侧颜面部感觉减退、角膜反射减弱或消失,周围性面瘫,听力下降、眼震、眩晕和平衡障碍,小脑性共济失调。最多见于听神经瘤,还可见于炎症、血管瘤等。

7.Avellis 综合征

迷走神经和副神经受损。表现为声音嘶哑、吞咽困难、病侧咽反射消失,向对侧转颈无力、病侧耸肩无力;见于局部肿瘤、炎症、血管病或外伤等。

8.Jackson 综合征

迷走、副和舌下神经受损。表现为声音嘶哑、吞咽困难、病侧咽反射消失,向对侧转颈无力、病侧耸肩无力,病侧舌肌瘫痪、伸舌偏向病侧。见于局部肿瘤、炎症、血管病或外伤等。

9.Tapia 综合征

迷走和舌下神经(结状神经节以下的末梢)受损。表现为声音嘶哑,病侧舌肌瘫痪、伸舌偏向病侧。多见于局部外伤。

10.颈静脉孔综合征

舌咽、迷走和副神经受损。表现为病侧声带和咽部肌肉麻痹出现声嘶、吞咽困难、咽反射消失,向对侧转颈无力、病侧耸肩无力。见于局部肿瘤、炎症等。

11.枕髁-颈静脉综合征

舌咽、迷走、副和舌下神经受损。表现为病侧 Vernet 综合征+舌肌瘫痪和萎缩。见于颅底枪弹伤、局部炎症、肿瘤等。

12.腮腺后间隙综合征

舌咽、迷走、副和舌下神经受损。表现同 Collet-Sicard 综合征,可有同侧 Horner 征。见于局部肿瘤、炎症、外伤等。

(三)门诊资料分析

详细的病史询问和认真的体检,有助于明确病变范围和可能的原因。

(四)进一步检查项目

局部 X 线摄片、颅脑 CT/MRI 检查,必要时脑脊液检查,有助于了解病变部位、范围、性质和病因。

四、诊断对策

根据临床症状和体征,明确受损的脑神经范围,结合病史和相应的检查以做出诊断,并尽量进行病因诊断。

五、治疗对策

针对病因治疗:感染要抗感染治疗,肿瘤、外伤或血管瘤可以选择手术治疗,脱髓鞘性疾病可予糖皮质激素治疗,代谢性疾病要重视原发病的治疗。

六、预后评估

不同的病因可以有不同的预后。

(魏爱爱)

第八章

自主神经疾病

第一节　间脑病变

间脑由丘脑、丘脑底、下丘脑、膝状体及第三脑室周围结构所组成，是大脑皮质与各低级部位联系的重要结构。“间脑病变”一词，一般用于包括与间脑有关的自主神经功能障碍、精神症状和躯体方面的体重变化、水分潴留、体温调节、睡眠-觉醒节律、性功能、皮肤素质等异常和反复发作性的症状群，脑电图中可有特征性变化。

一、病因和病理

引起间脑病变最主要的原因为肿瘤，如颅咽管瘤、垂体瘤或丘脑肿瘤的压迫。其次是感染、损伤、中毒和血管疾病等。据文献报道160例的综合性统计中，肿瘤占52%，炎症（如脑膜炎、脑炎、结核、蛛网膜炎等）占20%，再次为血管病变、颅脑损伤等。少数病因不明。

间脑病变的症状与间脑破坏的程度不成比例。在动物实验中，破坏第三脑室的底部达1/4可不发生任何症状；破坏下丘脑后部达2/3则可引起恶病质而死亡。据对第一、二次世界大战中大量的脑损伤病例的观察，发现间脑损害患者而所谓间脑病变的症状并不多见。有人分析了2 000例脑损伤的间脑反应，认为“间脑病”的诊断应当小心。反之，某些患者有较严重的自主神经、心血管系统、水代谢、睡眠-觉醒系统的功能紊乱，但在死后的检查中并不一定有严重的间脑破坏和组织学改变，或仅见轻度脑萎缩等。

二、临床表现

间脑病变的临床表现极为复杂，基本可分为定位性症状和发作性症状两大方面。

（一）定位性症状

1.睡眠障碍

睡眠障碍是间脑病变的突出症状之一。下丘脑后部病变时，大部分患者有睡眠过多现象，即嗜睡，但少数患者失眠。当下丘脑后区大脑脚受累时，则表现为发作性嗜睡病和猝倒症等。常见的临床类型如下。

（1）发作性睡病：表现为发作性的不分场合的睡眠，持续数分钟至数小时，睡眠性质与正常人相似。这是间脑特别是下丘脑病变中最常见的一种表现形式。

(2)异常睡眠症：发作性睡眠过多，每次发作时可持续睡眠数天至数周，但睡眠发作期常可喊醒吃饭、小便等，饭后又睡，其睡眠状态与正常相同。

(3)发作性嗜睡-强食症：患者不可控制地出现发作性睡眠，每次睡眠持续数小时至数天，醒后暴饮暴食，食量数倍于常量，且极易饥饿。患者多数肥胖，但无明显内分泌异常。数月至数年反复发作1次，发作间并无异常。起病多在10～20岁，男性较多，至成年后可自愈。

2.体温调节障碍

下丘脑病变产生的体温变化，可表现如下特征。

(1)低热：一般维持于37.3 ℃～37.8 ℃，很少达39 ℃以上。如连续测量几天体温，有时可发现体温的曲线是多变性的，这种24 h体温曲线，有助于了解温度调节障碍。

(2)体温过低：下丘脑的前部和邻近的隔区与身体的散热可能有关，主要通过皮肤血管扩张和排汗(副交感神经)调节，而下丘脑的后侧部则可能与保热和产热有关，主要通过肌肉的紧张和皮肤血管收缩(交感神经)造成。故当下丘脑前部或灰结节区病变时，散热发生故障，这时很容易使温度过高；而下丘脑后侧部病变时产热机制减弱或消失，常可引起体温过低。

(3)高热：下丘脑视前区两侧急性病变常有体温很快升高，甚至死亡后仍然有很高体温。神经外科手术或急性颅脑损伤影响该区域时，往往在12 h内出现高热，但肢体是冰冷的，躯干温暖，有些患者甚至心率及呼吸保持正常。高热时服解热剂无效，体表冷敷及给氯丙嗪降温反应良好。但是下丘脑占位性病变，可因破坏区域极广而没有体温的明显变化；反之，亦可因下丘脑肿瘤选择性地破坏而引起体温持久升高，脑桥中脑血管性病变也可出现高热。

3.尿崩症

下丘脑的病变损害视上核、室旁核或视上核-垂体束，均常发生血管升压素分泌过少，可引起尿崩症。各种年龄均可得病，但以10～20岁为多，男性稍多于女性。起病可骤可缓。主要症状有多尿(失水)、口渴、多饮。每昼夜排尿总量常在5～6 L，多至10 L余，尿比重低(＜1.006)，但不含糖。每天饮水也多，总量与尿量相接近，如限制喝水，尿量往往仍多而引起失水。患者有头痛、疲乏、肌肉疼痛、体温降低、心动过速、体重减轻。久病者常因烦渴多饮，日夜不宁，发生失眠、焦虑、烦躁等神经情绪症状。若下丘脑前部核群功能亢进，或双侧视交叉上核损害，偶尔亦发生少饮及乏尿症。

4.善饥

下丘脑病变引起过分饥饿较烦渴症状为少见。善饥症发现在额叶双侧病变，包括大脑皮质弥散性疾病及双侧前额叶切除后。轻度善饥症状见于激素治疗及少数精神分裂症患者。这些患者对食欲估计不能。在强食症中，表现过分饥饿，伴周期性发作性睡眠过度等症状，常归因于下丘脑病变。双额叶病变时，偶亦发生善饥，表现贪食，吃不可食的东西，同时有视觉辨别功能丧失、攻击行为及性活动增加等症状。

5.性功能和激素代谢障碍性功能异常

表现为性欲减退，儿童病例有发育迟缓或早熟，青春期后女性则月经周期改变或闭经，男性则精子形成障碍甚至阳痿。Bauer分析60例下丘脑病变，有24例发育早熟，19例为性功能减退。此种障碍之出现常用下丘脑脊髓纤维及下丘脑垂体纤维通过神经体液的调节紊乱来解释。若下丘脑的乳头体，灰结节部附近患有肿瘤，则来自结节漏斗核的下丘脑垂体纤维受阻，能影响腺垂体的促性腺激素的释放，使内分泌发生异常。下丘脑的脊髓纤维可调节脊髓各中枢活动，改

变性功能。成人脑底部肿瘤，刺激下丘脑前方或腹内侧区时，偶亦发生性欲过旺者。

闭经-溢乳综合征的主要机制是催乳素分泌过多，高催乳素血症抑制下丘脑促性腺释放激素的分泌。常由肿瘤(垂体肿瘤等)、下丘脑与垂体功能障碍或服用多巴胺受体阻滞剂(硫代二苯胺、氟哌啶醇)等各种因素所致。间脑病时激素代谢的改变以17-酮类固醇类最明显。因17-酮类固醇类是许多肾上腺皮质激素和性激素的中间代谢产物，正常人每昼夜排出量为10～20 mg，某些患者可增高到20～40 mg。17-羟皮质固醇的测定同样也可有很大的波动性，排出量可以增高达14 mg。

6.脂肪代谢障碍

肥胖是由于下丘脑后方病变累及腹内侧核或结节附近所致，常伴有性器官发育不良症，称肥胖性生殖不能性营养不良综合征。继发性者常为下丘脑部肿瘤或垂体腺瘤压迫下丘脑所致，其次为下丘脑部炎症。原发性者多为男性儿童，起病往往颇早，有肥胖和第二性征发育不良，但无垂体功能障碍。肥胖为逐渐进展性，后期表现极其明显，脂肪分布以面部、颈及躯干最著，其次为肢体的近端。皮肤细软，手指细尖，常伴有骨骼过长现象。

消瘦在婴儿多见，往往因下丘脑肿瘤或其他病变引起，如肿瘤破坏双侧视交叉上核、下丘脑外侧区或前方，均可发生厌食症，吞咽不能，体重减轻。在成人有轻度体重下降，乏力，但极端恶病质常提示有垂体损害。垂体性恶病质(Simmond综合征)的特征为体重减轻，厌食，皮肤萎缩，毛发脱落，肌肉软弱，怕冷，心跳缓慢，基础代谢率降低等。本征亦发生于急性垂体病变，例如头颅外伤、肿瘤、垂体切除术后。垂体性恶病质反映腺垂体促甲状腺素、促肾上腺皮质激素及促性腺激素的损失。近年来研究，下丘脑还能分泌多种释放因子(主要是由蛋白质或多肽组成)调节腺垂体各种内分泌激素的分泌功能，因此单纯下丘脑损伤时，可以出现许多代谢过程的紊乱。

7.糖、蛋白代谢及血液其他成分的改变

下丘脑受损时，血糖往往升高或降低。当下丘脑受急性损伤或刺激时，可产生高血糖，但血清及小便中酮体往往阴性。在动物实验中，损伤下丘脑之前方近视交叉处或破坏室旁核时，能引起低血糖及增加胰岛素敏感性。蛋白质代谢障碍表现为血浆蛋白中清蛋白减低，球蛋白增高，因而A/G系数常常低于正常。用电泳法观察，发现球蛋白中以α_2球蛋白的上升比较明显，β部分减低。间脑疾病时血中钠含量一般都处于较低水平，血溴测定常增高。其次也可以发生真性红细胞增多症，在无感染情况下也可出现中性粒细胞的增多。

8.胃十二指肠溃疡和出血

在人及动物的急性下丘脑病变中，可伴有胃十二指肠溃疡及出血。但下丘脑的前方及下行至延髓中的自主神经纤维，在其径路上的任何部位，有急性刺激性病变时，均可引起胃和十二指肠黏膜出血和溃疡形成。产生黏膜病变的原理有两种意见，一种认为由于交感神经血管收缩纤维的麻痹，可发生血管扩张，而导致黏膜出血；另一种认为是迷走神经活动过度的结果，使胃肠道肌肉发生收缩，引起局部缺血与溃疡形成。

消化性溃疡常发生于副交感神经过度紧张的人。颅内手术后并发胃十二指肠溃疡的发生率不高。根据颅内病变(脑瘤、血管病变)352例尸检病例报道，有上消化道出血及溃疡的占12.5%，内科病例(循环、呼吸系统病变等)非颅内病变的1 580例，伴上消化道出血及溃疡的占6%，显然以颅内病变合并上消化道出血的比率为高。上海市仁济医院神经科298例脑出血、鞍旁及鞍内肿瘤病例的统计，有上消化道出血的仅占6%，发病率似较偏低。

9.情绪改变

动物实验中见到多数双侧性下丘脑病损的动物，都有较为重要的不正常行为。研究指出，下丘脑的情绪反应不仅决定于丘脑与皮质关系上，当皮质完整时，在刺激乳头体、破坏下丘脑的后腹外核及视前核有病变时均可引起。主要的精神症状包括兴奋、病理性哭笑、定向力障碍、幻觉及激怒等。

10.自主神经功能症状

下丘脑前部及灰结节区为副交感神经调节，下丘脑后侧部为交感神经调节。下丘脑病变时自主神经是极不稳定的，心血管方面的症状常是波动性的，血压大多偏低，或有位置性低血压，但较少有血压增高现象。一般下丘脑后方及腹内核病变或有刺激现象时，有血压升高、心率加快、呼吸加快，胃肠蠕动和分泌抑制，瞳孔扩大；下丘脑前方或灰结节区刺激性病变，则血压降低、心率减慢、胃肠蠕动及分泌增加、瞳孔缩小。但新近研究指出，在视上核及室旁核或视前区类似神经垂体，有较高浓度的血管升压素及催产素，说明下丘脑前方也可引起高血压。若整个下丘脑有病变则血压的改变更为复杂、不稳。伴有心率、脉搏减慢，有时出现冠状动脉的供血不足，呼吸浅而慢，两侧瞳孔大小不对称，偶可引起排尿障碍，常有心脏、胃肠、膀胱区不适感，因结肠功能紊乱，偶有大便溏薄，便秘与腹泻交替出现的情况。

(二)发作性症状

常以间脑癫痫为主要表现。所谓间脑性癫痫发作，实为下丘脑疾病所引起的阵发性自主神经系统功能紊乱综合征。发作前患者多先有情绪波动，食欲改变(增高或低下)，头痛，打哈欠，恐惧不安，和心前区不适。发作时面色潮红或苍白、流涎、流泪、多汗、战栗、血压骤然升高、瞳孔散大或缩小、眼球突出、体温上升或下降、脉速、呼吸变慢、尿意感及各种内脏不适感，间或有意识障碍和精神改变等。发作后全身无力、嗜睡或伴有呃逆。每次发作持续数分钟到数小时。有的则突然出现昏迷，甚至心脏停搏而猝死。总之，每个患者的发作有固定症状和刻板的顺序，而各个患者之间则很少相同。

三、检查

(一)脑脊液检查

除占位病变有压力增高及炎性病变，有白细胞计数增多外，一般均属正常。

(二)X线头颅正侧位摄片

偶有鞍上钙化点，蝶鞍扩大，或后床突破坏情况，必要时行血管造影及CT脑扫描。

(三)脑电图

能见到14 Hz的单向正相棘波或弥散性异常，阵发性发放的、左右交替的高波幅放电有助于诊断。

四、诊断

下丘脑病变的病因较多，临床症状表现不一，诊断较难，必须注意详细询问病史，并结合神经系统检查及辅助检查，细致分析考虑。时常发现下丘脑病理的改变很严重，而临床症状却不明显，亦有下丘脑病理改变不明显，而临床症状却很严重。必须指出，在亚急性或慢性的病变中，自主神经系统具有较强的代偿作用。因此不要忽略详细的自主神经系统检查，如出汗试验、皮肤划痕试验、皮肤温度测定、眼心反射、直立和卧倒试验及药物肾上腺素试验等，以测定自主神经的功能状况。脑电图的特征性改变有助于确定诊断。

五、治疗

(一)病因治疗

首先要分别肿瘤或炎症。肿瘤引起者应根据手术指征进行开颅切除或深度X线治疗。若为炎症,应先鉴别炎症性质为细菌性或病毒性,然后选用适当的抗生素、激素及中药等治疗。若系损伤和血管性病变所致,则应根据具体情况,采用手术、止血或一般支持治疗。非炎症性的慢性退行性的下丘脑病变,一般以对症治疗、健脑和锻炼身体为主。

(二)特殊治疗

(1)下丘脑病变,若以嗜睡现象为主者,则选用中枢兴奋药物口服,如苯丙胺、哌甲酯,甲氯芬酯等。

(2)尿崩症采用血管升压素替代治疗。神经垂体制剂常用者有下列三种:①垂体加压素以鞣酸盐油剂的作用时间为最长,肌内注射每次0.5～1 mL,可维持7～10 d;②神经垂体粉剂。可由鼻道给药,成人每次30～40 mg,作用时间6～8 h,颇为方便。③氢氯噻嗪。若对此类药物有抗药、过敏或不能耐受注射者,可以本品代替。

(3)病变引起腺垂体功能减退者,可补偿周围内分泌腺(肾上腺、甲状腺、性腺)分泌不足,用合并激素疗法。例如甲状腺制剂合并可的松适量,口服,丙酸睾酮25 mg,每周1～3次肌内注射,高蛋白饮食。若有电解质紊乱可考虑合用去氧皮质酮或甘草。

(4)间脑性癫痫发作,可采用苯妥英钠、地西泮或氯氮䓬等口服治疗。精神症状较明显的患者可应用氯丙嗪口服。但如有垂体功能低下的病例须注意出现危象。

(5)颅内压增高用脱水剂,如氨苯蝶啶50 mg,3次/天,口服;氢氯噻嗪25 mg,3次/天,口服;20%甘露醇250 mL,静脉滴注等。

(三)对症治疗

血压偶有升高,心跳快,可给适量降压剂,必要时口服适量普萘洛尔。发热者可用中枢退热药物(阿司匹林、氯丙嗪)、苯巴比妥、地西泮、甲丙氨酯等或物理降温。合并胃及十二指肠出血,可应用适量止血剂,如酚磺乙胺及氨甲苯酸等。神经症状明显者,应采取综合疗法,首先要增强体质锻炼,如广播操、太极拳及气功等,建立正常生活制度,配合适当的休息,适量服用吡拉西坦康或健脑合剂等。对失眠者晚间用适量催眠剂,白天也可用适当镇静剂,头痛严重者也可用镇痛剂。

(魏爱爱)

第二节　血管迷走性晕厥

晕厥是指突然发作的短暂的意识丧失,同时伴有肌张力的降低或消失,持续几秒至几分钟自行恢复,其实质是脑血流量的暂时减少。晕厥可由心血管疾病、神经系统疾病及代谢性疾病等引起,但临床根据病史、体格检查、辅助检查还有许多患者不能找到原因。血管迷走性晕厥(VS)是多发于青少年时期不明原因晕厥中最常见的病因,据统计,有40%以上的晕厥属于此类。

血管迷走性晕厥是指各种刺激通过迷走神经介导反射，导致内脏和肌肉小血管扩张及心动过缓，表现为动脉低血压伴有短暂的意识丧失，能自行恢复，而无神经定位体征的一种综合征。

一、发病机制

虽然 Lewis 提出血管迷走性晕厥这一诊断已近 70 年，但至今人们对其病因及发病机制尚未完全阐明。目前多数学者认为，其基本病理生理机制是由于自主神经系统的代偿性反射受到抑制，而不能对长时间的直立体位保持心血管的代偿反应。正常人直立时，由于重力的作用，血液聚集在肢体较低的部位，头部和胸部的血液减少，静脉回流减少，使心室充盈及位于心室内的压力感受器失去负荷，向脑干中枢传入冲动减少，反射性地引起交感神经兴奋性增加和副交感神经活动减弱。通常表现为心率加快，轻微减低收缩压和增加舒张压。而血管迷走性晕厥的患者对长时间的直立体位不能维持代偿性的心血管反应。有研究报道，血管迷走性晕厥患者循环血液中儿茶酚胺水平和心脏肾上腺素能神经的张力持续增加，导致心室相对排空的高收缩状态，进而过度刺激左心室下后壁的机械感受器，使向脑干发出的迷走冲动突然增加，诱发与正常人相反的反射性心动过缓和外周血管扩张，导致严重的低血压和心动过缓，引起脑灌注不足、脑低氧和晕厥。

另外，人们研究还发现，神经内分泌调节也参与了血管迷走性晕厥的发病机制，包括肾素-血管紧张素-醛固酮系统、儿茶酚胺、5-羟色胺、内啡肽以及一氧化氮等，但其确切机制还不清楚。

二、临床表现

血管迷走性晕厥多见于学龄期儿童，女孩多于男孩，通常表现为立位或坐位起立时突然发生晕厥，起病前可有短暂的头晕、注意力不集中、面色苍白、视、听觉下降，恶心、呕吐、大汗、站立不稳等先兆症状，严重者可有 10～20 s 的先兆。如能警觉此先兆而及时躺下，可缓解或消失。初时心跳常加快，血压尚可维持，以后心跳减慢，血压渐下降，收缩压较舒张压下降明显，故脉压缩小，当收缩压下降至 10.7 kPa(80 mmHg)时，可出现意识丧失数秒或数分钟，少数患者可伴有尿失禁，醒后可有乏力、头昏等不适，严重者醒后可有遗忘、精神恍惚、头痛等症状，持续 1～2 d 症状消失。发作时查体可见血压下降、心跳缓慢、瞳孔扩大等体征。发作间期常无阳性体征。有研究发现，血管迷走性晕厥可诱发张力性阵挛样运动，可被误诊为癫痫。高温、通风不良、劳累及各种慢性疾病可诱发本病。

三、辅助检查

长期以来，明确神经介导的血管迷走性晕厥的诊断一直是间接、费时而且昂贵的，并且常常没有明确的结果。直立倾斜试验是近年来发展起来的一种新型检查方法，对血管迷走性晕厥的诊断起到决定性的作用。其阳性反应为试验中患者由卧位改为倾斜位后发生晕厥并伴血压明显下降或心率下降。

直立倾斜试验对血管迷走性晕厥的诊断机制尚未完全明确。正常人在直立倾斜位时，由于回心血量减少，心室充盈不足，有效搏出量减少，动脉窦和主动脉弓压力感受器传入血管运动中枢的抑制性冲动减弱，交感神经张力增高，引起心率加快，使血压维持在正常水平。血管迷走性晕厥的患者，此种自主神经代偿性反射受到抑制，不能维持正常的心率和血压，加上直立倾斜位时心室容量减少，交感神经张力增加，特别是在伴有异丙肾上腺素的正性肌力作用时，使充盈不足的心室收缩明显增强，此时，刺激左心室后壁的感受器，激活迷走神经传入纤维，冲动传入中枢，引起缩血管中枢抑制，而舒血管中枢兴奋，导致心动过缓和(或)血压降低，使脑血流量减少，引起晕厥。有人认为抑制性反射引起的心动过缓是由于迷走神经介导的，而阻力血管扩张和容量血管收缩引起的低血压是交感神经受到抑制的结果。此外，Fish 认为血管迷走性晕厥的机制是激活 Bezold-Jarisch 反射所致。

直立倾斜试验的方法尚无一致标准，归纳起来有以下 3 种常用方法。

(一)基础倾斜试验

试验前 3 d 停用一切影响自主神经功能的药物，试验前 12 h 禁食。患者仰卧 5 min，记录动脉血压、心率及Ⅱ导心电图，然后站立于倾斜板床(倾斜角度 60°)上，直至出现阳性反应或完成 45 min 全程。在试验过程中，从试验开始即刻及每 5 min 测量血压、心率及Ⅱ导联心电图 1 次，若患者有不适症状，可随时监测。对于阳性反应患者立即终止试验，并置患者于仰卧位，直至阳性反应消失，并准备好急救药物。

(二)多阶段异丙肾上腺素倾斜试验

实验前的准备及监测指标与基础倾斜试验相同。实验分 3 个阶段进行，每阶段先平卧 5 min，进行药物注射(异丙肾上腺素)，待药物作用稳定后，再倾斜到 60°，持续 10 min 或直至出现阳性反应。上一阶段若为阴性，则依次递增异丙肾上腺素的浓度，其顺序为 0.02～0.04 μg/(kg・min)、0.05～0.06 μg/(kg・min)及0.07～0.10 μg/(kg・min)。

(三)单阶段异丙肾上腺素倾斜试验

实验方法与多阶段异丙肾上腺素倾斜试验相同，但仅从第三阶段开始。

直立倾斜试验阳性结果的判断标准如下。

患者在倾斜过程中出现晕厥或晕厥先兆(头晕并经常伴有以下一种或一种以上症状：视、听觉下降，恶心、呕吐、大汗、站立不稳等)的同时伴有以下情况之一者：①舒张压＜6.7 kPa (50 mmHg)和(或)收缩压＜10.7 kPa(80 mmHg)或平均压下降 25%以上。②窦性心动过缓(4～6 岁：心率＜75 次/分钟；6～8 岁：心率＜65 次/分钟；8 岁以上：心率＜60 次/分钟)或窦性停搏＞3 s。③一过性二度或二度以上房室传导阻滞。④交界性心律。

四、诊断及鉴别诊断

对于反复晕厥发作的患者，经过详细地询问病史，了解发作时的症状与体征，再通过必要的辅助检查如心电图、脑电图、生化检查和直立倾斜试验等手段不难诊断，但要与以下疾病进行鉴别。

(一)心源性晕厥

该病是由心脏疾病引起的心排血量突然降低或排血暂停，导致脑缺血所引起。多见于严重的主动脉瓣或肺动脉瓣狭窄、心房黏液瘤、急性心肌梗死、严重的心律失常、Q-T 间期延长综合征等疾病。通过仔细询问病史、体格检查、心电图改变等易于鉴别。

(二)过度换气综合征

过度焦虑和癔症发作可引起过度换气，导致二氧化碳减少及肾上腺素释放、呼吸性碱中毒，脑血管阻力增加，脑血流量减少。发作之初，有胸前区压迫感、气闷、头晕、四肢麻木、发冷、手足抽搐、神志模糊等。症状可持续 10～15 min，发作与体位无关，血压稍降，心率增快，不伴有面色苍白，亦不因躺下而缓解。当患者安静后发作即终止，并可因过度换气而诱发。

（三）低血糖症晕厥

本病常有饥饿史或使用降糖药的病史，主要表现为乏力、出汗、饥饿感，进而出现晕厥和神志不清，晕厥发作缓慢，发作时血压和心率多无改变，可无意识障碍，化验血糖降低，静脉注射葡萄糖迅速缓解症状。

（四）癫痫

对于表现为惊厥样晕厥发作的血管迷走性晕厥患者要注意与癫痫鉴别，通过做脑电图、直立倾斜试验的检查不难鉴别。

（五）直立调节障碍

该病患者表现为由卧位直立瞬间或直立时间稍长可有出现头晕、眼花、胸闷不适等症状，严重者可有恶心、呕吐，甚至晕倒，不需治疗能迅速清醒，恢复正常。可通过直立试验、直立倾斜试验等加以鉴别。

（六）癔症性晕厥

该病发作前有明显的精神因素，且在人群之前。发作时神志清楚，有屏气或过度换气，四肢挣扎乱动，双目紧闭，面色潮红。脉搏、血压均正常，无病理性神经体征，发作持续数分钟至数小时不等，发作后情绪不稳，有晕倒，亦缓慢进行，不会受伤，常有类似发作史，易于血管迷走性晕厥鉴别。

五、治疗

血管迷走性晕厥的治疗有多种方法，要因人而异。

（1）一般治疗：医务人员要耐心细致地告诉患者和家属要正确认识本病的性质，并要求患者避免可能诱发血管迷走性晕厥的因素（如过热的环境和脱水等），告诉患者在有发作先兆时要立即坐下或躺倒，对于只有一次或少数几次发病的患者可进行观察治疗。

（2）药物治疗：对于反复发作且发作前无任何先兆症状和症状严重的患者可选用下列药物治疗：①β受体阻滞剂如美托洛尔已用于预防并认为有效，因为其负性变力作用可阻缓突然的机械受体的激活，剂量 1～4 mg/（kg・d），分 2 次口服。②丙吡胺因其具有负性变力作用和抗迷走作用而常常有效，剂量一般 3～6 mg/（kg・d），分 4 次口服。③东莨菪碱氢溴酸东莨菪碱剂量为 0.006 mg/（kg・次）口服。

（3）对于心脏抑制型、混合型表现的患者，可考虑心脏起搏治疗。

（魏爱爱）

第三节　面偏侧萎缩症

面偏侧萎缩症为一种单侧面部组织的营养障碍性疾病，其临床特征是一侧面部各种组织慢性进行性萎缩。

一、病因

本症的原因尚未明了。由于部分病例伴有包括 Horner 综合征在内的颈交感神经障碍的症状，一般认为和自主神经系统的中枢性或周围性损害有关。其他学说牵涉到局部或全身性感染、损伤、三叉神经炎、结缔组织病、遗传变性等。起病多在儿童、少年期，一般在 10～20 岁，但无绝对年限。女性患者较多。

二、病理

面部病变部位的皮下脂肪和结缔组织最先受累，然后牵涉皮肤、皮下组织、毛发和脂腺，最重者侵犯软骨和骨骼。受损部位的肌肉因所含的结缔组织与脂肪消失而缩小，但肌纤维并不受累，且保存其收缩能力。面部以外的皮肤和皮下组织、舌部、软腭、声带、内脏等也偶被涉及。同侧颈交感神经可有小圆细胞浸润。部分病例伴有大脑半球的萎缩，可能是同侧、对侧或双侧的。个别并伴发偏身萎缩症。

三、临床表现

起病隐袭。萎缩过程可以在面部任何部位开始，以眶上部、颧部较为多见。起始点常呈条状，略与中线平行，皮肤皱缩，毛发脱落，称为"刀痕"。病变缓慢地发展到半个面部，偶然波及头盖部、颈部、肩部、对侧面部，甚至身体其他部分，病区皮肤萎缩、皱褶，常伴脱发，色素沉着，毛细血管扩张，汗分泌增加或减少，唾液分泌减少，颧骨、额骨等下陷，与健区皮肤界限分明。部分病例并呈现瞳孔变化、虹膜色素减少、眼球内陷或突出，眼球炎症、继发性青光眼、面部疼痛或轻度病侧感觉减退、面肌抽搐，以及内分泌障碍等。面偏侧萎缩症者，常伴有身体某部位的皮肤硬化。仅少数伴有临床癫痫发作或偏头痛，但约半数的脑电图记录有阵发性活动。

四、病程

发展的速度不定。大多数病例在进行数年至十余年后趋向缓解，但伴发的癫痫可能继续。

五、诊断

本症形态特殊，当患者出现典型的单侧面部萎缩，而肌力量不受影响时，不难诊断。仅在最初期可能和局限性硬皮病混淆。头面部并非后者的好发部位，本症的"刀痕"式分布也可帮助鉴别。

六、治疗

目前的治疗尚限于对症处理。有人用氢溴酸樟柳碱 5 mg 与生理盐水 10 mL 混合，做面部穴位注射，对轻症可获一定疗效。还可采取针灸、理疗、推拿等。有癫痫、偏头痛、三叉神经痛、眼部炎症者应给相应治疗。

（魏爱爱）

第四节　自发性多汗症

正常人在生理情况下排汗过多，可见于运动、高温环境、情绪激动以及进食辛辣食物时。另一类可为自发性，也可为炎热季节加重，这种出汗多常为对称性，且以头颈部、手掌、足底等处为明显。

一、病因

自发性多汗症病因多数不明。临床常见到下列因素。

(1)局限性及全身性多汗症:常发生于神经系统的某些器质性疾病,如丘脑、内囊、纹状体或脑干等处的损害时,可见偏身多汗。某些偏头痛、脑炎后遗症亦可见之。此外,小脑、延髓、脊髓、神经节、神经干的损伤、炎症及交感神经系统的疾病,均可引起全身或局部多汗。头部一侧多汗,常由于炎症、肿瘤或动脉瘤等刺激一侧颈交感神经节所引起。神经官能症患者因大脑皮质兴奋与抑制过程的平衡失调,亦可表现自主神经系统不稳定性,而有全身或一侧性过多出汗。

(2)先天性多汗症:往往局限于腋部、手掌、足趾等处,皮肤经常处于湿冷状态,可能与遗传因素有关。见于一些遗传性综合征,如 Spanlang-Tappeiner 综合征、Riley-Day 综合征等。

(3)多种内科疾病皆有促使全身汗液分泌过多的情况,例如结核病、伤寒等传染病、甲状腺功能亢进、糖尿病、肢端肥大病、肥胖症及铅、砷的慢性中毒等。

二、临床表现

多数病例表现为阵发性、局限性多汗,亦有泛发性、全身性,或偏侧性及两侧对称性。汗液分泌量不定,常在皮肤表面结成汗珠。气候炎热、剧烈运动或情感激动时加剧。依多汗的形式可有以下几种。

(一)全身性多汗

表现周身易出汗,外界或内在因素刺激时加剧,患者皮肤因汗液多,容易发生擦破、汗疹及毛囊炎等并发症。见于甲状腺功能亢进、脑炎后遗症、下丘脑损害后等。

(二)局限性多汗

好发于头、颈、腋及肢体的远端,尤以掌、跖部最易发生,通常对称地发生于两侧,有的仅发生于一侧或身体某一小片部位。有些患者的手部及足底经常淌流冷汗,尤其在情绪紧张时,汗珠不停渗流。有些患者手足部皮肤除湿冷以外,又呈苍白色或青紫色,偶尔发生水疱及湿疹样皮炎。有些患者仅有过多的足汗,汗液分解放出臭味,有时起泡或脱屑、角化层增厚。腋部、阴部也容易多汗,可同时发生臭汗症。多汗患者的帽子及枕头,可以经常被汗水中的油脂所污染。截瘫患者在病变水平以上常有出汗过多,颈交感神经刺激产生局部头面部多汗。

(三)偏身多汗

表现为身体一侧多汗,除临床常遇到卒中后遗偏瘫患者有偏瘫侧肢体多汗外,常无明显神经体征。自主神经系统检查,可见多汗侧皮温偏低,皮肤划痕试验可呈阳性。

(四)耳颞综合征

一侧脸的颞部发红,伴局限性多汗症。多汗常发生于进食酸、辛辣食物刺激味觉后,引起反射性出汗,某些病例尚伴流泪。这些刺激味觉后所致的出汗,同样见于颈交感神经丛、耳大和舌神经支配范围。颈交感性味觉性出汗常见于胸出口部位病变手术后。上肢交感神经切除无论是神经节或节前切除后数周或数年,约 1/3 患者发生味觉性出汗。

三、诊断

根据临床病史,症状及客观检查,诊断并不困难。

四、治疗

以去除病因为主。有时根据患者情况，可以应用下列方法。

(一)局限性多汗

特别四肢远端或颈部为主者，可用3%～5%甲醛溶液局部擦拭，或用0.5%醋酸铝溶液浸泡，1次/天，每次15～20 min。全身性多汗者可口服抗胆碱能药物，如阿托品或颠茄合剂、溴丙胺太林等以抑制全身多汗症。对情绪紧张的患者，可给氯丙嗪、地西泮、氨氮䓬等。有人采用20%～25%氯化铝液酊(3次/周)或5%～10%硫酸锌等收敛剂局部外搽，亦有暂时效果。足部多汗患者，应该每天洗脚及换袜，必要时擦干皮肤后用25%氯化铝溶液，疗效较好。

(二)物理疗法

可应用自来水离子透入法，2～3次/周，以后每月1～2次维持，可获得疗效。有人曾提出对严重的掌、跖多汗症，可试用深部X线照射局部皮肤，1 Gy/次，1～2次/周，总量8～10 Gy。

(三)手术疗法

对经过综合内科治疗而无效的局部性顽固性多汗症，且产生工作及生活上妨碍者，可考虑交感神经切除术。术前均应先做普鲁卡因交感神经节封闭，以测试疗效。封闭后未见效果者，一般不宜手术。

(魏爱爱)

第五节　红斑性肢痛症

红斑性肢痛症为一少见的阵发性血管扩张性疾病。其特征为肢端皮肤温度升高，皮肤潮红、肿胀，产生剧烈灼热痛，尤以足底、足趾为著，环境温度增高时，则灼痛加剧。

一、病因

本症原因未明。多见于青年男女，是一种原发性血管疾病。可能是由于中枢神经、自主神经紊乱，使末梢血管运动功能失调，肢端小动脉极度扩张，造成局部血流障碍，局部充血。当血管内张力增加，压迫或刺激邻近的神经末梢时，则发生临床症状。应用5-羟色胺拮抗剂治疗本病获得良效，因而认为本症可能是一种末梢性5-羟色胺被激活的疾病。有人认为本症是前列腺素代谢障碍性疾病，其皮肤潮红、灼热及阿司匹林治疗有效，皆可能与之有关。营养不良与严寒气候均是主要的诱因。毛细血管血流研究显示这些微小血管对温度的反应增强，形成毛细血管内压力增加和明显扩张。

二、临床表现

主要的症状多见于肢端，尤以双足最为常见。表现为足底、足趾的红、热、肿、痛。疼痛为阵发性，非常剧烈，如烧灼、针刺，夜晚发作次数较多，在发作之间仍有持续性钝痛。温热、行动、肢端下垂或长时站立，皆可引起或加剧发作。晚间入寝时，常因足温暖而发生剧痛，双足露在被外可减轻疼痛。若用冷水浸足、休息或将患肢抬高时，灼痛可减轻或缓解。

由于皮内小动脉及毛细血管显著的扩张，肢端的皮肤发红及充血，轻压可使红色暂时消失。患部皮肤温度增高，有灼热感，有轻微指压性水肿。皮肤感觉灵敏，患者不愿穿袜或戴手套。患处多汗。屡次发作后，可发生肢端皮肤与指甲变厚或溃破，偶见皮肤坏死，但一般无感觉及运动障碍。

三、诊断

注意肢端阵发性的红、肿、热、痛四大症状，其次病史中有受热时疼痛加剧，局部冷敷后可减轻疼痛的表现，则大多数病例的诊断并不困难。

四、鉴别诊断

但应与闭塞性脉管炎、红细胞增多症、糖尿病性周围神经炎、轻度蜂窝织炎等相鉴别，鉴别的要点在于动脉阻塞或周围神经炎时，受累的足部是冷的。雷诺病是功能性血管间歇性痉挛性疾病，通常有苍白或发绀的阶段，受累时的指、趾呈寒冷、麻木或感觉减退。此外，脊髓结核、亚急性脊髓联合变性、脊髓空洞症等，可发现肢端感觉异常。但它们除轻度苍白外，发作时无客观征象，各病种有感觉障碍等其他特点。

五、治疗

应注意营养，发作时将患肢抬高及施行冷敷可使症状暂时减轻。患者应穿着透气的鞋子，不要受热，避免任何足以引起血管扩张的局部刺激。

(1)对症止痛，阿司匹林小剂量口服，每次 0.3 g，1～2 次/天，可使症状显著减轻，或去痛片、可卡因、肾上腺素及其他止痛药物等均可服用，达到暂时止痛。近年来应用 5-羟色胺拮抗剂，如美西麦角，每次 2 mg，3 次/天，或苯噻啶，每次 0.5 mg，1～3 次/天服用，常可获完全缓解。

(2)B 族维生素药物应用，也有人主张短期肾上腺皮质激素冲击治疗。

(3)患肢用 1%利多卡因和 0.25%丁卡因混合液 10 mL，另加生理盐水 10 mL 稀释后做踝上部环状封闭及穴位注射，严重者或将其液体做骶部硬膜外局部封闭治疗，亦有一定的效果。必要时施行交感神经阻滞术。

六、预后

本病常很顽固，往往屡次复发与缓解，经好多年而不能治愈；但也有良性类型，对治疗的反应良好。至晚期皮肤指甲变厚，甚至有溃疡形成，但决不至伴有任何致命或丧失肢体的并发症。

（魏爱爱）

第六节　肢端血管痉挛症

肢端血管痉挛症是一种少见的肢端小动脉痉挛或功能性闭塞引起的局部(指趾)缺血征象。

该症常因暴露于寒冷中或情绪激动而诱发，症状表现为肢端皮肤阵发性对称性苍白、发绀和潮红并伴疼痛；分为原发性和继发性两种，前者称雷诺病，后者称雷诺综合征；它继发于各种系统疾病，如血栓闭塞性脉管炎、闭塞性动脉硬化、硬皮病、遗传性冷指病及冻疮等。

一、病因及发病机制

本症为肢端小动脉痉挛所致，引起肢端小动脉痉挛的原因可归纳如下。

(一)神经机制

中枢及周围交感神经功能紊乱。研究发现肢端小动脉壁上肾上腺素受体的密度和敏感性增加，β-突触前受体和病理生理作用，血管壁上神经末梢的反应性增高，以上均提示周围交感神经功能亢进，对正常冷刺激反应过度。一只手震动引起另一只手血管收缩，这现象可被远端周围神经阻滞而控制；身体受冷而肢端不冷可诱发肢端血管痉挛，这现象提示中枢交感性血管收缩机制的作用。

(二)血管壁和血细胞的相互作用

正常的微循环血流有赖于正常的血细胞成分、血浆成分及完整的(未受损伤)内膜。激活的血小板聚集可以阻塞血流，同时释放出血管收缩物质如血栓素 Az、5-HT，这些物质可进一步促使血小板聚集。研究发现 RD 患者血浆纤维蛋白原增加、球蛋白增高、血黏度增高、血流变慢、血小板聚集性增高、强直的红细胞和激活的白细胞以及纤维蛋白降解降低。RD 的血管壁因素不清，但已知损伤的内膜产生血管收缩物质和血管扩张物质均受到影响，RD 患者血浆中前列环素(PG12)增加、血管收缩物质增高、一氧化氮减少以及血管性血友病因子增高。以上血液及内膜的异常改变是疾病的结果，亦是进一步引起疾病的原因。

(三)炎症及免疫反应

严重的 RS 患者常伴有免疫性疾病或炎症性疾病，如结缔组织病、硬皮病、系统性红斑狼疮、结节性多动脉炎、皮肌炎、肌炎、类风湿关节炎、混合型结缔组织病、药物性血管炎、血栓栓塞性脉管炎或闭塞性动脉硬化症，因此推测 RS 可能存在免疫或炎症基础。

二、病理及病理生理

疾病早期指趾动脉壁中无病理改变。随着病程进展，动脉壁营养紊乱，动脉内膜增生，中层纤维化，小动脉管腔变小，血流减少；少数患者由于血栓形成及机化，管腔闭塞，局部组织营养障碍。严重者可发生指趾端溃疡，偶有坏死。

根据指动脉病变状况可分为梗阻型和痉挛型，梗阻型有明显的掌指动脉梗阻，多由免疫性疾病和动脉粥样硬化伴随的慢性动脉炎所致。由于存在严重的动脉梗阻，因此对寒冷的正常血管收缩反应就足以引起症状发作。痉挛型无明显指动脉梗阻，低温刺激才引起发作。

三、临床表现

临床特征为间歇性肢端血管痉挛伴疼痛及感觉障碍，寒冷或情绪激动是主要诱因，每次发作可分为三个阶段。

(一)局部缺血期(苍白期)

指趾、鼻尖或外耳突然变白、僵冷、肢端温度降低、出冷汗、皮肤变白常伴有麻木和疼痛感，为小动脉和毛细血管收缩所致，每次发作持续时间为数分钟至数小时不等。

(二)缺氧期

即缺血期，此时皮温仍低、疼痛、皮色呈青紫或蜡状，持续数小时或数天，然后消退或转入充血期。

(三)充血期

动脉充血，皮温上升，皮色潮红，继之恢复正常。有些患者可以无苍白期或苍白期直接转入充血期，也可在苍白青紫后即恢复正常。少数病例多次发作后，指动脉闭塞，双侧指尖出现缺血、水泡、溃疡形成，甚至指尖坏疽。

四、实验室检查

(一)激发试验

(1)冷水试验：将指趾浸于4 ℃左右的冷水中1 min，可诱发上述典型发作。

(2)握拳试验：两手握拳1.5 min后，松开手指，也可出现上述变化。

(3)将手浸泡在10 ℃～13 ℃水中，全身暴露于寒冷的环境中更易激发发作。

(二)指动脉压力测定

用光电容积描记法测定指动脉压力，如指动脉压力低于肱动脉压力且＞5.33 kPa(40 mmHg)，则为梗阻。

(三)指温与指动脉压关系测定

正常时，随着温度降低只有轻度指动脉压下降；痉挛型，当温度减低到触发温度时指动脉压突然下降；梗阻型，指动脉压也随着温度下降而逐渐降低，在常温时指动脉压也明显低于正常。

(四)指温恢复时间测定

用光电容积描记法测定，浸冰水20 s后，指温恢复正常的平均时间为5～10 min，而本症患者常延长至20 min以上。

(五)指动脉造影和低温(浸冰水后)

指动脉造影，此法除能明确诊断外，还能鉴别肢端动脉是否存在器质性改变。

五、诊断及鉴别诊断

主要根据临床表现为间歇性指趾局部麻痛、皮温降低、皮肤苍白及感觉障碍；寒冷或情绪激动诱发；冷水试验阳性可以确诊。但应与雷诺综合征区别。

六、治疗

(一)一般治疗

避免或减少肢体暴露于寒冷中，保持肢端温暖，冬天戴手套，避免指趾外伤和溃疡。

(二)药物治疗

常用药物有：盐酸妥拉苏林25 mg，每天3次。双氢麦角碱1 mg，每天1～3次。利血平0.25 mg，每天2～4次口服。氯丙嗪25～50 mg，每天3～4次。上述药物效果均尚不肯定。

(三)手术治疗

交感神经切除和掌指动脉周围微交感神经切除均可选用。

(魏爱爱)

第七节　进行性脂肪营养不良

进行性脂肪营养不良是一罕见的脂肪组织代谢障碍性疾病。主要临床表现为进行性的皮下脂肪组织消失或消瘦，起病于脸部，继之影响颈、肩、臂及躯干。常对称分布，进展缓慢。多数于5～10岁前后起病，女性较为常见。

一、病因

病因尚不明，且无家族因素。大多数认为自主神经之节后交感神经障碍，或可能与自主神经中枢下丘脑的病变有关，因下丘脑对促性腺激素、促甲状腺激素及其他内分泌腺均有调节作用，并与节后交感神经纤维及皮下脂肪细胞在解剖联系上极为密切。起病前可有急性发热病史，内分泌缺陷，如甲状腺功能亢进症、垂体功能不足、间脑炎。而损伤、精神因素、月经初期及妊娠可为诱因。

二、临床表现

起病及进展均缓慢，常开始于儿童期。首先发现面部脂肪组织消失或消瘦，面部表现为两侧颊部及颞颥部凹入，眼眶深陷，皮肤松弛，失去正常弹性，以后发展到颈、肩、臂、胸或腹部，常呈对称性。有些病例脂肪组织的进行性消失仅局限于面部，或半侧面部、半侧躯体。有时可合并局限的脂肪组织增生、肥大。尤其臀部、髋部仍有丰富的脂肪沉着，表现特殊肥胖。但手、足部常不受影响。

可并发其他病变，如自主神经系统功能的异常，表现为血管性头痛、神经过敏、出汗异常、皮温异常、心动过速、腹痛、呕吐、精神及性格改变等。本病也可并发有其他障碍，如糖尿病、高脂血症、肝脾大、肾脏病变等。个别病例合并内分泌功能障碍，如生殖器发育不全、甲状腺功能异常、女性月经异常及多尿症。基础代谢除少数病例外都正常。多数病例在1～2年病情进展较快，经2年后进展自行停止，保持原状不变，少数达10年而后静止。肌肉、骨质、毛发、乳腺及汗腺均正常。无肌力障碍，多数体力不受影响。活组织检查显示皮下脂肪组织消失。也有部分患者血脂低于正常。

三、诊断

依据脂肪组织消失而肌肉、纤维、皮、骨质正常，即可诊断。

四、鉴别诊断

(一)面偏侧萎缩症

表现为一侧面部进行性萎缩，皮肤、皮下组织及骨质全部受累。

(二)局限型肌营养不良(面-肩-肱型)

面肌消瘦伴肌力软弱，而皮下脂肪仍有保留。

五、治疗

目前尚无特殊治疗。若用纯胰岛素针剂直接注入萎缩区，有些患者常逐渐引起局部脂肪组织增长，恢复正常形态。另外，甲状腺、卵巢及垂体激素、紫外线、甲状腺切除术等均曾尝试治疗，已发现无大价值。有些患者在适当注意休息和营养，并做按摩和体疗后可重新获得失去的脂肪。一般强壮剂、各种维生素均可试用。如病变比较局限或由于职业上的需要，可以进行局部脂肪埋植或注射填充剂等整形手术。

（魏爱爱）

第八节　神经源性直立性低血压

神经源性直立性低血压是一组原因未明的周围交感神经或中枢神经系统变性病变，直立性晕厥为其最突出表现。

一、诊断

直立性低血压是直立耐受不良的主要原因之一，临床表现主要由器官低血流灌注引起，脑血流灌注不足表现（头晕、眩晕、视物模糊、眼前发黑、无力、恶心、站立不稳、步态不稳、面色苍白、出冷汗、意识水平下降或丧失等）最为突出和常见，可合并肌肉灌注不足表现（枕、颈、肩、臂部疼痛或不适）、心脏灌注不足表现（心绞痛）、脊髓灌注不足表现（跛行或跌跤）、肾脏灌注不足表现（少尿）等，虚弱、嗜睡和疲倦亦为其常见表现症状通常在患者从平卧位改为站立位后 30～60 s 出现，部分患者可在站立后 15 s 内出现或迟至30 min后出现。一般持续短暂时间后消失，亦可迅速发展为晕厥。一般在晨间较为严重，体位突然改变、过多摄入食物、高环境温度、洗热水澡、用力排便或排尿、饮酒、服用扩血管药物等常可诱发或加重直立性低血压。

有关诊断直立性低血压的标准尚未完全统一，目前采用较多的直立性低血压的诊断标准是：患者从平卧位改为站立位后，动脉收缩压下降 2.67 kPa(20 mmHg)以上，或舒张压下降1.33 kPa(10 mmHg)以上，且伴有脑血流灌注不足的表现。

如果症状提示直立性低血压，但初步检查不能确诊，应在患者早晨离床站立时或进食后测量。一次测量直立时血压没有明显下降并不足以排除直立性低血压。

临床上对诊断直立性低血压最有帮助的检查是倾斜试验，患者平卧于电动试验床，双足固定，待一定时间心血管功能稳定后，升高床头 45°～60°或直立，适时测量患者的心率和血压，可以比较准确地反映患者对体位改变的代偿功能。

直立耐受不良指站立时出现脑血流灌注不足或自主神经过度活动表现（心悸、震颤、恶心、晕厥等），转为卧位后相应症状减轻或消失，血管迷走性晕厥、体位性心动过速综合征、直立性低血压等均以直立耐受不良为主要表现，因此诊断神经源性直立性低血压首先应与血管迷走性晕厥和体位性心动过速综合征等鉴别。与神经源性直立性低血压比较，体位性心动过速综合征交感神经过度活动表现（震颤、焦虑、恶心、出汗、肢端血管收缩等）突出，卧位变直立位时心率明显增加，而血压下降不明显。

 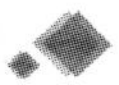

神经源性直立性低血压尚需与继发性直立性低血压相鉴别，神经源性直立性低血压常见于中年男性，起病隐匿，早期患者症状较轻，直立相当时间后才出现症状，且较轻微；直立时不伴明显心率增加和血浆去甲肾上腺素的改变；随着病情发展，症状逐渐加重以致不能连续站立 1～2 h；严重者于直立位时立即出现晕厥，需长期卧床直立性低血压亦可继发于糖尿病性自主神经病变、血容量不足等。继发性直立性低血压除有相应原发疾病表现外，头晕、晕厥等脑供血不足症状出现较急，伴有直立时心率明显加快，随着原发疾病的好转，脑供血不足等症状亦随着好转。一种或多种继发性直立性低血压的因素可同时存在于神经源性直立性低血压患者，使低血压症状加重。

二、病理生理

在人体全身静脉容纳大约 70％的血容量，15％的血容量在心肺，10％的血容量在全身动脉，而毛细血管只有 5％的血容量。因此，体内绝大部分血容量是在低压系统内，包括全身静脉、肺循环等。当人体从卧位变直立时，由于重力的效应及循环调节作用，500～700 mL（7～10 mL/kg）的血液快速转移至盆部和双下肢。血液的重新分布通常在 2～3 min 内完成。由于静脉回流减少，导致心室充盈减少，可使心排血量下降约 20％，每搏输出量下降 20％～50％，导致动脉血压的下降。

正常情况下，动脉血压的急剧改变会启动体内心血管系统的代偿机制，可分别刺激心肺的容量感受器及位于主动脉弓与颈动脉窦的压力感受器，冲动经迷走神经及舌咽神经传至延髓的血压调节中枢，经中枢整合后，提高交感神经的兴奋性并降低副交感神经的兴奋性，致效应器部位的去甲肾上腺素及肾上腺素水平提高，引起静脉及小血管收缩，心率加快，心脏收缩力提高以及肾脏水钠潴留，同时激活肾上腺素-血管紧张素-醛固酮系统。当这些代偿机制健全时，一般直立后收缩压有轻度下降（0.7～1.3 kPa），而舒张压有轻微提高（0.4～0.7 kPa），心率加快可达 5～20 次/分钟。下肢的骨骼肌与单向静脉瓣的共同作用，亦阻止血液反流，驱使血液回流至心脏。下肢骨骼肌收缩可产生 12.0 kPa 的驱动力，在站立或运动时都是保证血液回流的重要因素。

以上代偿机制的任一环节出现功能紊乱，都可以导致直立后血压明显下降。根据引起直立性低血压的不同病理生理机制，直立性低血压可分为以下类型：①慢性、进行性、不可逆的直立性低血压，通常是中枢或外用神经系统的进行性、退化性的病变引起，这一类直立性低血压的病理主要是血管中枢的进行性、不可逆的损害，或者是部分或全部交感神经反应的损害，此型直立性低血压最常见的原因是自主神经功能紊乱或衰竭。因此，在站立时，外周血管的收缩能力明显减弱。②急性、一过性、可逆性的直立性低血压，通常是短暂的外源性因素作用，如低血容量、麻醉、外科手术、制动或药物影响等。在直立性低血压中，此类患者占大多数。此类型直立性低血压患者，尽管交感神经系统未受损害，但有功能上的失调，如下肢静脉 α 肾上腺素能受体功能下降，而 β 肾上腺素能受体的功能却正常，导致被动性血管扩张。

由交感神经节后神经元病变引起者，副交感神经系统相对完整，中枢神经系统亦不受影响，临床表现性为单纯自主神经功能衰竭（pure autonomic failure，FAF），其特点为直立时头昏、头晕、晕厥、视物模糊、全身无力、发音含糊及共济失调。患者卧位时血压正常，但站立时则收缩压及舒张压较快地下降达 3～5 kPa（20～40 mmHg）或更多。在昏厥发作时，除早期患者偶有心率代偿性增快外，一般发作时无心率的变化，也无苍白、出汗和恶心等先兆表现。可伴有无汗、阳痿、大小便障碍。血浆去甲肾上腺素水平在患者平卧时低于正常，站立时升高不明显，注射去甲肾上腺素存在失神经支配高敏现象。

由胸段脊髓侧角细胞变性引起者，病变常波及基底核、橄榄、脑桥和小脑。其自主神经功能障碍表现与由交感神经节后神经元病变引起者无差别，但随时间推移，常有帕金森综合征、小脑症状和锥体束征等出现，此时称为多系统萎缩(MSA)。该病变患者安静时血浆去甲肾上腺素水平正常，但站立时不升高，对注射去甲肾上腺素的敏感性反应正常。

三、治疗

直立性低血压的治疗目的并非一定要使血压恢复正常，而是要减轻因血流灌注不足而出现的症状。因此，原则上只有在有症状时才有必要治疗。继发性直立性低血压通过积极病因治疗多可自行恢复。原发性直立性低血压因无明确病因，治疗以对症支持等综合治疗为主，而疾病以后的发展进程则由其存在的基础疾病来决定。通过教育让患者了解认识疾病及其治疗措施对争取患者配合，达到治疗效果最大化有重要作用。

认识和去除可加重原发性直立性低血压症状的因素是首要步骤。引起继发性直立性低血压的原因均可合并存在于原发性直立性低血压，因此对明确诊断的原发性直立性低血压患者，亦应注意搜寻和祛除这些可加重直立性低血压的因素。

物理治疗是直立性低血压的基础治疗，维持或恢复血容量、使用拟交感性药物促血管收缩为一线治疗措施，血管升压素类似物、重组促红细胞生成素、咖啡因等为一线治疗措施的补充，α肾上腺素受体阻滞剂、β肾上腺素受体阻滞剂、生长抑素及其类似物、双羟苯丝氨酸、双氢麦角碱、多巴胺拮抗剂(甲氧氯普胺、多潘立酮)、乙酰胆碱酯酶抑制剂(溴吡斯的明)等对直立性低血压可能有效，临床研究结果尚未一致。

(一)物理治疗

物理治疗的目标是提高循环血容量和防止静脉淤血。提高患者对体位改变的耐受性。常见措施有：①改善饮食习惯，应少食多餐。患者进餐后 2 h 以内避免进行过度活动，进餐后最好坐或躺一会儿，尤其是在早餐后(因更易诱发直立性低血压)。避免浓茶，戒酒。②加强肢体活动或锻炼。在床上进行双下肢锻炼，可防止下肢肌肉失适应性。当患者坐立或双下肢垂于床边时，应间歇运动双下肢。③促进静脉回流。站立时，间歇踮脚尖或双下肢交替负重，通过肌肉收缩，可促进静脉回流。采用高至腰部的下肢弹力袜，尤在下肢静脉曲张患者，以利静脉回流。站立时使用，平卧后则取下。鼓励患者进行深而慢的呼吸运动，避免过度用力，因可增加胸腔压力而影响静脉回流。④从卧位到坐位和立位时缓慢变换体位使其有一个适应时间，减轻相应的症状。⑤夜间睡眠时，抬高上身(15°～30°)睡眠可激活肾素-血管紧张素-醛固酮系统，减少夜尿，保持血容量，并降低夜间高血压。⑥保持病室温度，不宜过高。避免直接日晒及洗热水澡或睡眠时用电热毯等。

独立按治疗计划训练和用生物反馈增强的行为训练，可以减少症状出现的次数和减轻症状。在严重病例，可以在药物治疗的同时附加倾斜训练，这样通过有规律的训练直立体位性适应过程可以完善和改善自主性反射。

(二)增加血容量

适度增加血容量有助于缓解症状，但有时可促发卧位高血压，除有充血性心力衰竭外，均不应限制钠盐的摄入，此类患者在低钠饮食时，体内保留钠的能力不足，若无禁忌，高盐饮食(每天 12～14 g)和增加饮水量(每天 2～5 L)有一定效果。

口服肾上腺皮质激素-α 氟氢可的松可增加水钠潴留，有一定治疗效果。开始每天 0.1～0.3 mg口服，之后可根据血压调整剂量，每天剂量可达 1.0 mg，最佳有效作用为用药后 1～2 周。有卧位高血压、心肾功能不全者慎用。

吲哚美辛每天 75～150 mg，分 3 次口服可抑制肾上腺髓质前列腺素合成，减少血液在外周血管的积聚。使用时注意保护胃黏膜。

(三)促血管收缩

米多君亦名甲氧胺福林，为 α 受体激动剂，每次口服 10 mg，每天 3 次可增加站立时的收缩压，明显改善起立时头昏、头晕、晕厥等症状，是目前治疗直立性低血压效果最好的药物，不良反应有立毛反应、尿潴留和卧位时高血压等。

口服盐酸麻黄碱，每次 25 mg，每天 3～4 次；或服用苯异丙胺，每次 10～20 mg，每天 2～3 次，有一定效果。服用单胺氧化酶抑制剂如异烟肼、呋喃唑酮后可促使交感神经末梢释放去甲肾上腺素，并抑制其重吸收，常使血压增高，严重病例亦可同时应用酪胺治疗，但治疗期间，每天早晚测量血压。L-DOPS 为去甲肾上腺素的前体，每次口服 100 mg，每天 3 次可提高平均动脉压、舒张压及局部血流量，但忌用于有高热的患者。

对合并低血浆去甲肾上腺素的重症患者，可用肾上腺素口服，剂量从 15 mg，每天 3 次开始，逐渐增加剂量到 30～45 mg，每天 3 次。剂量大时常见不良反应有失眠、食欲降低、肢体震颤、快速心律失常等。

(四)其他治疗

对伴有贫血的患者，使用重组促红细胞生成素 50 U/kg，每周 3 次，连用 6～10 周，可明显改善起立时头昏、头晕、晕厥等症状和贫血。血管升压素类似物去氨加胝素乙酸盐 5～40 μg 经鼻喷雾或 100～800 μg口服可防止夜尿、体重丧失和减轻夜间直立性低血压下降。咖啡因通过阻滞血管扩张性腺苷受体减轻直立性低血压患者的餐后低血压，用量为每天 100～250 mg，口服。

卧位高血压常伴随原发性直立性低血压患者，给治疗带来困难。大多数直立性低血压患者耐受连续的卧位高血压而无不幸效应，高血压性终末器官损害亦不常见。少量饮酒或用短作用降压药物可以降低卧位高血压。

盐酸哌甲酯(利他林)10～20 mg，早晨及中午各服 1 次，可提高大脑兴奋性。复方左旋多巴可改善锥体外系症状，开始剂量为每次 125 mg，每天 2 次，逐渐增加到每次 250 mg，每天 3～4 次，随时根据患者的反应调整剂量。

(魏爱爱)

第九节　家族性自主神经功能失调

家族性自主神经功能失调以神经功能障碍、特别是自主神经失调为特征的一种先天性疾病，于1949 年由 Riley-Day 等首先报道，因此又被称为 Riley-Day 综合征，主要发病在犹太家族或其他种族的小儿的一种少见的常染色体隐性遗传病。

一、病因和机制

本病的确切病因不明。系常染色体隐性遗传，具有家族性，其发病可能与儿茶酚胺代谢异常有关，由于多巴胺-β-羟化酶活力降低，使多巴胺转变为去甲肾上腺素过程发生障碍。新近研究指出，患儿尿中的去甲肾上腺素、肾上腺素代谢产物香草酰扁桃酸（VMA）降低，高香草酸（HVA）大量增多，这可能由于体内儿茶酚胺代谢异常，去甲肾上腺素及其衍生物形成障碍；另一些认为由于周围交感神经装置的缺陷。此外，副交感神经有去神经现象，在患儿表现无泪液，静脉内注射醋甲胆碱反应降低。病理变化主要表现丘脑背内侧核、颈髓与胸髓侧灰质细胞、背根神经节及交感神经节的异常改变，脑干网状结构变性，蝶腭神经节、睫状神经节的神经细胞异常；此外，脊髓脊柱、脊根、脊丘束等有脱髓鞘改变，少数发现脊髓交感神经节的色素变性。

二、临床表现

本病为一种少见的家族性疾病，几乎全部发生于北欧之犹太人，男女均可罹患，出生后即有自主神经系统功能障碍。

(一)血压不稳定

情感刺激可诱发血压显著升高，易发生直立性低血压，血压经常突然变动。

(二)消化系统症状

出生后不会吸奶，年龄大些可有吞咽困难、食物反流、周期性呕吐、发作性腹痛。

(三)神经精神方面

说话晚，构音障碍，情绪不稳，感情呆滞，运动性共济失调，反射消失，有时有神经病性关节病，脊柱后凸，Romberg 征阳性。

(四)泪液缺乏

反射性泪液减少，50％患者有角膜溃疡，角膜知觉消失。

(五)呼吸道症状

3/4 病例有呼吸道反复感染和肺炎（可为大叶性或散在性），单侧或双侧，皆由于咽部吸入感染所致。

(六)舌

缺乏味蕾和蕈状乳头，流涎。

(七)体温调节异常

常有原因不明发热、出汗。

(八)皮肤

皮疹及皮色异常。

(九)躯体

发育缓慢，身材矮小，体重较轻，常合并脊柱侧弯和足外翻。

(十)对交感及副交感药物反应异常

如注射组胺后常无疼痛及皮肤潮红。对醋甲胆碱和去甲肾上腺素过度反应，前者滴于球结膜后可引起瞳孔缩小。

(十一)实验室检查

尿中高香草酸和香草扁桃酸比例升高，尿中 VMA 和 HMPG(3-甲氧基-4 羟基苯乙二醇)减少，尿中和脑脊液中 HVA 增加，血清中多巴胺-B-羟化酶活性降低。

三、诊断

根据上述植物性神经功能紊乱的症状及体征，结合实验室检查可诊断。脑电图、骨关节 X

线检查等可能有助诊断。

四、鉴别诊断

(一)急性自主神经病

急性起病，临床表现为视力模糊，瞳孔对光及调节反射异常，出汗少，无泪液，直立性低血压，尿潴留等。多数病例在数月或数周后自行恢复。2.5%醋甲胆碱滴液常引起瞳孔缩小，而皮内注射组胺后反应正常。

(二)Sjögren 综合征

主要特征为泪、唾液分泌明显减少，表现为干燥性角膜炎，口腔干燥，黏膜干裂，腮腺肿大，伴有类风湿关节炎，以及皮肤干燥无汗、胃酸缺乏、肝脾大等。

五、治疗

无有效的治疗方法。主要为对症处理和预防感染，可行缝睑术，但应注意麻醉有高度危险。

六、预后

总体预后较差。因肺炎、呕吐发作、脱水、癫痫，或小儿尿毒症、肺水肿等，多在儿童期死亡；若早期诊断，及时预防并发症及处理，不少患者可以生存至成年期。

（魏爱爱）

第九章

周围神经疾病

第一节　坐骨神经痛

坐骨神经痛是一种主要表现为沿坐骨神经走行及其分布区，即臀部、大小腿后外侧和足外侧部的阵发性或持续性的疼痛。一般多为单侧。男性多见，尤以成年人为多。坐骨神经痛为周围神经系统常见疾病之一，可由很多原因引起。一般可分为原发性坐骨神经痛和继发性坐骨神经痛 2 种。原发性坐骨神经痛即坐骨神经炎，临床较少见。继发性坐骨神经痛多见，可由脊椎病变、椎管内病变、盆腔内病变、骨和关节疾病、糖尿病及臀部药物注射的位置不当等引起。本病常可影响或严重影响工作和学习。

一、病因病理

寒邪入侵腰腿局部是本病的主要病因。寒为阴邪，其性凝滞，气血为寒邪所阻，不通则痛，故腰腿局部疼痛是本病的主要症状。寒主收引，因此经脉拘急，肢体屈伸不利。

寒邪易伤人之阳气。阳虚则可导致气血凝滞。淤血阻滞脉络，不通则痛，故临床表现为痛痹。

腰为肾之府，膝为筋之府，肝主筋。若素体肝肾亏虚，或久病肝肾失养，轻则易引起腰腿部疼痛，重则导致局部肌肉萎缩。

亦有感受湿热之邪，侵入筋膜，或风寒湿痹久郁化热，灼伤筋肉，导致热痹或湿热痹。

二、诊断

(一)症状

1.疼痛

主要为沿臀部、大腿后面向腘窝部、小腿外侧直至踝部、足底部的放射痛。多呈持续性、阵发性加剧。活动时加重，休息时减轻。为了减轻疼痛，患者常采取特殊体位，站立时身体略向健侧倾斜，用健侧下肢持重，病侧下肢在髋、膝关节处微屈，造成脊椎侧凸，凸向健侧。坐位时将全身重量依靠于健侧坐骨粗隆，患肢屈曲。卧位时向健侧卧，并将患肢屈曲。行走时患肢髋关节处轻度外展外旋，膝关节处稍屈曲，足尖足掌着地而足跟不敢着地。变动体位时，往往不能及时自如地活动。

2.麻木

患肢足背外侧和小腿外侧可能有轻微感觉减退。

3.肢体无力

主要表现在大腿的伸髋、小腿的屈曲,以及足的外翻动作。

(二)体征

1.压迫痛

可能在以下5个区域内找到敏感的压痛点:①脊椎旁点——第4、5腰椎棘突旁3 cm处。②臀中点——坐骨结节与股骨大粗隆之间。③腘窝点——腘窝横线上2～3 cm处。④腓肠肌点——位于小腿后面中央。⑤踝点——外踝后方。

2.牵引痛

牵拉坐骨神经可产生疼痛。通常用直腿抬高试验,即在整个下肢伸直状态下向上抬高患肢,若患者抬高不过70°角,则为阳性。

3.反射

跟腱反射减低或消失。膝腱反射正常。

(三)病因诊断

根据坐骨神经痛的特有症状及体征,诊断并不困难。但病因诊断则不易。以下为几种较常见的疾病。

1.腰脊神经根炎

其疼痛常波及股神经,或双下肢。可由腰部外伤、病灶感染、结核病、风湿病及病毒感染引起。

2.腰椎间盘突出

起病突然。常有明显外伤史。疼痛剧烈,卧床后可减轻。相应的椎间隙和椎旁可有压痛、腰椎曲度改变、腰肌痉挛、Lasegue征强阳性。X线片可显示椎间隙变窄。

3.硬膜外恶性肿瘤

疼痛剧烈。往往可找到原发病。X线片可能发现骨质破坏。

4.马尾蜘蛛膜炎

疼痛较轻,进展缓慢。可依靠脊髓碘油造影确诊。

5.马尾良性肿瘤

疼痛剧烈,范围广泛。夜间疼痛加剧。脑脊液有改变。部分患者可出现视盘水肿等颅内压增高的表现。

6.盆腔炎

疼痛较轻;有妇科体征;化验血液白细胞增多,血沉加速。

7.妊娠时往往可因盆腔充血或胎儿压迫引起坐骨神经痛

疼痛较轻,体征可能阙如,休息后减轻,分娩后疼痛消失。

8.潮湿或受凉引起坐骨神经痛

体征局限,一般无牵引痛。

9.臀部注射引起坐骨神经痛

疼痛出现在注射后不久,症状可轻可重。检查注射部位可发现错误。

(四)不典型的原发性坐骨神经痛和所有继发性坐骨神经痛

对不典型的原发性坐骨神经痛和所有继发性坐骨神经痛，均应做X线检查，包括腰骶椎、骨盆、骶髂关节、髋关节。需要时，也应详细检查腹腔和盆腔，必要时也可作腰椎穿刺和奎肯施泰特试验。如怀疑蛛网膜下腔梗阻，可作椎管碘油造影。

三、鉴别诊断

类风湿关节炎、结核、肿瘤、脊柱畸形等引起的症状性坐骨神经痛可根据病史、血沉、X线检查或腰穿查脑脊液等与坐骨神经痛作鉴别。

髋关节或骶髂关节疾病，此两者跟腱反射正常，无感觉改变，髋关节或骶髂关节活动时疼痛明显，Patrick征阳性。根据病史及检查即可与坐骨神经痛作鉴别。必要时可予X线摄片以明确诊断。

四、并发症

本病病程久者，可并发脊柱侧弯、跛行及患肢肌肉萎缩。

五、治疗

(一)病因治疗

(1)腰椎间盘突出是坐骨神经痛最常见的病因。一般可先进行牵引或推拿治疗，若无效或大块椎间盘突出，产生脊髓或神经根较严重压迫者，则应及时行椎间盘摘除术。

(2)马尾圆锥肿瘤、腹后部或盆腔肿瘤等，应及时手术摘除。

(3)妊娠合并坐骨神经痛，休息后疼痛减轻，不必采取特殊治疗。

(4)邻近组织炎症所致者，可根据不同情况采用抗感染或抗结核治疗。

(二)对症治疗

(1)急性发作期应卧床休息，绝对睡硬板床。

(2)止痛药：可选用索米痛片、阿司匹林、保泰松、抗炎松、吲哚美辛等。

(3)维生素 B_1：100 mg，每天1～2次，肌内注射。维生素 B_{12} 100～250 mg，每天1次，肌内注射。

(4)封闭疗法：1%～2%普鲁卡因，或利多卡因行坐骨神经封闭，可获一定疗效。若在上述溶液中加入醋酸可的松25 mg，可增强疗效。

(5)肾上腺皮质激素：可以减轻炎症反应，在炎症急性期、创伤、蛛网膜粘连等情况下可以使用。一般用泼尼松5～10 mg，每天3次；或醋酸可的松25 mg，肌内注射，每天1次。

(6)理疗：短波透热疗法、离子透入法等，有助于止痛。

(三)其他治疗

针灸、电针、针刀、射频消融、推拿，已被证实有较好的疗效。

(陈华妹)

第二节　POEMS 综合征

POEMS 综合征又称 Crow-ukase 综合征。本病为多系统受累的疾病，临床上以多发性神经炎、脏器肿大、内分泌病、M 蛋白、皮肤损害为主要表现，这五大临床表现的每一个外文字头，组合成缩写词，命名为 POEMS 综合征。因 Crow 于 1956 年首先报道骨髓瘤伴发该综合征的临床表现，Fukase 于 1968 年将其作为一个综合征提出来，故又称为 Crow-Fukase 综合征。

一、病因及病理

不完全清楚，目前多认为与浆细胞瘤、自身免疫有关。浆细胞瘤分泌毒性蛋白，对周围神经及垂体和垂体-下丘脑结构产生免疫损害，从而导致周围神经损害、内分泌和皮肤的改变。自身免疫异常，导致浆细胞产生异常免疫球蛋白，从而损害多系统，形成 POEMS 综合征。

二、临床表现

青壮年男性多见，男女比例为 2∶1，起病或急或缓，从发病到典型临床表现出现的时间不一，数月至数年不等，首发临床表现不一，有时不典型，病程的不同时期表现复杂多变，病情进行性加重，主要临床表现可归纳如下。

(一)慢性进行性多发性神经病

见于所有患者，大多为首发症状，表现为从远端开始的肢体对称性逐渐加重的感觉、运动障碍，感觉障碍表现为向心性发展的“手套-袜套”状感觉减退，肌无力下肢较上肢为重，很快出现肌萎缩，腱反射减弱，后期消失，脑神经主要表现为视盘水肿，其支配的肌肉很少瘫痪，自主神经功能障碍主要表现为多汗，个别人在疾病的后期可出现括约肌功能障碍。

(二)脏器肿大

主要表现为肝脾大，一般为轻中度肿大，质地中等硬度，胰腺肿大亦十分常见，个别人可出现心脏扩大，一部分患者可出现全身淋巴结肿大。在病后期小部分患者可出现肝硬化，门脉高压，一般不出现脾功能亢进。

(三)皮肤改变

大部分病例在病后 30 d 左右即可出现明显的皮肤发黑，暴露部位明显，乳晕呈黑色，皮肤增厚、粗糙、多毛。也可出现红斑、皮疹、硬皮病样改变。皮肤改变有时可作为首发症状就诊。

(四)内分泌紊乱

明显的改变为雄性激素降低，而雌激素减低不明显，有的患者轻微升高，血泌乳素升高，从而出现男性乳房发育，阳痿，男性女性化，女性乳房增大、溢乳、闭经。胰岛素分泌不足，可导致血糖升高，其中合并糖尿病的人数占总人数的 28%。甲状腺功能低下，T_3、T_4 降低，约占全部患者的 24%。

(五)血中 M 蛋白阳性

多为 IgG，其次为 IgA，国外报道可见于一半以上的患者，国内报道不足 50%。

(六)水肿

疾病的早期即可出现水肿，中期明显加重，最初眼睑及双下肢出现水肿，腹水、胸腔积液、心包积液几乎见于全部中期患者，积液量中等，有时是患者首次就诊的原因。有的患者出现腹水的同时可出现腹痛。

（七）其他

本病可引起广泛的血管病变，包括大、中、小动脉血管及微血管、静脉等，主要表现为闭塞性血管病，多发生在脑血管、腹腔的静脉，心血管偶可受累，表现为脑梗死、腹腔的静脉血栓形成及心绞痛等。疾病的中后期可出现低热、盗汗、体重下降、消瘦、杵状指等。

三、辅助检查

（一）血常规

血常规示贫血，血沉增快。

（二）尿液检查

可有本周氏蛋白。

（三）血清学检查

血清蛋白电泳可呈现 M 蛋白，但增高不明显。

（四）脑脊液检查

脑脊液压力增高，蛋白轻、中度升高，细胞数正常，个别人可有轻微增加。

（五）内分泌检查

血 T_3、T_4 降低，血雄性激素降低，血泌乳素升高，胰岛素降低等。

（六）骨体检查

可见浆细胞增生，或可出现骨髓瘤表现。

（七）肌电图

显示神经源性损害、周围神经传导速度减慢，神经活检为轴索变性及节段性脱髓鞘，间质可见淋巴细胞和浆细胞浸润。

（八）X 线检查

可见骨硬化、溶骨病灶，骨硬化常见，主要累及盆骨、肋骨、股骨、颅骨等。

四、诊断

本病表现复杂，诊断主要依靠症状，Nakaniski 提出 7 个方面的诊断标准。

（1）慢性进行性多发性神经病。

（2）皮肤改变。

（3）全身水肿。

（4）内分泌紊乱。

（5）脏器肿大。

（6）M 蛋白。

（7）视盘水肿、脑脊液蛋白升高。

其他可有低热、多汗。因：①慢性多发性神经病见于所有患者；②M 蛋白是该病的主要原因，所以这两项为必备条件，具备这两项后，如再加上其他一项临床表现即可确诊。

五、鉴别诊断

(一)吉兰-巴雷综合征

该病以肢体对称性的运动障碍,从下肢开始,脑脊液有蛋白-细胞分离现象,但不具内脏肿大、M 蛋白、皮肤改变等多系统的改变。

(二)肝硬化

肝硬化主要表现为肝脾大、腹水、食管静脉曲张等门脉高压表现,可有脾功能亢进,虽可并发周围神经损害,但无 M 蛋白、骨髓瘤或髓外浆细胞瘤、皮肤等多系统表现。

(三)结缔组织病

结缔组织病表现为多脏器多系统损害,可有低热、血沉快、皮肤改变、肌炎等,但同时出现周围神经病变及脏器肿大、水肿者不常见,也不出现 M 蛋白。

六、治疗

本病无特效治疗方法,治疗的远期效果很不理想,病情反复加重。常用的治疗手段如下。

(一)免疫抑制剂

(1)泼尼松 30～80 mg,每天或隔天 1 次口服,病情缓解后减量,改为维持量维持。

(2)环磷酰胺 100～200 mg,每天 1 次。

(3)硫唑嘌呤 100～200 mg,每天 1 次。

泼尼松效果差时,联合环磷酰胺或硫唑嘌呤,如联合使用效果仍差,可加服或改服他莫昔芬,1 次 10～20 mg,1 d3 次,可提高疗效。

(二)神经营养药物

针对末梢神经炎可使用 B 族维生素口服,维生素 B_1 30 mg,每天 3 次,维生素 B_{12} 500 μg,每天 3 次,也可使用神经生长因子,适量肌内注射。

(三)对症治疗

血糖升高的,可使用胰岛素,根据血糖水平及反应效果适量皮下注射。甲状腺功能低下者,口服甲状腺素片,根据 T_3、T_4 水平调整用量。水肿者,适量使用利尿剂,胸腔积液及腹水多时,穿刺抽水,改善症状。对重危患者,可应用血浆置换法,除去 M 蛋白。

(四)化学治疗

对有浆细胞瘤或骨髓瘤的患者,进行有效的化学治疗,可迅速缓解症状。

七、预后

本病经免疫抑制剂治疗,多数患者症状可暂时缓解,但停药即复发,即使维持用药,病情亦反复加重。有报道 5 年生存率 60%,个别患者可存活 10 年以上,对药物反应好的生存期长,说明生存期与药物的反应有关。

(陈华妹)

第三节　多发性周围神经病

一、概述

多发性周围神经病旧称末梢性神经炎，是肢体远端的多发性神经损害，主要表现为四肢末端对称性的感觉、运动和自主神经障碍。

二、病因

引起周围神经病的病因很多。

（一）感染性

病毒、细菌、螺旋体感染等。

（二）营养缺乏和代谢障碍

各种营养缺乏，如慢性酒精中毒、B族维生素缺乏、营养不良等；各种代谢障碍，如糖尿病、肝病、尿毒症、淀粉样变性、血卟啉病等。

（三）毒物

如工业毒物、重金属中毒、药物等。

（四）感染后或变态反应

血清注射或疫苗接种后。

（五）结缔组织疾病

如系统性红斑狼疮、结节性多动脉炎、巨细胞性动脉炎、硬皮病、类风湿关节炎等。

（六）癌性

如淋巴瘤、肺癌、多发性骨髓瘤等。

三、病理

周围神经炎的主要病理过程是轴突变性和节段性髓鞘脱失。轴突变性可原发于轴突或细胞体的损害，并可引起继发的髓鞘崩解；恢复缓慢，常需数月至1年或更久。节段性髓鞘脱失可见于急性感染性多发性神经炎、白喉、铅中毒等，其原发损害神经膜细胞使髓鞘呈节段性破坏。恢复迅速，使原先裸露的轴突恢复功能。

四、诊断步骤

（一）病史采集要点

1.起病情况

根据病因的不同，病程可有急性、亚急性、慢性、复发性等，可发生于任何年龄。多数患者呈数周至数月的进展病程，进展时由肢体远端向近端发展，缓解时由近端向远端发展。

2.主要临床表现

大致相同，出现肢体远端对称性的感觉、运动和自主神经功能障碍。

3.既往病史

注意询问是否有可能致病的病因，如感染、营养缺乏、代谢性疾病、化学物质接触史、肿瘤病史、家族史等。

(二)体格检查要点

一般情况尚可，可能有原发病的体征，如发热、多汗、消瘦等。高级神经活动无异常。

1.感觉障碍

四肢远端对称性深浅感觉障碍。肢体远端有感觉异常，如刺痛、蚁走感、灼热感、触痛等。检查可发现四肢末梢有手套-袜套型的深浅感觉障碍，病变区皮肤可有触痛。

2.运动障碍

四肢远端对称性下运动神经元性瘫痪。肢体远端对称性无力，其程度可从轻瘫至全瘫，可有垂腕、垂足的表现。受累肢体肌张力减低，病程久可出现肌萎缩。上肢以骨间肌、蚓状肌、大小鱼际肌为明显，下肢以胫前肌、腓骨肌为明显。

3.反射异常

上下肢的腱反射常见减低或消失。

4.自主神经功能障碍

自主神经功能障碍呈对称性异常，肢体末梢的皮肤菲薄、干燥、变冷、苍白或发绀，少汗或多汗，指(趾)甲粗糙、松脆等。

(三)门诊资料分析

从症状和体征即末梢型感觉障碍、下运动神经源性瘫痪和自主神经功能障碍等临床特点，可诊断为多发性周围神经病。

根据详细的病史询问，了解相关的病因、病程、特殊症状等，以利于综合判断。

1.药物性

呋喃类(如呋喃妥因)和异烟肼最常见，均为感觉-运动型。呋喃类可引起感觉、运动和自主神经联合受损，疼痛明显。大剂量或长期服用异烟肼干扰了维生素 B_6 代谢而致病，常见双下肢远端感觉异常或减退，浅感觉可达胸部，深感觉以震动觉改变最常见，合用维生素 B_6(剂量为异烟肼的 1/10)可以预防。

2.中毒性

如群体发病应考虑重金属或化学品中毒，需检测血、尿、头发、指甲等的重金属含量。

3.糖尿病性

表现为感觉、运动、自主神经或混合型，以混合型最常见，通常感觉障碍较重，早期出现主观感觉异常，损害主要累及小感觉神经纤维，以疼痛为主，夜间尤甚；累及大感觉纤维可引起感觉性共济失调，可发生无痛性溃疡和神经源性骨关节病。某些病例以自主神经损害为主，部分患者出现近端肌肉非对称性肌萎缩。

4.尿毒症性

该类型约占透析患者的半数，典型症状与远端性轴索病相同，大多数为感觉-运动型，初期多表现感觉障碍，下肢较上肢出现早且严重，夜间发生感觉异常及疼痛加重，透析后可好转。

5.营养缺乏性

如贫血、烟酸、维生素 B_1 缺乏等，见于慢性酒精中毒、慢性胃肠道疾病、妊娠和手术后等。

6.肿瘤

可以是感觉型或感觉-运动型，前者以四肢末端开始、上升性、自觉强烈不适及疼痛，伴深浅感觉减退或消失，运动障碍较轻；后者呈亚急性经过，恶化和缓解反复出现，可在癌原发症状前期或后期发病，约半数脑脊液蛋白增高。

7.感染后

如 Guillain-Barre 综合征、疫苗接种后多发性神经病可能为变态反应。白喉性多发性神经病是白喉外毒素作用于血神经屏障较差的后根神经节和脊神经根，见于病后 8～12 周，为感觉-运动性，数天或数周可恢复。麻风性多发性神经病潜伏期长，起病缓慢，周围神经增粗并可触及，可发生大疱、溃烂和指骨坏死等营养障碍。

8.POEMS 综合征

POEMS 综合征是一种累及周围神经的多系统病变，多中年以后起病，男性较多见，起病隐袭、进展慢。依照症状、体征可有如下表现，也是病名组成：①多发性神经病：呈慢性进行性感觉-运动性多神经病，脑脊液蛋白质含量增高。②脏器肿大：肝脾大，周围淋巴结肿大。③内分泌病：男性出现阳痿、女性化乳房，女性出现闭经、痛性乳房增大和溢乳，可合并糖尿病。④M 蛋白：血清蛋白电泳出现 M 蛋白，尿检可有本周蛋白。⑤皮肤损害：因色素沉着变黑，并有皮肤增厚与多毛。⑥水肿：视盘水肿、胸腔积液、腹水、下肢指凹性水肿。⑦骨骼改变：可在脊柱、骨盆、肋骨和肢体近端发现骨硬化性改变，为本病的影像学特征，也可有溶骨性病变，骨髓检查可见浆细胞增多或骨髓瘤。

9.遗传性疾病

如遗传性运动感觉性神经病（HMSN）、遗传性共济失调性多发性神经病（Refsum 病）、遗传性淀粉样变性神经病等，起病隐袭，进展缓慢，周围神经对称性、进行性变性导致四肢无力，下肢重于上肢。远端重于近端，常出现运动和感觉障碍。

10.其他

某些疾病如动脉硬化、肢端动脉痉挛症、系统性红斑狼疮、结节性多动脉炎、硬皮病、风湿病等，可致神经营养血管闭塞，为感觉-运动性表现，有时早期可有主观感觉异常。代谢性疾病如血卟啉病、巨球蛋白血症也影响周围神经，多为感觉-运动性，血卟啉病以运动损害为主，双侧对称性近端为重的四肢瘫痪。1/3～1/2 伴有末梢型感觉障碍。

（四）进一步检查项目

1.神经传导速度和肌电图

如果仅有轻度轴突变性，传导速度尚可正常；当有严重轴突变性及继发性髓鞘脱失时传导速度变慢，肌电图呈去神经性改变；节段性髓鞘脱失而轴突变性不显著时，传导速度变慢，肌电图可正常。

2.血生化检查

根据病情，可检测血糖水平、维生素 B_{12} 水平、尿素氮、肌酐、甲状腺功能、肝功能等。

3.免疫学检查

对疑有免疫疾病者，可做免疫球蛋白、类风湿因子、抗核抗体、抗磷脂抗体等检测。

4.可疑中毒者

对可疑中毒者，可根据病史做相关毒物或重金属、药物的血液浓度检测。

5.脑脊液检查

大多数无异常发现，少数患者可见脑脊液蛋白增高。

6.神经活检

对不能明确诊断或疑为遗传性的患者，可行腓神经活检。

五、诊断对策

(一)诊断要点

根据患者临床表现的特点，即以四肢远端为主的对称性下运动神经源性瘫痪、末梢型感觉障碍和自主神经功能障碍，可以临床诊断。注意临床工作时要认真询问病史，掌握不同病因所致的多发性周围神经病的特殊临床表现，有助于病因的诊断。肌电生理检查和神经肌肉活检对诊断很有帮助；神经传导速度测定，有助于亚临床型的早期诊断，并可区别轴索变性和节段性脱髓鞘改变。

(二)鉴别诊断要点

1.亚急性联合变性

早期表现类似于多发性周围神经病，随着病情进展逐渐出现双下肢软弱无力、步态不稳，双手动作笨拙；肌张力增高、腱反射亢进、锥体束征阳性和感觉性共济失调是其与多发性周围神经病的主要鉴别点。

2.周期性瘫痪

周期性瘫痪为周期性发作的短时期的肢体近端弛缓性瘫痪，无感觉障碍，发作时血清钾低于3.5 mmol/L，心电图呈低钾改变，补钾后症状改善，不难鉴别。

3.脊髓灰质炎

肌力降低常为不对称性，多数仅累及一侧下肢的一至数个肌群，呈节段性分布，无感觉障碍，肌萎缩出现早；肌电图可明了损害部位。

六、治疗对策

(一)治疗原则

去除病因，积极治疗原发病，改善周围神经的营养代谢，对症处理。

(二)治疗计划

1.去除病因

根据不同的病因采取针对性强的措施，以消除或阻止其病理性损害。重金属和化学品中毒应立即脱离中毒环境，避免继续接触有关毒物；急性中毒可大量补液，促使利尿、排汗和通便等，加速排出毒物。重金属如铅、汞、锑、砷中毒，可用二硫丙醇(BAL)、依地酸钙钠等结合剂；如砷中毒可用二硫丙醇 3 mg/kg 肌内注射，每 4～6 h 1 次，2～3 d 后改为每天 2 次，连用 10 d；铅中毒用二巯丁二酸钠 1 g/d，加入 5%葡萄糖液 500 mL 静脉滴注，5～7 d 为 1 个疗程，可重复 2～3 个疗程；或用依地酸钙钠 1 g，稀释后静脉滴注，3～4 d 为 1 个疗程，停用 2～4 d 后重复应用，一般用 3～4 个疗程。

对各种疾病所致的多发性周围神经病，要积极治疗原发病。如糖尿病控制好血糖；尿毒症行血液透析或肾移植；黏液水肿用甲状腺素；结缔组织疾病、系统性红斑狼疮、硬皮病、类风湿关节病、血清注射或疫苗接种后、感染后神经病，可应用类固醇皮质激素治疗；麻风病用砜类药；肿瘤行手术切除，也可使多发性神经病缓解。

2.改善神经的营养代谢

营养缺乏和代谢障碍可能是病因，或在其发病机制中起重要作用，在治疗中必须予以重视并纠正。应用大剂量B族维生素有利于神经损伤的修复和再生，地巴唑、加兰他敏也有促进神经功能恢复的作用，还可使用神经生长因子、神经节苷脂等。

3.对症处理

急性期应卧床休息，疼痛可用止痛剂、卡马西平、苯妥英钠等；恢复期可用针灸、理疗和康复治疗，以促进肢体功能恢复；重症患者护理时要定期翻身，保持肢体功能位，防止挛缩和畸形。

（陈华姝）

第四节　多灶性运动神经病

多灶性运动神经病（multifocal motor neuropathy，MMN）为仅累及运动神经的脱髓鞘性神经病，是一种免疫介导的、以肢体远端为主的、非对称性的、慢性进展的、以运动障碍为主要表现的慢性多发性单神经病，电生理特点为持续性、节段性、非对称性运动神经传导阻滞，免疫球蛋白及环磷酰胺治疗有效。

一、病因及病理

一般认为本病为自身免疫性疾病，20%～84%的患者，血中有抗神经节苷脂抗体（GM_1），并且抗体的滴度与临床表现平行，病情进展与复发时升高，使用免疫抑制剂后，随该抗体的下降病情即好转。神经节苷脂抗体，选择性地破坏运动神经的体磷脂，导致运动神经的脱髓鞘改变，继之以施万细胞的再生，使病变部的周围神经呈“洋葱球”样改变，无炎症细胞浸润及水肿，严重的伴轴突变性。病变呈灶性分布，可发生于脊神经根，多条周围神经干，同一神经干上多个部位，有的有脊髓前角神经元的脱失和尼氏小体的溶解，甚至有皮质脊髓束的损坏。

二、临床表现

本病多见于20～50岁的男性，儿童及老年人亦可见到，男女比例为4∶1。大多数慢性起病，病情缓慢进展，中间可有不同时段的“缓解”，在缓解期病情相对稳定，病程可达几年或几十年，少数人也可急性或亚急性起病，病情进展较快，但很快又进入慢性病程。临床表现以运动障碍为主，主要临床特点如下。

（一）运动障碍

呈进行性缓慢加重的肌肉无力，并且无力的肌肉，大多数伴有肌束颤动和肌肉痉挛，晚期出现肌萎缩。肌无力多从上肢远端开始，逐渐累及下肢，肌无力分布与周围神经干或其分支的支配范围一致，正中神经、桡神经、尺神经支配的肌肉最易受累；脑神经支配的肌肉及呼吸肌一般不受累。

（二）腱反射

受累的肌肉腱反射减弱，一部分正常，个别甚至亢进，无锥体束征。

(三)感觉障碍不明显

受损的神经干分布区可出现一过性疼痛或感觉异常,客观检查无感觉减退。

三、辅助检查

(一)血清学检查

血清肌酸磷酸激酶轻度增高,20%～84%的患者抗 GM_1 抗体阳性。

(二)脑脊液检查

一般正常,极少数患者蛋白有轻微的一过性升高。

(三)神经电生理检查

运动神经传导速度测定表现为:节段性、非对称性、持续性的传导阻滞,复合肌肉动作电位,近端较远端波幅及面积下降 50%以上,时限增加＜30%,感觉神经传导速度正常。

(四)神经活检

病变段神经脱髓鞘复髓鞘、"洋葱球"样形成,神经膜细胞增殖,无炎症细胞浸润。

(五)MRI 检查

可发现传导阻滞段的周围神经呈灶性肿大。

四、诊断

主要根据临床特点(典型的肌无力特征、感觉大致正常)及典型的神经电生理特征(节段性、非对称性、持续性的传导阻滞等)做出诊断,抗 GM_1 抗体滴度升高,神经活检的特征性改变有助于确定诊断。

五、鉴别诊断

(一)慢性吉兰-巴雷综合征(CIDP)

本病有客观的持久的感觉障碍,肌无力的同时不伴有肌束震颤及肌肉痉挛,腱反射减弱或消失,脑脊液蛋白明显升高,可持续 12 周,免疫激素治疗效果良好。血中无抗 GM_1 抗体。

(二)运动神经元病

该病影响脊髓前角运动细胞和锥体束,临床表现为肌无力及肌萎缩,可累及脑神经,无感觉障碍,腱反射亢进,锥体束征阳性。而 MMN 无锥体束征,病灶与周围神经支配区一致,血中可出现抗 GM_1 抗体,运动神经传导阻滞特点可供鉴别。

六、治疗

(一)静脉注射免疫球蛋白

用量 0.4 g/(kg·d)(具体用法见吉兰-巴雷综合征的治疗),连用 5 d 为 1 个疗程,用药数小时至 7 d 即开始见效,90%的患者肌力在用药 2 周内明显提高,运动神经传导速度明显好转,疗效可维持3～6 周,症状即复发,因此,需要根据病情复发的规律,定期维持治疗。免疫球蛋白不能使抗 GM_1 抗体滴度降低。

(二)环磷酰胺

可先给大剂量治疗,而后以 1～3 mg/(kg·d)的剂量维持治疗,85%的患者症状改善,血清抗 GM_1 抗体滴度下降。

以上两种方法同时使用，可减少静脉免疫球蛋白的用量，减少复发，但明显萎缩的肌肉对治疗反应差。因部分患者经上述治疗后，原有症状好转的同时仍有新病灶的产生，所以目前认为上述治疗只是改善症状，不能阻止新病灶的产生，病情仍处于缓慢进展状态。

(三)糖皮质激素及血浆置换

基本无效，糖皮质激素甚至可加重病情。

七、预后

本病为缓慢进行性病程，病程可达几十年，94%的患者始终能够保持工作能力。

(陈华妹)

第五节　急性吉兰-巴雷综合征

急性吉兰-巴雷综合征(Guillain-Barrésyndrome，GBS)是一种由多种因素诱发，通过免疫介导而引起的自身免疫性脱髓鞘性周围神经病。1916 年，Guillain、Barré、Strohl 报道了 2 例急性瘫痪的士兵，表现运动障碍、腱反射消失、肌肉压痛、感觉异常，无客观感觉障碍，并首次提出该病会出现脑脊液蛋白-细胞分离现象，经病理检查发现与 1859 年 Landry 报道的“急性上升性瘫痪”的病理改变非常相似。因此，被称为急性吉兰-巴雷综合征。

该病在世界各地均有发病，其发病率在多数国家是0.4/10 万～2.0/10 万。1984 年，我国 21 省农村 24 万人口调查中，GBS 的年发病率为 0.8/10 万。1993 年，北京郊区两县 98 万人口采用设立监测点进行前瞻性监测，其年发病率为 1.4/10 万。多数学者报道 GBS 发病无季节倾向，但我国河北省石家庄地区多发生于夏、秋季，并有数年 1 次流行趋势，或出现丛集发病。

一、病因与发病机制

有关 GBS 的病因及发病机制目前仍不十分明确，但经研究已取得较大进展。

(一)病因

1.感染因素

流行病学资料提示发病前的前驱非特异性感染，是促发 GBS 的重要因素。如 Hutwitz (1983)报道 1 034 例 GBS，约有 70%的患者在发病前 8 周内有前驱感染因素，其中呼吸道感染占 58%，胃肠道感染占 22%，二者同时感染占 10%。前驱感染的主要病原体有：①空肠弯曲菌(Campylobacter jejuni，CJ)。Rhodes(1982)首先注意到 GBS 与 CJ 感染有关。Hughes(1997)提出 CJ 感染常与急性运动轴索性神经病有关。在我国和日本，42%～76%的 GBS 患者血清中 CJ 特异性抗体增高。CJ 是革兰氏阴性微需氧弯曲菌，是引起人类腹泻的常见致病菌之一，感染潜伏期为 24～72 h，腹泻开始为水样便，以后出现脓血便，高峰期为 24～48 h，约 1 周恢复。GBS 患者常在腹泻停止后发病。②巨细胞病毒(cytomegalovirus，CMV)是欧洲和北美洲地区 GBS 的主要前驱感染病原体。研究证明 CMV 感染与严重感觉型 GBS 有关，发病症状严重，常出现呼吸肌麻痹，脑神经及感觉神经受累多见。③其他病毒。如E-B病毒(Epstein-Barr virus，EBV)、肺炎支原体(Mycoplasma pneumonia，MP)、乙型肝炎病毒(HBV)、带状疱疹病毒

(varicella zoster virus,VZV)、单纯疱疹病毒(human herpes virus,HHV)、麻疹病毒、流行性感冒病毒、腮腺炎病毒、柯萨奇病毒、甲型肝炎病毒等。新近研究又发现屡有流感嗜血杆菌、幽门螺杆菌等感染与GBS发病有关。还有HIV与GBS的关系也越来越受到关注。但是,研究发现人群中经历过相同病原体前驱感染,仅有少数人发生GBS,又如流行病学调查发现,许多人即使感染了CJ也不患GBS,提示感染因素不是唯一的病因,可能还与存在遗传易感性个体差异有关。

2.遗传因素

目前认为GBS的发生是具有某种易感基因的人群感染后引起的自身免疫性疾病。国外学者报道GBS与人类白细胞抗原(HLA)基因分型(如*HLA-DR3*、*DR2*、*DQBI*、*B35*)相关联;李春岩等对31例AIDS、33例急性运动轴索型神经病(AMAN)患者易感性与HLA-A、B基因分型关系的研究,发现*HLA-A33*与AIDP易患性相关联;*HLA-B15*、*B35*与AMAN易患性相关联;郭力等发现*HLA-DR16*和*DQ5*与GBS易患性相关,而且不同GBS亚型*HLA*等位基因分布不同。还发现在GBS患者携带*TNF*2等位基因频率、*TNF*1/2和*TNF*2/2的基因频率都显著高于健康对照组,说明携带TNF2等位基因的个体较不携带者发生GBS的危险性增加,编码*TAFa*基因位于人类6号染色体短臂上(6p21区),HLA-Ⅲ类基因区内,因*TAFa*基因多个位点具有多态性,转录起始位点为上游第308位(−308位点),故提示*TAFa*基因启动子-308G-A的多态性与GBS的遗传易感性相关。所以,患者遗传素质可能决定个体对GBS的易感性。

3.其他因素

有报道患者发病前有疫苗接种史、外伤史、手术史等,还有人报道因其他疾病用免疫抑制剂治疗发生GBS;也有患有其他自身免疫性疾病者合并GBS的报道。

(二)发病机制

目前主要针对其自身免疫机制进行了较深入研究。

1.分子模拟学说

如果感染的微生物或寄生虫等生物性因子的某些抗原成分的结构与宿主自身组织的表位相似或相同,便可通过交叉反应启动自身免疫性疾病的发生,这种机制在免疫学称为“分子模拟”。该学说是目前解释GBS与感染因子之间关系的主要理论依据。机体感染细菌或病毒后,由于它们与机体神经组织有相同的表位,针对感染原的免疫应答的同时,发生错误的免疫识别,通过抗原抗体交叉反应导致自身神经组织的免疫损伤,则引起GBS的发生。如CJ的菌体外膜上脂多糖结构与人类周围神经神经节苷脂的结构相似,当易患宿主感染空肠弯曲菌后,产生保护性免疫反应消除感染的同时,也发生错误的免疫识别,激活了免疫细胞产生抗神经结苷脂自身抗体,攻击有共同表位的周围神经组织,导致周围神经纤维髓鞘脱失,干扰神经传导,而形成GBS的临床表现。又如研究发现,乙型肝炎表面抗原(HBsAg)分子的氨基酸序列中有一段多肽与人类及某些实验动物的周围神经髓鞘碱性蛋白分子的氨基酸序列中某段多肽完全相同,以此段多肽来免疫动物,可引起实验动物的周围神经病;某些个体感染了HBV,HBsAg分子中的某段多肽,刺激机体免疫系统产生细胞免疫及体液免疫应答,以攻击、排斥此段多肽;因人的周围神经髓鞘碱性蛋白分子中有与此段多肽完全相同的多肽段,于是机体发生错误的免疫识别,也启动攻击周围神经髓鞘碱性蛋白分子中的此段多肽的自身免疫,导致周围神经髓鞘脱失而发生GBS。

2.实验性自身免疫性神经炎(experimental autoimmune neuritis,EAN)动物模型研究

通过注射、口服或吸入抗原致敏,以及免疫细胞被动转移诱发等造成EAN。如用牛P2蛋白免疫Lewis大鼠可诱发典型EAN。其病理表现为周围神经、神经根节段性脱髓鞘及炎症反应,

在神经根的周围可见到单核细胞及巨噬细胞浸润，自主神经受累，严重者可累及轴索。把 EAN 大鼠抗原特异性细胞被动转移给健康 Lewis 大鼠，经 4～5 d 潜伏期后可发生 EAN。EAN 与 GBS 两者的临床表现及病理改变相似。均提示 GBS 是一种主要以细胞免疫为介导的疾病。但研究发现，将 P2 抗体(EAN 动物的血清)直接注射到健康动物的周围神经亦可引起神经传导阻滞及脱髓鞘，提示体液因子也参与免疫病理过程。

3.细胞因子与 GBS 发病的研究

细胞因子在 GBS 发病中起至关重要的作用。①干扰素-γ(IFN-γ)是主要由 Th_1 细胞分泌的一种多效性细胞因子，能显著增加抗原呈递细胞表达等作用，与神经脱髓鞘有关。因病毒感染，伴随产生的干扰素-γ，引起血管内皮细胞、巨噬细胞、施万细胞的 MHC-Ⅱ型抗原表达。活化的巨噬细胞可直接吞噬或通过分泌炎症介质引起髓鞘脱失，是致病的关键性因子。②TNF-α 是由巨噬细胞和抗原激活的 T 细胞分泌，是引起炎症、自身免疫性组织损伤及选择性损害周围神经髓鞘的介质。GBS 患者急性期血清 TNF-α 质量浓度增高，且增高的程度与病变的严重程度相关，当患者康复时血清 TNF-α 质量浓度亦恢复正常。③白细胞介素-2(IL-2)是由活化的 T 细胞分泌，能刺激 T 细胞增殖分化，激活 T 细胞合成更多的 IL-2 及 IFN-γ、TNF-α等细胞因子，促发炎症反应。④白细胞介素-12(IL-12)是由活化的单核/巨噬细胞、B 细胞等产生，IL-12 诱导 $CD4^+$ T 细胞分化为 Th1 细胞并使其增殖、合成 IFN-γ、TNF-α、IL-2 等，使促炎细胞因子合成增加；同时 IL-12 抑制 $CD4^+$ T 细胞分化为 Th2 细胞而合成 IL-4、IL-10，使 IL-4、IL-10免疫下调因子合成减少。IL-12 在 GBS 中的致病作用可能是使IFN-γ、TNF-α、IL-2 等炎细胞因子合成增加，使IL-4、IL-10 免疫下调因子合成减少，最终促使神经脱髓鞘、轴索变性而发病。⑤白细胞介素-6(IL-6)是由 T 细胞或非 T 细胞产生的一种多功能的细胞因子。IL-6的一个主要的生物学功能是促使 B 细胞增殖、分化并产生抗体。IL-6 对正常状态的 B 细胞无增殖活性，但可促进病毒感染的 B 细胞增殖，促进抗体产生。IL-6 在 GBS 发病中通过激发 B 细胞产生致病的抗体而发病。⑥白细胞介素-18(IL-18)主要由单核巨噬细胞产生，启动免疫级联反应，使各种炎症细胞、细胞因子及其炎症介质释放，进入周围神经组织中引起一系列免疫病理反应，导致髓鞘脱失。总之，这一类细胞因子(TNF-α、IFN-γ、IL-2、IL-6、IL-12、IL-18 等)是促炎因子，与 GBS 发病及病情加重有关。

另一类细胞因子对 GBS 具有调节免疫、减轻炎症性损害、终止免疫病理反应、促进髓鞘修复等作用。①白细胞介素-4(IL-4)是由 Th2 分泌的一种 B 细胞生长因子和免疫调节剂，可下调 Th1 细胞的活性，在疾病的发展中起免疫调节作用，可抑制 GBS 的发生。②白细胞介素-10(IL-10)是由 Th2 分泌，能抑制Th1 细胞、单核/巨噬细胞合成 TNF-a、TNF-γ、IL-2 等致炎因子，是一种免疫抑制因子，有助于脱髓鞘的修复，则 GBS 患者症状减轻。③白细胞介素-13(IL-13)是由活化的 Th2 细胞分泌的，具有免疫抑制和免疫调节作用，能抑制单核巨噬细胞产生多种致炎因子和趋化因子，从而具有显著抗炎作用。④干扰素-β(IFN-β)是由成纤维细胞产生，具有抗病毒、抗细胞增殖和免疫调节作用，能减轻组织损伤，有利于疾病的恢复。故细胞因子 IL-4、IL-10、IL-13、TGF-β 等是抑炎细胞因子，与 GBS 临床症状缓解有关。

总之，细胞因子在 GBS 的发病过程中起至关重要的作用，促炎症细胞因子如 TNF-α、IFN-γ、IL-2、IL-6、IL-12、IL-18 等与 GBS 发病及病情加重有关，对 GBS 的发病起促进作用；抑炎症细胞因子IL-4、IL-10、IL-13、TGF-β 等可下调炎症反应，有利于肌体的恢复。促炎症细胞因子和抑炎症细胞因子两者在人体内的平衡情况影响着 GBS 的发生、发展和转归。

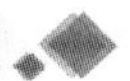

目前研究较公认的 GBS 发生是因某些易感基因的人群感染(如空肠弯曲菌)后,经过一段潜伏期,机体产生抗抗原成分(抗空肠弯曲菌)的抗体后发生交叉反应,抗体作用于靶位导致神经组织脱髓鞘和功能改变而致病。李海峰报道 IgM 型 CM1 抗体与 CJ 近期感染有关,CJ 感染后可通过 CM1 样结构发生交叉反应导致神经组织结构和功能的改变。李松岩报道 CM1IgG 抗体与 AMAN 及 AIDP 均相关。该抗体的产生机制可能为病原菌 CJ 及其脂多糖具有与人类神经节苷脂类似的结构,因而针对细菌的免疫反应产生了自身抗体,抗体攻击神经组织髓鞘,致使髓鞘破坏而引起发病。研究发现,在髓鞘裂解处及神经膜上有 IgG、IgM 和 C_3 的沉积物,而血清中补体减少。补体 C_3 降低提示补体参与免疫过程,该抗原抗体反应同时在补体参与及细胞因子的协同作用下发生 GBS。

综上所述,GBS 的发病,感染为始动因素,细胞免疫介导、细胞因子网络之间的调节紊乱和体液免疫等共同参与导致免疫功能障碍,促使周围神经髓鞘脱失而发生自身免疫性疾病。

二、临床表现

半数以上的患者在发病前数天或数周曾有感染史,以上呼吸道及胃肠道感染较为常见,或有其他病毒感染性疾病发生,或有疫苗接种史、手术史等。多以急性或亚急性起病。一年四季均可发病,但以夏秋季(6～10 月约占 75.4%)为多发;男女均可发病,男女之比 1.4∶1;任何年龄均可发病,但以 30 岁以下者最多。国内报道儿童和青少年为 GBS 发病的两个高峰。

(一)症状与体征

1.运动障碍

首发症状常为双下肢无力,从远端开始逐渐向上发展,四肢呈对称性弛缓性瘫痪,下肢重于上肢,近端重于远端,亦有远端重于近端者。轻者尚可行走,重者四肢完全性瘫痪,肌张力低,腱反射减弱或消失,部分患者有轻度肌萎缩。长期卧床可出现失用性肌萎缩。GBS 患者呈单相病程,发病 4 周后肌力开始恢复,一般无复发-缓解。急性重症患者对称性肢体无力,在数天内从下肢上升至躯干、上肢或累及支配肋间及膈肌的神经,导致呼吸肌麻痹,称为 Landry 上升性麻痹,表现除四肢弛缓性瘫痪外,有呼吸困难、说话声音低、咳嗽无力、缺氧、发绀,严重者可因完全性呼吸肌麻痹,而丧失自主呼吸。

2.脑神经损害

舌咽-迷走神经受损较为常见,表现吞咽困难、饮水呛咳、构音障碍、咽反射减弱或消失等;其次是面神经受损,表现为周围性面瘫;动眼神经亦可受累,表现眼球运动受限;三叉神经受累,表现为张口困难及面部感觉减退。总的来说,单发脑神经受损较少,多与脊神经同时受累。

3.感觉障碍

发病后多有肢体感觉异常,如麻木、蚁行感、烧灼感、针刺感及不适感等。客观感觉障碍不明显,或有轻微的手套样、袜套样四肢末端感觉障碍,少数人有位置觉障碍及感觉性共济失调。常有 Lasègue 征阳性及腓肠肌压痛。

4.自主神经障碍

皮肤潮红或苍白,多汗,四肢末梢发凉,血压升高或降低,心动过速或过缓,尿潴留或尿失禁等。

5.其他

少数患者有精神症状,或有头疼、呕吐、视盘水肿,或一过性下肢病理征,或有脑膜刺激征等。

(二)GBS 变异型

1.急性运动轴索型神经病

免疫损伤主要的靶位是脊髓前根和运动神经纤维的轴索,导致轴索损伤,或免疫复合物结合导致轴索功能阻滞,病变多集中于周围神经近段或末梢,髓鞘相对完整无损,无明显的炎症细胞浸润,多伴有血清抗神经节苷脂 GM1、GM1b、GD1a 或 Ga1Nac-CD1a 抗体滴度增高。

AMAN 的病因及发病机制不清,目前认为与 CJ 感染有关。据报道 GBS 发病前 CJ 感染率美国为 4%、英国为 26%、日本为 41%、中国为 51%或 66%。病变以侵犯神经远端为主,临床表现主要为肢体瘫痪,无感觉障碍症状,病情严重者发病后迅速出现四肢瘫痪,伴有呼吸肌受累。早期出现肌萎缩者,预后相对不好。年轻患者神经功能恢复较好。本型流行病学特点是儿童多见,夏秋季多见,农村多见。

2.急性运动感觉性轴索型神经病

急性运动感觉性轴索型神经病也称暴发轴索型 GBS。免疫损伤主要的靶位在轴索,但同时波及脊髓前根和背根,以及运动和感觉纤维。临床表现病情大多严重,恢复缓慢,预后较差。患者常有血清抗 GM1、GM1b 或 GD1a 抗体滴度增高。此型不常见,占 GBS 的 10%以下。

3.Miller-Fisher 综合征(MFS)

简称 Fisher 综合征。此型约占 5%,以急性或亚急性发病。临床表现以眼肌麻痹、共济失调和腱反射消失三联征为特点,无肢体瘫,若伴有肢体肌力减低也极轻微。部分电生理显示受累神经同时存在髓鞘脱失、炎症细胞浸润和轴索传导阻滞,患者常有血清抗 GQ1b 抗体滴度增高。MFS 呈单相性病程,病后2~3 周或数月内大多数患者可自愈。

4.复发型 AIDP

复发型 AIDP 是 AIDP 患者数周至数年后再次复发,5%~9%的 AIDP 患者有 1 次以上的复发。复发后治疗仍有效。但恢复不如第一次完全,有少数复发患者呈慢性波动性进展病程,变成慢性型 GBS。

5.纯感觉型 Guillain-Barré 综合征

表现为四肢对称性感觉障碍和疼痛,感觉性共济失调,伴有肢体无力,电生理检查符合脱髓鞘性周围神经病,病后 5~14 个月肌无力恢复良好。

6.多数脑神经型 Guillain-Barré 综合征

多数脑神经型 Guillain-Barré 综合征是 GBS 伴多数运动性脑神经受累。

7.全自主神经功能不全型 Guillain-Barré 综合征

全自主神经功能不全型 Guillain-Barré 综合征是以急性或亚急性发作的单纯全自主神经系统功能失调综合征,病前有感染史。表现为全身无汗、口干、皮肤干燥、便秘、排尿困难、直立性低血压、阳痿等,无感觉障碍和瘫痪。病程呈单相性,预后良好。

(三)常与多种疾病伴发

1.心血管功能紊乱

GBS 患者可伴有心律失常,心电图 ST 段改变;血压升高或降低;并发心肌炎、心源性休克等。经追踪观察,随神经功能恢复心电图变化也随之好转。学者们认为是交感神经脱髓鞘或交感神经节的病损所致;还有学者认为是血管活性物质儿茶酚胺和肾上腺素升高所致。因心功能障碍可致心脏骤停,故对重症 GBS 患者要心功能监护。

2.甲状腺功能亢进症

甲状腺功能亢进症与GBS两者是伴发还是继发尚不清楚,两者均与自身免疫功能失调有关,故伴发可能性大。

3.流行性出血热

有报道流行性出血热与GBS伴发。GBS是感染后激发免疫反应致周围神经脱髓鞘病;流行性出血热是由汉坦病毒感染的自然疫源性疾病,尚未见GBS感染该病毒的报道,有待进一步观察研究。

4.其他

临床报道还有GBS与钩端螺旋体病、伤寒、支原体肺炎、流行性腮腺炎、白血病、神经性肌强直、低血钾、多发性肌炎等伴发,都有待临床观察研究。

(四)临床分型

《中华神经精神科杂志》编委会于1993年10月召开GBS研讨会,会议以Asbury AK(1990)发表的标准,结合国情制定我国GBS临床分型标准(表9-1)。

表9-1 GBS临床分型

分型	诊断标准
轻型	四肢肌力3度以上,可独立行走
中型	四肢肌力3度以下,不能独立行走
重型	第Ⅸ、Ⅹ对脑神经和其他脑神经麻痹。不能吞咽,同时四肢无力到瘫痪,活动时有轻度呼吸困难,但不需要气管切开行人工呼吸
极重型	在数小时至2 d,发展到四肢瘫痪,吞咽不能,呼吸机麻痹,必须立即气管切开行人工呼吸,伴有严重心血管功能障碍或暴发型并入此型
再发型	数月(4～6个月)至10多年可有多次再发,轻重如上述症状,应加倍注意,往往比首发重,可由轻型直到极重型症状
慢性型或慢性炎症脱髓鞘多发性神经病	由两月至数月乃至数年缓慢起病,经久不愈,脑神经受损少,四肢肌肉萎缩明显,脑脊液蛋白含量持续增高
变异型	纯运动型GBS;感觉型GBS;多脑神经型GBS;纯自主神经功能不全型GBS;其他还有Fisher综合征、少数GBS伴一过性锥体束征和伴小脑共济失调等

三、辅助检查

(一)脑脊液检查

1.蛋白细胞分离

病初期蛋白含量与细胞数均无明显变化,1周后蛋白含量开始增高,病后4～6周达高峰,最高可达10 g/L,一般为1～5 g/L。蛋白含量高低与病情不呈平行关系。在疾病过程中,细胞数多为正常,有少数可轻度增高,表现蛋白-细胞分离现象。

2.免疫球蛋白含量升高

脑脊液中IgG、IgM、IgA含量明显升高,可出现寡克隆IgG带,阳性率在70%以上。

(二)血液检查

1.血常规

白细胞多数正常,部分患者中等多核白细胞增多,或核左移。

2.外周血

T 细胞亚群异常,急性期患者抑制 T 细胞(Ts)减少,辅助 T 细胞(Th)与 Ts 之比(Th/Ts)升高。

3.血清免疫球蛋白含量升高

血清中 IgG、Ig M、IgA 等含量均明显升高。

(三)电生理检查

1.肌电图

约有 80%的患者神经传导速度减慢,运动神经传导速度减慢更明显,常有神经传导潜伏期延长,F 波的传导速度减慢。当临床症状消失后,神经传导速度仍可减慢,可持续几个月或更长时间。此项检查可预测患者的预后情况。

2.心电图

多数患者的心电图正常,部分患者出现 ST 段降低、T 波低平、窦性心动过速,以及心肌劳损、传导阻滞、心房颤动等表现。

四、诊断与鉴别诊断

(一)诊断

根据如下表现,典型病例诊断并不困难:①儿童与青少年多发;②病前多有上呼吸道或胃肠道感染或疫苗接种史;③急性或亚急性起病;④表现双下肢或四肢无力,对称性弛缓性瘫痪,腱反射减弱或消失;⑤可有脑神经受损;⑥多有感觉异常;⑦脑脊液有蛋白-细胞分离现象等。

中华神经精神科杂志编委会于 1993 年 10 月召开 GBS 研讨会,会议以 Asbury AK(1990)发表的标准,结合国情制定我国 GBS 诊断标准(表 9-2)。

表 9-2　GBS 的基本诊断标准

(1)进行性肢体力弱,基本对称,少数也可不对称,轻则下肢无力,重则四肢瘫,包括躯体瘫痪、延髓性麻痹、面肌以至眼外肌麻痹,最严重的是呼吸机麻痹
(2)腱反射减弱或消失,尤其是远端常消失
(3)起病迅速,病情呈进行性加重,常在数天至一两周达高峰,到第 4 周停止发展,稳定,进入恢复期
(4)感觉障碍主诉较多,客观检查相对较轻,可呈手套样、袜子样感觉异常或无明显感觉障碍,少数有感觉过敏,神经干压痛
(5)脑神经受损以舌咽神经、迷走神经、面神经多见,其他脑神经也可受损,但视神经、听神经几乎不受累
(6)可合并自主神经功能障碍,如心动过速、高血压、低血压、血管运动障碍、出汗多,可有一时性排尿困难等
(7)病前 1~3 周约半数有呼吸道、肠道感染,不明原因发热、水痘、带状疱疹、腮腺炎、支原体、疟疾等,或淋雨受凉、疲劳、创伤、手术等
(8)发病后 2~4 周进入恢复期,也可迁延至数月才开始恢复
(9)脑脊液检查,白细胞数常少于 $10\times10^6/L$,1~2 周蛋白含量增高,呈蛋白-细胞分离现象,如细胞数超过 $10\times10^6/L$,以多核为主,则需排除其他疾病。细胞学分类以淋巴细胞、单核细胞为主,并可出现大量吞噬细胞
(10)电生理检查,病后可出现神经传导速度明显减慢,F 反应近端神经干传导速度减慢

(二)鉴别诊断

1.多发性周围神经病

(1)缓慢起病。

(2)感觉神经、运动神经、自主神经同时受累,远端重于近端。

(3)无呼吸肌麻痹。

(4)无神经根刺激征。

(5)脑脊液正常。

(6)多能查到病因,如代谢障碍、营养缺乏、药物中毒,或有重金属及化学药品接触史等。

2.低钾型周期麻痹

(1)急性起病,四肢瘫痪,近端重、远端轻,下肢重、上肢轻。

(2)有反复发作史或家族史,病前常有过饱、过劳、饮酒史。

(3)无脑神经损害,无感觉障碍。

(4)脑脊液正常。

(5)发作时可有血清钾低。

(6)心电图出现 Q-T 间期延长,ST 段下移,T 波低平或倒置,可出现宽大的U 波或 T 波、U 波融合等低钾样改变。

(7)补钾后症状迅速改善。

3.全身型重症肌无力

(1)四肢无力,晨轻夕重,活动后加重,休息后症状减轻。

(2)无感觉障碍。

(3)常有眼外肌受累,表现上眼睑下垂、复视等。

(4)新斯的明试验或疲劳试验阳性。

(5)肌电图重复刺激波幅减低。

(6)脑脊液正常。

4.急性脊髓炎

(1)先驱症状发热。

(2)急性起病,数小时或数天达高峰。

(3)脊髓横断性损害,有明显的节段性感觉平面,有传导束性感觉障碍,脊髓休克期后应出上单位瘫。

(4)括约肌症状明显。

(5)脑脊液多正常,或有轻度的细胞数和蛋白含量增多。

5.急性脊髓灰质炎

患者常未服或未正规服用脊髓灰质炎疫苗。①起病时常有发热;②急性肢体弛缓性瘫痪,多为节段性,瘫痪肢体多明显不对称;③无感觉障碍,肌萎缩出现较早;④脑脊液蛋白含量和细胞数均增多;⑤肌电图呈失神经支配现象,运动神经传导速度可正常,或有波幅减低。

6.多发性肌炎

(1)常有发热、皮疹、全身不适等症状。

(2)全身肌肉广泛受累,以近端多见,表现酸疼无力。

(3)无感觉障碍。

(4)血常规白细胞计数增高、血沉快。

(5)血清肌酸激酶、醛缩酶和谷丙氨酸氨基转移酶明显增高。

(6)肌电图示肌源性改变。

(7)病理活检示肌纤维溶解断裂,炎细胞浸润,毛细血管内皮细胞增厚。

7.血卟啉病

(1)急性发作性弛缓性瘫痪。

(2)急性腹痛伴有恶心、呕吐。

(3)有光感性皮肤损害。

(4)尿呈琥珀色,暴露在日光下呈深黄色。

8.肉毒中毒

(1)有进食物史,如吃家制豆腐乳、豆瓣酱后发病,且与同食者一起发病。

(2)有眼肌麻痹、吞咽困难、呼吸肌麻痹、心动过缓等。

(3)肢体瘫痪轻。

(4)感觉无异常。

(5)脑脊液正常。

9.脊髓肿瘤

(1)起病缓慢。

(2)常有单侧神经根痛,后期可双侧持续痛。

(3)早期一般来说病侧肢体无力,后期双侧受损或出现脊髓横断性损害。

(4)腰椎穿刺椎管梗阻。

(5)脊髓 MRI 检查可显示占位性病变。

五、治疗

(一)一般治疗

由于 GBS 病因及发病机制不清,目前尚无特效治疗,但 GBS 的病程自限,如能精心护理及给予恰当的支持治疗,一般预后良好。急性期患者需要及时住院观察病情变化,GBS 最严重和危险的情况是发生呼吸肌麻痹,所以要严密监控患者的自主呼吸;新入院患者病情尚未得到有效控制,尤其需要观察有无呼吸肌麻痹的早期症状,如通过询问患者呼吸是否费力,有无胸闷、气短,能否吞咽及咳嗽等;观察患者的精神状态、面色改变等可了解其呼吸情况。同时:①加强口腔护理,常拍背,有痰要及时吸痰,或体位引流,清除口腔内分泌物,保持呼吸道畅通,预防呼吸道感染;②对重症患者应进行心肺功能监测,发现病情变化及时处置,如呼吸肌麻痹则及时抢救,尽早使用呼吸器,是减少病死率的关键;③有吞咽困难者应尽早鼻饲,防止食物流入气管内而窒息或引起肺部感染;④瘫痪肢体要保持功能位,适当进行康复训练,防止肌肉萎缩,促进瘫痪肢体的功能恢复;⑤定时翻身,受压部位要经常给予按摩,改善局部的血液循环,预防压疮。

(二)呼吸肌麻痹抢救

呼吸肌麻痹表现:①患者说话声音低,咳嗽无力;②呼吸困难或矛盾呼吸(当肋间肌麻痹时吸气时腹部下陷)。

1.呼吸肌麻痹的处理

当患者有轻度呼吸肌麻痹时，首先是口腔护理，及时清除口腔内分泌物，湿化呼吸道，用蒸汽吸入或超声雾化，2～4 次/天。每次 20 min，可降低痰液黏稠度，有利痰液的排出。对重症 GBS 患者要床边监护，每 2 h 测量呼吸量，当潮气量＜1 000 mL 时或患者连续读数字不超过 4 时，说明换气功能不好，患者已血氧不足、二氧化碳潴留，需及时插管行人工呼吸。

2.应用人工呼吸机的指标

(1)患者呼吸浅、频率快、烦躁不安等呼吸困难，四肢末梢轻度发绀有缺氧。

(2)检测二氧化碳分压达 8 kPa(60 mmHg)以上。

(3)氧分压低于 6.5 kPa(50 mmHg)或动脉 pH 在 7.3 及以下时，均提示有缺氧和二氧化碳潴留，要尽快使用人工辅助呼吸纠正乏氧。

3.停用人工呼吸机的指征

(1)患者神经系统症状改善，呼吸功能恢复正常。

(2)平静呼吸时矛盾呼吸基本消失。

(3)肺通气功能维持正常生理需要。

(4)肺部炎症基本控制。

(5)血气分析正常。

(6)间断停用呼吸器无缺氧现象。

(7)已达 24 h 以上的正常自主呼吸。

4.气管切开插管的指征

(1)GBS 患者发生呼吸肌麻痹。

(2)或伴有舌咽神经、迷走神经受累。

(3)或伴有肺部感染，患者咳嗽无力，呼吸道分泌物排出有困难时，应及时行气管切开，保持呼吸道畅通。气管切开后要严格执行气管切开护理规范。

5.拔管指征

(1)患者有正常的咳嗽反射。

(2)口腔内痰液能自行咳出。

(3)深吸气时无矛盾呼吸。

(4)肺部炎症已控制。

(5)吞咽功能已恢复。

(6)血气分析正常。

(三)静脉注射免疫球蛋白(intravenousimmunoglobulin，IVIG)

1.免疫球蛋白治疗 GBS 的机制

(1)通过 IgG 的 Fc 段封闭靶细胞 Fc 受体，阻断抗原刺激和自身免疫反应。

(2)通过 IgG 的 Fab 段结合抗原，防止产生自身抗体，或与免疫复合物中抗原结合，更易被巨噬细胞清除。

(3)中和循环中的抗体，可影响 T、B 细胞的分化及成熟，抑制白细胞免疫反应及炎症细胞因子的产生等。

2.临床应用指征

(1)急性进展期不超过 2 周，且独立行走不足 5 m 的 GBS 患者。

(2)使用其他疗法后,病情仍继续恶化者。

(3)对已用 IVIG 治疗,病情仍继续加重者或 GBS 复发者。

(4)病程超过 4 周,可能为慢性炎性脱髓鞘性多发性神经病者。

3.推荐用量

人免疫球蛋白制剂 400 mg/(kg · d),开始速度要慢,40 mL/h,以后逐渐增加至100 mL/h,静脉滴注,5 d 为 1 个疗程。该治疗见效快,不需要复杂设备,用药安全,故已推荐为重型 GBS 患者的一线用药。

4.不良反应

有发热、头痛、肌痛、恶心、呕吐、皮疹及短暂性肝功能异常等,经减慢滴速或停药即可消失。偶见如变态反应、溶血、肾衰竭等。不良反应发生率在 1%~15%,通常低于 5%。

5.禁忌证

免疫球蛋白过敏、高球蛋白血症、先天性 IgA 缺乏患者。

(四)血浆置换(plasma exchange,PE)

血浆置换疗法可清除患者血中的有害物质,特别是髓鞘毒性抗体及致敏的淋巴细胞、抗原-免疫球蛋白的免疫复合物、补体等,从而减轻和避免神经髓鞘的损害,改善和缓解临床症状,并缩短患者从恢复到独立行走的时间,缩短患者使用呼吸机辅助呼吸的时间,能明显降低重症的病死率。每次交换血浆量按 40~50 mL/kg 体重计算或 1~1.5 倍血浆容量计算,血容量恢复主要依靠 5%人血清蛋白。从患者静脉抽血后分离血细胞和血浆,弃掉血浆,将洗涤过的血细胞与 5%人血清蛋白重新输回患者体内。轻度、中度和重度患者每周应分别做 2 次、4 次和 6 次。不良反应有血容量减少、心律失常、心肌梗死、血栓、出血、感染及局部血肿等。血浆置换疗法的缺点是价格昂贵及费时等。

禁忌证:严重感染、心律失常、心功能不全和凝血功能异常者。

(五)糖皮质激素

目前糖皮质激素对 GBS 的治疗作用及疗效意见尚不一致,有的学者认为急性期应用糖皮质激素治疗无效,不能缩短病程和改善预后,甚至推迟疾病的康复和增加复发率。也有报道称应用甲泼尼龙治疗轻、中型 GBS 效果较好,减轻脱髓鞘程度,改善神经传导功能;重型 GBS 患者肺部感染率较高,还有合并应激性上消化道出血者,不主张应用。临床诊疗指南:规范的临床试验未能证实糖皮质激素治疗 GBS 的疗效,应用甲泼尼龙冲击治疗 GBS 也没有发现优于安慰剂对照组。因此,AIDP 患者不宜首先推荐应用大剂量糖皮质激素治疗。

糖皮质激素不良反应:①大剂量甲泼尼龙冲击治疗能升高血压,平均动脉压增高 1.7~3.6 kPa(12~27 mmHg)。②静脉滴注速度过快可出现心律失常。③有精神症状,如语言增多、欣快等。④其他有上消化道出血、血糖升高、面部潮红、踝部水肿等。

(六)神经营养剂

神经营养药可促进周围损害的神经修复和再生;促进神经功能的恢复。常用有 B 族维生素、辅酶 A、ATP、细胞色素 C、肌苷、胞磷胆碱等。

(七)对症治疗

1.呼吸道感染

重型 GBS 患者易合并呼吸道感染,如有呼吸道感染者,除加强护理及时清除呼吸道分泌物外,还要应用有效足量的抗生素控制呼吸道炎症。

2.心律失常

重型 GBS 患者出现心律失常，多由机械通气、肺炎、酸碱平衡失调、电解质紊乱、自主神经功能障碍等引起。首先明确引起心律失常的病因，再给予相应的处理。

3.尿潴留、便秘

尿潴留可缓慢加压按摩下腹部排尿。预防便秘应鼓励患者多进食新鲜蔬菜、水果，多饮水，每天早晚按摩腹部，促进肠蠕动以防便秘。

4.心理护理

因突然发病，进展又快，四肢瘫，或不能讲话，患者会很紧张、恐惧、焦虑、悲观，心理负担很大，医务人员要鼓励开导患者，树立信心和勇气，消除不良情绪，配合治疗。

(八)康复治疗

GBS 是周围神经脱髓鞘疾病，肌肉出现失神经支配，肌肉萎缩，所以对四肢瘫痪的患者要尽早开始康复治疗，可明显改善神经功能。对肌力在Ⅲ级以上者，鼓励患者要进行主动运动锻炼。肌力在 0～Ⅱ级者，支具固定，保持肢体关节功能位，同时做被动运动训练和按摩，其作用是保持和增加关节活动度，防止关节挛缩变形、肌肉萎缩及足下垂，改善局部血液循环，有利于瘫痪肢体的恢复。另外，还要进行日常生活能力的训练，复合动作训练及作业(即职业)训练等。康复治疗的效果与疾病的严重程度、病程、坚持训练等有关。从患者就诊开始，早期治疗的同时就要注意早期康复治疗。康复治疗不是一朝一夕之事，要鼓励患者持之以恒、循序渐进地坚持功能练习。

(陈华妹)

第六节 慢性吉兰-巴雷综合征

慢性吉兰-巴雷综合征(CIDP)又叫慢性炎症性脱髓鞘性多发性神经病，是一种慢性病程进展的，临床表现与 AIDP 相似的自身免疫性周围神经脱髓鞘疾病。CIDP 发病率较 AIDP 低。

一、病因及发病机制

本病发病机制未明，与 AIDP 相似而不相同。CIDP 体内可发现 β-微管蛋白抗体和髓鞘结合糖蛋白抗体，却未发现与 AIDP 发病密切相关的针对空肠弯曲菌及巨细胞病毒等感染因子免疫反应的证据。

二、病理

炎症反应不如 AIDP 明显，周围神经的供血血管周围可见单核细胞浸润，神经纤维水肿，有节段性髓鞘脱失和髓鞘重新形成的存在。施万细胞再生呈“洋葱头样”改变，轴索损伤也常见。

三、临床表现

起病隐匿，男女发病率相似，各年龄组均可发病。病前少见前驱感染，起病缓慢，并逐步进展达 2 个月以上。少数患者呈亚急性起病。临床表现主要为对称性肢体远端或近端无力，大多自远端向近端发展，近端受累较重。一般不累及延髓肌致吞咽困难，呼吸困难更为少见。感觉障碍常见的主诉有麻木、刺痛、紧束、烧灼或疼痛感，客观检查可见感觉丧失，不能识别物体，不能完成协调动作，肢体远端重。查体示四肢肌力减退，肌张力低，伴或不伴肌萎缩，四肢腱反射减低或消失，四肢末梢性感觉减退或消失，腓肠肌可有压痛，Kernig 征可阳性。

四、辅助检查

（一）CSF 检查

与 AIDP 相似，可见蛋白-细胞分离，蛋白含量波动于 0.75～2 g/L，病情严重程度与 CSF 蛋白含量呈正相关。少数 CIDP 患者蛋白含量正常，少数患者可出现寡克隆 IgG 区带。

（二）电生理检查

早期行 EMG 检查有神经传导速度减慢，F 波潜伏期延长，提示脱髓鞘病变，发病数月后 30%患者可有动作电位波幅减低提示轴索变性。

（三）腓肠神经活检

可见反复节段性脱髓鞘与再生形成的“洋葱头样”提示 CIDP。

五、诊断及鉴别诊断

根据中华医学会神经病学分会的意见，CIDP 的诊断必需条件如下。

（一）临床检查

（1）一个以上肢体的周围性进行性或多发性运动、感觉功能障碍，进展期超过 2 个月。

（2）四肢腱反射减弱或消失。

（二）电生理检查神经传导速度

显示近端神经节段性脱髓鞘，必须具备以下 4 条中的 3 条。

（1）2 条或多条运动神经传导速度减慢。

（2）1 条或多条运动神经部分性传导阻滞或短暂离散，如腓神经、尺神经或正中神经等。

（3）2 条或多条运动神经远端潜伏期延长。

（4）2 条或多条运动神经刺激 10～15 次后 F 波消失或最短 P 波潜伏期延长。

（三）病理学检查

神经活检示脱髓鞘与髓鞘再生并存。

（四）CSF 检查

（1）若 HIV 阴性，细胞数$<10\times10^6$/L；若 HIV 阳性，50×10^6/L。

（2）性病筛查实验（venereal disease research laboratories，VDRL）阴性。

应注意与以下疾病鉴别：①多灶性运动神经病是以运动神经末端受累为主的进行性周围神经病，临床表现为慢性非对称性肢体远端无力，以上肢为主，感觉正常。②进行性脊肌萎缩也为缓慢进展病程，但运动障碍不对称分布，有肌束震颤，无感觉障碍。神经电生理示神经传导速度正常，EMG 可见纤颤波及巨大电位。③遗传性运动感觉性神经元病一般有遗传家族史，常合并有手足残缺，色素性视网膜炎等，确诊需依靠神经活检。④代谢性周围神经病有原发病的症状和体征。

六、治疗

许多免疫治疗方法都可以用于 CIDP，并可获得较好疗效。

(一)类固醇皮质激素

绝大多数 CIDP 患者对激素疗效肯定。临床应用泼尼松 100 mg/d,连用 2～4 周,再逐渐减量,大多数患者 2 个月内出现肌力改善.地塞米松 40 mg/d,静脉滴注,连续 4 d。然后 20 mg/d,共 12 d,再10 mg/d,又12 d。共 28 d 为 1 个疗程,治疗 6 个疗程后症状可见缓解。

(二)PE 和 IVIG

PE 每周行 2～3 次,约 3 周起效,短期疗效好。半数以上患者大剂量 IVIG 治疗有效,一般用 IVIG 0.4 g/(kg · d),连续 5 d。或 1.0 g/(kg · d),连用 2 d,可重复使用。IVIG 和 PE 短期疗效相近,与大剂量激素合用疗效更好。

(三)免疫抑制剂

以上治疗无效可试用免疫抑制剂如环磷酰胺、硫唑嘌呤、环孢素 A 等,可能有效。

(陈华妹)

第十章

神经-肌肉接头和肌肉疾病

第一节　重症肌无力

一、概述

重症肌无力(myasthenia gravis,MG)是主要由抗体介导、细胞免疫依赖、补体参与、主要累及神经肌肉接头突触后膜,表现为骨骼肌波动性疲劳的自身免疫性疾病。该病约85%由乙酰胆碱受体(AChR)抗体致病,在余下约15%的AChR抗体阴性患者中,20%～50%由骨骼肌特异性受体酪氨酸激酶(MuSK)抗体致病,其余很少数由低密度脂蛋白受体相关蛋白4(LRP4)抗体或其他尚未清楚的致病抗体引起的神经肌肉接头传递障碍所致的疾病。该病自发缓解率低,治疗主要以免疫抑制及清除抗体为主。全球范围的患病率为(1.7～10.4)/100 000。国外报道女性发病较男性更多。国内男女发病比例基本相同,早发型女性较多,晚发型男性较多。男女性发病均呈双峰现象。国外报道女性发病高峰年龄段为20～24岁和70～75岁,男性发病高峰为30～34岁和70～74岁。约85%的MG患者合并胸腺异常,其中70%为伴生发中心形成的胸腺增生或15%位胸腺瘤。

二、临床特点

MG呈慢性缓解复发病程,主要表现为波动性骨骼肌无力(主要因乙酰胆碱耗竭),即休息后可缓解的病态疲劳,典型患者表现为晨轻暮重。多数患者在起病1～3年内达到病情高峰。发病可从一组肌肉无力开始,在数年内逐步累及其他肌群。累及眼外肌可表现为眼睑下垂、视物模糊或视物成双,眼球各向运动受限(不一定各眼外肌均累及),重者眼球固定。交替性眼睑下垂有诊断意义。50%～70%的眼肌型MG(OMG)在2年内会进展至全身型MG(GMG),也有10%～16%的OMG一直限定在眼肌不继续进展。累及延髓肌可表现为吞咽困难、构音障碍。肢体骨骼肌累及以近端较远端常见,但部分患者也可出现远端为主或无明显倾向性的表现。累及颈伸肌还可出现抬头困难。累及膈肌及呼吸肌可出现呼吸费力,重者呼吸衰竭。MuSK-MG更常引起肌萎缩,AChR-MG晚期可出现肌萎缩。儿童首次发病多仅累及眼肌,约25%的患儿有望在2年内自发缓解。

上述为 MG 的共性，而了解 MG 的“个性”，即各种分型及组合对制定治疗策略也至关重要。不同的个体 MG 特定的分期、分型特点对各种治疗的反应及预后往往不一。MG 的分型主要表现如下。①早发型 MG：发病年龄≤50 岁(也有文献以 40 岁或 60 岁作为临界点)，以女性多见，多合并胸腺增生，血清 AChR 抗体阳性常见。②晚发型 MG：发病年龄>50 岁，以男性多见，一般无胸腺增生或胸腺瘤，血清 AChR 抗体阳性常见。③伴胸腺瘤 MG：发病年龄多>50 岁，儿童较少，多见于抗 AChR 抗体阳性患者，可能同时合并其他副肿瘤综合征表现。该型更常合并其他自身免疫病，约 25％的患者可出现各种非运动症状，如单纯红细胞再生障碍性贫血、斑秃、免疫缺陷症、视神经脊髓炎、边缘性脑炎、心肌炎、味觉障碍等。部分患者检测肌联蛋白抗体及兰尼定碱受体抗体阳性。病情多呈中到重度，预后相对更差。④AChR-MG：如上所述，此型的临床表现多样，可包括早发、晚发；有无胸腺瘤；眼肌或全身型等。⑤MuSK-MG：多为年轻女性(年龄<40 岁)，部分患者可急性起病并迅速进展。几乎无胸腺异常，目前国际上仅报道发现了 1 例 MuSK-MG 合并胸腺瘤的个例；好累及的神经肌肉接头部位与 AChR-MG 不太一样，常累及面部、延髓、颈部、呼吸肌，易(早期)出现呼吸肌无力，四肢力量相对较轻，且不够对称。很少伴眼肌受累。⑥血清学双阴性(AChR 抗体和 MuSK 抗体均阴性)MG，发病年龄无特异性，可有胸腺增生，该类患者可能有低亲和性 AChR 抗体而不能被现有技术检测到。⑦OMG，我国最常见的发病类型，其中约 50％的眼肌型 MG 患者血清中 AChR 抗体阳性，极少检测到抗 MuSK 抗体。⑧LRP4-MG：可见于血清血双阴性 MG 中，近几年才发现，报道有限，部分病例可合并胸腺异常。

三、诊断

正确的诊断是合理治疗的前提，因为一旦确诊即需长期治疗，且某些药物可能带来多种不良反应风险，部分患者还需切除胸腺。诊断 MG 应基于典型的临床表现(如受累骨骼肌病态疲劳、症状波动、晨轻暮重)基础上结合药物诊断试验和神经电生理结果综合分析。诊断价值较高的检测包括：疲劳试验(Jolly 试验)、血清抗体检测、神经电生理检测、抗乙酰胆碱酯酶抑制剂药物诊断试验。①疲劳试验(Jolly 试验)阳性。②乙酰胆碱受体抗体(AChR-Ab)，敏感度：约 85％的全身型 MG 阳性，50％～60％的眼肌型 MG 阳性；特异度：如 AChR 抗体阳性，无论是 GMG 还是 OMG，均有 99％可能罹患 MG。③MuSK 抗体，约 40％的 AChR 抗体阴性 MG 可检测出 MuSK 抗体阳性。④重复神经刺激减幅范围>10％(诊断 GMG 的重要依据)。⑤单纤维肌电图异常。⑥新斯的明试验或依酚氯铵试验阳性。应注意，MG 诊断需基于临床，单独的实验室结果不能诊断。虽然 AChR 抗体特异度较高，但如果检测使用酶联免疫吸附法，可信度不如非放射免疫法高，甚至可出现假阳性。AChR 抗体阳性或 MuSK 抗体阳性偶见于 MG 以外的其他疾病，尤其以后者稍多见。对不典型的 MG 进行活检，需注意兼顾 MuSK-MG 好累及的部位取材，这部分患者四肢取材阳性率往往不如 AChR-MG 高。近几年还报道了部分 AChR 抗体及 MuSK 抗体均阴性的患者可检测出 LRP4 抗体，有望将来在临床开展。

四、治疗

(一)治疗目标

虽然 MG 病情变化多，波动性大，且病程较长，但是是一种可治性的慢性病，许多患者如治疗得当，症状可以减轻，甚至可以达到临床或药物缓解。应鼓励患者，树立信心，以更好的长期治疗。治疗目标:缓解症状,恢复或保持日常生活能力,减少和预防复发,早期延缓进展至全身型,避免或减少不良反应。

MG 治疗思路大致可分下面几方面:①治疗前评估(诊断、分型、量表评分);②选取治疗方案;③避免加重 MG 的用药;④该病非常讲究个体化治疗,应根据不同的分型、病程、药物不良反应、治疗意愿、经济状况制订治疗策略。

(二)治疗策略

MG 治疗主要分以下几部分:①增加乙酰胆碱传导;②短期免疫调节治疗,PE 或 IVIG;③免疫抑制治疗;④非药物治疗;⑤胸腺切除术;⑥并发症治疗;⑦其他类型(包括难治性 MG、MG 危象等);⑧药物相互作用;⑨未来分子靶向治疗。

MG 按治疗阶段可分短期、中期、长期治疗,可联合在患者的不同阶段使用。短期治疗可弥补中、长期治疗起效慢的缺点。免疫抑制剂长期联用往往可产生协同或序贯作用,不但效果更佳,且有助于减少单药的用量和不良反应。①短期治疗:MG 往往易进展加重,需尽快诱导缓解。可选择的药物:抗乙酰胆碱酯酶药(溴吡斯的明)、PE、IVIG。②中期治疗:此法数周至数月后改善,数月至上年才可能达到最佳疗效。包括各种免疫抑制剂,如激素及磷酸酶抑制剂(如环孢素 A 和他克莫司)。③长期治疗:数月甚至几年才起效,但可明显改善病情最终转归,且不良反应较少。包括胸腺切除术,及另一些免疫抑制剂,如硫唑嘌呤、霉酚酸酯。

1.增加乙酰胆碱传导

胆碱酯酶抑制剂为 MG 一线治疗用药,通过抑制乙酰胆碱酯酶的功能,抑制乙酰胆碱在神经肌肉接头处的分解,进而改善神经肌肉传导。该药主要用于 AChR-MG,尤其是新发的 MG 反应较好,也可用于病情较轻的 MG(如 OMG、儿童及青少年 MG、MG 妊娠期等)作为单药治疗。该药可减轻多数患者症状,但不能改变 MG 病理过程,且仅少数患者单用该药症状可完全消失。故多数患者需在此基础上加用免疫抑制剂。MuSK-MG 对其反应较差,可能与此型患者抗体聚集的部位不同有关,部分 MuSKMG 病例呈 ACh 高反应性,标准剂量下即可出现肌肉痉挛甚至胆碱能危象。

最常用的药物为溴吡斯的明,通常 15～30 min 起效,药效持续 3～6 h,存在个体差异。起始用量:30～60 mg,间隔 4～6 h1 次,4～6 次/天,可逐渐增至 60～90 mg,间隔 3 h 1 次。通常白天剂量不会超过 120 mg,每 3 h。如剂量过大,或超过 120 mg,反而可能引起肌无力加重。夜间或晨起无力可相应的夜间或起床前服长效溴吡斯的明 180 mg。长效溴吡斯的明不能用于白天的常规治疗,因药物吸收及反应可能相差较大。可能的不良反应:机体过多的乙酰胆碱积聚,终板膜电位发生长期去极化,复极化过程受损,造成胆碱神经先兴奋后抑制,产生一系列毒蕈碱样,烟碱样症状。其中以毒蕈碱样症状常见:消化道高反应性,如胃痛、腹泻、口腔及上呼吸道分泌液增加,偶有心动过缓。可以抗胆碱药对抗上述反应,如阿托品(避免长期使用),也可选用洛哌丁胺,或格隆溴铵。烟碱样中毒症状包括肌肉震颤、痉挛和紧缩感等。

注射剂有新斯的明、溴新斯的明,应用于诊断试验、吞咽或呼吸困难及 MG 危象(急需改善肌无力时)。新斯的明每次 1～1.5 mg,与阿托品 0.5 mg 肌内注射。

注意事项:①通常多数 MG 患者使用乙酰胆碱酯酶抑制剂后病情可获得部分改善,但数周至数月后效果逐渐减少。②该药主要用于轻、中度患者,病情严重的患者对该药反应欠佳。③症状前治疗,如吞咽困难,可饭前 30 min 服用。④长期应用患者对此类药物敏感性降低,药量增加,不良反应更为明显。⑤如单用溴吡斯的明病情逐渐好转,则可逐渐撤药,如效果不佳,则加用

 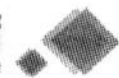

免疫抑制剂（一般先试用激素）联合治疗；如溴吡斯的明联合激素治疗疗效较好，撤药时应先停用溴吡斯的明，随后激素再逐渐减量。溴吡斯的明联合其他用药同理。⑥女性月经期病情加重者可增加剂量。⑦其他的此类替代药可考虑麻黄碱（25 mg，2 次/天），该药与溴吡斯的明作用于突触后膜不同，可改善突触前膜乙酰胆碱的释放，但因注意避免过量使用或滥用。该药有诱发猝死和心肌梗死的报道。⑧3，4-二氨基吡啶仅对部分先天性 MG 有效，不建议用于自身免疫性 MG。

2.短期免疫调节治疗

（1）PE：PE 可清除 MG 体内的致病抗体，起效快，用于治疗病情较重、急剧加重或出现 MG 危象，或胸腺切除术前有中度及以上无力的患者。此外，国外报道就治疗 MG 危象而言，PE 可能较 IVIG 稍好。

用法：每次交换 2～3 L 血浆，隔天 1 次（或每周 3 次），直至症状明显改善（通常至少 5～6 次血浆置换治疗后）。通常治疗后第 1 周症状即开始改善，并持续 1～3 个月。

缺点：①疗效持续时间短，治疗后 1 周抗体可开始反弹，故还需加用免疫抑制治疗；②通常需深静脉置管，从而增加感染风险（可致 MG 加重）。血浆置换不应用于 MG 的长期治疗。

（2）丙种球蛋白：IVIG 疗效大致与血浆置换相当。可能的机制：MG 的特异抗体结合（但无法持续作用），加速已存在的抗体凋亡，抑制补体结合等。可同样适用于治疗病情较重或出现 MG 危象的患者，或胸腺切除术前有中度无力的患者；同时还适用于病情不算重但迫切想尽快改善病情的患者；还可用于激素治疗早期以弥补激素起效较慢的缺点。但对病情较轻（如 OMG）或病情较平稳的患者与常规用药相比，无显著效果，目前国外指南不推荐用于该人群。用法：单疗程总剂量 2 g/kg，可连用 5 d[400 mg/(kg·d)]。间隔数周或 1 个月后可重复使用，至少使用 3 个月。通常治疗数天后病情开始改善，并持续数周至数月。部分病情较重的病例，可考虑每周治疗。可能的不良反应：感冒药症状最常见，如头痛、肌痛、发热、恶性、呕吐等，还可引起皮疹，亦有报道极少数可引起无菌性脑炎。可检测 IgA，如 IgA 偏低，提示用药后过敏风险较高。此外合并肾功能不全的患者接受 IVIG 治疗过程中有一定发展为肾衰竭的可能，故需注意监测肾功能。IVIG 还可能引起脑卒中，有高凝状态或明显动脉粥样硬化的患者应避免使用。可通过治疗前激素治疗（如地塞米松 5 mg 静脉注射）减少不良反应，如治疗过程出现不适，可适当减慢输液速度（通常在治疗前 30 min 减速，如无不适可增速），如无法耐受需停用。

上述两种药费用均较昂贵，各有利弊，可综合个体病例情况选用。

3.免疫抑制剂

如免疫抑制剂方案选取得当，大多数患者可获得较佳的改善，许多患者治疗后可恢复日常工作生活。AChR-MG 与 MuSKMG 都对免疫抑制剂反应较好。目前常用的有：激素、硫唑嘌呤、环孢霉素、他克莫司、霉酚酸酯、甲氨蝶呤、环磷酰胺等。选用何种药物或如何联用，需根据患者个体情况、疾病分型、病程阶段、可能的不良反应等全盘考虑。在服用激素基础上添加免疫抑制剂还有助于激素减药。

（1）肾上腺皮质激素：肾上腺皮质激素对多数患者疗效较佳，但长期使用可能出现一系列不良反应，现多主张联合其他免疫抑制剂使用，长期治疗的最低剂量需兼顾疗效及不良反应平衡。可能的机制：改变淋巴细胞的迁移，抑制细胞因子和白介素生成，通过各种途径减少抗体生成。大致可分两种治疗方案：①小剂量递增维持疗法，较安全，常用于门诊患者。国外指南通常将该激素方案作为主要推荐，还主张对住院患者短期免疫调节治疗迅速诱导缓解基础上联合该疗法使用，但该法费用较贵。最初剂量 15～20 mg/d，每 2～3 d 逐渐增量 5～10 mg，直至 60 mg/d。

如老年体弱者或并发症较多的患者，逐渐增量速度可减慢，可每 1～2 周增加 10 mg。至达到最佳剂量后，可连用 1～3 个月或直到观察到患者症状有明显改善。后逐渐减量至隔天服用，以减少不良反应，同时可减少内源性肾上腺功能抑制。此疗程从小剂量递增至最后隔天服用，可能耗时数月。该法需注意：起效较慢，可能对病情较轻的患者更适用，如使用其他免疫抑制剂效果欠佳的 OMG，或轻度 GMG；在隔天服用的间隔天，可添加更小剂量的激素（通常每月不超过 10 mg），以预防症状波动。②中剂量冲击，逐渐减量维持疗法。国外文献称为“大剂量冲击法”。该法可更快诱发缓解。1.5 mg/(kg · d)治疗 2 周，随后转换成隔天疗法（如隔天 100 mg），维持上述剂量直至肌力恢复正常或症状明显改善出现一个平台期。随后逐渐减量，每 2～3 周减 5 mg，一直减至隔天 20 mg。此后，每 4 周减量 2 mg，至维持无明显症状反复的最低剂量。该法缺点是部分患者冲击 4～10 d（多数在第 1 周内）可发生症状加重（常见于原有延髓肌和呼吸肌受累的患者），甚至可进展至 MG 危象，故推荐治疗开始阶段住院治疗。③大剂量冲击。该法肌无力加重概率更高，国内使用较多。起始阶段应在 ICU 病房或有辅助呼吸器条件下进行。国内指南建议：甲泼尼龙 1 000 mg/d 静脉注射 3 d，然后改为 500 mg/d 静脉注射 2 d；或地塞米松 10～20 mg/d 静脉注射 1 周；随后改为泼尼松龙 1 mg/kg/d 晨顿服。症状缓解后，维持 4～16 周后逐渐减量，每 2～4 周减 5～10 mg，至 20 mg 后每 4～8 周减 5 mg，直至隔天服用最低有效剂量。糖皮质激素剂量换算关系为：氢化可的松 20 mg＝可的松 25 mg＝醋酸泼尼松龙 5 mg＝甲泼尼龙 4 mg＝地塞米松 0.75 mg。

可能的不良反应：糖尿病、高血压病、肥胖、水及钠潴留、白内障、青光眼、胃肠道症状、精神症状、骨质疏松、无菌性股骨头坏死，抑制垂体促肾上腺皮质激素分泌、伤口愈合延迟等。长期服用尤其易合并严重的不良反应，应定期复诊，故不能定期复诊或依从性不佳的患者，不推荐激素治疗。服用激素应注意管理以下方面：血压、血糖、体重、心及肺功能、眼底检查、骨密度等。建议治疗期间低盐饮食，补充钙剂、维生素 D、二膦酸盐类预防骨质疏松。一些患者在合并肺结核、消化道溃疡或糖尿病时，应积极治疗原发病，可考虑使用其他不影响此类并发症的免疫抑制剂。激素治疗 MG 出现肌力加重除了上述早期出现的一过性加重外，还可能出现以下情况：①低钾血症；②类固醇疾病，多见于长期服用且缺乏锻炼后，应结合临床症状及肌电图鉴别，激素减量及物理治疗可改善。如果此前激素治疗，计划行胸腺切除术的患者，可术前口服维生素 A（25 000 U，2 次/天）可促进术后伤口愈合。

（2）硫唑嘌呤：硫唑嘌呤（依木兰）长期应用，安全度较高，已成为除激素以外最常用于治疗 MG 的免疫抑制剂。硫唑嘌呤可将 6-巯基嘌呤转化后干扰淋巴细胞的嘌呤合成，同时抑制 B 细胞和 T 细胞增殖。该药通常作为激素治疗基础上的联合用药，有助于激素减量，两者联用药效相加，而不良反应不相加。成年患者可首先试用每次 25 mg，2 次/天，以了解对药物的反应，有无明显不良反应，随后逐渐增量，通常有效剂量为 2～3 mg/kg。该药一般 4～6 个月起效，部分患者可能 1 年后才起效。可能的不良反应：感冒样症状、骨髓抑制、肝功能损伤，长期服用增加肿瘤发生的风险。该药在合并痛风的患者需谨慎使用，因别嘌醇可干扰硫唑嘌呤体内代谢，可造成严重的骨髓抑制。需检测血常规、肝及肾功能。血常规监测最初 4 周内每周 1 次，以后每月 1 次，1 年后每 3 月 1 次。如白细胞降至 4 000/μL 则需减量，降至 3 000/μL 需停药。

激素可增加白细胞数，与硫唑嘌呤合用时，白细胞数作为观察指标难以鉴别。可选用其他指标，如淋巴细胞数＜1 000/μL 和（或）平均红细胞容积（MCV）增加均可作为替代。少数患者给予标准剂量的嘌呤类药物治疗时，可能会发生严重的造血系统毒性反应，这种对药物的不耐受现

象提示可能存在硫嘌呤甲基转移酶(TPMT)活性缺陷。TPMT 是嘌呤类药物代谢过程中决定巯鸟嘌呤核苷酸(TGNs)浓度的关键酶。早期检测 *TPMT* 基因分型,可以避免治疗早期出现的可预防的严重骨髓抑制并指导个体化用药。

(3)环孢霉素:即环孢素 A,为霉菌类产生的一种循环多肽,在移植后的免疫抑制及自身免疫病广泛使用,可抑制磷酸酶,进而抑制 T 细胞活化。该药对 MG 起效较硫唑嘌呤更快,可单用,但通常联合激素使用,从而减少激素用量。用法:4～5 mg/(kg・d),每天 2～3 次。可能的不良反应:高血压、肾毒性、多毛症、牙龈增生及胃肠道反应。主要需监测血压及肾功能。应监测血药浓度(维持至 75～150 ng/mL),如进行服药后 2 h 浓度(C_2)监测,前瞻性研究表明,2 h 浓度与浓度-时间曲线下面积(AUC)具有高度的相关性,与谷浓度相比,2 h 浓度能更好地反映环孢素的吸收情况。该药可与多种药物相互作用,如患者新加入其他类型的长期用药,需注意监测 C_2 值。

(4)他克莫司:即 FK506,或普乐可复,已逐渐成为 MG 治疗的主要药物之一。药理机制与环孢素 A 相似,但免疫抑制作用比环孢素 A 更强。他克莫司虽然结合的受体(FKBP)与环孢素 A 不同,但两者与磷酸酶反应的机制实质上是一样的。该药起初在器官移植尤其是肝移植领域使用,近年开始用于 MG。较多的研究显示,该药治疗 MG 效果可能优于诸多其他的免疫抑制剂。用法:0.075～0.1 mg/kg,2 次/天,需监测血药浓度(维持至 7～10 ng/mL)。不良反应:肾毒性及高血压的不良反应与环孢素 A 相似,但多毛症及牙龈增生相对少见。需监测血常规、肾功能、血糖、电解质。该药费用价格较高。

(5)霉酚酸酯:即 MMF,或吗替麦考酚酯(骁悉)。霉酚酸酯通过抑制嘌呤合成的从头合成途径通路,抑制 T 细胞及 B 细胞增殖,而其他的细胞增殖不受影响。还可抑制 B 细胞生成抗体。缺点是不能清除或减少之前已存在的自身反应性淋巴细胞,需等到这些细胞凋亡后疗效才开始逐渐明显。此凋亡阶段可能耗时数月至 1 年。用法:起始 500 mg/d,逐渐加至 1 g 或 1.5 g/d,2 次/天。不良反应:相对少见,偶报道有腹泻、白细胞计数降低、贫血或血小板计数减少,且服药后发生肿瘤的风险相对其他免疫抑制剂更低。缺点是起效时间太长,价格较高。

(6)其他免疫抑制剂:甲氨蝶呤和环磷酰胺,在 MG 报道有限,仅推荐在上述免疫抑制剂治疗无效时试用。环磷酰胺的应用限制主要在于,易出现各种毒副作用,如肾毒性、出血性膀胱炎、严重的骨髓抑制、不孕不育、新发肿瘤等。

4.非药物治疗

轻度 MG 患者可行呼吸肌和力量训练,对肌力有一定改善。建议患者控制体重,注射季节性流感疫苗。

5.胸腺切除术

胸腺切除术已成为治疗 MG 的重要手段之一,许多的 MG 切除胸腺后可最终达到药物或临床缓解。切除胸腺的依据:胸腺为 MG 始发的主要部位之一,可保持持续的自身免疫反应,胸腺中含有 3 种致病细胞:上皮样细胞、产生致病抗体的 B 细胞,辅助此类 B 细胞产生致病抗体的辅助性 T 细胞。胸腺切除术一般只有两个目的:切除本身合并的胸腺瘤,或治疗 MG。该手术治疗 MG 目前虽还缺乏足够的循证医学证据,主要问题在于设计实施随机双盲对照研究难度较大,且较难区分手术的疗效是否究竟受手术前后的药物治疗影响多大。但国内外专家均对该治疗的效果比较认可。最近我们对近 30 年发表的相关文献进行系统评价显示,对于全身型 MG 的成年患者,越早治疗,效果(以临床缓解为观察指标)往往就越好。

合并胸腺瘤的 MG 通常需手术切除,肿瘤虽多为良性,但其可侵犯局部并累及胸廓内重要组织。对非侵袭性的胸腺瘤，术后还可结合放射治疗。但放射治疗仅是针对胸腺瘤，并非针对MG，故放射治疗后MG症状可能好转，也可能加重。少数学者还主张进行化学治疗。切除胸腺瘤还可增加MG对激素反应的敏感度，以利于激素减量。

如不合并胸腺瘤，手术指征为自青春期开始至60岁年龄段范围内的全身型MG患者（尤其是AChR-MG）。这部分病例术后约85%最终可获得改善。其中35%可达到无须依赖药物的临床缓解。手术切除的优点：可能获得长期病情改善。但胸腺切除后通常需数月至1年余才显示获益，最大疗效可能在2年后。部分病例术后亦利用激素减量，少数患者可成功撤药。该手术应尽可能安排有围术期重症肌无力管理经验的医师进行。

对于不合并胸腺瘤的全身型MG患者，如何限定手术指征的年龄段仍较有争议，通常建议为12～60岁年龄段。因为儿童通常直至青春期开始后，胸腺才发育完毕，故青春期前不太主张切除胸腺；反之，胸腺萎缩通常在55～65岁，故萎缩后再手术已无必要。目前的争议：①对未达青春期的而儿童进行胸腺切除，对其生长发育可能无明显损害，不少医院已开始尝试对这部分患者进行手术，将来有希望将适应证扩大到这个群体，但需注意筛选合适的儿童MG病例。②AChR抗体阴性MG是否应行手术仍有争议。③MuSK抗体阳性患者通常不主张手术，此类患者胸腺生发中心无异常改变，MuSK-MG胸腺切除后胸腺病理显示改变较轻，已有的研究显示手术治疗无效。④AChR和MuSK抗体双阴性患者可合并胸腺异常，已有的文献显示患者可从手术中获益，尤其是这部分早期GMG。目前欧洲神经病协会指南亦推荐对此型患者可考虑进行胸腺切除术。⑤OMG通常不建议手术。

其他应注意的地方包括：①胸腺切除术不应作为紧急手术实施；②术前应先予免疫抑制剂治疗，可减少术后感染的风险，并促进伤口愈合；③如病情较重，或累及吞咽肌或呼吸肌，应先行PE、IVIG或免疫抑制剂治疗；④术后给予PE或IVIG，可促进病情的恢复及减少肌无力危象的发生；⑤因胸腺切除后起效时间较长，术后应继续术前免疫抑制剂治疗方案，而不应立即开始减量。

手术方式如下：①经颈胸腺切除术（标准和扩大）。分别称之为T-1a和T-1b。②经胸腔镜胸腺切除术（标准和扩大）：分别称之为T-2a和T-2b。③胸骨正中劈开胸腺切除术（标准和扩大）：分别称之为T-3a和T-3b。④经颈-胸骨联合胸腺切除术：称之为T-4，该手术方式被认为是治疗MG的标准手术方式。其他的手术方式还包括达·芬奇机器人胸腺切除术等。究竟何种手术效果更佳，目前尚无定论。

手术可能的并发症：麻醉意外、伤口延迟愈合、胸骨失稳、胸腔积液、肺不张、肺炎、肺栓塞、膈神经或喉返神经损伤，甚至肌无力加重。胸腺切除后肌无力加重的可能机制：胸腺瘤内有两种相互对立的作用，一种是产生自身免疫反应的细胞并可在其他部位继续浸润，另一种作为自身抗体，能抑制自身免疫反应，这两种作用有各种各样的组合。当手术切除了产生自身免疫反应的胸腺瘤时，有助于治疗MG。当切除了抑制自身免疫反应的胸腺瘤时，则产生MG甚至加重MG。此外，术后容易出现呼吸系统并发症，应加强护理、保持呼吸道通畅，避免感染加重病情。鉴于此，应尤其注意加强围术期重症肌无力的管理和评估。近年陆续报道了胸腺切除后易合并视神经脊髓炎疾病谱的研究，比如病理征阳性的患者检查脊髓MRI可能观察到亚临床病灶，伴或不伴视神经受累/视觉诱发电位异常。此时应排除合并多发性硬化，并选用MG和视神经脊髓炎可共用的药物。

术前用药：如麻醉后患者不能口服药物，应取代以静脉给药。如不能口服溴吡斯的明

60 mg，可予新斯的明 1 mg 静脉推注。术后重点观察呼吸功能。有报道采用硬膜外麻醉有利于减轻术后疼痛，以减少对呼吸肌的影响。术前应用 PE 或 IVIG 使 MG 得到缓解或进入相对静止状态，避免在病情进展期手术，可降低术后发生肌无力危象的风险。术后 PE 或 IVIG，并合理应用呼吸肌辅助呼吸亦可避免或改善术后肌无力危象的发生。此外，术后短时间内如给予乙酰胆碱酯酶抑制剂，可使其效果处于高敏状态，此时即使药量与术前相同，也可能诱发胆碱能危象。故应从小剂量开始服用，一般为平时的 1/3 至 1/2 量，再逐渐增加。

五、其他类型

(一)眼肌型 MG

目前尚较难预测 OMG 进展至 GMG 的危险因素。国外最新的指南推荐首选乙酰胆碱酯酶抑制剂治疗，如效果欠佳，可加用糖皮质激素隔天治疗。乙酰胆碱酯酶抑制剂对改善眼睑下垂，但对复视效果欠佳。免疫抑制剂可改善复视，但需权衡病情需要及不良反应风险孰轻孰重。胸腺切除术目前尚不作为 OMG 的常规推荐治疗，但如 OMG 合并胸腺瘤，可考虑手术。

(二)MuSK-MG

此型患者症状相对更重，可呈进展病程，应选用能尽快诱导缓解的治疗方案。MuSK-MG 对免疫抑制剂、PE 反应较好，但效果总体而言不如 AChR-MG。许多病情轻-中度患者单用激素(如 50 mg/d)即可控制较好，但减量时易出现复发，即使加用其他免疫抑制剂也较为依赖激素。对霉酚酸酯效果可，但对硫唑嘌呤和环孢素 A 反应欠佳。对乙酰胆碱酯酶抑制剂反应不佳。对 IVIG 治疗不如 AChR-MG 反应好，如 PE 效果不佳可考虑选用。一部分患者即使长期免疫抑制剂治疗后仍表现为持续性肌无力和肌萎缩。

(三)儿童型 MG

儿童型 MG 多为眼肌型，且部分患者可自发缓解，还有一部分经适当治疗后亦可完全治愈。因为激素治疗有发育迟缓等可能的不良反应，因此用药上应更为审慎。多首先尝试溴吡斯的明单药治疗，如(3～6 个月)疗效不满意时可考虑短期糖皮质激素治疗。一些其他的免疫抑制剂具有血常规及骨髓抑制不良反应，故一般不建议使用其他的免疫抑制剂。既往对于儿童型 MG 多不主张胸腺切除，但近年相关的研究越来越多，有一些可喜的发现，或许将来手术指征会有所放宽，对于常规治疗效果欠佳时，筛选合适的儿童型 MG 进行胸腺切除术，或许是可行的。

(四)MG 孕期及新生儿 MG

妊娠对 MG 的病情影响因人而异，个体差异较大，可无变化，也可出现加重或改善。目前尚不知具备哪些病情特点的 MG 母亲病情会出现加重。因此，孕期应加强神经科及产科的复诊。产褥期部分病例可出现加重，可能的原因：睡眠缺乏，疲劳，对婴儿过度担心。该阶段的治疗原则：稳定病情，避免使用可能影响胎儿的药物。目前认为胆碱酯酶抑制剂、激素、IVIG 对胎儿是安全的，硫唑嘌呤可能安全，他克莫司相对安全，霉酚酸酯较有争议。通常建议孕期 MG 仅使用绝对有必要的 MG 治疗药物，如仅使用溴吡斯的明及激素，必要时才使用 IVIG。

一过性新生儿 MG 发生率为 12%～20%，产后出现，表现为肌张力下降、吸吮无力、哭闹。目前还难以从母亲的 MG 分型特点预测新生儿 MG 的发生。该病为自限性疾病，病程持续数周至数月(通常不超过 4 个月)后缓解。治疗可予胆碱酯酶抑制剂口服，剂量为 4～10 mg/4 h；或静脉用新斯的明剂量为 0.05～0.1 mg/3～4 h。用药以哺乳前半小时为佳。部分病情较重的新生儿 MG 应转至新生儿 ICU，必要时辅以机械通气。

(五)难治性 MG 定义

上述治疗无效，或无法耐受上述药物的不良反应，称为难治性 MG。在诊断难治性 MG 时，首先应再次审视诊断，避免误诊。可考虑的方案如下。①大剂量环磷酰胺冲击，可破坏并重构已成熟的免疫系统，从而可能诱导自身免疫病的缓解，难治性 AChR-MG 和 MuSK-MG 均适用。治疗前需全身合并的全身疾病或感染，及药物的耐受。该药可引起膀胱刺激，通常建议插尿管。用法：静脉注射，50 mg/(kg · d)，连续 4 d。连续检测中性粒细胞，直至升至 1 000/mm^3。该疗程结束后 6 d，加用粒细胞集落刺激因子，以改善干细胞增殖及促进免疫系统重构。治疗期间预防性使用抗生素，注意液体管理，必要时输血。国外报道此法治疗 12 例难治性 MG，其中 11 例获得了明显改善，其中 5 例对药物无反应的患者重新对免疫抑制剂敏感。这 11 例中，8 例为 AChR 抗体阳性，1 例为 MuSK 抗体阳性，3 例为双阴性(AChR 抗体及 MuSK 抗体均阴性)。治疗后复查抗体滴度均不同程度下降，但未能完全清除，故建议后续仍应继续免疫抑制剂长期治疗。②近年报道了一种针对 B 细胞的单克隆抗体 anti-CD20(利妥昔单抗，rituximab)可改善难治性 MG 症状，尤其是难治性 MuSK-MG。③干细胞治疗，其移植治疗以自体造血干细胞移植为主，亦有异基因造血干细胞及间充质干细胞移植的报道。④多次 PE 联合免疫抑制剂治疗难治性 AChR-MG 可能效果欠佳，对难治性 MuSK-MG 有一定疗效，但有效持续时间较短。

(六)MG 危象

MG 危象为肌无力恶化，膈肌和肋间肌无力导致的呼吸衰竭，以致威胁生命。国内 MG 危象患者较国外年龄更低。该病病情变化快，是内科处理最棘手的急重症之一。最常见的病因为感染，约占半数患者，如果此前免疫抑制治疗不足，合并感染时发生危象的风险更高。其他的诱因包括感冒、情绪压力波动、快速的大剂量激素冲击、手术应激。少部分患者诱因不明显，需警惕有无某些少见的合并感染，如憩室炎、牙龈脓肿、条件致病真菌或病毒感染。还有部分患者可能无明显诱因。治疗策略如下：①立即改善通气是关键。多数需气管插管及机械通气。病情较重的患者气管插管一般很难短期内拔管，应及早气管切开。少数患者仅需无创通气治疗。②按急重症疾病进入 ICU 管理模式(心肺脑支持)。③选用起效较快的治疗方案，如 PE 或 IVIG，但后者耐受度更好，治疗方式更简便易行；中-大剂量激素冲击因有加重病情的风险，需在重症监护条件的医院才能开展，不应作为 MG 危象期首选。④注意鉴别易误诊为 MG 危象的几种情况，如胆碱能危象，加之较多数据显示乙酰胆碱酯酶抑制剂在重度 MG 往往反应欠佳，应暂时减少或停药，可减少恢复药物的敏感度及减少气道分泌物。反之，MG 危象也可与胆碱能危象相互转化，如加用乙酰胆碱酯酶抑制剂过量，亦可诱发胆碱酯能危象。对难以鉴别上述两种疾病的患者，应改善通气的前提下，暂停乙酰胆碱酯酶抑制剂，待观察数天明确 MG 危象后，再考虑是否加用。⑤尽快控制感染，方法同前。⑥胸腺切除术起效慢，非治疗 MG 危象的措施，且手术应激还可进一步加重病情。

六、并发症

(一)感染

感染是引起 MG 加重甚至危象的常见因素，一旦发现，应尽早控制。首先应据经验选择抗生素，待获取药敏培养结果后进一步调整治疗方案。一些少见的感染，如憩室炎、肝炎、牙龈脓肿等常好发于免疫缺陷的患者，如 MG 免疫抑制治疗反应欠佳，亦应注意筛查。因免疫抑制剂可引起病毒增殖，如合并乙型病毒性肝炎，应尽可能控制原发病。

(二)肥胖

激素治疗的相对禁忌证,同时,激素治疗亦可引起肥胖。激素治疗的患者尤其应注意进行体重控制和营养摄入管理,应指导患者低糖、低盐、低糖及高蛋白饮食。减量或隔天服用对控制体重有一定作用。此外,因硫唑嘌呤药量根据体重计算,对于服用该药的肥胖或体重增长的患者,药量需相应调整。

(三)糖尿病

激素治疗可引起血糖升高。但换用隔天疗法也可引起血糖波动,且不同患者反应不一,需尽可能个体化降糖。他克莫司也可引起血糖升高。

(四)高血压病

激素、磷酸酶抑制剂,环孢素 A、他克莫司均可引起血压增高,需定期监测血压。

(五)甲状腺疾病

常见的合并甲状腺疾病为自身免疫性甲状腺疾病,为 MG 最常见的合并疾病,占 MG 的 5%～8%,包括桥本氏甲状腺炎和 Graves 病。甲状腺功能亢进或减退可加重或恶化 MG 病情,故需积极治疗。

(六)肾病

环孢素 A、他克莫司具有肾毒性,不主张肾功能不全的患者使用。IVIG 治疗期间,特别是合并肾功能不全的患者,亦可能对肾功能有影响或加重,应注意监测。有报道很少数患者免疫抑制剂治疗后可发生急性肾衰竭。

(七)骨质疏松

长期激素治疗可引起骨质疏松,甚至股骨头坏死,应定期复查股骨头 X 线片、骨密度。可选择的预防性药物,如钙剂、维生素 D(5 000 U,2 次/周)、二膦酸盐类药物。

七、药物相互作用

尽可能避免或谨慎使用可能加重 MG 病情的药物。我们结合了最近国内专家的共识,将 MG 患者慎用的药物归纳如下:部分激素类药物(如甲状腺素)、部分抗生素(如氨基糖苷类、喹诺酮类、大环内酯类)、部分心血管药物(如利多卡因、奎尼丁、β 受体阻滞剂、维拉帕米等)、部分抗癫痫药物(如苯妥英钠、乙琥胺等)、部分抗精神病药物(如氯丙嗪、碳酸锂、地西泮、氯硝西泮等)、部分麻醉药物(如吗啡、哌替啶、普鲁卡因等)、部分抗风湿药物(如青霉胺、氯喹等)、肌松药(特别是非去极化肌松药,如箭毒)。其他注意事项包括禁用肥皂水灌肠。一些中药也可能引起 MG 加重,如六神丸、喉症丸、牛黄解毒丸、蝉蜕等。除此之外,用于治疗 MG 的一些免疫抑制剂也可能与其他药物发生作用。如服用硫唑嘌呤的患者使用别嘌醇,可引起可逆但严重的骨髓抑制。环磷酰胺也可与多种药物作用,在该药联合其他新药进行治疗时,应注意定期查血药浓度。还有一类药物可引起 MG,称药物性 MG,如青霉胺,但该病呈药物依赖性,停药后数月可逐步好转。

八、未来分子靶向治疗

近年随着临床和实验研究的深入,认为病毒持续感染、遗传因素和免疫应答异常与 MG 的发生密切相关。针对发病机制的治疗方面,T 细胞、B 细胞及补体等研究可能为生物治疗提供新的靶点,这些药物有的还处于动物试验阶段,有的已进入临床试验,有望将来应用到 MG 患者中。归纳如下:①激活 T 细胞的细胞内信号传导通路,如针对 CD52、IL-2R、共刺激分子的单克隆抗体治疗及 Janus 蛋白酪氨酸激酶抑制剂,如抗 IL-2R 单抗:实验阶段。②B 细胞:主要是清除 B 细胞表面分子、B 细胞活化、增殖诱导配体(APRIL),如利妥昔单抗:正行Ⅱ期临床试验。③补体:阻断 C_3、C_5 攻膜复合体形成,如依库珠单抗:正行Ⅱ期临床试验。④细胞因子及细胞因子受体:包括 IL-6、IL-17、集落刺激因子,如托珠单抗:实验阶段。⑤淋巴细胞迁移分子:如芬戈莫德(实验阶段)。⑥抗体:再造 AChR 抗体(又称分子诱饵)从而竞争阻断致病抗体与补体结合:实验阶段。⑦病毒学说:注射疫苗预防 MG 发生,对 EBV-MG 进行抗 EBV 治疗(实验阶段)。

(刘仰镇)

第二节 周期性瘫痪与非营养不良性肌强直

一、定义

周期性瘫痪与非营养不良性肌强直为一组遗传性或散发性、异质性疾病,因调节肌膜兴奋性的肌肉离子通道基因突变,肌膜兴奋性升高或下降,出现发作性肌肉力弱(周期性瘫痪)、肌肉收缩后不能松弛(肌强直)或持续性肌病等不同疾病谱型。

二、概述

(一)分类

周期性瘫痪与非营养不良性肌强直可分为周期性瘫痪及非营养不良性肌强直两组疾病,临床表现为纯肌肉麻痹、纯肌肉强直、肌肉麻痹及强直共存。

周期性瘫痪又可分为原发性周期麻痹、继发性周期性瘫痪。原发性周期性瘫痪包括低钾型周期性瘫痪、正常血钾型周期性瘫痪、高钾型周期性瘫痪、毛细血管扩张性共济失调综合征;继发性周期性瘫痪包括甲状腺毒性周期性瘫痪、肾小管酸中毒性周期性瘫痪、原发性醛固酮增多症、嗜铬细胞瘤、远端型肾小管酸中毒、Batter 综合征、胃肠道消耗性周期性瘫痪、药物性失钾、中毒性低钾型周期性瘫痪等。

非营养不良性肌强直包括先天性肌强直、先天性副肌强直、软骨营养不良性肌强直、钾加重性肌强直。先天性肌强直有两种类型:常染色体显性遗传的 Thomsen 型和常染色体隐性遗传的 Becker 型。钾加重性肌强直即钠通道相关性肌强直,可分为波动性肌强直、持续性肌强直、乙酰唑胺敏感性肌强直。

(二)发病机制

肌纤维收缩是通过神经冲动使肌膜去极化产生的动作电位在肌纤维传导、横管膜去极化、肌质网钙离子运动完成的。K^+、Na^+、CL^-、Ca^{2+} 对维系肌细胞膜静息电位、启动动作电位、肌膜除极及复极起着关键作用。

Na^+ 通道蛋白参与发生动作电位,启动激活门、快失活通道、慢失活通道,调控细胞内钠离子浓度。静息时激活门关闭、失活门开放;肌膜去极化时钠离子通道激活门开放、失活门关闭,钠离

子进入胞内，产生动作电位；钠离子到达停泊位点后，耦联的慢失活通道开放，出现复极化；如持续去极化，慢失活门关闭，快失活门开放，导致通道在快失活状态，阻滞钠离子进入细胞内，防止重复放电，产生复极化，回到激活门关闭、失活门开放的静息状态。因此，慢失活门控制兴奋性钠离子通道数量，而快失活门发生在动作电位结束后复极化时，如快失活门、慢失活门功能阻滞，去极化延长、出现肌强直，见于高钾型周期性瘫痪；而基因突变导致快失活门、慢失活门功能增强，导致钠通道功能丧失，出现周期性瘫痪；由于存在野生型及突变型通道，相应肌膜去极化程度不同也可表现为不同类型，因此钠离子通道病包括*SCN4A*突变所致的高钾型周期性瘫痪、低钾型周期性瘫痪、先天性副肌强直和钾加重性肌强直。

CL^-通道蛋白在正常肌膜具有高电导，氯离子为细胞内主要的阴离子，维持静息电位，保证动作电位发生后快速复极。如氯离子通道蛋白基因*CLCN-1*突变，CL^-电导在生理范围内下降，膜稳定性降低，易对T管腔内动作电位后累积的钾离子反应敏感，如氯离子不能够缓冲钾离子时，细胞内处于超极化状态，肌肉过度兴奋，肌膜出现重复放电，即出现肌强直，见于先天性肌强直。

K^+通道蛋白的内向整流通道蛋白Kir2.1功能为控制钾离子流动，使钾离子减少流出，过极化过程中解除阻滞，打开极孔使钾离子流入，从而稳定膜电位及调节动作电位时间。*KCNJ2*基因突变导致通道功能丧失、钾电导下降，抑制外向K电流、增强内向电流，引起膜处在过度去极化状态，钠通道转向失活，导致周期性瘫痪，见Andersen-Tawil综合征及部分甲状腺毒性低钾型周期性瘫痪。

Ca^{2+}通道蛋白CAv1.1的功能为肌膜去极化后T管去极化启动兴奋-收缩耦联使钙离子进入肌纤维内激发肌丝滑动，钙通道基因*CACNL1A3*，*v1.1*突变，导致位于通道蛋白功能区Ⅱ、Ⅲ、Ⅳ-S4片段电压传感器失能、通道门损伤、兴奋-收缩耦联失调、钙离子释放减少，直接或间接影响钠通道电压调控（失活），出现低钾型周期性瘫痪。

（三）突变基因及电生理改变类型

周期性瘫痪及非营养不良性肌强直具有不同的基因突变类型，且有一定的电生理学表型的差异性，对临床诊断有实用价值。

低钾型周期性瘫痪致病基因有钙通道基因*CACNA1S*、钠离子通道α亚单位*SCN4A*基因、钾通道辅助基因*KCNE3*、10%的患者致病基因尚未明确。国内多为散发病例，突变基因不明。

高钾型周期性瘫痪致病基因为钠离子通道*SCN4A*基因，*T704M*或*M1592V*突变常见。

Andersen-Tawil综合征致病基因为钾离子通道α亚单位*KCNJ2*基因（*Kir2.1*）。

1/3西方白种人甲状腺毒性周期性瘫痪致病基因为*KCNJ18*基因（*Kir2.6*），国内甲状腺毒性周期性瘫痪患者白细胞抗原*A2BW22*基因突变较为常见。

先天性肌强直致病基因为氯离子通道*CLCN1*。

先天性副肌强直致病基因为钠离子通道基因*SCN4A*。

钾加重性肌强直致病基因*SCN4A*，突变位点多为*A3478G*。

应用运动后重复电刺激肌肉复合动作电位幅度的改变（短时程及长时程运动试验）及低温激发试验可以区别不同类型的周期性瘫痪及非营养不良性肌强直。正常人运动后肌肉复合动作电位稳定，低钾型周期性瘫痪复合肌肉动作电位（CMAP）波幅短时运动试验后无变化，长时运动试验下降；高钾型周期性瘫痪CMAP波幅短时、长时运动试验均升高，数小时恢复基线；Thomsen

型低温刺激肌强直时间延长,出现正锐波和纤颤电位,低频刺激 CMAP 波幅递减,短时运动试验波幅下降,低温刺激后加重;Becker 型长时运动试验 CMAP 波幅轻微下降,短时运动试验 CMAP 波幅下降明显,很快恢复而后又下降;先天性副肌强直低频刺激 CMAP 波幅递减,低温激发加重;钠通道肌强直运动后肌肉复合动作电位幅度轻度下降。

三、临床表现及辅助检查

(一)周期性瘫痪

1.低钾型周期性瘫痪

常染色体显性遗传或散发,20 岁前发病,15～35 岁多发,40 岁以后发作减少,男性多于女性,饱食、剧烈运动、感染、创伤、情绪激动、月经、寒冷等诱发。多于夜间入睡或清晨转醒时出现,四肢受累为主,近端重于远端,呼吸肌及脑神经支配的肌肉一般不受累,少数重型出现呼吸肌麻痹。发作经数小时至数天恢复,发作间期肌力正常,部分患者发作间期肌力仍不能完全恢复至正常,而发展为持久性肌无力或肌萎缩,以近端肌病的形式存在。发作期血清钾降低,CK 升高,心电图可见 u 波。

2.高钾型周期性瘫痪

常染色体显性遗传,多在 10 岁前发病,青年时期多发,老年后发作减少,男性多见,饥饿、紧张、寒冷、高钾饮食、服用血钾升高的药物如保钾利尿剂等均可诱发。晨起后早餐前发作,肌肉麻痹可累及局部肌肉或逐渐至四肢及躯干肌,呼吸肌受累少见,常累及下肢近端、肩胛带肌及运动强度大的肌肉如手、足肌群,还可出现手部肌肉及舌肌强直发作,持续时间数分钟至 1 h,3/4的患者用力抓握后出现肌强直或叩击性肌强直。发作间期肌力正常,约 50%的患者可进展为持久性近端肌无力。血清钾升高,肌酸激酶(CK)正常或轻度升高,心电图可见 T 波高尖、Q-T 间期延长、QRS 增宽等高钾改变。

3.毛细血管扩张性共济失调综合征

常染色体显性遗传,为周期性瘫痪的特殊类型,占周期性瘫痪的 10%,患病率约为 1/1 000 000,青少年起病,诱发因素同低钾型周期性瘫痪,以周期性瘫痪、室性心律失常和发育畸形三联征为主要临床表现。发育畸形主要累及面部、骨骼肌,面部表现为眼窝凹陷,眼裂短小、眼距宽、阔鼻、薄上唇、上下颌骨发育不全、高颚弓等。骨骼畸形包括小头、脊柱侧弯、身材矮小、小脚、小手、先天性指趾弯曲、并趾等。不伴肌强直。血清钾可降低、正常、升高,降低常见,CK 升高,心脏受累以室性心律失常较常见,室性期前收缩,突出的 U 波,多起源的快速心律失常,心电图可见长 Q-T 间期。

4.甲状腺毒性周期性瘫痪

甲状腺毒性周期性瘫痪为常见的继发性低钾型周期性瘫痪,国内及亚裔人群散发常见,可能与不同人种基因特性相关,故在此给予概述。甲状腺毒性周期性瘫痪为家族性或散发性,发病年龄 20～40 岁,男女比例约为 20∶1。我国的发病率为 1.8%,而北美发病率仅为 0.1%～0.2%。甲状腺毒性周期性瘫痪是以甲状腺功能亢进、低钾血症及突发性肌无力为主要表现,四肢近端肌无力为主,双下肢常见,呼吸肌受累少见,严重可累及延髓肌群。甲状腺毒性周期性瘫痪多于清晨或夜间发病,周期性瘫痪的发作与甲状腺功能亢进病程和严重程度无关。实验室检查可见血钾、尿钾低、低磷酸盐血症、尿磷酸降低、血钙正常或升高、低肌酐血症等,血清钾降低显著,心电图可见窦性心动过速或窦性心律失常,房室传导阻滞、左房肥大。

(二)非营养不良性肌强直

1.先天性肌强直

Thomsen 型先天性肌强直婴幼儿或儿童期起病，强直累及全身骨骼肌，肌肉僵硬，动作笨拙，叩击肌肉可见肌丘或局部用力收缩后出现的持久性凹陷，称为叩击性肌强直。强直存在热身现象，用力收缩后放松困难，成人期趋于稳定，全身骨骼肌普遍肥大酷似运动员。静止、强烈活动、紧张、妊娠、寒冷环境均可加重症状。部分患者可出现一过性肌力减弱，可伴肌痛、精神心理症状。CK 偶可升高。Becker 型较 Thomsen 型更为常见，起病隐匿，首发症状出现晚，男性多于女性，症状重，中至重度的肌强直可伴有短暂的肌无力，这种肌无力仅持续数秒至数分钟，可伴有肌痛。大部分患者首发症状从下肢开始，因此该型也被称为上升性先天性肌强直。

2.先天性副肌强直

常染色体显性遗传，新生儿或少年发病，临床表现为反常性肌强直即运动诱发或连续运动后强直加重、寒冷诱发肌肉力弱、高血钾。肌强直可累及舌肌、面肌、颈肌及手部肌肉，部分伴双下肢轻度受累，持续数秒，可继发数小时至数天的肌无力、部分可有肌肥大。肌痛、肌肥大、肌萎缩少见。临床表现多样，部分患者可有心律失常、甲状腺功能异常等其他系统表现。CK 升高。

3.钾加重性肌强直

钾加重性肌强直为持久严重的肌强直或波动性肌肉僵硬，寒冷及食用高钾食物可诱发强直，多于运动 20 min 后发作，少见肌无力。钾加重性肌强直包括波动性肌强直、持续性肌强直、乙酰唑胺敏感性肌强直。波动性肌强直特点为青少年发病，10～20 岁，寒冷和运动诱发强直，不同程度波动，运动或钾摄入可加重肌强直，无发作性无力症状。肌电图见广泛强直电位、纤颤电位，传导速度正常，CK 轻度升高。持续性肌强直为常染色体显性遗传病，发作时间久、程度重，与波动性肌强直相似，10 岁内发病常见，持续的肢体面部及呼吸肌强直，肩胛带肌、颈肌明显肥大。肌电图见连续强直电位，传导速度及运动电位正常，CK 升高。乙酰唑胺敏感性肌强直，10 岁以前发病，除强直肌肉疼痛外，表现型与 Thomsen 病相似，钾摄入、运动、空腹及冷暴露可诱导出现广泛肌强直，服用糖类可缓解症状，碳酸苷酶抑制剂乙酰唑胺可迅速缓解症状。

四、诊断

周期性瘫痪诊断依据为发作性弛缓性麻痹、数小时至数天恢复、存在诱发因素、家族史、血清钾水平升高或降低、运动诱发试验 CMAP 升高或降低、基因突变类型。需除外继发性血钾异常的因素、急性吉兰-巴雷综合征、多发性肌炎等。血清钾升高伴轻度强直可考虑诊断高钾型周期性瘫痪；发作性肌肉麻痹合并室性心律失常及骨骼畸形可考虑诊断毛细血管扩张性共济失调综合征；发作性肌肉麻痹、甲状腺功能亢进、血钾显著降低、低磷酸血症等可考虑诊断甲状腺毒性周期性瘫痪。

非营养不良性肌强直根据儿童或青年期起病，常染色体显性或隐性遗传，动作性或叩击性肌强直，伴或不伴肌肉疼痛及僵硬，有无寒冷诱发等临床特点，CK 正常或轻度增高，选择相应的基因检测可明确诊断。因无肌肉萎缩、白内障、秃发、内分泌及智能障碍等多系统受累与强直性肌营养不良相鉴别。

五、治疗

（一）低钾型周期性瘫痪

急性发作期治疗首选口服钾盐纠正低钾，首次口服剂量为0.5～1 mmol/kg，半小时后复测血钾，仍低于正常可加给0.3 mmol/kg，依此反复直至总量100 mmol，一般最大量不超过200 mmol，即15 g。口服困难的患者可给予静脉补钾，10%氯化钾可加至5%甘露醇静脉滴注，外周静脉浓度<0.3%，静脉补钾起始剂量为0.05～0.1 mmol/kg溶于5%甘露醇，每20～60 min检测血钾，若仍低于正常，每次可加给10 mmol。

静脉补钾时应监测心电图及血钾水平。发作频繁者可长期口服钾盐2～3 g/d。预防无效者给予碳酸酐酶抑制剂，乙酰唑胺250 mg，每天4次，同时需大量饮水防止肾结石。碳酸酐酶抑制剂无效可给予保钾利尿药物如螺内酯。新型药物如氯通道阻滞剂布美他尼等尚在研究中。

预防性治疗主要是改变饮食结构和药物预防。低钾型患者应低钠、低糖饮食，避免饮酒。

（二）高钾型周期性瘫痪

急性发作期治疗可用10%的葡萄糖酸钙静脉推注或10%葡萄糖500 mL加胰岛素10～20 U静脉滴注，也可使用呋塞米。药物可选择小剂量排钾利尿剂氢氯噻嗪，症状严重者可适当加量，也可选用碳酸酐酶抑制剂乙酰唑胺或双氯非那胺，需大量饮水防止肾结石。高钾型患者避免高钾饮食，白天进食糖类可减少发作。高钾患者需预防恶性高热发生，长期服用药物者应严密监测血钾变化。

（三）甲状腺毒性周期性瘫痪

甲状腺毒性周期性瘫痪预后良好，治疗应及时纠正低钾和控制甲状腺功能亢进，补钾同时积极使用抗甲状腺药物（如甲巯咪唑）及β受体阻滞剂普萘洛尔（心得安）等，周期性瘫痪临床症状消失后继续抗甲状腺治疗，可减少复发率。

（四）先天性肌强直

轻症患者无须治疗，避免寒冷、劳累等诱因，剧烈运动后先放松运动然后再休息，避免进食冷食诱发咽部肌肉强直，避免冷水游泳出现危险。美西律是唯一有证据治疗骨骼肌强直的药物，但应注意美西律可增加无症状性室性心律失常患者的病死率。伴有心脏长Q-T间期综合征的患者避免使用美西律。部分患者可试用卡马西平。

（刘仰镇）

第三节　肌营养不良

一、定义

肌营养不良是一组以肌纤维变性、坏死及再生为主要病理特征，临床上表现为进行性肌肉无力、萎缩的遗传性疾病。

二、概述

目前肌营养不良主要包括：进行性假肥大性肌营养不良，贝克肌营养不良，先天性肌营养不

良，强直性肌营养不良，埃默里-德赖弗斯肌营养不良，面肩肱型肌营养不良，眼咽型肌营养不良及肢带型肌营养不良等。各类肌营养不良症的疾病严重程度、起病年龄、遗传方式、受累肌群及其他受累器官情况差异均较大。

临床主要症状包括：肌肉无力和萎缩，关节僵硬及活动度减小，反复肺部感染，呼吸肌无力，心肌受累时可出现气短及踝关节肿胀，心脏传导系统受累时，可出现晕厥甚至猝死。部分肌营养不良类型也可伴有面肌无力、肌肉疼痛及吞咽困难等。

自 1986 年进行性假肥大性肌营养不良的致病基因*Dystrophin* 基因被克隆以来，超过 50 种基因已被确定与各种肌营养不良相关，分子诊断的快速进步同时也给临床诊断带来一定的困惑。同一致病基因可以导致不同的疾病类型，如 Dysferlin 编码基因突变可导致 LGMD2B 及 Miyoshi 远端型肌病，而同一种临床类型疾病也可以存在多种不同致病基因，如埃默里-德赖弗斯肌营养不良可以有*STA*、*LMNA*、*SYNE1*、*FHL1* 等多种致病基因。近年来研究还发现先天性肌病与肌营养不良也存在着一定的致病基因重叠，如 MEGF10 肌病可表现为肌营养不良及先天性肌病改变。总体而言，明确肌营养不良的致病基因对于研究发病机制、寻找治疗方案有着重要的价值和意义。

肌营养不良临床诊断需要完整的病史，肌肉力弱的累及肌群，发病年龄，家族史，疾病的特殊特征。体检需要记录肌肉无力和萎缩的分布区域(面，远端，近端或特定的肌肉群)，是否存在关节挛缩、肌强直等。随着基因诊断技术发展，尤其目前二代测序技术的广泛应用，加快了肌营养不良的基因诊断。但基因诊断必须结合临床特征及血清肌酸激酶，肌电图，肌肉病理等，以便于正确能解读测序结果。

虽然肌营养不良的治疗研究进展迅猛，外显子跳跃治疗、通读治疗及细胞治疗等，但均未进入临床应用。目前治疗仍以改善症状、延缓进展、预防并发症的发生为主要目的。

三、临床表现

(一)进行性假肥大性肌营养不良

进行性假肥大性肌营养不良(Duchenne muscular dystrophy，DMD)是 X 染色体隐性遗传性疾病，X 染色体短臂(Xp21)上的抗肌萎缩蛋白基因突变导致肌细胞膜下抗肌萎缩蛋白缺失，引起肌细胞膜脆弱。理论上仅发病于男性，女性基因携带者也可有不同程度的临床表现，称为症状性基因携带者或女性 DMD。在各类肌营养不良疾病中，DMD 的发病率最高，每 3 000～4 000 名出生存活的男童中有 1 人，每 10 万人口中有 2～3 名患者。

患者胎儿期和新生儿期一般不出现临床症状，哺乳期和学步期的运动发育无明显异常，或仅表现为轻度发育延迟，大约 50%的患者独立步行开始时间或略延迟到 1 岁 6 个月左右。幼儿期容易被发现小腿肌肉肥大。3～5 岁时，大多出现易跌倒，不能跑跳，部分患儿仅仅表现为动作笨拙或运动能力较差。患者逐渐出现近端肌无力，进而出现 Gowers 征，步行时呈见鸭步。一般 5～6 岁到达运动功能的高峰，随后肌力逐渐下降，上下楼梯和蹲起动作无法完成。如果未给予任何治疗，10～13 岁时失去独立行走能力。

出现脊柱侧弯、呼吸肌和心肌损害的时间存在个体差异。以往患者的平均寿命在 20 岁左右，随着呼吸管理、心脏药物的使用，现在 DMD 患者的平均寿命可超过 40 岁。研究发现 DMD 患者的智能有个体差异，韦氏智能量表评分平均智能(IQ)水平在 80～90 分，1/3 左右患者的 IQ ＜70 分。此外值得关注的是 DMD 患儿亦合并多种认知及精神心理疾病，如注意缺陷多动障碍

(11%～20%)、自闭症(3%～4%)、强迫症(5%～60%)。

血清 CK 值显著升高,但疾病后期随着病情进展,运动量和肌容积减少而 CK 值逐渐降低。肌电图呈肌源性损害。肌肉病理提示肌纤维变性、增生及坏死等肌营养不良改变。免疫组织化学染色提示 Dystrophin 蛋白缺失。骨骼肌 CT 和 MRI 可以观察到肌肉损伤部位、肌肉组织水肿及脂肪化的程度。哺乳期和幼儿期一般不会有影像学改变。小腿肌肉受损一般从腓肠肌开始,继而发展到比目鱼肌,大腿肌肉一般从大收肌开始。小腿的胫骨前肌和大腿的股薄肌、缝匠肌和半膜肌的功能一般得到保留,其他肌肉会出现脂肪化改变。

(二)贝克肌营养不良

贝克肌营养不良(Becker muscular dystrophy,BMD)同样因抗肌萎缩蛋白基因的突变所致,但患者肌肉中仍有不同程度的抗肌萎缩蛋白表达,临床症状比较轻,一般到 15 岁以后仍能保留步行能力。

BMD 的临床表现呈多样性,重症患者类似于 DMD,轻症病例可运动功能良好,仅有 CK 值升高。但大多 BMD 患者出现小腿肥大,运动后肌肉疼痛和肌阵挛,青年时期即出现进展性心肌损害,心律不齐和心功能不全是 BMD 患者的主要死因。所以需要从小儿期开始关注心功能变化。

(三)埃默里-德赖弗斯肌营养不良

埃默里-德赖弗斯肌营养不良由 *STA*、*LMNA*、*SYNE1*、*FHL1* 等多种致病基因突变所致。以骨骼肌、关节和心脏损害为临床特点。幼儿期以后发病,缓慢进展的肌肉无力和肌萎缩,多关节挛缩。青春期后出现伴有心脏传导阻滞的心肌损害症状,容易诱发猝死。

(四)肢带型肌营养不良

肢带型肌营养不良是指一组主要侵害骨盆带肌和肩胛带肌的骨骼肌疾病。目前为止已经发现近 30 个分型,大致分为常染色体显性遗传的 LGMD1 和常染色体隐性遗传的 LGMD2,但仍有半数为散发病例。肢带型肌营养不良首发症状一般是骨盆带及肩胛带肌肉萎缩,腰椎前凸,上楼困难,鸭步步态,下肢近端无力,继而出现抬臂困难,翼状肩胛,头面颈部肌肉一般不受累,有时可伴腓肠肌假性肥大。病情进展缓慢,一般在发病后 20 年左右丧失步行能力,肌电图和肌活检均显示肌源性损害,CK、LDH 等血清肌酶常显著增高,但通常低于 DMD 型的水平。

(五)先天性肌营养不良

先天性肌营养不良主要分为四大类型:福山型先天性肌营养不良、非福山型先天性肌营养不良、Ullrich 型肌营养不良、糖链修饰异常的先天性肌营养不良。临床主要表现为新生儿期或幼儿期起病,肌无力和肌张力低下为主要症状,可伴有不同程度中枢神经系统受累。

(六)远端型肌病

远端型肌病是以四肢远端肌肉无力和萎缩为临床特点一组肌肉疾病。其遗传形式、临床症状和肌肉病理改变显著不同。主要的远端型肌病的类型主要包括 Welander 型、Laing 型、Miyoshi 型等。

(七)面肩肱型肌营养不良

面肩肱型肌营养不良为常染色体显性遗传疾病,多为 4q35 基因片段缺失引起,但有 1/3 左右的患者为散发病例。面肩肱型肌营养不良多累及面部肌肉、前锯肌、腹直肌、椎旁肌,而三角肌和肩胛提肌相对回避,特殊的并发症有兔眼症和视网膜血管异常导致的眼底出血。

(八)强直性肌营养不良

强直性肌营养不良为一组以肌无力、肌萎缩和肌强直为特点的多系统受累的常染色体显性遗传疾病,依据不同的基因突变类型分为两型。致病基因分别位于19q13.3强直性肌营养不良蛋白激酶*DMPK*基因和3q21.3锌指蛋白*9ZNF9*基因。即强直性肌营养不良1型(myotonic dystrophytype 1,DM1)和强直性肌营养不良2型(myotonic dystrophy type 2,DM2)。强直型肌营养不良患者两型之间临床症状和体征极其相似,受累组织均为骨骼肌、平滑肌和心肌,临床表现以肌强直、肌无力及肌萎缩为主,同时累及眼部、皮肤、神经、心脏、消化道、呼吸道、性腺及内分泌系统多器官多系统损害。如白内障、秃发、心律失常、胰岛素敏感性降低和糖尿病、低免疫球蛋白血症及睾丸功能障碍等。DM1型肌无力及肌萎缩见于咀嚼肌、面肌、胸锁乳突肌及肢体远端肌肉,认知功能损害较重,斧状脸,早年脱发明显。而DM2以近端肌肉及肢带肌受累为主,发作性或波动性肌肉疼痛,肌无力较晚出现,萎缩程度轻,发生率低,且面肌、呼吸肌及肢体远端肌肉受累少见,心脏传导阻滞、白内障及胰岛素敏感性降低常见,DM2一般不累及智能损害。

四、诊断

肌营养不良临床诊断需要结合完整的病史,详细的临床查体及必要的辅助检查(肌酸激酶、肌电图、肌肉病理、肌肉影像学及基因检测)。目前随着分子生物学技术的广泛发展,使得基因检测在疾病诊断中具有重要的价值,甚至在疾病早期,肌肉病理等检查之前即可完成基因诊断。但是不能忽视,特殊情况下肌电图,肌肉病理及肌肉影像学等对于解读基因检测结果有着极其重要的指导作用,应根据具体情况完善必要检查。此外,对于不同疾病,基因突变类型不同,选择基因检测方法不同,如DMD多为大片段缺失和重复突变,首选多重连接探针扩增技术检测方法,检查未能发现突变者可接受肌肉活检,免疫组织化学方法确定是否有抗肌萎缩蛋白染色异常。如发现异常,可进一步选择一代或二代测序;对于强直性肌营养不良、眼咽型肌营养不良等动态突变疾病,根据具体情况可选用高压液相层析、一代测序检测;而面肩肱肌营养不良多选用Southern杂交方法。

五、治疗

肌营养不良患者的管理需要神经内科、呼吸科、康复科、心血管科、整形外科、营养科、护理等多学科合作管理。多学科管理需要贯穿患者生长发育和病情发展的各个阶段。目前的药物治疗主要集中于DMD患者。这些药物治疗并不一定适用于其他肌营养不良,但对于各系统并发症处理及康复治疗基本一致。

(一)DMD患者的激素治疗

既往多个随机对照临床试验表明,长期使用激素可以延长6个月到2年的步行能力,维持呼吸功能,预防脊柱侧弯,减少心脏并发症。

目前治疗起始时间,大多专家建议5～6岁开始,此时运动功能达到顶峰或不建议2岁以下的处于生长发育期的幼儿口服激素。激素治疗前应该完成预防接种,尤其是水痘疫苗和麻疹疫苗。

泼尼松龙的剂量目前还没有统一的共识。临床试验发现少于0.3 mg/(kg·d)的激素不能改善运动功能。美国神经科学会的临床指南建议激素量为0.75 mg/(kg·d),但存在一定的肥胖等不良反应发生的风险。另外还有口服10 d、休息20 d的治疗方法,部分患者在停药间隔出现肌力低下,有些专家认为不可取。荷兰的临床指南建议连续口服 10 d 后休息 10 d。有研究认为0.75 mg/(kg·d)标准疗法及周末连续两天口服 10 mg/kg(总量)疗法收益相当,耐受性一致。建议每天早晨顿服,尽量避免晚饭后口服,防止出现失眠。

激素治疗开始后,需要定期评价生活质量、运动功能、心功能和呼吸功能。定期监测身高、体重、血钙、磷、碱性磷酸酶、骨代谢标志物、双羟维生素 D 浓度、尿肌酐、尿钙、尿糖、骨密度、眼科检查等指标,监测可能出现的激素不良反应。

完全失去步行能力后是否还需要长期使用激素,暂时没有随机对照试验。但若干非随机对照试验已经证明激素可以维持呼吸功能,显著延迟无创正压辅助通气使用,维持心功能,抑制脊柱侧弯的进展。有专家推荐此时期使用泼尼松龙 0.3~0.6 mg/(kg·d),连续使用。

(二)强直性肌营养不良的肌强直治疗

临床上用于治疗强直的药物有很多种类,但大多为病例报道或小样本研究,需要更多的临床研究来确定这些药物的有效性、安全性及患者的耐受性。

1.抗心律失常药

最近,对于肌强直的强直治疗,美西律已获得广泛认可。一项随机双盲对照研究显示,美西律每次 150~200 mg,每天 3 次,可显著减少 DM1 型患者强直发作,而并未导致 Q-T 间期、P-R 间期及 QRS 时限延长。所有用于治疗肌强直的药物,美西律是证据最强的药物。其最常见的不良反应为震颤、复视及胃肠道功能紊乱,血小板减少及肝功能损害少见,与食物同时服用可减少这些不良反应。

妥卡尼、氟卡尼治疗肌强直目前循证证据不足。少量的数据支持氟卡尼可改善*SCN4A* 突变的痛性先天性肌强直症状。

2.抗癫痫药

与安慰剂相比,苯妥英钠可显著减少用力握手后的松弛时间和主观的强直症状。研究发现其治疗强直的有效血药浓度为 20 μg/mL。主要的不良反应包括共济失调、牙龈肥大、肝炎和骨髓抑制等。

(三)康复管理

1.关节伸展训练

可以步行的早期阶段就开始接受关节伸展训练,以防止肌肉、关节和胸廓的挛缩变形。关节活动度伸展训练至少每天 1~2 次,每周 4~6 次为宜,需要长期坚持。训练内容包括:日常生活中保持良好姿势、夜间戴下肢支具、戴下肢支具的站立训练和徒手关节康复疗法等。

步行能力丧失后患者需要轮椅生活。为了避免肘关节等部位的关节活动度的减少,指导患者进行上肢的关节可动空间训练。使用短下肢支具可以延缓踝关节挛缩。

2.运动疗法、支具、辅助具和环境改造

运动疗法实际操作时应该把握"运动过程中和运动后第二天不出现肌肉疼痛和疲劳"的原则。目前普遍的做法是在不强迫运动的前提下,不刻意控制日常生活的运动量。丧失步行能力之后,只要没有心肺功能低下,不需要限制自主运动。

站立训练和步行训练时穿戴长下肢支具。短下肢支具可以防止踝关节背屈能力受限的进展。长距离步行困难时,应考虑使用轮椅。轮椅座位保持装置可以保证患者得到良好的坐姿。轮椅的前臂支撑装置可以让患者更方便地使用双手。同时需要改造桌子高度、配备便于电脑输入和电动轮椅的操作装置。减少家庭内部地面落差,改造厕所和浴室、装配转移用吊车等措施都

可以显著提高患者生活质量。学校和工作单位的无障碍措施和信息技术的支持可以让患者更好地适应社会环境。

(四)呼吸管理

早期没有呼吸管理,急性和慢性呼吸功能不全几乎占了死亡原因的全部。随着有效的呼吸管理方法普及使用,DMD 患者的生命预后和生活质量得到了明显的改善。

1.呼吸康复训练

DMD 患者的肺活量在 9～14 岁达到最高峰,而后逐渐下降。因为患者无法有效深呼吸,导致肺或胸廓活动度减弱。同时因无法用力咳嗽而排痰困难,导致呼吸道阻塞,引起窒息,所以通过呼吸康复保持肺和胸廓的活动度是非常关键的。患者应该通过反复训练舌咽呼吸,尽量维持最大用力吸气量,应通过呼吸肌肌力训练、徒手咳嗽辅助和机械咳嗽辅助等方法来保持呼吸道清洁、维持通气效率和有效咳痰。

2.无创正压及气管切开辅助呼吸

早期换气不足多表现为早晨很难叫醒或晨起后头痛等,当出现这些换气不足的症状时,应该评价肺活量。综合评价监测睡眠时和觉醒时的氧饱和度和二氧化碳分压,必要时给予人工呼吸机辅助呼吸。

辅助呼吸的首选是无创正压辅助通气。即使患者没有慢性换气不足的自觉症状,如果有反复呼吸道感染、体重显著减轻、睡眠时和觉醒时氧饱和度下降,二氧化碳分压升高等情况说明存在通气不足,应该考虑接受长期无创正压辅助通气。无创正压辅助通气可以预防和治疗上呼吸道感染引起的急性呼吸功能不全。

给予无创正压辅助通气之后呼吸功能仍不能改善,应该考虑气管插管或气管切开。气管切开后最严重的并发症是气管动脉瘘。

(五)心脏并发症的处理

目前 DMD 患者死因的 60％为心功能不全,对心脏并发症的防治影响患者的预后。定期检查非常关键。DMD 患者不管有没有症状,都要定期接受心功能评价。确诊时和 6 岁前接受首次心电图和心脏超声检查。而后在没有心功能异常情况下,建议 10 岁之前至少每 2 年 1 次、10 岁之后每年 1 次接受心功能评价。

1.血管紧张素转化酶抑制剂

心脏超声检查发现左室搏出率＜55％或局部左室壁运动异常时,就应该开始血管紧张素转化酶抑制剂口服治疗,在没有特殊不良反应的情况下坚持疾病中全程使用。因咳嗽等不良反应无法继续口服 ACEI 时改为血管紧张素Ⅱ受体阻滞剂(ARB)。ACEI 或 ARB 起始用量一般从常用量的 1/8～1/2 开始,在注意自觉症状和血压的情况下逐渐增加药量。

2.β 受体阻滞剂

β 受体阻滞剂可以改善心功能,降低猝死的发生率。因不良反应而无法使用 ACEI 或 ARB 的患者也可以单独使用 β 受体阻滞剂。β 受体阻滞剂的使用应该从低剂量开始。卡维地洛 1.25 mg以下,每天 2 次或比索洛尔 0.625 mg 以下,每天 1 次的剂量开始,根据患者的耐受性,每隔几天或 2 周左右阶段性增加剂量。在综合评价疗效和耐受性的基础上确定每例患者的维持剂量。服药期间需要注意心功能的变化、脉搏及血压的波动和是否诱发支气管哮喘。

3.强心、利尿剂

强心、利尿药物适用于心力衰竭加重患者,不建议轻症患者使用。当患者有体液潴留(水肿)

和肺部淤血时应给予利尿剂。使用袢利尿剂和噻嗪类利尿剂时要注意低钾、低镁血症。定期检查电解质,需要时给予补充。抗醛固酮药物已经证实具有保护心肌和降低死亡率的作用。

左室收缩功能障碍的心功能不全可以使用地高辛,虽然地高辛可以改善心力衰竭症状并提高生活质量,但长期使用会导致心力衰竭,预后不好。地高辛对窦性心律的慢性心功能不全患者可以减轻心力衰竭症状,但不会改善预后,地高辛的血药浓度越高,死亡率增加越明显,建议血药浓度维持在0.5～0.8 ng/mL的较低水平。因地高辛通过肾脏排泄,肾功能低下患者慎用。骨骼肌损害严重的DMD患者因肌容积较少,无法使用肌酐来评价肾功能,应选择胱抑素C会更准确。

4.抗心律不齐药物

DMD患者的心律不齐不需要特殊治疗,尤其15岁以下儿童慎用抗心律失常药物。抗心律失常药物可以抑制心功能,而且容易出现不良反应。只有在症状明显、出现严重的血流动力学问题,可能会引起生命危险的情况下才考虑使用。左室搏出率＜40%的中重度心功能不全患者建议使用美西律和胺碘酮。其他抗心律失常药物因为具有负性肌力作用,不建议心功能不全患者使用。目前还没有证据证明,抗心律失常药物可以改善长期预后。对于严重心功能不全的治疗方法还有左室成形术、人工心脏和心脏移植等方法。

(六)整形外科治疗

1.脊柱矫正固定手术

脊柱侧弯是呼吸功能低下的原因之一,并影响患者的生活质量和日常生活活动能力。脊柱矫正固定手术可以矫正脊柱侧弯,防止侧弯的进展,同时可以改善坐位和上肢功能,减轻腰背部疼痛,使护理更加容易,提高患者的生活质量。脊柱矫正固定术的围术期和术后的并发症非常多。最常见的并发症为呼吸功能不全,侧弯程度严重的患者更容易出现并发症。应该在术前充分向患者和家人说明手术的风险。

9～10岁或失去步行能力之后,应该每隔半年到1年接受全脊柱X线检查。如果半年之内侧弯进展10°以上,应在侧弯没有达到30°～40°之前接受手术。另外,丧失步行能力之后,应该在用力肺活量和肺活量＜30%之前接受手术,以免呼吸功能严重低下而失去手术机会。

2.骨质疏松的处理

维生素D和钙片合用或维生素D和维生素K合用可以明显提高骨密度。正在口服激素的患者使用二碳磷酸盐化合物后可以维持或提高1～2年的骨密度,未发现有明显的不良反应。

(七)控制体重

肥胖在DMD患者中具有一定的发生率,其产生的原因多半是因为活动量减少、基础代谢低下、激素治疗、能量摄取过多等多种因素引起。应该评价患者摄取的热量,纠正不良饮食习惯,改善膳食的营养平衡,尤其需要从幼儿期培养良好的饮食习惯。

部分DMD患儿表现为过瘦,产生原因多半是呼吸功能低下导致的代谢亢进、热量摄取减少和吞咽障碍等。改善口感和食物形态,增加辅食、增加进食次数等方法提高热量和蛋白质摄取量。

无法正常进食引起体重明显减轻或重度吞咽障碍的患者应该考虑经鼻胃管或胃部造瘘术。胃部造瘘术和经鼻胃管相比,虽然误吸的可能性没有明显差异,但患者有更好的舒适感和满意度,而且不影响无创正压辅助通气的使用。为了减少并发症的发生,胃部造瘘应该在严重心肺功能较好和骨骼严重变形之前完成。

(八)心理指导

确诊之后,应尽早向患者及家人提供咨询,内容包括基因遗传及在疾病各发展阶段需要注意的问题。肌营养不良家庭中的父母,尤其是母亲容易感到负罪感,可能会向患儿倾注过分的保护,影响患儿的智商和情商的发育,产生家庭内部的不公平。另外,父母过度的悲观会影响子女对未来的向往,减少学习的欲望。因此,确诊之后医务人员要提供充分的心理支持,尽量减轻父母的负罪感,要让父母了解到通过适当治疗可以延长寿命,教会如何使用辅助器具,确定阶段性目标。

向患儿告知病情的时间和方式需要认真考虑。很多父母不想让患儿知道诊断名称,但气管切开及脊柱侧弯矫正手术等问题都需要患儿本人的理解和同意,告知还是必要的。告知时间一般选择在小学高年级和中学时期,兼顾患者个人的心理特质。教育部门对少见病的了解比较少,即使患儿有充分的活动能力,但也有可能会被学校拒绝,需要医务人员向学校提供相关的疾病信息。患儿在学校中应该得到和其他正常儿童相同的对待,但需要在活动区域中设置扶手,尽量减少班级间的移动。兼顾康复锻炼方案的基础上,结合患儿的爱好安排适当的体育运动。对DMD患者来说游泳是比较合适的运动方式。医院和学校的信息互通可以解决很多就学遇到的问题。特别是到了青春期,患儿可能会有自身特殊的烦恼,需要教师的心理辅导。

(九)基因治疗

1.外显子跳跃

外显子跳跃作为一种基因治疗手段,已经显示出广阔的应用前景,理论上适用于90%的DMD患者。通过使用人工RNA-反义寡核苷酸跳跃缺失基因附近的外显子,可以将DMD患者的移码突变修改为BMD型的非移码突变。

2016年9月19日美国FDA特殊渠道批准51号外显子跳跃药物Eteplirsen上市,给遗传性肌肉疾病的治疗带了一片曙光,具有里程碑性的意义。临床试验表明:Eteplirsen治疗可以使DMD患者骨骼肌表达抗肌萎缩蛋白,3年治疗,与外部对照组相比延长6 min步行距离165 m,治疗组83%患者仍保持行走能力,而外部对照组仅53%保持行走能力,治疗组未发现严重的不良反应。

CRISPR-Cas9基因编辑技术的火爆,给肌营养不良基因治疗注入更大热情与活力。CRISPRCas9通过非同源性末端连接以及同源重组修复途径来编辑基因。非同源性末端连接高效,可以用任意基因位置上的剪切,同源重组修复,效率较低,但是可以完成基因定点精确的修复。已经有许多报道应用CRISPR-Cas9技术,可以在实验室完成DMD外显子跳跃治疗,还可以完成动态突变的编辑,治疗强直性肌营养不良1型以及C9orf72所致的肌萎缩侧索硬化或额颞叶痴呆等。全世界都对CRISPR-Cas9技术应用临床充满期待。

2.通读疗法

DMD患者中大约10%是因为抗肌萎缩蛋白基因外显子的无义突变所致。氨基糖苷类药物庆大霉素可以在翻译过程中翻译终止密码子,完成翻译过程,合成不完全的抗肌萎缩蛋白,称为通读疗法。硫酸阿贝卡星、泰乐霉素和负霉素也被证明具有通读活性。但在实际的临床试验中,庆大霉素因肾毒性和耳毒性的问题无法增加剂量,疗效不满意。后期通过6个月的长期用药结果发现,庆大霉素可以使治疗组15%的患者表达抗肌萎缩蛋白。目前供口服治疗的通读药物PTC124的Ⅱ期临床试验正在进行。

(十)总结

虽然目前除了激素治疗有效以外,其他治疗仅仅处于对症和支持阶段,随着医学的进步和多学科沟通合作和社会保险的支持,DMD 患者的寿命实际上已经比以前延长了 10 岁以上。对 DMD 患者的治疗不仅包括药物治疗,还应该注意如何提高生活质量,并帮助患者走入社会,以统筹生命的眼光去规划治疗目的和治疗措施。随着外显子跳跃等针对基因突变的根本性治疗的研发,在可预测的未来,这些患者能够得到更有效的治疗和社会-生活-医疗支持。

(张厚慈)

第四节　特发性炎症性肌病

一、定义

特发性炎症性肌病为一组免疫介导的肌肉炎性疾病,临床表现为肌肉力弱、萎缩,血清肌酸肌酶水平升高,肌电图呈肌源性损害,肌肉病理表现为肌纤维变性、坏死、炎性细胞浸润(除免疫性坏死性肌病外)。

二、概述

(一)分类

根据临床表现、起病年龄、肌肉或皮肤病理特点的不同,特发性炎症性肌病可分为皮肌炎、多发性肌炎、包涵体肌炎、免疫介导的坏死性肌病。

(二)病因发病机制及肌肉病理特点

皮肌炎为抗体介导的肌纤维毛细血管炎性病变及肌肉缺血引起的肌纤维损伤,伴皮肤的炎性缺血病变,累及心脏、肺脏、消化道、肾脏等多个肌肉外器官系统。肌肉病理表现为血管周围及束周 $CD4^{+}$ 淋巴细胞浸润,肌纤维变性、坏死、再生及束周萎缩。

多发性肌炎为抗原特异性的细胞免疫介导的肌肉炎性病变,激发因素不明,可能与病毒感染有关。临床表现与皮肌炎十分相似,但无皮肤损害。肌肉病理表现为肌内膜 $CD8^{+}$ 炎性细胞浸润、肌纤维坏死、再生。以前认为多发性肌炎是最常见的炎性肌病,Bohan 及 Peters 1975 年建立了明确的诊断标准。近年来的研究显示本病不是一个单一疾病实体,大部分为结缔组织病合并的重叠综合征及伴间质性肺病、心肌炎、癌症,故认为特发性多发性肌炎为一少见疾病。

包涵体肌炎为一慢性发病、多见于老年男性、具有炎性及变性双重特点的肌病,肌肉病理表现为单核细胞浸润的非坏死性肌纤维、肌内膜炎性细胞浸润,以及肌肉变性为特点的镶边空泡、嗜酸性胞质内包涵体、β-淀粉样蛋白、p-Tau 蛋白、TDP-43 蛋白、P62/SQTSM 蛋白、α-突触核蛋白累积,可伴有线粒体异常,电镜可见 15～21 μm 管丝状核内或胞质内包涵体。

免疫介导性坏死性肌病为近年确定的自身免疫性肌病,在炎性肌病中十分常见,可特发或伴有结缔组织病、肿瘤等,常见的肿瘤为胃肠道腺癌、小细胞/非小细胞肺癌等。有学者将抗扰信号识别颗粒抗体肌炎(抗 SRP 抗体肌炎)也列入本类。降脂药物他汀、贝特类诱发的肌病虽为药物性肌病,但因存在 β-羟基-β 甲基戊二酰辅酶 A 还原酶 HMGCR 抗体,有学者也称为免疫介导性

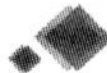

坏死性肌病。肌肉病理特征性表现为肌纤维坏死，但缺乏炎性细胞浸润。其发病认为是膜攻击复合物累积于小动脉和毛细血管，为一免疫介导的微血管病。

（三）特发性肌炎抗体

特发性肌炎的肌炎特异性自身抗体及肌炎相关抗体是一个重要的生物学标志，肌炎特异性自身抗体的阳性率有报道高达 50%～60%，多为抗细胞核和细胞质蛋白，常见为抗氨酰转移RNA(tRNA)合成酶抗体，Jo-1 抗体，抗 Mi-2 抗体，抗 P155/140 抗体，抗-SRP 抗体，抗 NXP-2 抗体，抗 TIF-1r 抗体，抗黑色素瘤分化-相关 5 抗体和抗-CADM-140 抗体等。特发性炎症性肌病自身抗体有助于确定临床表型、预示治疗反应、肌肉外器官受累。抗 Jo-1 抗体与雷诺氏现象、间质性肺病和关节炎症状相关；抗 Mi-2 抗体提示急性发病、严重皮疹、治疗反应佳的皮肌炎；抗黑色素瘤分化-相关 5 抗体或称抗 CADM-140 抗体与侵袭性间质性肺病相关；抗 p155/140 靶向转录中间因子 I-γ(TIFI-γ)及抗 NXP-2 抗体与成人癌相关的皮肌炎相关；胞质-5-核苷酸酶抗体(NT5c1A)与包涵体肌炎相关，但皮肌炎、多发性肌炎阳性率很低，故有鉴别意义；抗 SRP 抗体与免疫介导的坏死性肌病相关；他汀相关的肌病常可测出 β-羟-β-甲戊二酸单酰辅酶 A 还原酶(HMG-CoA 还原酶)抗体。

三、临床表现

（一）皮肌炎

皮肌炎可分为皮肌炎、少年型皮肌炎、无肌炎皮肌炎。皮肌炎的皮肤症状为皮肤水肿性红斑、光敏疹、皮肤异色症、皮肤干燥、鳞屑或轻度皮肤萎缩色素沉着；Gottron 丘疹可见于膝、肘、踝、指、趾关节伸面出现水肿性红斑、丘疹；眶周水肿、睑周淡紫色皮疹和甲周毛细血管扩张。皮肤血管炎、溃疡和钙质沉着常见于少年型皮肌炎。

肌肉症状为对称性近端肌肉无力，可伴有咽喉肌、颈肌及中轴肌肉力弱，无肌炎皮肌炎不伴有肌肉症状。肌肉外器官系统的损害累及肺、消化道、心血管系统，肺部症状为肺动脉高压、肺心病、间质性肺病等；消化道表现为消化功能减退、蠕动减慢、胃溃疡及出血；心脏损害为无症状的心律不齐、舒张期功能障碍、也可出现急性心力衰竭。皮肌炎可与肿瘤相关，甚至高达 25%，常见于肺部、胰腺、卵巢、膀胱癌、胃肠道肿瘤及霍奇金/非霍奇金淋巴瘤等。血清肌酸肌酶显著升高，肌电图表现肌源性改变。

（二）多发性肌炎

多发性肌炎表现为四肢对称性近端肌无力及咽喉肌、中轴肌肌肉无力，四肢肌肉无力以近端为主，不伴有皮疹，肌痛乏力常见。可有以咽喉肌、呼吸肌、心肌受累为首发者。肌肉外的器官受累与皮肌炎相似，合并间质性肺病时应进行肺功能、血气分析等常规检测。高分辨 CT 是诊断间质性肺炎的敏感检查，CT 可见毛玻璃样的改变，尚可合并周围神经病及肿瘤，发病率较皮肌炎低。血清肌酸肌酶显著升高，肌电图表现肌源性改变。

（三）包涵体肌炎

包涵体肌炎起病隐袭，多在 50 岁后起病，男女比例为 3∶1，表现为对称或不对称四肢近端、远端肌肉萎缩、无力，累及肌群常位于前臂屈肌、指屈肌、股四头肌、咽喉肌，累及咽喉肌时出现吞咽困难、声音嘶哑。CK 水平轻度升高。

（四）免疫介导性坏死性肌病

免疫介导性坏死性肌病急性、慢性或亚急性起病，多于 45 岁后发病，儿童发病偶见，女性多于男性，秋季发病多见，严重的对称性四肢近端肌无力，也可累及中轴肌、咽喉肌，重症患者可见延髓性麻痹及呼吸肌麻痹症状，部分可伴肌痛，多由病毒感染、肿瘤、自身免疫病等多因素触发。常合并心肌病、肺间质纤维化、肝脏、肾脏、结缔组织病其他表现，如关节疼痛、肿胀，雷诺现象。CK 水平明显升高，可达正常值 10 倍以上。

四、诊断

根据急性或亚急性发病的四肢肌肉力弱、萎缩，可累及咽喉肌、中轴肌肉，伴关节及肌肉疼痛，血清肌酸肌酶升高，肌电图肌源性损害，肌肉磁共振呈水肿样表现，肌肉病理肌纤维变性、坏死、再生，可见炎性细胞浸润，多发性肌炎可见 $CD8^+$ 炎性细胞浸润、MHC-I 型上调，皮肌炎可见 $CD4^+$ 炎性细胞浸润，无皮肤损害可诊断为多发性肌炎，有皮肤损害或束周萎缩可诊断皮肌炎。鉴别诊断需除外肢带型肌营养不良、面肩肱肌营养不良、Pompes 病、脂肪累积性肌病、Lamber-Eaton 综合征、重症肌无力、急性吉兰-巴雷综合征、肌强直性营养不良 2 型、药物性肌病、内分泌性肌病、代谢及感染性肌病、风湿性多肌痛等。

根据老年发病，亚急性起病，肢体远端及近端力弱，选择性累及前臂屈肌肌群及股四头肌，肌酸激酶轻度升高，肌电图见有肌源性或合并神经源性损害，肌肉核磁显示上肢前臂、下肢近端肌肉呈水肿样改变，肌肉病理显示镶边空泡、嗜酸性包涵体、单核细胞浸润非坏死性肌纤维、NT5c1A 抗体阳性、对激素及免疫抑制剂治疗反应差，可诊断包涵体肌炎。应与远端型肌病、眼咽型肌营养不良、脊柱强直综合征、肌原纤维肌病、包涵体肌病、其他类型的空泡型肌病、运动神经元病、周围神经病鉴别。

根据急性或亚急性发病，四肢、颈肌、中轴肌肉力弱，可伴有肌痛、痛性肌痉挛、关节疼痛、间质性肺炎、急性横纹肌溶解，肌酸激酶重度升高，抗 SRP 抗体或 HMGCR 抗体阳性，肌肉病理为坏死性改变、缺乏炎性细胞浸润，可诊断为免疫介导的坏死性肌病。应与肌纤维坏死为特点的肌营养不良、代谢性或食物及药物中毒引起的急性横纹肌溶解、多发性肌炎鉴别。

五、治疗

特发性炎症性肌病对免疫抑制剂或免疫调节剂治疗有效，皮肌炎、多发性肌炎、坏死性肌病疗效显著，包涵体肌炎有一定疗效，但均缺乏一级证据，现将文献上及学者的经验治疗原则、方案介绍如下。

（一）糖皮质激素治疗

一般推荐成人大剂量糖皮质激素起始治疗，泼尼松剂量 0.75～1.5 mg/(kg · d)，通常用 60～80 mg/d，达到肌肉肌力最大进步、CK 下降后减量，典型病程需要 2～3 个月，每 4 周减 10 mg，达到 20 mg/d 后，每 4 周减 5 mg，达 10 mg/d，每 4 周减 2.5 mg，直到停药。有学者还应用甲泼尼龙静脉注射治疗，剂量为 80～250 mg/d，持续 2 周，酌情减量停药，改为口服或其他免疫抑制剂。

（二）免疫抑制剂治疗

1.硫唑嘌呤

硫唑嘌呤成人目标剂量应为 2 mg/(kg · d)，分 2 次给药，可从 50 mg/d 开始，1 周后增量至 50 mg、2 次/天，渐增至目标剂量。不良反应为胃肠道反应、白细胞计数降低、肝功能损害，应注意监测患者的甲基转移酶水平，以减少骨髓抑制的发生。

2.甲氨蝶呤

成人初始剂量为5.0 mg，每周1次，每周增加5.0 mg，目标剂量为25 mg，每周1次，症状缓解后可改为口服。同时补充1 mg/d的叶酸。注意肝肾毒性、肺纤维化、白细胞计数下降、血小板计数减少、秃发、胃肠道反应、致畸毒性。对Jo-1抗体阳性或有间质性肺病者避用，常规进行血常规、肝功能、肾功能等监测，连续进行3个月，一旦达到稳定剂量后需要每2～3个月检查1次。

3.吗替麦考酚酯

吗替麦考酚酯成人开始剂量为500 mg，每天2次，按每周增加500 mg至靶剂量2～3 g/d。吗替麦考酚酯不良反应为骨髓抑制、肝功能损害、高血压、胃肠道反应、鼻窦炎、精神模糊、咳嗽、致畸、感染及肿瘤风险。

4.环孢素A和他克莫司

环孢素A和他克莫司同为钙调神经磷酸酶抑制剂，抑制T细胞活化。应用于治疗特发性炎症性肌病有效，环孢素A成人初始剂量为4 mg/(kg·d)，他克莫司剂量为0.05～0.1 mg/(kg·d)，分2次口服。不良反应有骨髓抑制、高血压、肌酐及尿素氮升高、肝酶升高、毛发增多、皮肤变黑、感染、震颤、牙龈增生、致畸、肿瘤风险等。

5.环磷酰胺

环磷酰胺治疗成人难治或重症特发性炎症性肌病有少数报道，每月0.5 g/m^2到每月1 g/m^2，6～12个月，也可口服，1.0 mg/(kg·d)到2.0 mg/(kg·d)。有学者应用方法为第1周每次200 mg，每周2次，第2周为每次400 mg，每周2次，第3周为每次800 mg，每周1次，以后改为每月1次维持，每次800 mg，直至症状减轻，总量可达10 g。不良反应为骨髓抑制、出血性膀胱炎、不孕不育风险、致畸、肿瘤风险等。

(三)免疫球蛋白治疗

症状严重、对激素或其他免疫抑制剂抵抗者、药物联合应用者可静脉注射免疫球蛋白，成人总剂量为0.4 g/(kg·d)，连用5 d；亦可间隔3月后重复，相同剂量或下降至每月1 g/kg，1～6个月。不良反应有头痛发热、心率增快、血压升高、肌酐及尿素氮升高等。

(四)利妥昔单抗

利妥昔单抗为人类B细胞表面CD20分子的单克隆抗体，减少循环中的B细胞。成人治疗剂量文献上报道为350～750 mg/m^2静脉输注，1次/周，连用2周，6～18个月重复；或每次1 000 mg，2周后重复1次。有学者的经验是每周100 mg，连用4周，6个月后依据B细胞数量及临床症状决定治疗。不良反应为输注反应及进行性多灶性白质脑病，但发生率甚低，治疗前需检测CJ病毒抗体，定期监测颅脑磁共振。

(五)糖皮质激素、免疫抑制剂、免疫调节剂的联合治疗

特发性炎症性肌病多数病程长，需要较长时间治疗，一线治疗的糖皮质激素长期应用不良反应大，二线药物免疫抑制剂起效慢，为避免糖皮质激素的不良反应可联合治疗，提高疗效、减少药物用量，减轻不良反应，组合应用成为经验性实用方案，但不同专家应用的组合模式或曾选择的药物先后顺序不同，有学者的经验治疗为急性期应用甲泼尼龙静脉注射或高剂量冲击治疗，同时合用免疫抑制剂，撤除激素治疗后单用免疫抑制剂维持治疗，达到疗效高峰后逐渐减量，最后撤用。静脉注射免疫球蛋白应用于急性期激素抵抗、有肝肾损害、骨髓抑制的患者。

(六)各类特发性炎性疾病的治疗原则

多发性肌炎、皮肌炎、免疫介导的坏死性肌病可按上述原则进行药物治疗，包涵体肌炎虽可选择上述药物治疗，但疗效差，目前尚无特效治疗，有些药物如苯丁酸钠、锂盐、多酚类仍在研究中。

皮肌炎皮肤损害可用硫酸羟氯喹，200 mg，2次/天(5 mg/kg)，也有学者对无效者建议氯喹、喹那克林治疗，应注意Q-T间期延长，尚应避免紫外线的照射、局部应用皮质激素和他克莫司治疗；少年型皮肌炎的皮肤钙质沉着可试用地尔硫䓬、秋水仙碱、羟苯磺丙胺、华法林等，或可选择外科切除。早期进行物理康复治疗，预防关节挛缩。

(刘仰镇)

第十一章 运动障碍性疾病

第一节 肝豆状核变性

一、概述

肝豆状核变性又称 Wilson 病(WD),是以铜代谢障碍为特征的常染色体隐性遗传病。由于 WD 基因(位于 $13q^{14.3}$)编码的蛋白(ATP7B 酶)突变,导致血清铜蓝蛋白合成不足以及胆管排铜障碍,血清自由态铜增高,并在肝、脑、肾等器官沉积,出现相应的临床症状和体征。本病好发于青少年,临床表现为铜代谢障碍引起的肝硬化、基底节变性等多脏器病损。该病是全球性疾病,世界范围的患病率约为 30/100 万,我国的患病率及发病率远高于欧美。

二、临床表现

(一)肝症状

以肝病作为首发症状者占 40%～50%,儿童患者约 80%发生肝脏症状。肝脏受累程度和临床表现存在较大差异,部分患者表现为肝炎症状,如倦怠、乏力、食欲缺乏,或无症状的转氨酶持续增高;大多数患者表现为进行性肝大,继而进展为肝硬化、脾大、脾功能亢进,出现黄疸、腹水、食管静脉曲张及上消化道出血等;一些患儿表现为暴发性肝衰竭伴有肝铜释放入血而继发的 Coomb 阴性溶血性贫血。也有不少患者并无肝大,甚至肝缩小。

(二)神经系统症状

以神经系统症状为首发的患者占 40%～59%,其平均发病年龄比以肝病首发者晚 10 年左右。铜在脑内的沉积部位主要是基底节区,故神经系统症状突出表现为锥体外系症状。最常见的症状是以单侧肢体为主的震颤,逐渐进展至四肢,震颤可为意向性、姿位性或几种形式的混合,振幅可细小或较粗大,也有不少患者出现扑翼样震颤。肌张力障碍常见,累及咽喉部肌肉可导致言语不清、语音低沉、吞咽困难和流涎;累及面部、颈、背部和四肢肌肉引起动作缓慢僵硬、起步困难、肢体强直,甚至引起肢体或(和)躯干变形。部分患者出现舞蹈样动作或指划动作。WD 患者的少见症状是周围神经损害、括约肌功能障碍、感觉症状。

(三)精神症状

精神症状的发生率为 10%～51%。最常见为注意力分散,导致学习成绩下降、失学。其余还有：情感障碍，如暴躁、欣快、兴奋、淡漠、抑郁等；行为异常，如生活懒散、动作幼稚、偏执等，少数患者甚至自杀；还有幻觉、妄想等。极易被误诊为精神分裂症、躁狂抑郁症等精神疾病。

（四）眼部症状

具有诊断价值的是铜沉积于角膜后弹力层而形成的 Kayser-Fleischer（K-F）环，呈黄棕色或黄绿色，以角膜上、下缘最为明显，宽约 1.3 mm 左右，严重时呈完整的环形。应行裂隙灯检查予以肯定和早期发现。7 岁以下患儿此环少见。

（五）肾症状

肾功能损害主要表现为肾小管重吸收障碍，出现血尿（或镜下血尿）、蛋白尿、肾性糖尿、氨基酸尿、磷酸盐尿、尿酸尿、高钙尿。部分患者还会发生肾钙质沉积症和肾小管性酸中毒。持续性氨基酸尿可见于无症状患者。

（六）血液系统症状

主要表现为急性溶血性贫血，推测可能与肝细胞破坏致铜离子大量释放入血，引起红细胞破裂有关。还有继发于脾功能亢进所致的血小板、粒细胞、红细胞减少，以鼻出血、齿龈出血、皮下出血为临床表现。

（七）骨骼肌肉症状

2/3 的患者出现骨质疏松，还有较常见的是骨及软骨变性、关节畸形、X 形腿或 O 形腿、病理性骨折、肾性佝偻病等。少数患者发生肌肉症状，主要表现为肌无力、肌痛、肌萎缩。

（八）其他

其他病变包括：皮肤色素沉着、皮肤黝黑，以面部和四肢伸侧较为明显；鱼鳞癣、指甲变形。内分泌紊乱如葡萄糖耐量异常、甲状腺功能低下、月经异常、流产等。少数患者可发生急性心律失常。

三、诊断要点

（一）诊断

任何患者，特别是 40 岁以下者发现有下列情况应怀疑 WD，须进一步检查。

（1）其他病因不能解释的肝脏疾病、持续血转氨酶增高、持续性氨基酸尿、急性重型肝炎合并溶血性贫血。

（2）其他病因不能解释的神经系统疾病，特别是锥体外系疾病、精神障碍。

（3）家族史中有相同或类似疾病的患者，特别是先证者的近亲，如同胞、堂或姨兄弟姐妹等。

（二）鉴别诊断

对疑似患者应进行下列检查，以排除或肯定 WD 的诊断。

1.实验室检查

对所有疑似患者都应进行下列检查。

（1）血清铜蓝蛋白（ceruloplasmin，CP）：CP 降低是诊断 WD 的重要依据之一。成人 CP 正常值为270～370 mg/L（27～37 mg/dL），新生儿的血清 CP 为成人的 1/5，此后逐年增长，至 3～6 岁时达到成人水平。96%～98%的 WD 患者 CP 降低，其中 90%以上显著降低（0.08 g/L 以下），甚至为零。杂合子的 CP 值多在 0.10～0.23 g/L，但 CP 正常不能排除该病的诊断。

（2）尿铜：尿铜增高也是诊断 WD 的重要依据之一。正常人每天尿铜排泄量为 0.047～0.55 μmol/24 h（3～35 μg/24 h）。未经治疗的 WD 患者尿排铜量可略高于正常人甚至达正常人的数倍至数十倍，少数患者也可正常。

(3)肝铜量：肝铜测定是诊断 WD 最重要的生化证据，但肝穿为创伤性检查，目前尚不能作为常规的检测手段。

(4)血清铜：正常成人血清铜为 11～22 μmol/L(70～140 μg/dL)，90％的 WD 患者血清铜降低，低于 9.4 μmol/L(60 μg/dL)有诊断价值。须注意，肾病综合征、严重营养不良和失蛋白肠病也出现血清铜降低。

2.影像学检查

颅脑 CT 扫描多显示双侧对称的基底节区、丘脑密度减低，多伴有不同程度的脑萎缩。MRI 扫描多于基底节、丘脑、脑干等处出现长 T_1、长 T_2 异常信号，约 34％伴有轻至中度脑萎缩，以神经症状为主的患者 CT 及 MRI 的异常率显著高于以肝症状为主的 WD 患者。影像学检查虽无定性价值，但有定位及排除诊断的价值。

(三)诊断标准

(1)肝、肾病史：肝、肾病征和(或)锥体外系病征。

(2)铜生化异常：主要是 CP 显著降低(<0.08 g/L)；肝铜增高(237.6 μg/g 肝干重)；血清铜降低(<9.4 μmol/L)；24 h 尿铜增高(>1.57 μmol/24 h)。

(3)角膜 K-F 环阳性。

(4)阳性家族史。

(5)基因诊断。

符合(1)(2)(3)或(1)(2)(4)可确诊 WD；符合(1)(3)(4)而 CP 正常或略低者为不典型 WD(此种情况少见)；符合上述 1～4 条中的 2 条，很可能是 WD(若符合 2、4 可能为症状前患者)，此时可参考脑 MRI 改变、肝脏病理改变、四肢骨关节改变等。

基因诊断虽然是金标准，但因 WD 的突变已有 200 余种，因此基因检测目前仍不能作为常规检测方法。

四、治疗方案及原则

(一)治疗目的

(1)排除积聚在体内组织过多的铜。

(2)减少铜的吸收，防止铜在体内再次积聚。

(3)对症治疗，减轻症状，减少畸形的发生。

(二)治疗原则

1.早期和症状前治疗

越早治疗越能减轻或延缓病情发展，尤其是症状前患者。同时应强调本病是唯一有效治疗的疾病，但应坚持终身治疗。

2.药物治疗

(1)螯合剂：①右旋青霉胺是首选的排铜药物，尤其是以肝脏症状为主者。以神经症状为主的患者服用青霉胺后 1～3 个月症状可能恶化，而且有37％～50％的患者症状会加重，且其中又有 50％不能逆转。使用前需行青霉素皮试，阴性者方可使用。青霉胺用作开始治疗时剂量为 15～25 mg/kg，宜从小剂量开始，逐渐加量至治疗剂量。然后根据临床表现和实验室检查指标决定逐渐减量至理想的长期维持剂量。本药应在进餐前 2 h 服用。青霉胺促进尿排铜效果肯定，10%～30%的患者发生不良反应。青霉胺的不良反应较多，如发热、皮疹、胃肠道症状、多发性肌炎、肾病、粒细胞减少、血小板计数降低、维生素 B_6 缺乏、自身免疫疾病(类风湿关节炎和重症肌无力等)。补充维生素 B_6 对预防一些不良反应有益。②曲恩汀或三乙撑四胺双盐酸盐排铜效果不如青霉胺，但不良反应低于青霉胺。250 mg，每天 4 次，于餐前 1 h 或餐后 2 h 服用。本药最适合用于不能使用青霉胺的 WD 患者。但国内暂无供应。③其他排铜药物包括二巯丙醇(BAL，因不良反应大已少用)、二巯丁二酸钠(Na-DMS)、二巯丁二酸胶囊、二巯基丙磺酸钠(DMPS)等重金属离子螯合剂。

(2)阻止肠道对铜吸收和促进排铜的药物：①锌制剂的排铜效果低于和慢于青霉胺，但不良反应低，是用于 WD 维持治疗和症状前患者治疗的首选药物；也可作为其他排铜药物的辅助治疗。常用的锌剂有硫酸锌、醋酸锌、甘草锌、葡萄糖酸锌等。锌剂应饭后服药，不良反应有胃肠道刺激、口唇及四肢麻木、烧灼感。锌剂(以醋酸锌为代表)的致畸作用被 FDA 定为 A 级，即无风险。②四硫钼酸胺(ammonium tetrathiomolybdate，TTM)能在肠道内与蛋白和铜形成复合体排出体外，可替代青霉胺用作开始驱铜治疗，但国内无药。

(3)对症治疗：非常重要，应积极进行。神经系统症状，特别是锥体外系症状、精神症状、肝病、肾病、血液和其他器官的病损，应给予相应的对症治疗。脾肿大合并脾功能亢进者，特别是引起血液 3 种系统都降低者应行脾切除手术；对晚期肝衰竭患者肝移植是唯一有效的治疗手段。

3.低铜饮食治疗

避免摄入高铜食物，如贝类、虾蟹、动物内脏和血、豆类、坚果类、巧克力、咖啡等，勿用铜制炊具；可给予高氨基酸或高蛋白饮食。

(王连玉)

第二节　小舞蹈病

小舞蹈病(choreaminor，CM)又称风湿性舞蹈病或 Sydenham 舞蹈病，由 Sydenham (1684 年)首先描述，是风湿热在神经系统的常见表现。本病多见于儿童和青少年，其临床特征为不自主的舞蹈样动作、肌张力降低、肌力减弱、自主运动障碍和情绪改变。本病可自愈，但复发者并不少见。

一、病因与发病机制

本病的发病与 A 组 β-溶血性链球菌感染有关。属自体免疫性疾病。约 30%的病例在风湿热发作或多发性关节炎后 2～3 个月发病，通常无近期咽痛或发热史，部分患者咽拭子培养 A 组溶血性链球菌阳性；血清可检出抗神经元抗体，与尾状核、丘脑底核等部位神经元抗原起反应，抗体滴度与本病的转归有关，提示可能与自身免疫反应有关。本病好发于围青春期，女性多于男性，一些患者在怀孕或口服避孕药时复发，提示与内分泌改变也有关系。

二、病理

病理改变主要是黑质、纹状体、丘脑底核及大脑皮质可逆性炎性改变和神经细胞弥漫性变性，神经元丧失和胶质细胞增生。有的病例可见散在动脉炎、栓塞性小梗死。90%的尸解病例可发现风湿性心脏病证据。

三、临床表现

(一)发病年龄及性别

发病年龄多在5～15岁，女多于男，男女之比约为1∶3。

(二)起病形式

大多数为亚急性或隐袭起病，少数可急性起病。大约1/3的病例舞蹈症状出现前2～6个月或更长的时间内有β-溶血性链球菌感染史，曾有咽喉肿痛、发热、多关节炎、心肌炎、心内膜炎、心包炎、皮下风湿结节或紫癜等临床症状和体征。

(三)早期症状

早期症状常不明显，不易被察觉。患儿表现为情绪不稳、焦虑不安、易激动、注意力分散、学习成绩下降、动作笨拙、步态不稳、手中物品时常坠落，行走摇晃不稳等。其后症状日趋明显，表现为舞蹈样动作和肌张力改变等。

(四)舞蹈样动作

常常可急性或隐袭出现，常为双侧性，可不规则，变幻不定，突发骤止，约20%患者可偏侧或甚至更为局限。在情绪紧张和做自主运动时加重，安静时减轻，睡眠时消失。常在2～4周内加重，3～6个月内自行缓解。

(1)面部最明显，表现挤眉、弄眼、噘嘴、吐舌、扮鬼脸等，变幻莫测。

(2)肢体表现为一种快速的不规则无目的的不自主运动，常起于一肢，逐渐累及一侧或对侧，上肢比下肢明显，上肢各关节交替伸直、屈曲、内收等动作，下肢步态颠簸、行走摇晃、易跌倒。

(3)躯干表现为脊柱不停地弯、伸或扭转，呼吸也可变得不规则。

(4)头颈部的舞蹈样动作表现为摇头耸肩或头部左右扭转。伸舌时很难维持，舌部不停地扭动，软腭或其他咽肌的不自主运动可致构音、吞咽障碍。

(五)体征

(1)肌张力及肌力减退，膝反射常减弱或消失。肢体软弱无力，与舞蹈样动作、共济失调一起构成小舞蹈病的三联征。

(2)旋前肌征：由于肌张力和肌力减退导致当患者举臂过头时，手掌旋前。

(3)舞蹈病手姿：当手臂前伸时，因张力过低而呈腕屈、掌指关节过伸，伴手指弹钢琴样小幅舞动。

(4)挤奶妇手法，或称盈亏征：若令患者紧握检查者第二、三手指时，检查者能感到患者的手时紧时松，握力不均，时大时小。

(5)约1/3患者会有心脏病征，包括风湿性心肌炎、二尖瓣回流或主动脉瓣关闭不全。

(六)精神症状

可有失眠、躁动、不安、精神错乱、幻觉、妄想等精神症状，称为躁狂性舞蹈病。有些病例精神症状可与躯体症状同样显著，以致呈现舞蹈性精神病。随着舞蹈样动作消除，精神症状很快缓解。

四、辅助检查

(一)血清学检查

白细胞计数增加,血沉加快,C反应蛋白效价提高,黏蛋白增多,抗链球菌溶血素"O"滴度增加;由于小舞蹈病多发生在链球菌感染后2～3个月,甚至6～8个月,故不少患者发生舞蹈样动作时链球菌血清学检查常为阴性。

(二)咽拭子培养

检查可见A组溶血型链球菌。

(三)脑电图

无特异性,常为轻度弥漫性慢活动。

(四)影像学检查

部分患者头部CT扫描可见尾状核区低密度灶及水肿,MRI显示尾状核、壳核、苍白球增大,T_2加权像显示信号增强,PET可见纹状体呈高代谢改变,但症状减轻或消失后可恢复正常。

五、诊断

凡学龄期儿童有风湿病史和典型舞蹈样症状,结合实验室及影像学检查通常可以诊断。

六、鉴别诊断

见表11-1。

表11-1 常见舞蹈病鉴别要点

	小舞蹈病	亨廷顿病	肝豆状核变性	偏侧舞蹈症
病因	风湿性	常染色体显性遗传	遗传性铜代谢障碍	脑卒中、脑瘤
发病年龄	大多数为5～15岁	30岁以后	儿童、青少年	成年
临床特征	全身或偏侧不规则舞蹈,动作快	全身舞蹈、手足徐动、动作较慢	偏侧舞蹈样运动	有不完全偏瘫
	肌张力低、肌力减退	慢	角膜K-F色素环	
	情绪不稳定,性格改变	进行性痴呆	精神障碍	
	可有心脏受损征象		肝脏受损征	
治疗	抗链球菌感染(青霉素)	氯丙嗪、氟哌啶醇	排铜D-青霉胺口服	治疗原发病
	肾上腺皮质激素		口服硫酸锌减少铜吸收	对症用氟哌啶醇
	氟哌啶醇、氯丙嗪、苯巴比妥		对症用氟哌啶醇	

七、治疗

(一)一般处理

急性期应卧床休息,保持环境安静,避免强光或其他刺激,给予足够的营养支持。

(二)病因治疗

确诊本病后,无论病症轻重,均应使用青霉素或其他有效抗生素治疗,10～14 d为1个疗程。同时给予水杨酸钠或泼尼松,症状消失后再逐渐减量至停药,目的是最大限度地防止或减少本病复发，并控制心肌炎、心瓣膜病的发生。

1.抗生素

青霉素：首选(4～8)×10^5 U，每天1～2次，2周1个疗程，也可用红霉素、头孢菌素类药物治疗。

2.阿司匹林

0.1～1.0 g，每天4次，小儿按0.1 g/kg，计算，症状控制后减量，维持6～12周。

3.激素

风湿热症状明显时，泼尼松每天10～30 mg，分3～4次口服。

(三)对症治疗

(1)首选氟哌啶醇0.5 mg开始，每天口服2～3次，以后逐渐加量。

(2)氯丙嗪：12.5～50 mg，每天2～3次。

(3)苯巴比妥：0.015～0.03 g，每天2～4次。

(4)地西泮：2.5～5 mg，每天2～4次。

八、预后

本病预后良好，可完全恢复而无任何后遗症状，大约20%的病例死于心脏并发症，35%的病例数月或数年后复发。个别病例舞蹈症状持续终身。

(王连玉)

第三节 亨廷顿病

亨廷顿病(Huntington disease，HD)又称亨廷顿舞蹈病、慢性进行性舞蹈病、遗传性舞蹈病，于1842年由Waters首报，1872年由美国医师George Huntington系统描述而得名，是一种常染色体显性遗传的基底节和大脑皮质变性疾病，临床上以隐匿起病、缓慢进展的舞蹈症、精神异常和痴呆为特征。本病呈完全外显率，受累个体的后代50%发病。可发生于所有人种，白种人发病率最高，我国较少见。

一、病因及发病机制

本病的致病基因*IT15*位于4p16.3，基因的表达产物为约含3 144个氨基酸的多肽，命名为Huntingtin，在*IT15*基因5′端编码区内的三核苷酸(CAG)重复序列拷贝数异常增多。拷贝数越多，发病年龄越早，临床症状越重。在Huntingtin内，$(CAG)n$重复编码一段长的多聚谷氨酰胺功能区，故认为本病可能由于获得了一种毒性功能所致。

二、病理及生化改变

(一)病理改变

主要位于纹状体和大脑皮质，黑质、视丘、视丘下核、齿状核亦可轻度受累。大脑皮质突出的变化为皮质萎缩，特别是第3、5和第6层神经节细胞丧失，合并胶质细胞增生。尾状核、壳核神经元大量变性、丢失。投射至外侧苍白球的纹状体传出神经元(含 γ-氨基丁酸与脑啡肽,参与间接通路)较早受累,是引起舞蹈症的基础;随疾病进展,投射至内侧苍白球的纹状体传出神经元(含 γ-氨基丁酸与 P 物质,参与直接通路)也被累及,是导致肌强直及肌张力障碍的原因。

(二)生化改变

纹状体传出神经元中 γ-氨基丁酸、乙酰胆碱及其合成酶明显减少,多巴胺浓度正常或略增加,与 γ-氨基丁酸共存的神经调质脑啡肽、P 物质亦减少,生长抑素和神经肽 Y 增加。

三、临床表现

本病好发于 30～50 岁,5%～10%的患者于儿童和青少年发病,10%于老年发病。患者的连续后代中有发病提前倾向,即早发现象,父系遗传的早发现象更明显,绝大多数有阳性家族史。起病隐匿,缓慢进展。无性别差异。

(一)锥体外系症状

以舞蹈样不自主运动最常见、最具特征性,通常为全身性,程度轻重不一,典型表现为手指弹钢琴样动作和面部怪异表情,累及躯干可产生舞蹈样步态,可合并手足徐动及投掷症。随着病情进展,舞蹈样不自主运动可逐渐减轻,而肌张力障碍及动作迟缓、肌强直、姿势不稳等帕金森综合征渐趋明显。

(二)精神障碍及痴呆

精神障碍可表现为情感、性格、人格改变及行为异常,如抑郁、激惹、幻觉、妄想、暴躁、冲动、反社会行为等。患者常表现出注意力减退、记忆力降低、认知障碍及智能减退,呈进展性加重。

(三)其他

快速眼球运动(扫视)常受损。可伴癫痫发作,舞蹈样不自主运动大量消耗能量可使体重明显下降,常见睡眠和(或)性功能障碍。晚期出现构音障碍和吞咽困难。

四、辅助检查

(一)基因检测

CAG 重复序列拷贝数增加,大于 40 具有诊断价值。该检测若结合临床特异性高、价值大,几乎所有的病例可通过该方法确诊。

(二)电生理及影像学检查

EEG 呈弥漫性异常,无特异性。CT 及 MRI 扫描显示大脑皮质和尾状核萎缩,脑室扩大。MRI 的 T_2 加权像示壳核信号增强。MR 波谱(MRS)示大脑皮质及基底节乳酸水平增高。^{18}F 氟-脱氧葡萄糖 PET 检测显示尾状核、壳核代谢明显降低。

五、诊断及鉴别诊断

(一)诊断

根据发病年龄,慢性进行性舞蹈样动作、精神症状和痴呆,结合家族史可诊断本病,基因检测可确诊,还可发现临床前期病例。

(二)鉴别诊断

本病应与小舞蹈病、良性遗传性舞蹈病、发作性舞蹈手足徐动症、老年性舞蹈病、肝豆状核变性、迟发性运动障碍及棘状红细胞增多症并发舞蹈症鉴别。

六、治疗

目前尚无有效治疗措施，对舞蹈症状可选用以下 2 类药物。①多巴胺受体阻滞剂：氟哌啶醇 1～4 mg，每天 3 次；氯丙嗪 12.5～50 mg，每天 3 次；奋乃静 2～4 mg，每天 3 次；硫必利 0.1～0.2 g，每天3 次；以及哌咪清等。均应从小剂量开始，逐渐增加剂量，用药过程中应注意锥体外系不良反应。②中枢多巴胺耗竭剂：丁苯那嗪 25 mg，每天 3 次。

七、预后

本病尚无法治愈，病程 10～20 年，平均 15 年。

（王连玉）

第四节　肌张力障碍

肌张力障碍是主动肌和拮抗肌收缩不协调或过度收缩引起的以肌张力异常动作和姿势为特征的运动障碍疾病。在锥体外系疾病中较为多见，仅次于帕金森病。根据病因可分为特发性和继发性；按肌张力障碍发生部位可分为局限性、节段性、偏身性和全身性；依起病年龄可分为儿童型、少年型和成年型。

一、病因及发病机制

特发性扭转性肌张力障碍迄今病因不明，可能与遗传有关，可为常染色体显性（30%～40%外显率）、常染色体隐性或 X 连锁隐性遗传，显性遗传的缺损基因 DYT_1 已定位于 9 号常染色体长臂 9q32-34，编码一种 ATP 结合蛋白扭转蛋白 A，有些病例可发生在散发基础上。环境因素如创伤或过劳等可诱发特发性肌张力障碍基因携带者发病，如口-下颌肌张力障碍病前有面部或牙损伤史，一侧肢体过劳可诱发肌张力障碍如书写痉挛、乐器演奏家痉挛、打字员痉挛和运动员肢体痉挛等。

继发性肌张力障碍是纹状体、丘脑、蓝斑、脑干网状结构等病变所致，如肝豆状核变性、核黄疸、神经节苷脂沉积症、苍白球黑质红核色素变性、进行性核上性麻痹、特发性基底节钙化、甲状旁腺功能低下、中毒、脑血管病变、脑外伤、脑炎、药物（左旋多巴、吩噻嗪类、丁酰苯类、甲氧氯普胺）诱发等。

二、病理

特发性扭转痉挛可见非特异性病理改变，包括壳核、丘脑及尾状核小神经元变性，基底节脂质及脂色素增多。继发性扭转痉挛病理学特征随原发病不同而异；痉挛性斜颈、Meige 综合征、书写痉挛和职业性痉挛等局限性肌张力障碍病理上无特异性改变。

三、临床类型及表现

（一）扭转痉挛

扭转痉挛是全身性扭转性肌张力障碍，以四肢、躯干或全身剧烈而不随意的扭转动作和姿势异常为特征。发作时肌张力增高。扭转痉挛中止后肌张力正常或减低，故也称变形性肌张力障碍。按病因可分为特发性和继发性两型。

1.特发性扭转性肌张力障碍

儿童期起病的肌张力障碍，通常有家族史，出生及发育史正常，多为特发性。症状常自一侧或两侧下肢开始，逐渐进展至广泛不自主扭转运动和姿势异常，导致严重功能障碍。

2.继发性扭转性肌张力障碍

成年期起病的肌张力障碍多为散发，可查到病因。症状常自上肢或躯干开始，约20%的患者最终发展为全身性肌张力障碍，一般不发生严重致残。体检可见异常运动、姿势，如手臂过度旋前、屈腕、指伸直、腿伸直和足跖屈内翻，躯干过屈或过伸等，以躯干为轴扭转最具特征性；可出现扮鬼脸、痉挛性斜颈、睑痉挛、口-下颌肌张力障碍等，缺乏其他神经系统体征。

(二)局限性扭转性肌张力障碍

可为特发性扭转性肌张力障碍的某些特点孤立出现，如痉挛性斜颈、睑痉挛、口-下颌肌张力障碍、痉挛性发音困难（声带）和书写痉挛等。有家族史的患者可作为特发性扭转性肌张力障碍顿挫型，无家族史可代表成年发病型的局部表现，但成人发病的局限性肌张力障碍也可有家族性基础。为常染色体显性遗传，与18p31基因（DYT_7）突变有关。

1.痉挛性斜颈

痉挛性斜颈是胸锁乳突肌等颈部肌群阵发性不自主收缩引起颈部向一侧扭转，或阵发性倾斜，是锥体外系器质性疾病之一。少数痉挛性斜颈属精神性（心因性、癔症性）斜颈。

(1)本病可见于任何年龄组，但以中年人最为多见，女性多于男性。早期常为发作性，最终颈部持续地偏向一侧，一旦发病常持续终身，起病18个月内偶有自发缓解。药物治疗常不满意。

(2)起病多缓慢（癔症性斜颈例外），颈部深、浅肌群均可受累，但以一侧胸锁乳突肌和斜方肌受损症状较突出。患肌因痉挛收缩触诊有坚硬感，久之可发生肥大。

(3)一侧胸锁乳突肌受累，头颈偏转向健侧；双侧胸锁乳突肌病变，则头颈前屈；双侧斜方肌病变，则头后仰。症状可因情绪激动而加重，头部得到支持时可减轻，睡眠时消失。

(4)癔症性斜颈常在受精神刺激后突然起病，症状多变，经暗示治疗后可迅速好转。

2.Meige综合征

主要累及眼肌和口、下颌肌肉，表现睑痉挛和口-下颌肌张力障碍，两者都可作为孤立的局限性肌张力障碍出现，为Meige综合征不完全型，如两者合并出现为完全型。

(1)睑痉挛表现不自主眼睑闭合，痉挛持续数秒至数分钟。多为双眼，少数由单眼起病渐波及双眼，精神紧张、阅读、注视时加重，讲话、唱歌、张口、咀嚼和笑时减轻，睡眠时消失。

(2)口-下颌肌张力障碍表现不自主张口闭口、撇嘴、咧嘴、噘嘴和缩拢口唇、伸舌扭舌等。严重者可使下颌脱臼、牙齿磨损以至脱落、撕裂牙龈、咬掉舌和下唇、影响发声和吞咽等，讲话、咀嚼可触发痉挛，触摸下颌或压迫颏下部可减轻，睡眠时消失。

3.书写痉挛

执笔书写时手和前臂出现肌张力障碍姿势，表现握笔如握匕首、手臂僵硬、手腕屈曲、肘部不自主地向外弓形抬起、手掌面向侧面等，但做其他动作正常。本病也包括其他职业性痉挛如弹钢琴、打字，以及使用螺丝刀或餐刀等。药物治疗通常无效，让患者学会用另一只手完成这些任务是必要的。

4.手足徐动症

手足徐动症也称指痉症，指以肢体远端为主的缓慢、弯曲、蠕动样不自主运动，极缓慢的手足徐动也可导致姿势异常，需与扭转痉挛鉴别。前者不自主运动主要位于肢体远端，后者主要侵犯颈肌、躯干肌及四肢的近端肌，以躯干为轴的扭转或螺旋样运动是其特征。本病症可见于多种疾病引起的脑损害，如基底节大理石样变性、脑炎、产后窒息、早产、胆红素脑病、肝豆状核变性等。

四、诊断及鉴别诊断

(一)诊断

首先应确定患者是否为肌张力障碍，然后区分是特发性或继发性肌张力障碍。通常，前者的发病年龄较小，可有遗传家族史，除肌张力障碍外，常无其他锥体系或锥体外系受损的症状和体征。从病史的详细询问和体格检查、相关的辅助检查，如脑脊液、血、尿化验、神经影像及电生理学检查中未找到继发性脑或(和)脊髓损害的证据，基因分析有助于确定诊断。而继发性肌张力障碍与之相反，除发病年龄较大外，以局限性肌张力障碍多见，体格检查、辅助检查可发现许多继发的原因及脑、脊髓病理损害证据。常见肌张力障碍疾病临床特征见表 11-2。

表 11-2 常见肌张力障碍疾病临床特征鉴别要点

	扭转痉挛	Miege 综合征	痉挛性斜颈	迟发性运动障碍
发病年龄及性别	儿童，成年男性多见	50 岁以后，女多于男	青年、中年	服氟哌啶醇、氯丙嗪数年后，老年及女性多见
临床特征	面肌、颈肩肌、呼吸肌快速抽动，短促而频繁，具有刻板性	面肌眼睑肌、唇肌、舌肌、颈阔肌强直性痉挛	颈部肌肉的痉挛抽动、偏斜及伸屈	面肌、口肌、体轴肌、肢体肌的强直性痉挛
	紧张时加剧，安静时轻，入睡后消失	用手指触摸下颌减轻，行走、强光、阅读时加重，睡眠时消失	行动时加剧，平卧时减轻，入睡后消失，患肌坚硬肥大	随意运动，情绪紧张、激动时加重，睡眠中消失
	伴秽语者为秽语抽动症			
治疗	地西泮、氯硝西泮 小剂量氟哌啶醇 心理治疗	氟哌啶醇 苯海索、左旋多巴 肉毒毒素局部注射	苯海索、左旋多巴 氟哌啶醇 肉毒毒素局部注射 手术治疗	停服抗精神病药应缓慢 利血平、氟硝西泮、氯氮平

(二)鉴别诊断

(1)面肌痉挛：常为一侧眼睑或面肌的短暂抽动，不伴口-下颌不自主运动，可与睑痉挛或口-下颌肌张力障碍区别。

(2)僵人综合征：需与肌张力障碍区别，前者表现为发作性躯干肌(颈脊旁肌和腹肌)和四肢近端肌僵硬和强直，明显限制患者主动运动，且常伴疼痛，在自然睡眠后肌僵硬完全消失，休息和肌肉放松时肌电图检查均出现持续运动单位电活动，不累及面肌和肢体远端肌。

(3)颈部骨骼肌先天性异常所致先天性斜颈(患者年龄较小，系由颈椎先天缺如或融合、胸锁乳突肌血肿、炎性纤维化所致)、局部疼痛刺激引起的症状性斜颈及癔症性斜颈。需与痉挛性斜颈鉴别。但前组都存在明确原因，同时能检出引致斜颈的异常体征，可资鉴别。

五、治疗

(一)特发性扭转性肌张力障碍

药物治疗可部分改善异常运动。

1.左旋多巴

对一种多巴反应性肌张力障碍有明显的效果,对其他类型的肌张力障碍也有一定的效果。

2.抗胆碱能药

大剂量的苯海索 20 mg 口服,每天 3 次,可控制症状。

3.镇静剂

能有效地缓解扭转痉挛,并能降低肌张力,部分患者有效。地西泮 5～10 mg 或硝西泮 5～7.5 mg,或氯硝西泮 2～4 mg 口服,每天 3 次。

4.多巴胺受体阻滞剂

能有效地控制扭转痉挛和其他多动症状,但不能降低肌张力。氟哌啶醇 2～4 mg 或硫必利 0.1～0.2 g口服,每天 3 次。继发性肌张力障碍者需同时治疗原发病。

(二)局限性肌张力障碍

(1)药物治疗基本同特发性扭转痉挛。

(2)肉毒毒素 A:局部注射是目前可行的最有效疗法,产生数月的疗效,可重复注射。注射部位选择痉挛最严重的肌肉或肌电图显示明显异常放电的肌群,如痉挛性斜颈可选择胸锁乳突肌、颈夹肌、斜方肌等三对肌肉中的四块作多点注射;睑痉挛和口-下颌肌张力障碍分别选择眼裂周围皮下和口轮匝肌多点注射;书写痉挛注射受累肌肉有时会有帮助。剂量应个体化,通常在注射后 1 周开始显效,每疗程不超过8 周,疗效可维持3～6 个月,3～4 个月可以重复注射。每疗程总量为 200 U 左右。其最常见的不良反应为下咽困难、颈部无力和注射点的局部疼痛。

(三)手术治疗

对重症病例和药物治疗无效的患者可采用手术治疗。主要手术方式包括副神经和上颈段神经根切断术,部分病例可缓解症状,但可复发;也可用立体定向丘脑腹外侧核损毁术或丘脑切除术,对偏侧肢体肌张力障碍可能有效。有些患者用苍白球脑深部电刺激术(DBS)有效。

六、预后

约 1/3 的患者最终会发生严重残疾而被限制在轮椅或床上,儿童起病者更可能出现,另 1/3 的患者轻度受累。

(王连玉)

第五节　小儿脑性瘫痪

脑性瘫痪中华医学会儿科学分会神经学组 2004 年全国小儿脑性瘫痪专题研讨会讨论通过的定义为:出生前到生后 1 个月内各种原因所引起的脑损伤或发育缺陷所致的运动障碍及姿势异常。主要是指由围生期各种病因所引起的,获得性非进行性脑病导致的先天性运动障碍及姿

势异常疾病或综合征。是在大脑生长发育期受损后所造成的运动瘫痪，是一种严重致残性疾病。

其特点是非进行性的两侧肢体对称性瘫痪。Litfer 首先描述了本病，亦称 Litter 病；脑性瘫痪的概念由 Ingram 首先使用。本病发病率相当高，不同国家和地区的发生率为 0.06%～0.59%，日本较高为0.2%～0.25%。

一、病因及病理

(一)病因包括遗传性和获得性

1.出生前病因

如妊娠早期病毒感染、妊娠毒血症、母体的胎盘血液循环障碍和放射线照射等。

2.围生期病因

早产是重要的确定病因，以及脐带脱垂或绕颈、胎盘早剥、前置胎盘、羊水堵塞、胎粪吸入等导致胎儿脑缺氧，难产等所致胎儿窒息、缺氧，以及早产、产程过长、产钳损伤和颅内出血及核黄疸等。

3.出生后病因

如各种感染、外伤、中毒、颅内出血和严重窒息等。病因不明者可能与遗传有关。人体维持正常肌张力调节及姿势反射依赖皮质下行纤维抑制作用与周围Ⅰa类传入纤维易化作用的动态平衡，当脑发育异常使皮质下行束受损时，抑制作用减弱可引起痉挛性运动障碍和姿势异常。感知能力如视、听力受损可导致智力低下，基底节受损可引起手足徐动，小脑受损可发生共济失调等。

(二)病理改变

以弥散的不等程度的大脑皮质发育不良或脑白质软化、皮质萎缩或萎缩性脑叶硬化等，皮质核基底节有分散的、状如大理石样的病灶瘢痕，为缺血性病理损害，多见于缺氧窒息婴儿。出血性病理损害为室管膜下出血或脑室内出血，有时为脑内点状出血或局部出血，多见于未成熟儿(妊娠不足 32 周)，可能因此期脑血管较脆弱，血管神经发育不完善，脑血流调节能力较差所致。脑局部白质硬化和脑积水、脑穿通畸形、锥体束变性等也可见。产前病变以脑发育不良为主，围生期病变以瘢痕、硬化、软化和部分脑萎缩、脑实质缺陷为主。

二、临床分型及表现

脑性瘫痪临床表现复杂多样，多始自婴幼儿期。严重者生后即有征象，多数病例在数月后家人试图扶起病儿站立时发现。临床主要表现为锥体束征和锥体外束损害征，智能发育障碍和癫痫发作三大症状。

运动障碍是本病的主要症状，由于锥体束和锥体外束发育不良而致肢体瘫痪。多数是在生后数月始被发现患儿肢体活动异常的。个别严重病例可在出生后不久即出现肌肉强直、角弓反张、授乳困难。一般出现不等程度的瘫痪，肌张力增高，肌腱反射亢进，病理征阳性。均为对称性两侧损害，下肢往往重于上肢。

根据运动障碍的临床表现分为如下几种类型。

(一)痉挛型

以锥体系受损为主；又称痉挛性脑性瘫痪。Litter 最早提出缺氧-缺血性产伤(脑病)的概念，后称 Litter 病。是脑性瘫痪中最为常见和典型的一类。常表现为双下肢痉挛性瘫痪、膝踝反射亢进、病理征阳性。由于肌张力增高比瘫痪更明显，尤其是两腿内收肌、膝关节的伸肌和足部跖屈肌肌张力突出的增高，所以患儿在步行时两髋内收，两膝互相交叉和马蹄内翻足，使用足尖走路而呈剪刀式步态。患儿这种异常费力地向前迈步状态，一眼望去便可确认是痉挛性双侧瘫痪。可伴有延髓麻痹，表现吞咽和构音困难、下颌反射亢进，不自主哭笑，核上性眼肌麻痹、面瘫等。还可伴有语言及智能障碍。根据病情可分为以下几种。

1.轻度

最初 24 h 症状明显，表现易惊、肢体及下颏颤抖，称紧张不安婴儿；Moro 下限反应，肌张力正常，腱反射灵敏，前囟柔软，EEG 正常，可完全恢复。

2.中度

表现嗜睡、迟钝和肌张力低下，运动正常，48～72 h 后恢复或恶化，若伴抽搐、脑水肿、低钠血症或肝损伤提示预后不良。

3.重度

生后即昏迷，呼吸不规则，需机械通气维持，生后 12 h 内发生惊厥，肌张力低下，Moro 反射无反应，吸吮力弱，光反射和眼球运动存在。中至重度患儿如及时纠正呼吸功能不全和代谢异常仍可望存活，可能遗留锥体系、锥体外系和小脑损伤体征及精神发育迟滞。

(二)不随意运动型

以锥体外系受损为主，又称手足徐动型脑性瘫痪，多由核黄疸或新生儿窒息引起，主要侵害基底神经节，常见双侧手足徐动症，生后数月或数年出现，可见舞蹈、肌张力障碍、共济失调性震颤、肌阵挛和半身颤搐等。轻症患儿易误诊为多动症。

(三)核黄疸

继发于 Rh 与 ABO 血型不相容或肝脏葡萄糖醛酸转移酶缺乏的成红细胞增多症，血清胆红素高于250 mg/L时具有中枢神经系统毒性作用，可导致神经症状。酸中毒、缺氧及低体重婴儿易患病。轻症生后24～36 h出现黄疸和肝脾肿大，4 d 后黄疸渐退，不产生明显神经症状。重症生后或数小时出现黄疸并急骤加重，肝脾及心脏肿大，黏膜和皮肤点状出血；3～5 d 婴儿变得倦怠、吸吮无力、呼吸困难、呕吐、昏睡、肌强直和抽搐发作，可伴舞蹈征、手足徐动、肌张力障碍或痉挛性瘫等，多在数天至 2 周内死亡；存活者遗留精神发育迟滞、耳聋和肌张力低，不能坐、立和行走。

(四)共济失调型

以小脑受损为主，是一种少见的脑性瘫痪。由于小脑发育不良以致患儿出现肌张力减低，躯体平衡失调，坐姿及动作不稳、步态笨拙和经常跌倒，行走时双足横距加宽，辨距不良，并伴意向性震颤、语言缓慢、断续或呈爆发式语言和运动发育迟缓。CT 和 MRI 扫描可见小脑萎缩。

(五)肌张力低下型

往往是其他类型的过渡形式，多见于幼儿，主要表现为肌张力减低，关节活动幅度增大，肌腱反射正常或活跃，病理征阳性。多无肌肉萎缩。患者往往不能站立、行走，甚至不能竖颈。随年龄增长肌张力可逐渐增高而转为痉挛性瘫痪。

(六)混合型

脑性瘫痪的患儿多伴有以下症状。

1.反射异常

姿势反射、原始反射、体位姿势反射的异常和手足徐动、舞蹈样动作。这类不自主运动可单独出现，也可两者同时伴发，但均为双侧性，并因随意运动和情绪激动而加重症状。

2.智能障碍

由于大脑皮质发育不良，几乎所有患儿都合并有一定程度的智能和行为缺陷。智能障碍的程度和瘫痪的轻重并不平行。随着智能障碍的出现，还可伴发言语发育迟滞，说话较晚，并有构音障碍。

3.癫痫发作

有的患儿合并有癫痫大小发作，脑电图异常。此外还可出现斜视、弱视、听力减退、牙齿发育不良以及短暂性高热等。

根据偏瘫、截瘫和四肢瘫，脑性瘫痪又可分为以下类型。

(1)先天性婴儿偏瘫：婴儿及儿童早期出现。

(2)后天性婴儿偏瘫：3～18个月的正常婴儿常以痫性发作起病，发作后出现严重偏瘫，伴或不伴失语。

(3)四肢瘫：较少见，多为双侧脑病变。

(4)截瘫：多因脑或脊柱病变，如先天性囊肿、肿瘤和脊柱纵裂等。

按瘫痪部位(指痉挛型)可分为以下几种情况：①单瘫，单个肢体受累。②双瘫，四肢受累，上肢轻，下肢重。③三肢瘫，3个肢体受累。④偏瘫，半侧肢体受累。⑤四肢瘫，四肢受累，上、下肢受累程度相似。

三、影像学检查

X线检查头颅片可见双侧不对称，病侧不如健侧膨隆，岩骨和蝶骨位置较高，额突较大，两侧颞骨鳞部或顶骨局部变薄或隆起。CT、MRI扫描可见广泛性程度不等的脑萎缩，有局灶体征者可见大脑皮质和髓质发育不良，脑软化灶，囊性变，脑室扩大或脑穿通畸形等。

四、诊断和鉴别诊断

(一)诊断

本病缺乏特异性诊断指标，主要依靠临床诊断。我国小儿脑性瘫痪会议(2004年)所定诊断条件为以下几点。

(1)引起脑性瘫痪(简称脑瘫)的脑损伤为非进行性。

(2)引起运动障碍的病变部位在脑部。

(3)症状在婴儿期出现。

(4)有时合并智力障碍、癫、感知觉障碍及其他异常。

(5)除外进行性疾病所致的中枢性运动障碍及正常小儿暂时性的运动发育迟缓。

高度提示脑性瘫痪的临床表现有以下几种情况：①早产儿，低体重儿，出生时及新生儿期严重缺氧、惊厥、颅内出血和核黄疸等。②精神发育迟滞、情绪不稳和易惊，运动发育迟缓、肌张力增高及痉挛典型表现。③锥体外系症状伴双侧耳聋和上视麻痹。

(二)鉴别诊断

1.遗传性痉挛性截瘫

单纯型儿童期起病，双下肢肌张力增高、腱反射亢进、病理征及弓形足，缓慢进展病程，有家族史。

2.共济失调毛细血管扩张症(Louis-Barr 综合征)

常染色体隐性遗传病，呈进展性，表现共济失调、锥体外系症状、眼结合膜毛细血管扩张和甲胎蛋白显著增高等，因免疫功能低下常见支气管炎和肺炎等。

3.脑炎后遗症

有脑炎病史，表现智力减退、易激惹、兴奋、躁动和痫性发作等。

五、治疗

脑性瘫痪尚无有效的病因治疗，目前主要采取物理疗法、康复训练和药物治疗等适当措施帮助患儿获得最大限度的功能改善。痉挛、运动过多、手足徐动、肌张力障碍及共济失调等可采用康复训练配合药物治疗，必要时手术治疗。

(一)物理疗法及康复训练

(1)完善的护理、充足的营养和良好的卫生。

(2)长期坚持科学的智能、语言和技能训练。

(3)采取物理疗法、体疗和按摩等促使肌肉松弛，改善下肢运动功能、步态和姿势。

(4)手指作业治疗有利于进食、穿衣、写字等与生活自理有关的动作训练。

(5)支具和矫正器可帮助控制无目的动作，改善姿势和防止畸形。

(二)药物治疗

1.下肢痉挛影响活动者

可以试用巴氯芬，自小量开始，成人 5 mg，每天 2 次口服，5 d 后改为每天 3 次，以后每隔 3～5 d 增加5 mg，可用 20～30 mg/d 维持；儿童初始剂量 0.75～1.5 mg/(kg · d)，此药也可鞘内注射；不良反应有嗜睡、恶心、眩晕、呼吸抑制，偶有尿潴留；或用苯海索(安坦)，有中枢抗胆碱能作用，2～4 mg口服，每天 3 次；或用氯硝西泮，成人首次剂量 3 mg，静脉注射，数分钟奏效，半清除期 22～32 h，有呼吸及心脏抑制作用。

2.震颤治疗

可试用苯海拉明。

3.运动过多

可试用氟哌啶醇、地西泮(安定)和丙戊酸钠。

4.伴发癫痫者

应给予抗癫痫药。

5.胆红素脑病(核黄疸)治疗

重症病例出生即出现黄疸、呕吐、昏睡、总胆红素迅速上升及血红蛋白下降等，应交换输血，必要时多次输血，降低血清非结合胆红素水平，保护神经系统；血清蛋白可促进胆红素结合，紫外线照射可促进间接胆红素转化。

(三)手术治疗

1.选择性脊神经后根切断术(SPR)

SPR是显微外科技术与电生理技术结合,选择性切断脊神经后根部分与肌牵张反射有关的Ⅰa类肌梭传入纤维,减少调节肌张力与姿势反射的γ环路中周围兴奋性传入,纠正皮质病变使下行抑制受损导致的肢体痉挛状态;脑性瘫痪痉挛型如无严重系统疾病、脊柱畸形及尿便障碍,可首选SPR加康复训练,3～10岁时施行为宜;患儿术前应有一定的行走能力、智力接近正常,术后坚持系统的康复训练也是治疗成功的基本条件。

2.矫形外科手术

矫形外科手术适用于内收痉挛、肌腱挛缩和内翻马蹄足等,可松解痉挛软组织,恢复肌力平衡及稳定关节。

(王连玉)

第十二章 神经系统疾病的康复

第一节　癫痫的康复

癫痫是一组由大脑神经元异常放电引起的短暂性以大脑功能障碍为特征的慢性脑部疾病，具有突然发作、反复发生的特点，可以表现为运动、感觉、意识、精神等多方面的功能障碍。国际抗癫痫联盟（International League Against Epilepsy，ILAE）和国际癫痫病友联合会（International Bureau for Epilepsy，IBE）联合提出的癫痫的定义是：至少一次痫性发作；临床发作是由于脑内存在慢性持久性异常所致；伴随有相应的神经生物学、认知、精神心理及行为等多方面的功能障碍。这一定义突出了癫痫慢性脑功能障碍的本质，强调了癫痫所伴随的多种障碍。

一、癫痫的检查和评定方法

（一）神经电（磁）生理检查

1.EEG 在癫痫中的应用

EEG 对癫痫诊断的阳性率为 40%～60%，是癫痫最有效的辅助诊断工具，结合多种激发方法，如过度换气、闪光刺激、药物、睡眠等，及特殊电极如蝶骨电极、鼻咽电极，至少可以在 80%患者中发现异常放电，EEG 表现为棘波、尖波、棘（尖）波综合和其他发作性节律波。发作期和间歇期均可记录到发作波，发作波的检出是诊断癫痫重要的客观指标，对癫痫灶的定位、分型、抗癫痫药物的选择、药物剂量的调整、停药指征、预后判断均有较大的价值。

EEG 可分为头皮脑电图和深部脑电图，头皮脑电图定位效果差，深部电极脑电图定位效果好，因其创伤性患者难以接受，而且安装部位有限，不能反映全脑状况，临床使用受到限制。在我国 EEG 已成为癫痫的常规检查方法。目前，偶极子 64 导脑电、动态脑电图和视频脑电等可以长时间记录患者在日常活动中脑电图，并可记录发作时的录像，与脑电图进行同步分析，使癫痫的诊断更准确、定位更精确。

2.脑磁图（MEG）在癫痫中的应用

MEG 是一种无创性测定脑电活动的方法，其测量的磁场主要来源于大脑皮层锥体细胞树突产生的突触后电位。在单位脑皮质中，数千个锥体细胞几乎同时产生神经冲动，形成集合电流，产生与电流方向正切的脑磁场。人脑产生的磁场强度极其微弱，在评价神经磁信号时需要极

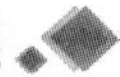

为敏感的测量装置，把极微弱的信号从过多的背景噪音中提取出来。因此，脑磁场测量设备必须具有可靠的磁场屏蔽系统、灵敏的磁场测量装置及信息综合处理系统。其特点有：磁场不受头皮软组织、颅骨等结构的影响；有良好的空间和时间分辨率；对人体无侵害，检测方便。目前MEG的传感器允许同时记录多达300个通道，对癫痫灶的定位非常准确，但设备和检查费用昂贵。

(二)影像学检查

1.CT、MRI在癫痫中的应用

CT、MRI的临床应用，对癫痫的病因、性质和定位有很大的帮助，明显提高了癫痫病灶的检出率。MRI作为20世纪90年代发展起来的无创性脑功能成像技术，具有良好的时间和空间分辨率，其中功能性磁共振(fMRI)、磁共振频谱仪(MRS)、磁共振弛豫(MRR)等相继应用于癫痫的临床和研究。fMRI可用于癫痫手术治疗前运动、语言记忆功能区的定位。MRS可以在分子水平上无损伤地研究神经系统的活动，可以观察不同类型癫痫的神经代谢特点，测评药物及手术的疗效。

2.正电子发射断层扫描(PET)和单光子发射断层扫描(SPECT)在癫痫中的应用

近年来发展起来的脑功能影像学检查，如PET、SPECT不仅能准确发现病变部位，而且可直接测定局部功能状态，是致痫灶定位的有效方法。

PET是目前癫痫灶定位最精确和直观化的手段之一，可从生化、代谢、血流灌注、功能、化学递质及神经受体等方面对癫痫灶进行显像和定量分析，从而可能为EEG、CT、MRI检查阴性的癫痫患者提供致痫灶的定位诊断。目前临床使用最多的是18F-FDGPET。Engel最早发现发作间期致痫灶的局部葡萄糖代谢降低，而发作期原来葡萄糖代谢降低区反而增高，这种发作间期低代谢而发作期高代谢的区域，可确定为致痫灶。18F-FDGPET能较敏感地探测到功能性癫痫灶，并予以定位，目前已被公认为癫痫外科术前最佳的无创伤性定位方法。但18F-FDGPET的代谢改变区并非均是癫痫灶，与EEG、MRI相结合，相互弥补不足，可大大地提高癫痫的诊断和定位特异性。

SPECT可直接反映脑血流灌注的变化，间接反映全脑代谢功能，不受同位素摄取时间的限制，在癫痫发作间期，病灶呈低血流区，在发作期呈高血流区，使得通过脑血流及脑代谢功能进行痫灶定位成为可能，有研究显示，利用发作期与发作间期减影技术，癫痫定位的效果良好，对癫痫的手术治疗有指导作用。

(三)神经心理学检查

癫痫患者常常合并智能减退、认知障碍和情感、心理异常，临床上常使用各种神经心理量表对患者智力、情感、心理、行为等方面进行评价，根据存在的问题制定出针对性的康复治疗方案。常用的神经心理检查量表有癫痫患者生存质量专用量表(QOLIE-31)、韦氏记忆量表、汉密尔顿抑郁量表、焦虑量表等。

二、治疗

癫痫治疗在近10年有了较大的进展，主要体现在：抗癫痫新药在临床越来越多的使用；癫痫外科定位及术前评估的完善和手术治疗；生酮饮食等。

(一)病因治疗

对于病因明确的痫性发作，应针对病因进行治疗，如低血糖症、低血钙症等代谢紊乱者；维生素B_6缺乏者；颅内占位性病变；药物导致的痫性发作等。

(二)药物治疗

明确诊断后,正确的抗癫痫药物(AEDs)治疗是控制癫痫发作的首选方案。合理、规范、有规律的 AEDs 治疗,可使近 60%～70%得到完全控制且停药后无发作,但有 20%～30%的患者经系统、合理的药物治疗无效,称为难治性癫痫。AEDs 需要长期服用,因此,应综合考虑治疗的时机、药物潜在的毒副作用、患者的职业、心理、经济和家庭、社会环境等诸多情况。AEDs 用药的原则有:①根据癫痫发作类型及特殊的病因,结合患者的具体情况合理选药(见表 12-1);②合理选择用药时机;③坚持单药治疗原则,必要时多药配伍治疗;④适当调整用药剂量,足疗程用药;⑤密切检测药物的毒副作用;⑥缓慢换药,谨慎减量、撤药等。

表 12-1　不同类型癫痫或癫痫综合征(AEDs)的选择

发作类型或综合征	首选 AEDs	次选 AEDs
部分性发作(单纯及复杂部分性发作、继发全身强直 阵挛发作)	卡马西平、托吡酯、奥卡西平、丙戊酸、苯巴比妥、扑米酮	苯妥英钠、乙酰唑胺、氯巴占、氯硝西泮、拉莫三嗪、加巴喷丁
全身强直 阵挛发作	丙戊酸、卡马西平、苯妥英钠、苯巴比妥、托吡酯	氯巴占、氯硝西泮、乙酰唑胺、拉莫三嗪
失神发作	乙琥胺、丙戊酸	乙酰唑胺、托吡酯
强直发作	卡马西平、苯巴比妥、丙戊酸	苯妥英钠、氯巴占、氯硝西泮
失张力及非典型失神发作	丙戊酸、氯巴占、氯硝西泮	乙酰唑胺、氯巴占、苯巴比妥、拉莫三嗪
肌阵挛发作	丙戊酸、氯硝西泮、乙琥胺	乙酰唑胺、氯巴占、苯巴比妥、苯妥英钠
婴儿痉挛症	促肾上腺皮质激素、托吡酯、氯硝西泮	氨己烯酸、硝基西泮

我们从最近的癫痫治疗指南可以看到如下新趋势。

(1)下列情况应开始新药治疗:不能从传统抗癫痫治疗中获益;不适合传统抗癫痫药治疗的情况,如属于禁忌证范围、与正在服用的药物有相互作用(特别是避孕药等)、明显不能耐受传统抗癫痫治疗、处于准备生育期等。

(2)尽量单药治疗:第一次单药治疗失败,换一种药物仍然采取单药治疗(换药过程应谨慎进行);下列情况下才考虑联合治疗:①先后应用两种药物单药治疗仍没有达到发作消失;②权衡疗效与安全性后,认为患者所受到的利益大于带给他的不利(例如不良反应)。

(3)药物治疗应取得疗效与安全性的最佳平衡。

(4)个性化治疗:对于儿童,要考虑对认知功能、语言能力的影响;处于生育年龄的妇女,尽量选择新药治疗,考虑与口服避孕药的相互作用、致畸性等;老年人,考虑药物的相互作用和对认知功能的损害。

(5)对患者生活质量和认知功能的影响 1990 年以来,FDA 已陆续批准 8 种新型抗癫痫药:托吡酯(TPM)、加巴喷丁(GBP)、奥卡西平(OXC)、拉莫三嗪(LTG)、左乙拉西坦(LEV)、噻加宾(TGB)、唑尼沙胺(ZNS)。从新的指南和专家共识中,我们可以发现:新药已经有明显的趋势进入一线的治疗选择,疗效肯定,安全性好,临床使用经验正在逐步完善;第一、二甚至第三个药都最好选择单药治疗;应根据患者具体的特点做出个性化的治疗选择;取得药物疗效及安全性的最佳平衡,提高患者的生活质量应是癫痫治疗的最终目标;新一代广谱抗癫痫药的疗效和安全性得到临床专家的广泛认可,在美国等国家已作为一线药物的治疗选择之一,更可作为某些特殊患

者(生育妇女和老年患者等)的首选用药。

(三)癫痫持续状态的治疗

癫痫持续状态(status epilepticus,SE)是癫痫连续发作之间意识尚未完全恢复又频繁再发;或癫痫发作持续 30 min 以上不自行停止。癫痫持续状态是内科常见的急症,若不及时治疗可因高热、循环衰竭或神经元兴奋性毒性损伤导致永久性脑损害,致残率和死亡率很高。任何类型的癫痫均可出现癫痫状态,其中全面性强直-阵挛发作状态最常见,危害性也最大。其治疗的目的是:迅速控制抽搐;预防脑水肿、低血糖、酸中毒、过高热、呼吸循环衰竭等并发症;积极寻找病因。

(1)迅速控制抽搐:可使用地西泮、异戊巴比妥钠、10%水合氯醛、副醛等药物。

(2)对症处理:保持呼吸道通畅,吸氧;进行心电、血压、呼吸监护;查找诱发癫痫状态的原因并治疗。

(3)保持水、电平衡,甘露醇静脉滴注防治脑水肿。

(4)对于难治性癫痫持续状态:硫喷妥钠及静脉滴注咪哒唑仑有效;也有研究显示异丙酚开始用于控制难治性癫痫持续状态,其疗效逐渐得到重视,目前还需要进一步利用大样本随机对照试验结果评价其疗效和安全性。

(四)外科治疗

以往对癫痫的手术治疗存在一定的误区,认为任何癫痫患者均可实施手术治疗,癫痫患者手术后可万事大吉,不用再服用任何药物,但事实并非如此。手术治疗主要适用于难治性癫痫。

原则上,癫痫手术的适应证是年龄在 12~50 岁,AEDs 难以控制的癫痫发作,排除精神发育迟缓或精神病,智商在 70 分以上的癫痫患者。手术方式多种多样,按手术原理可以分为切除癫痫放电病灶;破坏癫痫放电的扩散通路;强化抑制结构 3 种手术方式,具体手术方式为脑皮质病灶切除术、前颞叶切除术、选择性杏仁核、海马切除术;多处软膜下横纤维切断术(MST);大脑半球切除术;胼胝体切开术;脑立体定向毁损术;电刺激术;伽马刀(γ-刀)治疗术;迷走神经刺激等。手术方式根据癫痫发作的类型和癫痫灶的部位进行选择。外科手术治疗的效果主要取决于病例及手术方式选择是否适当、致痫灶的定位是否准确和致痫灶是否彻底切除。

(五)预防

预防各种已知的致病因素,如产伤、颅脑外伤、颅内感染性疾病等,及时控制婴幼儿期可能导致脑缺氧的情况如抽搐和高热惊厥等,推行优生优育,降低癫痫的发病率。

三、康复

虽然,使用目前的抗癫痫药物能使 2/3 的患者的癫痫发作得到控制,但这些患者仍然存在着许多与癫痫有关的问题,如抗癫痫药物的不良反应、心理-社交障碍、长期服药常使患者合并智能减退、认知障碍等。其余 1/3 的患者由于频繁的癫痫发作,需要定期随访以及进行多学科评估以确保康复计划的全面性和为患者个体定制。康复的目标是消除或减少疾病导致的医学和社会的后果。对患者的辅导和教育是一项重要的因素。

长期治疗的精神和经济负担、痫性发作时间的不确定性和行为的失控性、社会的偏见等多方面的压力,使患者常伴有明显的心理和行为异常。以往癫痫治疗多注重控制发作,忽略了患者的自身感受,随着医疗模式的改变,国内外学者已经注意到患者的情感、心理以及家庭和社会环境等方面在癫痫治疗中的重要作用,在正规的抗癫痫药物治疗的同时全面考虑其身体、心理和社会等因素,提高其生存质量,使癫痫患者得到真正的康复。

癫痫的康复涉及医疗、心理、教育、职业、社会等诸多方面，康复原则是除对因、对症治疗外，尽早进行个体化、综合性康复训练，提高患者的生活质量。

(一)体育疗法

通过一定程度的体育训练，可以增强体质，调整各器官间的协调和平衡功能，减少药物的蓄积；增强信心，消除自卑心理，缓解忧愁和抑郁情绪。运动方式、运动量应根据患者病情和身体情况合理安排，避免进行危险的过量的体育活动。

(二)智能减退、认知障碍

癫痫患者常常伴有智力减退、认知功能障碍，是其预后不良的重要因素，其发生机制是多方面的，如痫样放电导致神经元功能紊乱，造成的脑组织持续性损害；癫痫灶的代谢异常；幼年期起病的癫痫造成的脑组织发育障碍；发作期伴发的低氧血症、高碳酸血症、兴奋性神经递质的过度释放，造成的神经元不可逆损害；另外，某些癫痫综合征在慢波睡眠相出现的持续性痫样放电导致的睡眠障碍；某些 AEDs 引起的神经元兴奋性降低，均可影响认知功能。影响癫痫患者认知功能的因素多种多样，如癫痫灶的部位、发病年龄和发作类型、抗癫痫药物的毒副作用、家庭社会因素、患者本人受教育程度等。所以，控制癫痫发作，避免选用对认知功能影响大的抗癫痫药物，控制用药种类，密切监测药物认知损害的不良反应，从而把认知功能损害控制到最小限度。

癫痫患者的认知功能损害表现不一，主要有注意力、推理能力、视觉空间能力、视运动协调能力受损、抽象概括能力、计划判断能力、表达能力的减退和记忆力障碍等，其中以记忆力障碍最常见。对于记忆障碍而言，记忆力全面改善虽然不太可能，但是学习助记术有助于解决最常见的日常记忆问题。在记忆康复计划中，应考虑下列问题：日常生活中认知功能障碍的心理教育疗效的需要、个性和情感反应的影响，以及对记忆问题的个人感受。训练目标必须是定制的、小的尽可能具体的、完全能够满足患者的需要和希望。

应对患者进行单独的、针对性神经心理评定，以确定认知功能康复的范围。认知功能障碍常用的康复方法是通过认知功能评价，针对患者存在的认知缺陷，对患者进行重复训练，通过反复练习建立起自动性行为，训练应注重目的性、趣味性和实用性。避免使用已经缺损的认知功能，使用其他方法帮助患者补偿缺损的认知成分，如对记忆障碍的患者可以使用一些外部存储工具(如工作日程表、笔记等)，将复杂事务分解成简单成分，或者通过联想等方式帮助记忆。

(三)心理和精神障碍

适当的体力劳动和脑力劳动对健康是有利的，应当鼓励。

癫痫患者由于家庭、社会、抗癫痫药物的毒副作用等因素常存在异常心理，不仅可以加重躯体疾病，而且导致癫痫患者的行为退化和异常。异常行为和心理常表现为抑郁、恐惧、攻击性、焦虑、逆反等负性情绪；自卑、性格孤僻、社会交往障碍；适应能力差，喜欢固定不变的生活方式；学习障碍、怕困难、缺乏自信、易放弃的退缩行为；对治疗措施产生无望和歪曲的判断，治疗依从性差等。

心理治疗是癫痫治疗过程中重要的治疗方法，全面评定患者存在的心理障碍，针对性地开展心理治疗，减轻患者心理负担，稳定情绪，经过综合训练，提高患者的学习、工作能力和适应性，提高抗挫折和自控能力。目前常用的心理治疗方法有支持性心理治疗、催眠术、松弛训练、生物反馈疗法、森田疗法等。另外，也可短期针对性使用药物治疗，如抗抑郁药物、抗焦虑药等。

(四)提高家庭和社会支持，改善患者的生存质量

癫痫患者应有良好的生活习惯和饮食习惯，避免过饱、疲劳、睡眠不足或情感波动。食物以清淡为主，忌辛辣，最好能戒烟酒。除带有明显危险性的工作（如驾驶、高空作业、游泳等），不宜过分限制。更重要的是解除其精神负担，不要因自卑感而脱离群众；让其树立战胜疾病的信心；医师需要对患者耐心解释，使其对疾病有正确的认识。

癫痫患者往往存在生活、就业、婚姻、与亲友关系不融洽、经济水平偏低等家庭和社会问题。强大的家庭和社会支持是患者正确面对疾病、战胜疾病的基础。随着社会的发展和进步，癫痫患者的生活质量日益为人们重视，生活质量包括发作状态、情感生活、任务与休闲性活动、健康状态、经济状态、家庭关系、社会交往、记忆功能等多个方面。

影响癫痫患者生活质量的因素有患者的智力水平、认知功能、患者受教育水平、家庭和社会的支持等多种因素。家庭康复是癫痫治疗中的重要一环，许多患者需要家庭的看护和照料，让患者的亲友了解癫痫的基本知识，给癫痫患者以足够的关心、理解、尊重和支持，督促患者按时、按规定服用药物，提高药物治疗的依从性，合理安排日常生活，避免不良嗜好的养成，释放负性不良情绪，保持良好心理状态，增强患者的责任感，鼓励患者积极参加有益的社交活动，克服自卑心理，指导患者承担力所能及的社会工作，同时避免危险活动和工作，让患者在自我实现中体会到自身的价值，从而提高战胜疾病的信心。

社会支持在癫痫患者康复中具有重要的作用。通过立法保护癫痫患者的学习、受教育、婚姻、生育、就业等的合法权益，增加患者的各项福利和医疗保险，改善癫痫患者的经济状况。向全社会进行癫痫科普教育，纠正社会上某些人群对癫痫患者的歧视和错误看法。促进癫痫患者参与社会活动，培养乐观豁达的性格，减少自卑感，提高抗癫痫药物治疗的依从性，减轻疾病的症状，减缓疾病的发展，提高患者的生活质量。

（五）职业康复

在国外，有一些非营利性机构为癫痫患者提供职业康复服务，以培训患者并协助其找到工作。职业康复服务的内容主要包括以下几点。

1.诊断性评估

评估其残疾状况，确定职业需要技能的目前状况。

2.辅导

确定目标，做出选择，确定职业需要培训的技能并提供支持。

3.培训

基本和特殊职业技能，记忆和注意的代偿技巧，工作搜寻策略，面试技巧，工作指导，个人简历书写和合法权利。

4.咨询

在职培训计划和其他支持性工作经历和职业教育。

5.工作安排

在竞争性的工作岗位、在家或支持性的社区就业或有保护的工场。

6.协助

与相关的专业机构进行协助。

（李晓蔚）

第二节　脑卒中的康复

脑卒中是一组急性脑血管病的总称，包括缺血性的脑血栓形成、脑栓塞、腔隙性脑梗死和脑出血和蛛网膜下腔出血。其常见的病因为高血压、动脉硬化、心脏病、血液成分及血液流变学改变、先天性血管病等。脑卒中是我国的多发病，死亡率和致残率高。幸存者中70%～80%残留有不同程度的残疾，近一半患者生活不能自理，为此，开展脑卒中康复，改善患者的功能，提高其生活自理能力和生活质量，使其最大限度地回归社会具有重要的意义。虽然不同类型的脑卒中患者的临床特点、药物治疗等有所不同，但针对其各种障碍所进行的康复治疗措施大致相同，故通常把这些急性脑血管病的康复统称为脑卒中康复。

一、主要障碍

脑卒中患者可出现各种各样的障碍，包括以下几种。

(一)身体功能和结构方面

1.脑卒中直接引起的障碍

运动障碍(如瘫痪、不随意运动、肌张力异常、协调运动异常、平衡功能障碍等)；感觉障碍；言语障碍(失语症及构音障碍)；失认症和失用症；智力和精神障碍；二便障碍，吞咽功能障碍，偏盲及意识障碍等。

2.病后处理不当而继发的障碍

废用综合征是患者较长时间卧床、活动量不足引起的。如局部活动减少引起的褥疮、肺部感染、关节挛缩、肌肉萎缩、肌力及肌耐力下降、骨质疏松、深静脉血栓等；全身活动减少引起的心肺功能下降，易疲劳，食欲减退及便秘等；卧位低重心引起的直立性低血压、血液浓缩等；感觉运动刺激不足引起的智力下降、反应迟钝、自主神经不稳定、平衡及协调功能下降等。

误用及过用综合征是病后治疗或自主活动方法不当引起的。如肌肉及韧带损伤、骨折、异位骨化、肩痛及髋关节痛、肩关节半脱位、肩手综合征、膝过伸、痉挛加重、异常痉挛模式加重(优势肌和非优势肌肌张力不平衡加剧)、异常步态及尖足内翻加重与习惯化等。

3.伴发障碍

营养不良、伴发病(如肌肉骨关节疾患、心肺疾患等)引起的障碍。

(二)活动能力方面

因存在上述功能障碍，患者多不同程度地丧失了生活自理、交流等能力。

(三)社会参与方面

因存在上述障碍，限制或阻碍了患者参与家庭和社会活动，降低了生活质量。

二、康复评定

脑卒中康复评定的目的是确定患者的障碍类型及程度，以便拟定治疗目标、治疗方案，确定治疗效果及进行预后预测等。脑卒中急性期和恢复早期患者病情变化较快，评定次数应适当增加，恢复后期可适当减少。全面评定之间应视情况多次进行简便的针对性单项评定。

 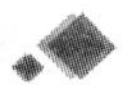

(一)功能评定

瘫痪评定常采用 Brunnstrom 评测法及 Fugl-Meyer 评测法,肌张力评定多采用改良的 Ashworth 评定法。失语症评定可采用 BDAE、西方失语成套测验、汉语失语成套测验。构音障碍评定可采用 Frenchay 构音障碍评定。吞咽障碍评定可采用饮水试验、咽唾液试验及视频荧光造影检查。失认症和失用症评定尚无成熟的成套测验方法,多采用单项评定,如 Albert 试验、线性二等分试验、空心十字试验等。意识障碍评定多采用 Glasgow 昏迷评分。智力评定常采用简明精神状态检查(mini mental status examination,MMSE)。抑郁评定可采用美国流行病学调查中心的抑郁量表(center of epidemiological survey-depression Scale,CES-D)。

(二)活动能力评定

活动能力评定多采用 Barthel 指数和 FIM。

(三)社会参与评定

社会参与评定可采用生活满意度或生活质量评定,如简明健康调查量表(SF-36)。

(四)影响康复和预后的因素评定

如伴发病、社会背景、环境及资源、脑卒中和冠心病危险因素等。

三、康复措施

脑卒中康复的目标是通过以运动疗法、作业疗法为主的综合措施,最大限度地促讲功能障碍的恢复,防治失用和误用综合征,减轻后遗症;充分强化和发挥残余功能,通过代偿和使用辅助工具等,以争取患者达到生活自理;通过生活环境改造,精神心理再适应等使患者最大限度地回归家庭和社会。

(一)脑卒中康复医疗的原则

(1)脑卒中康复的适应证和禁忌证:多是相对的。对于可以完全自然恢复的轻症患者(TIA 和可逆性缺血性神经功能缺损)一般无须康复治疗,但高龄体弱者在卧床输液期间,有必要进行。些简单的预防性康复治疗(如关节被动活动),以防止出现失用性并发症。对于重度痴呆、植物状态等重症患者,即使强化康复治疗也难以取得什么效果,重点是加强护理,防治并发症。介于两者之间的情况才是康复治疗的适应证。一般认为病情过于严重或不稳定者(如意识障碍、严重的精神症状、病情进展期或生命体征尚未稳定等),或伴有严重合并症或并发症者(如严重感染、急性心肌梗死、重度失代偿性心功能不全、不稳定性心绞痛、急性肾功能不全等),由于不能耐受、配合康复治疗或有可能加重病情等,不宜进行主动性康复训练,但抗痉挛体位、体位变换和关节被动运动等预防性康复手段,只要不影响抢救,所有患者均可进行。一旦这些禁忌证稳定、得到控制或好转,则多又成为主动康复的适应证。

(2)康复医疗是一个从急性期至后遗症期的连续过程,既要注意急性期预防性康复,恢复期促进恢复的康复,又要注意后遗症期的维持和适应性康复。应该充分利用社区资源进行社区康复。

(3)由有经验的、多学科康复组实施康复以确保最佳的康复效果。采用标准化的评价方法和有效的评价工具。采取目标指向性治疗,在充分进行预后预测的基础上,由患者、家属和专业人员共同制订实用可行的家庭和社会复归目标。以证据为基础的干预应以功能目标为基础。

(4)由于脑卒中患者障碍的复杂性及单一治疗效果的局限性,应采用综合的治疗和刺激手段。治疗环境应尽可能与家庭及社区的环境相近。治疗小组成员之间应加强交流与协作,避免脱节与相互矛盾。康复过程由学习和适应构成,宜让患者反复练习难度分级的各种任务,以使其学会(重获)丧失的技能。患者要与环境相互适应,必要时采取适当的补偿策略。应及时纠正心理障碍,激发患者的康复欲望(动机)和康复训练的兴趣等。对患者和家属进行针对性的教育和培训,使家属积极参与康复计划。

(5)康复评价和干预应从急性期开始,一旦患者神志清楚、病情稳定,就应该开始主动性康复训练,以便尽可能地减少废用(包括健侧)。某些误用很难纠正,故早期正确的训练非常重要。应首先着眼于患侧的恢复性训练,防止习得性失用,不宜过早地应用代偿手段。康复训练要达到足够的量才能取得最佳效果,但宜从小量开始,在不引起或加重异常运动反应的前提下,逐渐增加活动量,可采取少量多次的方法,以免患者过度疲劳或引起危险。

(6)进行伴发病和危险因素的管理对确保康复效果和患者生存至关重要。

(二)急性期的康复治疗

急性期在此是指病情尚未稳定的时期。因严重合并症或并发症不能耐受主动康复训练者及因严重精神症状、意识障碍等不能配合康复训练者,康复处理基本同此期。此期应积极处理原发病和合并症,以便尽可能减少脑损伤并尽快地顺利过渡到下一个康复阶段;制订并实施脑卒中危险因素管理计划,预防脑卒中复发。本期康复的目的主要是预防失用性并发症。

(1)保持抗痉挛体位:其目的是预防或减轻以后易出现的痉挛模式。取仰卧位时,头枕枕头,不要有过伸、过屈和侧屈。患肩垫起防止肩后缩,患侧上肢伸展、稍外展,前臂旋后,拇指指向外方。患髋垫起以防止后缩,患腿股外侧垫枕头以防止大腿外旋。本体位是护理上最容易采取的体位,但容易引起紧张性迷路反射及紧张性颈反射所致的异常反射活动,为"应避免的体位"。"推荐体位"是侧卧位:取健侧侧卧位时,头用枕头支撑,不让向后扭转;躯干大致垂直,患侧肩胛带充分前伸,肩屈曲 90°~130°,肘和腕伸展,上肢置于前面的枕头上;患侧髋、膝屈曲似踏出一步置于身体前面的枕头上,足不要悬空。取患侧侧卧位时,头部用枕头舒适地支撑,躯干稍后仰,后方垫枕头,避免患肩被直接压于身体下,患侧肩胛带充分前伸,肩屈曲 90°~130°,患肘伸展,前臂旋后,手自然地呈背屈位;患髋伸展,膝轻度屈曲;健肢上肢置于体上或稍后方,健腿屈曲置于前面的枕头上,注意足底不放任何支撑物,手不握任何物品(图 12-1)。

(2)体位变换:主要目的是预防褥疮和肺感染,另外由于仰卧位强化伸肌优势,健侧侧卧位强化患侧屈肌优势,患侧侧卧位强化患侧伸肌优势,不断变换体位可使肢体的伸屈肌张力达到平衡,预防痉挛模式出现。一般每 60~120 min 变换体位一次。

(3)关节被动运动:主要是为了预防关节活动受限(挛缩),另外可能有促进肢体血液循环和增加感觉输入的作用。先从健侧开始,然后参照健侧关节活动范围进行患侧运动。一般按从肢体近端到肢体远端的顺序进行,动作要轻柔缓慢。重点进行肩关节外旋、外展和屈曲,肘关节伸展,腕和手指伸展,髋关节外展和伸展,膝关节伸展,足背屈和外翻。在急性期每天做两次,每次每个关节做 3~5 遍,以后视肌张力情况确定被动运动次数,肌张力越高被动关节运动次数应越多。较长时间卧床者尤其要注意做此项活动。

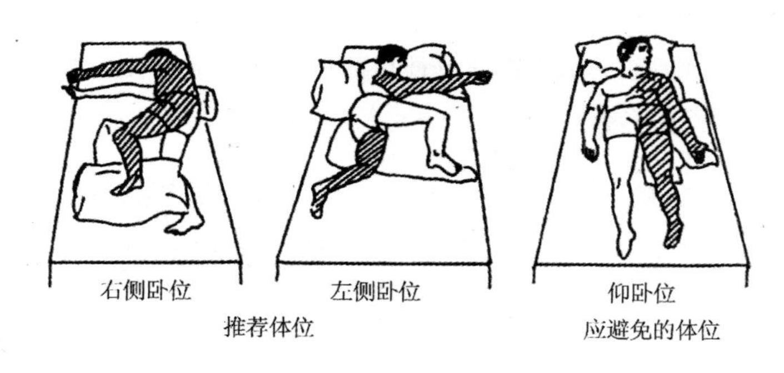

图 12-1　抗痉挛体位

(4)饮食管理:有意识障碍和吞咽障碍者经口进食易发生吸入性肺炎,通常需靠静脉补充营养,如 3 d 后仍不能安全足量地经口进食,可鼻饲营养。另外要加强口腔护理。

(5)二便管理:此期患者易出现尿潴留、失禁及便秘,必要时可予导尿,应用开塞露、缓泻剂等。注意预防泌尿系感染和褥疮。

(6)加强呼吸管理,防治呼吸系统并发症;预防静脉血栓、褥疮等。

(7)对家属进行脑卒中及其护理和康复知识的宣教和培训。

由于翻身和关节被动运动只能预防褥疮、肺炎和关节挛缩,并不能预防失用性肌萎缩等其他失用,也没有明显促进功能恢复的作用,所以要尽早地开始下一阶段的主动训练。

(三)恢复期的康复治疗

恢复期是指病情已稳定,功能开始恢复的时期。一般而言,患者意识清楚、生命体征稳定且无进行性加重表现后 1～2 d,就应该开始主动性康复训练。在不伴有意识障碍的轻症脑卒中,病后第 2 d 就可在严密观察下开始主动训练,但开始活动量要小。由于蛛网膜下腔出血和脑栓塞近期再发的可能性大,在未行手术治疗的蛛网膜下腔出血患者,要观察 1 个月左右才谨慎地开始康复训练。在脑栓塞患者康复训练前如查明栓子来源并给予相应处理,应在向患者及家属交代有关事项后再开始训练比较稳妥。

主动性康复训练应遵循瘫痪恢复的规律,先从躯干、肩胛带和骨盆带开始,按坐位、站位和步行,以及肢体近端至远端的顺序进行。一般把多种训练在一天内交替进行,有所偏重。此期要应用各种偏瘫康复技术促进功能的恢复。关于患侧肢体训练,在软瘫期要设法促进肌张力和主动运动的出现;在出现明显痉挛后要降低痉挛,促进分离运动的恢复,改善运动的速度、精细程度和耐力等。要注意非瘫痪侧肌力维持和强化。

1.床上翻身训练

这是最基本的躯干功能训练之一。患者双手手指交叉在一起,患侧拇指在上,双上肢腕肘伸展(“Bobath 握手”,见图 12-2),先练习前方上举,并练习伸向侧方。在翻身时,交叉的双手伸向翻身侧,头和躯干翻转,至侧卧位,然后返回仰卧位,再向另一侧翻身。每天进行多次,必要时训练者给予帮助或利用床栏练习。注意翻身时头一定要先转向同侧。向患侧翻身较容易,很快就可独立完成。

2.桥式运动

目的是训练腰背肌群和伸髋的臀大肌,为站立做准备。患者取仰卧位,双腿屈曲,足踏床,慢慢地抬起臀部,维持一段时间后慢慢放下(双桥式运动);在患者能较容易地完成双桥式运动后,让患者悬空健腿，仅患腿屈曲，足踏床抬臀（单桥式运动），见图 12-3。如能很好地完成本动作，那么就可有效地防止站位时因髋关节不能充分伸展而出现的臀部后突。训练早期多需训练者帮助固定下肢并叩打刺激臀大肌收缩。

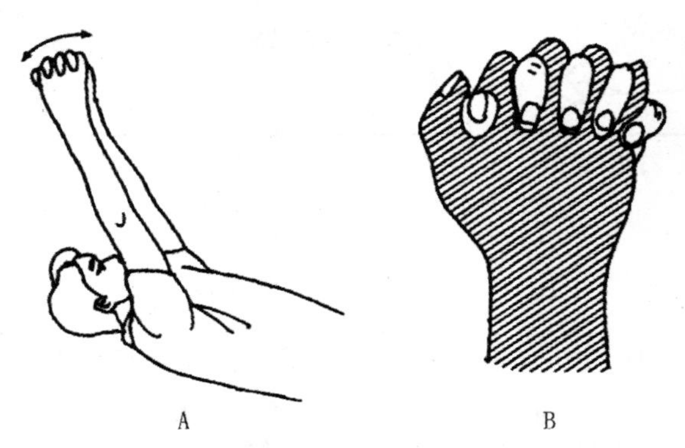

图 12-2　脑卒中早期上肢训练 Bobath 握手

A.健肢带动患肢作肩的屈伸和左右旋转，便于移动身体重心，进行体位转移和平衡训练；B.双手十指交叉，病侧阴影部分拇指压在健侧拇指上方

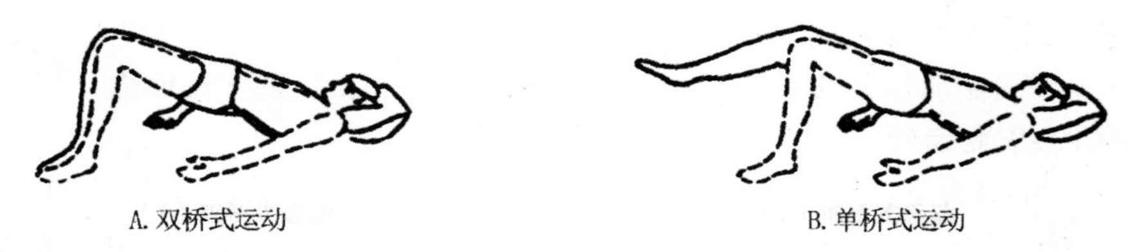

图 12-3　桥式运动

3.坐位训练

坐位是患者最容易完成的动作之一，也是预防直立性低血压、站立、行走和一些日常生活活动所必需的。在上述训练开始的同时就应进行。

由于老年人和较长时间卧床者易出现直立性低血压，故在首次取坐位时，不宜马上取直立（90°）坐位。可用起立平台或靠背架，依次取 30°、45°、60°、80°坐位（或平台直立位），如前一种体位能坚持 30 min 且无明显直立性低血压表现，可过渡到下一项，如已能取 80°坐位 30 min，则以后取坐位和站位时可不考虑直立性低血压问题。理论上应避免床上半坐位，以免强化下肢伸肌优势。

坐位训练包括坐位平衡训练和耐力训练。在平衡训练的同时耐力也随之得以改善。进行坐位训练时，要求患者双足踏地或踏在支持台上，这对预防尖足内翻非常必要。另外，一定要在无支撑或无扶助下练习，否则难以取得好的效果。

静态平衡训练要求患者取无支撑下床边或椅子上静坐位，髋关节、膝关节和踝关节均屈曲 90°，足踏地或支持台，双足分开约一脚宽，双手置于膝上。训练者协助患者调整躯干和头至中间位，当感到双手已不再用力时松开双手，此时患者可保持该位置数秒，然后慢慢地倒向一侧。随后训练者要求患者自己调整身体至原位，必要时给予帮助。静态坐位平衡在大多数患者很快就可完成，然后让患者双手手指交叉在一起，伸向前、后、左、右、上和下方并伴有重心相应的移动，此称为自动态坐位平衡训练。当患者在受到突然的推拉外力仍能保持平衡时（被动态平衡），就

可认为已完成坐位平衡训练。此后坐位训练主要是耐力训练。在坐位训练的同时,要练习坐位和卧位的转换训练。从健侧坐起时,先向健侧翻身,健侧上肢屈曲置于身体下,双腿远端垂于床边后,头向患侧(上方)侧屈,健侧上肢支撑慢慢坐起。从患侧坐起时稍困难些,也要用健侧上肢支撑坐起,不过要求躯干有较大的旋转至半俯卧位。由坐位到卧位的动作相反。

4.站位训练

一般在进行自动态坐位平衡训练的同时开始站位训练。对一般情况较差、早期进行此训练有困难者,可先站起立平台;躯干功能较好、下肢功能较差者可用长下肢支具。也可利用部分减重支持装置进行站位平衡训练。

起立训练要求患者双足分开约一脚宽,双手手指交叉,上肢前伸,双腿均匀持重,慢慢站起。此时训练者坐在患者前面,用双膝支撑患者的患侧膝部,双手置于患者臀部两侧帮助患者重心前移,伸展髋关节并挺直躯干。坐下时动作相反。要注意防止仅用健腿支撑站起的现象。

静态站位平衡训练是在患者站起后,让患者松开双手,上肢垂于体侧,训练者逐渐除去支撑,让患者保持站位。注意站位时不能有膝过伸。患者能独自保持静态站位后,让患者重心逐渐移向患侧,训练患腿的持重能力。同时让患者双手交叉的上肢(或仅用健侧上肢)伸向各个方向,并伴随躯干(重心)相应的摆动,训练自动态站位平衡。如在受到突发外力的推拉时仍能保持平衡,说明已达到被动态站位平衡。患者可独立站立片刻后就可练习床椅转移。

5.步行训练

一般在患者达到自动态站位平衡、患腿持重达体重的一半以上,并可向前迈步时才开始步行训练。但由于老年人易出现废用综合征,有的患者靠静态站立持重改善缓慢,故某些患者步行训练可适当提早进行,必要时使用下肢支具。不过步行训练量早期要小,以不致使患者过度费力而出现足内翻和尖足畸形并加重全身痉挛为度。对多数患者而言,不宜过早地使用手杖,以免影响患侧训练。

在步行训练前,先练习双腿交替前后迈步和重心的转移。多数患者不必经过平行杠内步行训练期,可直接进行监视下或少许扶持下步行训练。步行训练早期常有膝过伸和膝打软(膝突然屈曲)现象,应进行针对性的膝控制训练。如出现患侧骨盆上提的划圈步态,说明膝屈曲和踝背屈差。在可独立步行后,进一步练习上下楼梯(健腿先上,患腿先下)、走直线、绕圈、跨越障碍、上下斜坡及实际生活环境下的实用步行训练。

近年提倡利用部分减重支持装置提早进行步行训练,认为在步行能力和行走速度恢复方面均有较好的效果。

6.作业治疗

一般在患者能取坐位姿势后开始。内容包括以下几方面。①日常生活活动能力训练:如吃饭、个人卫生、穿衣、移动、洗澡及家务活动等,掌握一定的技巧,单手多可完成。必要时可应用生活辅助具,如粗柄勺子、带套圈的筷子、有吸盘固定且把手加长的指甲刀、穿袜器、四脚手杖和助行器等。从训练的角度出发,应尽量使用患手。②工艺活动:如用斜面磨砂板训练上肢粗大的运动,用编织、剪纸等训练两手的协同操作,用垒积木、书写、拧螺丝、拾小物品等训练患手的精细活动。经过一段时间的训练后,如预测瘫痪的利手恢复差,应开始利手转换训练。在患手达一定功能的慢性(发病 6 个月以上)脑卒中患者可试用强制性使用运动疗法,部分患者可取得明显效果。

7.物理治疗和针灸治疗

功能性电刺激、生物反馈及针灸治疗等对增加感觉输入、促进功能恢复与运动控制等有一定的作用。

8.对失语、构音障碍、认知功能障碍等也需进行针对性训练

结合患者情况应尽早实施出院计划。在患者出院前,可先回家住几天,以适应家庭环境,发现问题并给予相应的指导和训练。为使患者适应社会环境,出院前可带患者集体购物、参加社区活动等。

(四)后遗症期康复治疗

后遗症期是患者功能恢复已达平台期,但通过技巧学习、使用辅助器具及与环境相互适应等仍可有一定的能力恢复的时期。经积极训练一般在发病3个月后进入后遗症期,对于早期活动少或较长时间卧床者,运动功能恢复可持续更长的时间。此期患者的运动耐力和日常生活活动能力仍可进一步提高。

在此期出院回家的患者,由于活动空间限制、家属照顾过多或无暇顾及、患者主动性差等原因,在老年人和移动能力较差者易出现功能和能力的退化,甚至造成卧床不起,故参照原先的训练进行维持性训练是非常必要的。即使那些经训练仍不能恢复步行者,也至少应每天练习翻身和坐位,甚至是被动的坐位,这种最低限度的活动可明显地减少褥疮、肺炎等合并症,减少护理工作量。相当一部分患者可通过上下楼梯、远距离步行等,使运动耐力不断提高,活动空间不断扩大,活动种类逐渐增多,生活质量得以提高。但要注意,所有的活动均要在安全的前提下进行,活动量也应逐渐增加,不可冒进。

对不能适应原来生活环境的患者,可进行必要的环境改造,如尽量住平房或楼房底层,去除门槛,台阶改为坡道或两侧安装扶手,厕所改为坐式并加扶手,地面不宜太滑或太粗糙,所有用品要方便取放和使用等。

患者要定期到医院或社区康复机构接受再评价和指导,并力争恢复一定的工作。

(马志超)

第三节　帕金森病的康复

一、概述

帕金森病(PD)又称“震颤麻痹”。是一种以静止性震颤、肌僵直、行动迟缓、自主神经功能障碍为特征,呈缓慢进展性的神经系统的变性疾病(少数患者进展迅速)。

(一)病因及发病机制

帕金森病的病因仍不清楚。目前的研究倾向于与年龄老化、遗传易感性和环境毒素的接触等综合因素有关。

1.年龄老化

有研究表明,正常人30岁以后脑内多巴胺神经元及其通路即开始减少,纹状体多巴胺含量降低。在正常老年人中,多巴胺神经元死亡少于60%,而且由于代偿而无症状出现。但如果多巴胺神经元死亡超过60%,则会出现帕金森病的症状。

2.环境因素

流行病学调查结果发现，帕金森病的患病率存在地区差异，所以人们怀疑环境中可能存在一些有毒的物质，损伤了大脑的神经元。

3.遗传易感性

医学家们在长期的实践中发现帕金森病似乎有家族聚集的倾向，有帕金森病患者的家族其亲属的发病率较正常人群高一些。多数研究者倾向于帕金森病的病因是上述各因素共同作用的结果。即中年以后，对环境毒素易感的个体，在接触到毒素后，因其解毒功能障碍，出现亚临床的黑质损害，随着年龄的增长而加重，多巴胺能神经元逐渐死亡变性，最终失代偿而出现帕金森病的临床症状。

(二)病理及生化病理

帕金森的病理改变相对集中于脑干某些含色素的神经元，主要在黑质的多巴胺神经元、蓝斑神经元、脑干的中缝核、迷走神经背核等。肉眼可见黑质的色素消退，镜下可见神经细胞的缺失、变性和空泡形成，细胞质内出现特征性的嗜酸性包涵体(Lewy 小体)，神经胶质增生。但 Lewy 小体并非 PD 特征性病变，它还可见于多系统萎缩、皮质基底核变性、进行性核上性麻痹、运动神经元变性、阿尔茨海默病等。多巴胺(DA)由黑质生成后，沿黑质纹状体通路运输至黑质纹状体束的神经末梢囊泡内。患者康复护理学黑质严重破坏，导致神经末梢的 DA 不足。DA 是纹状体抑制性神经递质，而乙酰胆碱(ACh)是纹状体的兴奋性神经递质。正常人的纹状体，此两种神经递质处于动态平衡中，现因 DA 丧失，使纹状体失去抑制作用，ACh 的兴奋性就相对增强故出现震颤麻痹的症状。

(三)诊断标准

(1)至少具备以下 4 项主征中的两项：静止性震颤、运动迟缓、肌强直和姿势步态障碍；且至少要包括前两项其中之一。

(2)患者的帕金森病症状和体征不是由于脑外伤、脑血管疾病、脑肿瘤、病毒感染、或其他已知的神经系统疾病，以及已知的药物和化学毒物所引起。

(3)患者必须没有下列体征：明显的核上性共视运动障碍、小脑征、核性发音障碍、直立性低血压[改变超过 4.0 kPa(30 mmHg)以上]、锥体系损害以及肌萎缩等。

(4)左旋多巴制剂试验有效。具有上述所有四项标准的患者可临床诊断为帕金森病。临床诊断与死后病理符合率为 75%～80%。

二、主要功能障碍评定

(一)震颤

虽然有 50%～80%的病例起病隐袭，而且震颤的特异性较低，但帕金森患者的首发症状仍通常是4～8 Hz 的静止性“捻丸样”震颤。这种震颤在肢体静止时最为显著，在肢体执行活动时减弱，在睡眠中消失，但仍有多数患者在活动中也有震颤；且在情绪紧张或疲劳时使震颤加重。通常震颤自一侧肢体(单个上肢或下肢，上肢较多见)开始，早期双侧肢体症状不对称。随着病情发展，下颌、舌头、前额与眼睑也能出现震颤。

(二)肌肉僵直

肌强直是帕金森病的主要症状之一，主要是由于主动肌和拮抗肌均衡性张力增高所致。常会引起主观上的全身僵硬和紧张，但患者的主诉与强直程度之间并不一定平行。如果强直在被动运动中始终存在，则被称之为“铅管样强直”，若同时伴有震颤时，被动运动时医者可明显感到有齿轮样感觉，则称之为“齿轮样强直”。强直的存在，在早期因限制了患者的活动程度，可出现明显的笨拙，至晚期，因全身肌肉的僵硬，患者常呈现一种帕金森患者特有的姿势：面具脸，头稍向前倾，躯干俯屈，前臂内收，肘关节屈曲，腕关节和指间关节伸直，拇指对掌、髋、膝关节轻度屈曲，使身体失去正常直立姿势，呈弯曲前倾姿势。

（三）运动迟缓

由于肌张力增高、姿势反射障碍，帕金森患者随意动作减少，运动幅度减少，包括随意运动启动困难和运动迟缓，出现一系列特征性运动障碍症状，如起床、翻身动作缓慢，步行和行走时变换方向困难、行走中一旦停下，再次起步会非常困难。面部表情肌活动减少，常双眼凝视，瞬目减少，呈面具脸，讲话慢、语音低且单调，口咽部肌肉活动障碍至流涎、吞咽困难，手指精细动作如扣纽扣、系鞋带等困难，书写时字愈写愈小，为写字过小征等。

（四）姿势步态异常

病情逐渐发展使得患者调节身躯和四肢方位的能力障碍，患者常具有头颈及躯干前倾屈曲，上臂保持在躯干两侧，肘、腕及膝关节屈曲的特殊姿势。随着病情进展，患者行走时步幅缩短、转弯时容易跌倒、双臂同步摆动障碍、碰撞时无法保持身体平衡，甚至由于颈胸部弯曲加重导致站立困难。

（五）僵冻现象

僵冻现象指动作的起始困难或重复性动作困难。一般认为，“僵动现象”是一种不依赖于运动迟缓或强直的帕金森病的独立表现。有的患者刚起身时常全身不能动，持续数秒至数十分钟，叫作“僵动现象”。有“僵动现象”的患者就存在“急促现象”，比如患者行走时常出现越走越快乃至曳足而行不能停止的情况，称为“急促步态”。

（六）言语及吞咽障碍

由于肌肉的强直和协调功能异常，言语障碍也是帕金森病患者的常见症状，表现为语言不清，说话音调平淡，音量降低，声音发颤或高音调，语速快，没有抑扬顿挫，节奏单调等等。吞咽困难也是咽喉肌运动障碍的缘故，患者会因言语障碍逐渐影响日常生活中的言语交流，更由于吞咽困难造成进食过少而致全身营养障碍。

（七）精神障碍

运动障碍、异常步态、生活自理能力逐渐下降等增加了患者的精神压力和严重的窘迫心理，使得患者常常出现精神方面的症状，表现为抑郁、幻觉、认知障碍等症状，尤以抑郁最为常见，患者常常表现为表情淡漠，情绪低落，反应迟钝，自制力差，无自信心，悲观厌世；也有的表现为情绪焦虑、多疑猜忌、固执、恐惧、恼怒等。

（八）膀胱障碍

膀胱障碍也是帕金森病患者常见的问题。表现为尿急、尿频和排尿不畅，其中尿失禁出现于5％～10％男性患者中，经尿动力学研究发现这是由于逼尿肌过度反射收缩和外括约肌的功能障碍所致。虽然患者常表现为类似前列腺肥大的症状，但前列腺切除术效果常常不理想。

（九）其他自主神经功能障碍症状

迷走神经背核损害造成自主神经功能紊乱的原因。患者常出现顽固性便秘，这是由于肠蠕动的运动徐缓所致，钡餐检查可见大肠无张力甚至形成巨结肠，但很少出现肠梗阻。食管、胃及小肠的运动障碍可引起吞咽困难、食管痉挛以及胃一食管倒流等，吞钡检查可见异常的食管收缩

波。面部皮脂分泌增多甚至出现脂溢性皮炎在本病也多见。还有的患者大量出汗，有的仅限于震颤一侧，所以有人认为是由于肌肉活动增加所致，但另有患者出汗并不局限于震颤一侧，仍考虑由于交感神经障碍引起。

(十)障碍的评估

精确可靠的障碍评估对评价疗效是十分必要的，以下分别介绍常用运动缺损的评估量表，1967年由Margarethoehn和MelvinYahr发表的量表(表12-2)和Schwab&England日常活动分级评分量表(表12-3)如下。

表12-2　hoehn-Yahr分级

分期	表现
Ⅰ期	单侧身体受影响，功能减退很小或没有减退。
Ⅱ期	身体双侧或中线受影响，但没有平衡功能障碍。
Ⅲ期	受损害的第一个症状是直立位反射，当转动身体时出现明显地站立不稳或当患者于两脚并立，身体被推动时不能保持平衡。功能方面，患者的活动稍受影响，有某些工作能力的损害，但患者能完全过独立生活。
Ⅳ期	严重的无活动能力，但患者仍可自己走路和站立。
Ⅴ期	除非得到帮助只能卧床或坐轮椅。

表12-3　Schwab&England日常活动分级

活动度(%)	表现
100	完全自理无动作缓慢、动作困难或动作障碍，无任何困难的感觉。
90	完全自理轻微动作缓慢、动作困难或动作障碍，或许要花比正常多两倍的时间，感觉有些困难。
80	大部分时间完全自理，要花比正常多两倍的时间，感觉有些困难和迟缓。
70	不能完全自理，处理日常活动较吃力：要花比正常多3～4倍的时间。
60	一定的对人依赖性可作大部分日常活动，但缓慢而吃力，易出错，有些事做不了。
50	依赖别人做任何事都吃力。
40	不能自理多数活动需别人帮助才能完成。
30	绝大多数活动需别人帮助才能完成。
20	有些事情能做一点，但自己不能完成任何日常活动，严重病残。
10	完全不能自理，完全病残。
0	自主神经功能如吞咽及大小便功能障碍，长期卧床。

三、康复治疗护理措施

(一)关节活动度维持训练

脊柱、肩、肘、腕、指、髋、膝、踝、趾各部位的活动度都应顾及。对于脊柱，主要进行前屈后伸、左右侧屈及旋转运动。这是维持姿势稳定性以及进行躯干旋转、体重转移的必要条件。若病情发展至患者不能进行主动活动，也可行缓慢的有节奏的被动运动，不仅能使患者放松，也能牵引紧缩的肌肉，防止挛缩发生，并通过持续缓慢的牵拉，逐渐扩大ROM范围，延长运动持续时间，更为患者日后进行更多更大范围的运动打下基础。

(二)肌力训练

帕金森患者因其所存在的运动障碍而导致活动减少，甚至卧床不起，因而进一步加重肌力减退。患者应进行积极的肌力训练，对今后的日常生活大有裨益。比如上肢可用哑铃操或徒手训练；下肢股四头肌的力量和膝关节控制能力密切相关，可采用蹲马步或直腿抬高等锻炼方法；腰背肌的训练可进行仰卧位的桥式运动或俯卧位的燕式运动；腹肌力量较差的患者，从站立位坐下时常因不能控制躯干而后跌，可通过仰卧起坐来训练。由于患者常有屈肌痉挛而导致各关节的屈曲挛缩，因此伸肌训练显得尤为重要。

(三)重心转移和平衡训练

坐位平衡指人体于坐位时，向坐位周围所完成的多方向、多角度活动而能保持平衡的能力。站立平衡则包括维持相对静止站立而无须过度运动肌肉，能在站立位来回移动以进行多种活动，有移出移入以及跨步等能力。训练坐位平衡时可让患者重心在两臀间交替转移，以及在垫子上的前后左右行走。而训练站立平衡时，一开始患者双足可开立 25～30 cm，向左右前后移动重心，并保持平衡；向前后左右跨步运动；躯干和骨盆左右旋转，并使上肢随躯干进行大的摆动，让患者从前、后方或侧方取物等，待稳定后便可由治疗师突然施加外力或推或拉，最好能诱使患者完成迈步反射。

(四)步行步态训练

PD 患者常有起动困难、抬腿低、步距短、步频快和上下肢动作不协调等情况存在，行走过程中容易跌倒，据报道，38％的帕金森患者有摔倒史，更有摔倒频率达一周一次的。因此步行训练有着极为重要的意义。对于下肢起步困难的患者，最初可脚踢患者的足跟部向前，或用膝盖推挤患者腘窝使之迈出第一步，以后可在患者足前地上放一矮小的障碍物(或一张纸)，提醒患者需迈过时方能起步，抬腿低者可在肋木上进行高抬腿的练习，步距短的患者可以在地板上加设足印标记、行走路线标记，步频快者需要在行走时予以提醒，可喊口令“1、2、1”或击掌。对于上、下肢动作不协调的患者，一开始可嘱患者做一些站立相的由躯干旋转所带动的两臂摆动等动作，幅度可较大。

(五)言语、吞咽训练

1.言语训练

帕金森患者因对呼吸肌肉活动控制的能力降低，使得未完成句子前就停顿，做频繁的呼吸。久之甚至由于肌肉的僵直使得患者完全无法发音，使患者的生存质量大大降低。

(1)呼吸训练，要求在呼气时持续发元音，要求能连续 10～15 s 为佳。练习闻花香、吹蜡烛等动作。

(2)帮助患者进行有计划的发音训练，从简单的元音开始，到声母、韵母，再到字、词发音，逐步增加到一个短句，循序渐进，要求发音清楚。

(3)训练发音时的音量、音调和语速，注意控制呼吸频率和调整发音时肌肉运动力度，使发音时用力相对均匀，逐步建立有规律的运动方式，促进发音。

(4)提供训练条件和互相语言交流的机会，增强训练信心，鼓励患者已取得的进步，渐渐使患者重新回到自由生活中去。

2.吞咽训练

肺炎是帕金森患者重要的并发症之一，而部分是由误吸所致，故吞咽训练有着十分重要的地位。

(1)食物及进食途径的改善：轻中度的吞咽困难可通过饮食调节而得到控制，如采用切碎、煮烂食物的方法，或用搅拌机将食物搅成匀浆状，也可选用婴儿营养米粉及其他的营养补充制品等。当发生严重的吞咽困难时则可采用鼻饲管或经皮胃造口术，以提供充分的营养。

(2)吞咽器官功能的改善：首先可让患者进行下颌运动训练：尽量张口，然后松弛并向两侧运动。对张口困难患者，还可对痉挛肌肉进行冷刺激或轻柔按摩，使咬肌放松，让患者体会开合下颌的感觉。另外还可让患者做以臼齿咬紧压舌板的练习以强化咬肌肌力。舌的运动对于食物向咽部的输送过程有着很大关系，可进行如下方式训练：让患者以舌尖舔吮口唇周围及上下牙齿，练习舌的灵活性；尽力向前面及两侧伸舌，不充分时可用纱布裹住舌尖轻轻牵拉，然后让患者用力缩舌，促进舌的前后运动；用压舌板抵抗舌根部，练习舌根抬高等。

(3)咀嚼及吞咽习惯的改善：多吞咽口水，说话前记住吞咽口水；每口的食物宜少量，慢慢咀嚼，每口食物吞咽两次；喝水时每口的水量宜少，速度宜慢，为了防止水吸入气管，喝水时勿仰起头；用吸管喝水时吸水不要吸得太急，每口的水量也宜少；勿将太长的吸管含在口腔内；口中含有食物时不说话。

(4)若有食物滞留咽部，可行以下方法。①空吞咽：每次吞咽食物后，反复做几次空吞咽，待食物全部咽下后再进食；②交互式吞咽：让患者交替吞咽固体食物和流食，或每次吞咽后饮少许水(1～2 mL)，这样既有利于激发吞咽反射，又能达到去除咽部滞留食物的目的；③点头样吞咽：颈部后仰时会厌谷变窄，可挤出滞留食物，随后低头并做吞咽动作，反复数次，可清除并咽下滞留的食物；④侧方吞咽：梨状隐窝是另一处吞咽后容易滞留食物的部位，通过颏部指向左、右侧点头样吞咽动作，可去除并咽下滞留于两侧梨状隐窝的食物。

(六)饮食护理

帕金森病患者多为老年人，应以清淡易消化、多维生素多纤维素、高蛋白、低盐低脂食物为主，如豆浆、牛奶、鸡汤、米粥等易于消化和有营养的食物，还要适当增加蔬菜、水果的摄入。因蛋白质可影响左旋多巴进入脑部起作用，服用美多巴治疗者宜限制蛋白质摄入量，宜在每天每公斤体重 0.8 g 以下，全天总量为 40～50 g。在限制范围内多选用乳、蛋、肉、豆制品等优质蛋白质。另外，肥肉、荤油及动物内脏等也尽量不吃，因为过高的脂肪也会延迟左旋多巴的吸收而影响药效。患者进食时应细嚼慢咽，提供充足的进餐时间，做好口腔护理，防止食物残渣残留。帕金森患者每天应喝 6 至 8 杯水及饮品。充足的水分能使身体排出较多的尿量，减少膀胱和尿道细菌感染的机会。充足的水分也能使粪便软化、易排，防止便秘的发生。

(七)心理护理

抑郁在 PD 患者中常见，由于病情较长，又有流涎、震颤、僵直等自身形象的改变，加上言语障碍、行动迟缓、生活自理能力逐渐下降，以及由于对疾病的认识不够，易产生焦虑、孤独、自卑、烦躁、抑郁，甚至厌世的心情。据统计约有近 1/2 的患者受此困扰，部分患者甚至以抑郁为首发症状。

护士应密切关注患者思想波动，及时排解心中郁闷，多与患者交流，并针对不同年龄、不同的职业文化水平和心理需求，采取不同的心理疏导方法。

(1)从入院时起即给予心理护理，向患者介绍医院环境，主管医师和护士，通过与患者交谈，收集患者的资料，了解患者的需要，对患者的心理状况做出评估，并使患者从陌生的环境中解脱出来，以良好的心境接受治疗。

(2)护士应耐心倾听患者的诉求，根据患者的心理状况，向患者及家属介绍发病的原因、治疗过程、治疗前景、服药注意事项。鼓励患者积极参与各种娱乐活动，激励战胜疾病信心，提高生活质量。

(3)采取认真、耐心、缓慢、和蔼、热情的态度听患者说话,用亲切同情的目光,鼓励患者说出最担心什么,最需要什么,耐心倾听患者的各种心理问题,并给予适当的鼓励、劝告和指导,使患者感到尊重和理解。

(4)建立良好的护患关系:良好的护患关系是实施心理护理的基础,能充分调动患者自身的积极性,提高自我认知能力,增强治疗过程的依从性,使患者参与到自我护理中。

(5)充分发挥家属和环境的支持作用,尽量减轻或消除消极的情景影响,创造一种积极向上的氛围,可在周围安排有较好疗效的患者,通过情景感染使其产生积极的心理状态。

(八)二便护理

帕金森病患者特有的肌强直和运动迟缓也会影响肠道肌肉,使粪便运动迟缓,粪便中液体被过度吸收,粪便干结,而难于排便。再加上疾病本身所致的自主神经功能紊乱更使尿潴留、便秘腹胀等的存在。可予以下方法。

(1)作息定时:鼓励减少卧床时间,增加运动量,另要消除精神紧张的因素。

(2)饮食调节:水分和膳食纤维在控制便秘上有同等重要的作用。膳食纤维能增加粪便量,水分则能软化粪便,两者共同促进肠道排出粪便。如果单纯增加膳食纤维的摄入而忽视了水分的补充,粪便会变得更干结,难以排出。可多进食水、清汤、果汁等,以及给予含纤维素丰富的蔬菜、水果,多吃粗粮(如全麦面包、燕麦片)和薯类(马铃薯、甘薯),促进肠蠕动。

(3)顺时针方向按摩腹部以促进排便。对排尿困难的患者,可热敷、按摩膀胱区,让患者听流水声,以刺激排尿。

(4)必要时予以缓泻剂,如:乳果糖或山梨聚糖等,灌泻剂或刺激性泻药是最后的选择。尿潴留的患者可留置导尿管。

(九)用药护理

研究认为,帕金森病的主要病变在于大脑黑质——纹状体系统中多巴胺能神经元进行性变性,故提高中枢神经系统中多巴胺的含量或纠正多巴胺能神经与胆碱能神经两大系统功能的不平衡是治疗帕金森病的出发点。目前较为有效的药物是左旋多巴/卡比多巴,还有多巴胺受体激动剂(包括麦角胺类及非麦角胺类)、儿茶酚-O-甲基转移酶抑制剂、单胺氧化酶 B 抑制剂、抗胆碱能药物等等。

1.用药原则

长期服药、控制为主、对症用药、酌情加减、最小剂量、权衡利弊、联合用药。

2.了解药物不良反应

口服左旋多巴后近期不良反应有胃肠道症状、心血管症状、短暂性的转氨酶升高等,长期服用后往往出现“峰值异动症”“开-关现象”和“剂末”现象。多巴胺受体激动剂不良反应包括恶心、呕吐、直立性低血压、镇静、幻觉等。胆碱能抑制剂不良反应则包括口干、瞳孔散大、出汗减少及顽固性便秘、视力模糊、心悸、皮肤干燥、面红等。

其中最需重视的就是服用多巴胺类药物治疗时的“峰值异动症”“开-关”现象和“剂末”现象,具体如下。

峰值异动症:这是应用左旋多巴治疗中最常见的不良反应。当患者体内左旋多巴的量达到峰值的时候,通常会出现舞蹈样的不自主运动,时间不会太长,一般在服药后 1～2 个小时出现,这时大脑中多巴胺的水平是最高的。我们称其为“峰值剂量”的舞蹈症。通常包括抽动、推拉、点头、做各种手势和痉挛样活动,或者只是坐立不安。症状可能比较轻微甚至难以察觉,而当症状

严重时，患者会出现肢体某些部位快速的像舞蹈一样的活动，因此变得烦躁并且行动笨拙。

开-关现象：是指部分患者长期服用左旋多巴后出现症状波动，当药物发生作用时能够恢复到正常人的功能状态，药效过后，又出现帕金森病的症状，如患者突然出现肌僵直，震颤，运动不能，持续数分钟至1 h后症状缓解，患者又可活动如平常甚至出现多动。此种现象一日中可反复迅速交替出现多次，变化速度可以非常快，并且往往是不可预测的。病情的变化就像是电源的开、关一样，所以临床上形象地称这种现象为“开-关现象”。

剂末现象：服用左旋多巴若干年后会出现药性的减弱，药效维持时间越来越短，称为剂末现象。此现象的出现导致用药量不断增加，且每次用药后期会出现症状的恶化。有研究显示，应用左旋多巴治疗帕金森患者 2 年后，剂末现象发生率达 30%～50%。

鉴于以上种种的药物不良反应，对于帕金森病应采取综合治疗，坚持“剂量滴定”“细水长流、不求全效”等用药原则，通过药物治疗以延缓疾病进展、控制症状，并尽可能做到长期的症状控制。而护理人员应按时给患者发药，正确指导患者服药，注意用药剂量，并严密观察不良反应和治疗效果，正确区分药物的正常反应和不良反应。

3.服药时间

一般来说，空腹或餐后 1 h 后用药为好，有利于药物的吸收。服药前后不宜多进高蛋白饮食，因为蛋白质会影响复方多巴类药物在肠道的吸收以及影响其运转到脑内。因此如需补充蛋白，最好在服药后一段时间进食为宜。如下午服药，则晚餐才进食蛋白类食物。

（十）并发症预防

帕金森患者老年居多，免疫功能低，对环境适应能力也较差，容易产生较多并发症。

（1）随时注意保持病室的整洁、通风，注意夏、冬季需以空调调节温度。注意预防受凉感冒，以免加重病情。

（2）对于晚期行动不便，长期卧床的患者，应保持床铺清洁干燥、勤洗澡、换内衣、剪指、趾甲等。按时给予变换体位，做好皮肤护理，防止尿便浸渍皮肤和褥疮的发生。

（3）早期患者需坚持每天自主康复锻炼，若至晚期行动困难，则可行四肢关节的被动活动，防止肌肉的萎缩和关节挛缩等并发症。

（4）坠积性肺炎、泌尿系感染也是 PD 患者最常见的并发症，因此每次翻身应叩背排痰，更鼓励自主咳痰以预防肺部感染。鼓励患者多饮水，以稀释尿液，预防尿路感染。

（5）加强安全措施，预防意外。因震颤、强直、平衡功能障碍以及口服抗胆碱类药物引起直立性低血压等，使患者活动能力明显减退而容易发生跌跤，应嘱患者在变动体位时宜慢，行动时最好有人协助。床上应设有床栏，路面及厕所要防滑，走道中加装扶手等。以预防意外发生。

（十一）健康教育

（1）保持环境安静，营造和谐的家庭氛围，保持患者乐观的情绪，避免各种刺激，以免加重震颤或肌强直。

（2）注意安全，防止摔伤。平时应穿合适的防滑鞋，房间整洁，照明充分，地面平整干燥。必要时借助辅助具进行步行。

（3）做好个人清洁卫生，保持皮肤的清洁与完整，卧位或坐位时定时对受压部位减压，避免压疮发生。

（4）药物疗法注意事项：平时按医嘱正确服药，增加或减少药物剂量时，须按照小剂量滴定的原则，以 1/4 或 1/2 片开始并持续观察药效。掌握好服药的时间，抗胆碱类药如苯海索（安坦）

等，不良反应较大，宜在餐后或进食时服用；金刚烷胺可引起失眠，宜在早餐服用；左旋多巴类易出现恶心、呕吐，宜采用多次小剂量。如果服药期间出现症状加重，应及时去医院就诊。

(5)功能锻炼原则："循序渐进、持之以恒、因人而异"，在运动方式的选择与个人兴趣、爱好相结合，运动要缓慢进行，避免激烈运动。

(6)社会家庭的支持：随着病情的进展，将逐渐影响患者的自理能力，常需要家庭成员的帮助与支持。指导家属为患者创造良好的家庭环境、正确的康复训练方法。鼓励和督促患者参与各项活动，调动其积极性，坚持长期的康复训练，提高康复效果。

(7)出院后的复诊：帕金森病属慢性终身性疾病，为了控制疾病发展，延缓功能的丧失，回家后须继续康复锻炼，并按医嘱定时复诊。根据患者的情况，及时调整康复治疗方案。

(李晓蔚)

第四节　多发性硬化的康复

多发性硬化(multiple sclerosis，MS)是发生在中枢神经系统的脱髓鞘疾病，临床表现以病变部位多、以及具有反复地复发缓解过程为特点，即具有时间和空间的多发性，以髓鞘脱失、神经胶质细胞增生、不同程度的轴索病变和进行性神经功能紊乱为主要特点。MS的病因还未明确，但大量流行病学调查结果显示：MS具有基因和环境易感性，其中环境因素引发的个体自身免疫机制起着重要的作用。因其发病率较高、呈慢性病程、倾向于年轻人罹患，故成为重要的神经系统疾病之一。

一、流行病学

MS的发病年龄呈单峰分布，以20～40岁多见，高峰在30岁左右，10岁以下及60岁以上少见。MS患病情况与性别有关，女性发病率较高，性别差异在低年龄患者中较明显。

流行病学研究显示，MS的发病率与地理纬度、种族、移民等有很大的关系。总体上讲，MS存在着地理分布上的差异，可以分为3个区域：高危险区(是指患病率≥30/10万的地区)包括多数北欧国家、美国北部、加拿大、澳大利亚南部以及新西兰等，患病率为(30～80)/10万；中危险区(是指患病率介于(5～29)/10万的地区)包括欧洲南部、美国南部、东南亚、印度、南非和部分北非国家，其中美国南部和欧洲南部为(6～14)/10万；低危险区(是指患病率<5/10万的地区)包括中国、日本、拉丁美洲等。中国目前缺乏流行病学资料。近年来，各地收治的MS患者有增多趋势，说明MS在我国亦不罕见。

二、病因与发病机制

病因尚不明确。综合流行病学、遗传学和免疫学资料，MS的发病可能是某些遗传因素决定的易感个体，于儿童期被特定的外界因素(如环境因素、病毒感染等)所诱发，经过一定潜伏期后发生MS。其发病机制与自身免疫机制有关。

三、病理

病变可累及视神经、视交叉、脊髓、脑干、小脑与大脑半球，以白质受累为主。

脑外观常无明显特征，仅患病多年的病脑显示脑沟增宽。脊髓急性横贯性病损时，病变阶段肿胀。少数慢性病例，可见脊髓轻度萎缩。

切面可见脑室扩大，在视神经、视交叉、脊髓、脑干、小脑与大脑白质内，有多发性的脱髓鞘病灶。脊髓病变以颈髓受累为多见，好侵犯皮质脊髓束与后索，病变严重时涉及多个阶段。脑部病损分布大致对称，脑室与导水管周围是特征性的好发部位，在大脑皮质、灰白质交界处与白质浅层可能有仅几毫米的明显小于脑室周围的小病灶。

镜下：急性期髓鞘崩解、脱失，小胶质细胞增生，炎性细胞浸润常围绕小静脉形成“血管套”。慢性期炎性细胞逐渐消退，遗留髓鞘脱失、星形细胞增生与胶质化的硬化斑。病程早期可见轴索的断裂或丧失，且与神经功能障碍的程度相关。病变也可累及灰质神经元，从组织学的角度来讲，皮质损害的发生率常被低估。另外可累及周围神经系统，主要表现在神经根，病灶呈斑块样分布，光镜下可见“洋葱球”样改变。

四、临床表现

起病快慢不一，以亚急性起病为多。病程多呈波动变化，缓解和复发为本病的重要特征。

MS一个最主要的症状是球后或视神经炎，也常是首发症状，临床表现为数天内多是一侧眼视力减退与视野缺损，少数患者可以致盲。视野缺损常是先累及色觉视野，最多见中心暗点，病情进展可累及双侧，极少患者双侧同时发病。病损靠近视盘时，可有视盘肿胀，边缘模糊。约有近1/3的患者初次发病可以完全恢复，其他患者即便发病时视力减退很明显、视盘苍白，也可以明显改善。视力的改善一般在发病两周之后，类固醇皮质激素可以加快恢复速度。

由于病理损害的部位不同，临床表现不尽相同，常见的表现如下。

（一）精神症状

多数患者表现为欣快或是情绪高涨愉快，情绪易激动，可见强哭强笑。可出现抑郁症、焦虑等，抑郁症的发生率约为50%，常表现为情绪低落、兴趣感缺乏和主观能动性丧失等，严重者可出现自杀现象。少数患者可出现躁狂表现。所有患者都不同程度地出现认知功能的减退，记忆力、定向力、注意力均减退，最后甚至出现全面性的痴呆。

（二）脑神经功能障碍

脑干部位的病损是一大组病变，除视神经和（或）视交叉部位脱髓鞘病变引起的视野、视力等多发性硬化的特征性改变外。脱髓鞘病变发生于脑桥，可造成脑神经核损伤。波及动眼神经和展神经，出现眼球运动功能障碍。内侧纵束的病变更多见，引起核间性眼肌瘫痪，对于年轻患者的双侧的核间性眼肌瘫痪应考虑此病的可能。临床上表现为复视，以及瞳孔的不等大、缩小、光反应迟钝等，可有霍纳氏征。眼球震颤也是常见症状之一，多与病变波及小脑和脑干有关，可以是水平性、垂直性及旋转性的，直视时可以有轻度摆动性眼震样动作，也可见扫视性眼球摆动；三叉神经核受损可以有面部感觉减退，发麻，异样感，部分患者角膜反射减退以及三叉神经痛。面神经核受损可以导致类似面神经炎改变，临床上可以是同侧面肌痉挛或是起自同侧眼轮匝肌并扩展到整个面肌的面肌抽搐，有患者进展到周围性面瘫。前庭神经核也可受到波及，常见症状为突发性眩晕，发作时伴有眼震和呕吐，也可由第四脑室底部前庭神经根脱髓鞘病变引起。延髓的多发性硬化病灶出现假性延髓性麻痹症状，临床上表现为构音障碍，言语不清晰，欠流利，有时为使语言清晰，出现语言顿挫，严重患者可因声带麻痹而失声。吞咽功能也可受到伤害，咽部和舌后部感觉障碍，腭上提运动减弱，咽反射减弱，出现呛咳、误咽、咀嚼困难、咽下困难甚至出现张闭口不能。

(三)运动功能障碍

皮质脊髓束受损可引起痉挛性瘫痪,小脑和脊髓小脑通路受损造成小脑性共济失调,以及深感觉障碍导致感觉性共济失调。在疾病后期可以出现感觉刺激(如床被的接触)引起的痛性屈肌痉挛反应。

(四)感觉障碍

常由于脊髓丘脑束、脊髓后索损害引起。最常见的主诉为麻刺感、麻木感,也可有束带感、烧灼感、寒冷感或痛性感觉异常。疼痛作为早期症状也是常见的,多见于背部、小腿部或上肢。检查时所能发现的感觉障碍随病灶的部位而定,可以为周围型、脊髓型、皮质型、内囊型或不规则形。深感觉障碍相对浅感觉障碍少见,一旦出现,表现较为明显。颈脊髓损害时的特征性表现为Lhermitte征,表现为屈颈时出现自后颈部向下放射的触电样感觉异常,由于颈髓损害累及后索与背根进入脊髓而受到刺激而引起。偶尔也可遇到不典型的脊髓半横断征,也可表现为游走性的感觉异常。早期感觉症状一般持续不久,常在数周后缓解。疾病后期可出现持续的脊髓横贯性感觉障碍。

(五)其他

少数患者发病开始即出现尿急、尿频、尿潴留或尿失禁等膀胱功能障碍,或出现肠道的功能障碍,表现为便秘或大便失禁。该组患者中男性常伴有性功能障碍即阳痿和性欲低下。也有患者首先表现为典型的三叉神经痛幻肢觉、体像障碍、顽固性呃逆甚至偏瘫、失语,极个别患者还首先出现臂、咽和腰骶疼痛及痛温觉减退,常常给临床诊断带来困难。大约有3%的患者还有明显的大脑病变相关的局灶性癫痫。

五、临床分型

主要依据临床病程特点分为以下几种类型(表12-4)。

表12-4 MS的临床分型

临床病程分型	特点
复发缓解型(RRMS)	临床呈急性发作,在数天或数周(治疗或非治疗后)后病情趋于缓解,临床神经功能几乎完全恢复
继发进展型(SPMS)	常在复发缓解型的基础上,每次发作后临床神经功能不能完全恢复,神经功能呈阶梯样减退
原发进展型(PPMS)	临床发病后病情呈进行性发展,神经功能进行性减退
进展复发型(PRMS)	在病情进行性发展的基础上,患者仍有发作,此类型相对较少

临床上为方便评价患者的病情轻重,Hyllested将患者的残疾分为5级(表12-5)。

另外有神经功能残疾评价量表,如残疾状态扩展评分(EDSS)等。

六、实验室检查

(一)CSF检查

CSF细胞数正常或轻度增高,不超过$50\times10^6/L$。约40%的患者蛋白轻度增高。约70%的患者IgG指数增高,IgG指数>0.7提示有鞘内IgG合成及MS可能;IgG寡克隆带是诊断MS

的 CSF 免疫学常规检查，只有 CSF 中存在 IgG 寡克隆带而血浆中缺如才支持 MS 的诊断；CSF 中球蛋白、IgG 升高与寡克隆带出现均非本病特异，尚可见于多种神经系统疾病，如中枢神经系统感染（梅毒、病毒、细菌、原虫或寄生虫）、肿瘤（特别是肺源性脑转移）、脱髓鞘（急性播散性脑脊髓炎、急性感染性多发性神经根神经炎、肾上腺白质营养不良症）及脑血管性疾病，也见于系统性红斑狼疮、球蛋白血症并发中枢神经系统损害及多种原因导致的痴呆等。此外，在 MS 活动时，患者 CSF 中可见到髓鞘碱性蛋白含量升高（正常值为 4），是髓索遭到破坏的近期指标。

表 12-5　Hyllested 的残疾分级

分级	特点
一	各方面事情均能自己处理，日常活动无须他人照料，书写正常
二	轻度病残，行走困难，户外活动需用手杖，户内活动无须他人帮助，双上肢运动轻度障碍，书写相对困难
三	中度病残，行走困难，户外活动需用双拐或他人帮助，户内活动需扶靠家具，部分日常生活需他人照顾
四	重度病残，各种日常生活完全需要他人照顾
五	完全病残，卧床不起，大小便失禁，生活完全处于监护状态下

（二）电生理检测

电生理检测包括视觉诱发电位（VEP）、脑干听觉诱发电位（BAEP）、体感诱发电位（SEP）等。目的在于检出亚临床病灶，帮助诊断；也有利于监护病况。但对 MS，所有检测项目均非异常，解释时宜注意结合临床表现，全面考虑。

（三）MRI

MRI 是诊断 MS 最为敏感的脑成像技术，可显示多发的脱髓鞘斑块。近年来，MRI 新技术的一些量化研究方法（如磁化传递直方图分析、弥散成像、磁共振波谱等）不断应用于 MS，在确定 MS 斑块的病理特异性、检测常规 MRI 无法显示的脑白质内的微观病变等方面有很大进展，从而为 MS 的早期诊断、疗效随访及预后推测提供了依据。

七、诊断

目前，临床上采用 Poser 诊断标准。青壮年发病；中枢神经系统病损、病灶多发；病程波动，有缓解和复发这些典型表现，是诊断的主要依据。还应与一些酷似多发性硬化的疾病或综合征相鉴别，如急性播散性脑脊髓炎、亚急性联合变性、颅内多发病灶的血管源性疾病的多发脑梗死、抗磷脂抗体综合征、系统性红斑狼疮性血管炎、特发性主动脉炎以及各种颅内炎症性疾病等。

八、治疗

（一）发作期治疗

（1）在急性发作时首先选用皮质类固醇药物治疗，可抑制炎症、缩短病程，常用的方法有以下几种。①甲泼尼龙：英国国立临床规范研究所的 MS 诊断和治疗指南推荐甲泼尼龙大剂量、短程应用，日量 500～1 000 mg，静脉注射，连用3～5 d；或日量 500～200 mg 口服，连用 3～5 d；不允许频繁使用（1 年内不能超过 3 次）或随意延长大剂量激素使用时间（超过 3 周）；②其他常用方法：包括 ACTH、地塞米松、口服泼尼松等。

（2）β-干扰素治疗主要应用于复发缓解型 MS 患者。国外报道应用 IFNβ-1b，小剂量为 1.6 mIU，每周应用 2 次，皮下注射，连续 2 年；大剂量 8 mIU，用法同前。另一种为 IFNβ-1a，每周应用 1 次，每次剂量 6 mIU，肌肉注射，连续应用 2 年。对 RRMS 的复发率减少 30%～40%。glatirameracetate：主要用于复发缓解型 MS 患者。国外报道可与干扰素联合应用，用量 20 mg/d，皮下注射，连续应用 1～2 年。

(二)缓解期的治疗

重点应为预防复发。

1.免疫抑制剂

免疫抑制剂主要有硫唑嘌呤、环磷酰胺及环孢霉素。常用于复发频率较高的患者。但毒副作用较高，患者常在治疗过程中因毒副作用而必须停药。硫唑嘌呤常用剂量为 100～200 mg/d，可连用数月，其后期效果可维持数年。环磷酰胺 400～500 mg/d，10～14 d 为 1 个疗程，后期效果也可维持数年。

2.转移因子及丙种球蛋白

转移因子常用剂量为 1 U，皮下注射，每周应用 1 次，连用 1 个月；每月1 次，用 6 个月；其后每 2 个月1 次，用 1～2 年。丙种球蛋白每月应用 1 次，共 3 个月，其后每 3 或 6 个月应用 1 次，间歇应用 1～2 年。

3.干扰素治疗

干扰素治疗见发作期治疗。

4.自体外周造血干细胞移植(APB-SCT)

APB-SCT 主要用于进展型 MS 的治疗。

最新的治疗指南不建议使用环磷酰胺等免疫抑制剂，不使用结核菌素等免疫调节剂，不主张长期的皮质醇激素治疗、全身的放疗，高压氧治疗也不推荐。

(三)对症治疗

一些患者出现疲劳症状，多有情绪反应、睡眠欠佳、慢性疼痛、营养匮乏以及某些药物的不良反应等原因，去除诱因不见好转者，有人使用金刚烷胺治疗获满意效果，常用量 200 mg/d，但未做常规使用。

九、预后

MS 的自然病程无明显规律性，病程难以估计，平均病程为 25～35 年。轻者 10 年后仍无明显功能障碍。严重者数月至数年致残，极少数病例进展迅速，几周内死亡。80%～90%的患者呈缓解复发病程；复发多见于疾病的早期，其病后 1 年内复发率约 30%，2～10 年者约 20%，10～30 年者约 10%；多数患者随着复发次数的增多，神经功能障碍加重。少数患者首次发病后，临床完全缓解，不再复发；约有 10%的患者病情逐渐恶化，没有缓解，常称为原发进展型 MS，多见于呈痉挛性截瘫的脊髓型患者。发病年龄、早期病变部位和复发的频率与预后有关。若早期出现小脑及皮质脊髓束损害或慢性进行、慢性复发病程者，或肢体痉挛伴挛缩等现象者，预后不佳；若早期出现视力减退、感觉异常者，病程多呈良性。对生育年龄轻度的 RRMS 患者，可以考虑妊娠生育，有报道妊娠期间可以明显降低复发率，但生育后有加剧病情的可能。死亡原因多数由于继发感染、体力衰弱及少数患者直接由于脑病病损死亡。

十、康复

MS 康复治疗的意义是最大限度地恢复患者的功能性的活动能力的水平(即患者的失能和

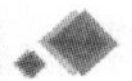

依赖降低到最低水平)，并尽可能地恢复他们的社会活动能力。康复与其他的治疗相结合共同致力于“改变多发性硬化复发的危险性”。多发性硬化患者病程长，临床表现多种多样，神经功能障碍表现不同，康复治疗宜早期参与，在疾病的发作期和缓解期康复的原则和目的不同，正确的康复治疗至关重要。

循证医学结果显示，及早、合理的康复常常取得令人难以想象的临床效果，康复是不能被其他治疗方法包括药物所代替的。康复的实施与其他疾病一样需要一个完整的团队参与，亦即康复小组，至少应有康复医师、康复护士、康复治疗师、心理工作者，语言治疗师和社会工作者，本人的积极参与和家人朋友的支持和关怀也是不可或缺的。

MS 的康复治疗目标是预防疾病进展，避免临床复发，最大限度地恢复受损的神经功能。康复治疗前首先进行功能评定，其评定方法与其他疾病的评价方法是一样的，这里不再赘述。有一点需要强调，在患者病情出现新的变化，或者所处环境有改变时，康复的调整也是必要的，康复首先是评判疾病的发作阶段，对已经是有复发经历的患者应了解复发的原因或诱因。然后制订一个科学的康复计划，这个计划应包括：①MS 患者的康复愿望和期望值。②评价患者客观的病情，与患者的主观愿望进行对比：鉴别和治疗任何可以治愈的病损，确定与康复目标相关的特效的运动和其他的主动活动，可用的适宜的康复器材，根据需要进行环境改造，指导如何进行某些辅助性的任务训练。③设立与康复目标相一致的训练进程，康复目标不要随意改变，除非有进一步的需求或干涉。

MS 发作期患者在病情有所缓解时，即应开始康复训练。最早开始被动活动训练主要是要保持各关节的正常活动范围，在原发疾病稳定后，就应有计划地开始进行主动的康复训练。由于劳累可能是多发性硬化的复发的诱因，因此要掌握患者的康复训练量，不能遵循脑卒中的康复训练原则。其差异首先是更强调多发性硬化患者开始锻炼时强度不宜太大，训练时间不宜过长，患者每天锻炼 2～3 次，每次锻炼 20～30 min，以患者略感疲劳为度。待肌力有所恢复增强时，再逐步加大运动量。其次两者的神经损伤机制不同，MS 患者不但有中枢性神经损伤的特点，也常伴周围神经损伤的表现。如有的患者病变主要部位在颈段脊髓，四肢活动都严重受损，功能康复和锻炼活动更接近于脊髓损伤的训练。但应强调的是尽管疲劳是多发性硬化的典型的临床特点之一，但过度疲劳才是诱发复发的重要因素。临床上部分患者由于病情复发，病程延长，其肌肉的肌力减退，耐力下降，活动范围也越来越小，出现失用性肌肉萎缩，抵抗力下降，较坚持康复训练的患者更易感染，引起疾病加重，从而形成恶性循环。因此有必要在疾病早期对患者进行健康宣教，疾病使神经功能遭受破坏，患者活动受限；功能康复锻炼能够最大限度地恢复神经功能，帮助患者功能恢复，生活自理，重返家庭和社会。

进入缓解期后，应逐步增加康复训练的强度和时间。持续有规律的康复训练可以帮助患者恢复肌肉的张力，增加肌肉耐力和骨骼的强度。注重提高患者的日常生活能力的训练，鼓励有能力的患者多参与家庭活动和必要的社会劳动。康复训练方法与脑卒中的训练大同小异，针对多发性硬化的特点予以归纳。

(一)物理疗法

应该根据患者的不同功能障碍来制定科学的康复训练计划。对于软瘫的肢体首先要注意良肢位的摆放，进行被动的全关节活动范围训练，利用大脑的可塑性和功能重组理论，应用神经生理学和运动再学习理论，诱发主动活动的出现，加强力弱肌肉的运动能力。也可利用中频电疗和针灸方法保持肌肉的张力和肌肉容积。非软瘫期的患者，则根据具体情况，提高各关节的控制力，可以安排肌肉力量和耐力锻炼，有异常运动模式的患者则应注重异常模式的纠正；有小脑病变者或本体感觉障碍者，则应加强协调和平衡功能的训练等。早期的科学的康复训练可以避免废用和误用综合征的出现。对于肌肉痉挛严重或出现痉挛性疼痛的患者，通过训练和指导，如仍然妨碍功能恢复者，应进行抗痉挛治疗。对伴神经性疼痛者可应用卡马西平或苯妥英钠等药物治疗。

（二）作业疗法（OT）

针对患者特殊的日常生活和职业工作而设计的一些作业，对患者进行训练，以期缓解症状和改善功能的一种治疗方法。以前，国外的作业疗法主要采用木工、黏土和编织三大类。现在又引入了一些科学技术较强的项目，如书法、绘画、计算机操作、制陶和其他手工艺等，也包括穿衣、洗漱、吃饭，以及侧重培训协调，使用辅助设施等。这些项目涉及患者上臂和手的基本功能训练。作业内容的安排必须考虑患者的具体情况，根据患者的能力和需求，以保持患者康复的兴趣和积极性，以获得最大限度的配合，获取最理想化的效果。有的患者需要继续工作，则应该依据其工作特点，安排相关的内容。

（三）日常生活活动训练

日常生活活动分成3个层次：个体、家庭和社会。国外多由一个有经验的康复治疗小组对患者做出评价，个体水平主要是穿衣、吃饭、洗漱、如厕等；家庭水平主要是烹饪、洗熨衣服、打扫室内卫生、处理家庭财务账目等；社会水平主要是购物、乘坐公共交通、安全适应环境等。训练目的是提高患者的独立生活能力，参照患者发病前后的具体情况、患者主观的康复意向，以及客观上患者的可能恢复程度。康复小组在患者康复一段时间后要及时再评价，逐步完善调整训练内容。日常生活活动训练要求对环境进行必要的改造，应满足增加患者的独立活动能力，减少康复护理的强度，使其生活活动更加安全。

值得注意的是，部分患者病变累及到自主神经系统，引起心血管功能的改变，从而妨碍康复训练的进行。此时康复训练更应慎重，这些治疗者必须了解患者的心肺功能，首先改善心血管功能状况，训练中实时监测心肺情况，确保康复治疗的安全性和有效性。

（四）言语和吞咽治疗

根据患者的失语状况、构音障碍以及吞咽障碍的情况，确定治疗方案。短期的吞咽困难可以采用鼻饲的方法，长期的吞咽困难在国外多采用经皮内窥镜胃管植入术。言语障碍常影响患者与他人的交流，言语治疗主要是尽可能地提高和维持患者的言语清晰度；恢复不理想者应选择非口语语言的交流方式来取代日常的言语交流。后者需要患者家属、护理人员和其他经常需要和患者沟通的人在言语治疗师的帮助下，探讨如何提高患者交流能力的方法。

（五）二便功能训练

对神经源性膀胱患者，应进行尿流动力学检查，依其结果可参照脊髓损伤后的康复原则进行治疗。

（六）视力

对MS视神经受到波及可以引起视力下降，或是侵犯动眼神经后眼球运动受到限制，临床康复多采用补偿的办法。

（七）疼痛

多发性硬化患者的疼痛可以是神经痛或是源于运动减少和错误运动的骨骼肌肉痛。适当的康复训练如合理的运动、保持良姿位都有助于减轻疼痛，部分患者则需要加用止痛药物和（或）抗

痉挛药物，物理治疗如超短波、低频激光等也有疗效。部分神经痛患者还需服用抗抑郁焦虑药物。

（八）性功能障碍

MS的患者可出现性功能障碍，表现为勃起困难、润滑不良和性快感消失。疾病本身可影响性生理，也可能与疾病后的情绪变化如抑郁和焦虑相关，还有可能与伴发的糖尿病、脉管疾病或是服用某些药物有关。对于情感变化相关的性功能障碍心理疏导和必要的药物治疗会有改善，也可应用西地那非治疗。

（九）认知训练

根据患者认知的缺失，进行具体的学习和针对其记忆力、计划、注意力、计算力、执行能力缺失进行相关的训练，也可应用茴拉西坦、石杉碱甲或多奈哌齐（安理申）等药物治疗。应引起注意的是部分患者的认知能力下降也与其情感的变化或是服用药物有关，治疗前应注意区分。

（十）情感方面

多发性硬化患者常伴有不良的情绪改变，早期是情绪极易波动，逐渐转为抑郁焦虑，疲劳常为抑郁的重要表现。严重者可以导致精神分裂症状。早期发现患者的情绪变化，进行适宜的心理疏导，帮助患者调节情绪，安稳睡眠。有抑郁表现者，可应用西肽普兰（西普妙），也可使用SSRI类药物，如氟西汀（百忧解）、帕罗西汀（赛乐特）等药物，焦虑明显的选用苯二氮䓬类药物，最常用的是罗拉。出现严重的精神分裂症状者可应用利培酮、奥氮平或奋乃静等药物治疗。

（李晓蔚）

第五节　运动神经元病的康复

一、概述

运动神经元病是一组病因未明，选择性侵犯脊髓前角细胞、脑干运动神经元和（或）锥体束的慢性进行性变性疾病。临床以上和（或）下运动神经元损害引起的瘫痪为主要表现。本病为持续性进展性疾病。目前尚没有有效的治疗能阻止或延缓临床及病理进程，康复治疗可在一定程度上减轻患者的痛苦，并最大限度地提高患者的生活质量和独立能力。

世界各地运动神经元病总的发病率为（1～2）/10万，患病率为（4～6）/10万。运动神经元病发病年龄可从10～80岁不等，但多数在中年以后发病，平均年龄是40～50岁。男性发病率高于女性，比例约1.5∶1～2∶1。随着发病年龄增加，这一比例逐渐下降，70岁发病者男女比例约为1∶1。从发病到死亡（或依赖呼吸肌）的平均存活时间是2～4年，5年存活率为19%～39%，10年存活率为8%～22%。平均存活时间与发病年龄、性别、临床症状（有无延髓性麻痹）及疾病进展情况有关。其中发病年龄是判断存活时间的重要因素之一，年轻患者存活时间相对较长。调查发现40～50岁发病者平均存活时间是45个月，而80岁发病者平均存活时间仅为20～25个月。

确切病因目前尚不清楚，可能是患者自身因素和环境因素相互作用所致。运动神经元病的神经变性可能是遗传、免疫、中毒、慢病毒感染、兴奋性氨基酸毒性作用、氧化应激及环境等多种因素相互作用的结果。

运动神经元病选择性侵犯运动皮质第 5 层的 Betz 细胞、脑干下部运动神经元、脊髓前角细胞,主要改变是神经细胞变性,数目减少。支配眼外肌运动神经核和支配骨盆肌肉的 Onuf 核一般不受影响,故患者眼球运动和膀胱直肠控制常保留。颈髓前角细胞变性最显著,是最常并早期受累的部位。镜下见变性神经元的突出特征是胞浆内透明的 Lewy 样或 skein 样包涵体。颈髓前角和Ⅹ、Ⅺ、Ⅻ对脑神经核神经元消失常伴有胶质细胞增生。受累骨骼肌表现为脂肪浸润和失神经支配后萎缩,残存肌肉间神经纤维发芽,运动终板体积增加。运动神经元病临床进展速度不仅取决于神经元变性的速度,还取决于神经再支配的作用效果。皮质脊髓束和皮质延髓束弥漫性变性;锥体束变性最先发生在脊髓下部,并逐渐向上发展。

本病临床通常分为四型。

(一)肌萎缩性侧索硬化症(ALS)

累及脊髓前角细胞、脑干运动神经核和锥体束,表现为上、下运动神经元损害并存的特点。①多在40 岁以后发病,男性多于女性。②起病时多出现单个肢体局部无力,远端肢体受累比近端重。首发症状常为上肢无力,尤其是手部肌肉无力、不灵活,以后出现手部小肌肉如大、小鱼际肌或蚓状肌萎缩,渐向近端上臂、肩胛带发展,多数患者疾病早期都有肌肉痛性痉挛或肌束颤动,对侧肢体可同时或先后出现类似症状;下肢痉挛性瘫痪,呈"剪刀步态",肌张力增高,腱反射亢进,病理征阳性;少数患者发病时先出现下肢无力,走路易跌倒,行走困难。③大多数 ALS 患者感觉系统不受影响,少数患者有麻木和感觉异常。④患者眼球运动和膀胱直肠控制常保留。⑤延髓麻痹常晚期出现。⑥病程持续进展,快慢不一,生存期平均3~5 年,最终因呼吸肌麻痹或并发呼吸道感染死亡。

典型 ALS 患者认知功能不受影响,有报道 4%~6%的患者伴有痴呆,主要是注意障碍。PET 扫描提示除运动皮质 ALS 患者大脑其他部位也有葡萄糖代谢下降,提示 ALS 患者额叶和皮层下组织功能异常。抑郁是 ALS 患者常见症状之一,据报道约 75%的患者有中重度抑郁症状。

(二)进行性脊肌萎缩症

主要累及脊髓前角细胞,也可累及脑神经运动核。①多在 30 岁左右发病,男性多见。②表现为肌无力、肌萎缩和肌束颤动等下级神经元损害表现;首发症状常为手部小肌肉萎缩、无力,渐向近端上臂、肩胛带发展;远端萎缩明显,肌张力降低,腱反射减弱,无感觉障碍和括约肌功能障碍。③累及延髓可以出现延髓麻痹,常死于肺感染。

(三)进行性延髓麻痹

累及脑桥和延髓的运动神经核。①多在 40 岁以后起病。②常以舌肌最早受侵,出现舌肌萎缩,伴有颤动,以后腭、咽、喉肌、咀嚼肌等亦逐渐萎缩无力,以致患者构音不清、吞咽困难、饮水呛咳、咀嚼无力等。咽喉和呼吸肌无力使咳嗽反射减弱。软腭上举无力、咽反射消失、舌肌萎缩,有肌束颤动。双侧皮质脑干束受累可出现假性延髓性麻痹,患者有强哭、强笑,下颌反射亢进,真性和假性延髓性麻痹症状体征可以并存。③本病进展迅速,预后差;患者多在发病后 1~3 年死于呼吸肌麻痹、肺部感染等。

(四)原发性侧索硬化症

选择性损害锥体束。①少见,多在 40 岁以后发病。②病变常首先累及下胸段皮质脊髓束,出现进行性强直性双下肢瘫痪,渐及双上肢,表现为四肢瘫,肌张力增高,病理征阳性。③病程进

行性加重，皮质延髓束变性可出现假性延髓性麻痹。④一般不伴感觉障碍，也不影响膀胱功能。

根据发病缓慢隐袭，逐渐进展加重，具有双侧基本对称的上或下、或上下运动神经元混合损害症状，而无客观感觉障碍等临床特征，并排除了有关疾病后，一般诊断并不困难。

脑脊液、血清酶学检查(磷酸肌酸激酶、乳酸脱氢酶等)、脑电图、CT、诱发电位(SEP、BAEP)多为正常。MRI可显示脊髓萎缩。

肌电图可见纤颤、正尖和束颤等自发电位，运动单位电位的时限宽、波幅高、可见巨大电位，重收缩时运动单位电位的募集明显减少。作肌电图时应多选择几块肌肉包括肌萎缩不明显的肌肉进行检测，有助于发现临床上的肌肉病损。运动神经传导速度可正常或减慢，感觉神经传导速度正常。

目前尚无治疗运动神经元病的特效治疗方法。一般以对症支持治疗为主。

近年来获FDA批准的利鲁唑(riluzole)，既是谷氨酸拮抗剂，也是钠通道阻滞剂，据报道能延长ALS患者存活期，改善功能退化评分比率，推迟其机械换气时间。利鲁唑大规模临床研究证实利鲁唑能显著提高ALS患者生存率，但不能改善患者的运动功能。推荐最初使用剂量是50 mg，每天2次。常见不良反应有恶心、无力、肝脏谷丙转氨酶增高。建议用药后前3个月每个月复查肝功能，以后每3个月复查1次。应用神经营养因子治疗本病尚处于研究之中。未来运动神经元病的治疗可能将致力于联合应用上述多种治疗方法，结合抗氧化、抗凋亡和基因治疗等，最终将延缓或终止疾病的进展。

大约50%的患者起病后3～4年死亡，5年存活率是20%，10年存活率是10%，少数患者起病后可存活长达20年。年长者和以延髓性麻痹、呼吸肌无力起病者寿命明显缩短，而年轻患者和病变只累及上运动神经元或下运动神经元者预后较好。运动神经元病患者通常死于肺部感染、呼吸衰竭，少数死于摔伤。

二、康复

(一)诊断及相关问题

大约80%的病例诊断相对较为容易，有经验的神经内科医师甚至可在接诊后几分钟内即可做出诊断。约10%的病例诊断相对困难，还有10%的病例可能在发病后几个月才能被诊断。当发病时症状和体征相对较为局限或病变仅累及上或下运动神经元时较难立即做出诊断。

在等待寻找进行性肌肉无力的病因过程中，患者和其家庭可能非常焦虑。当被告运动神经元病的诊断时，多数患者和其家庭将很难完全理解这一疾病对其意味着什么。故医师必须要考虑到患者及其家庭对该诊断的情感反应。患者及其家庭要认识到：症状将会随时间逐渐进展，目前没有方法治愈该病，没有治疗方法使已经出现的症状得到恢复。同时还要让患者和其家庭了解以下的“正面”信息：①强调还有许多神经功能仍然保留，包括视力、听力、智力、感觉以及膀胱直肠功能等。②病情进展速度变化较大，部分患者疾病进展缓慢，可存活若干年。③一些治疗、辅助器具和矫形器等可有助于缓解某些症状。④许多研究正在探索运动神经元病的发病机制，已发现某些治疗可延缓疾病进程等。

(二)物理治疗和作业治疗

疾病早期患者仍能行走，生活可自理，治疗主要是维持功能独立性和生活自理能力，预防并发症如跌倒、痉挛、疼痛等，维持肌肉力量，对患者和其家庭开展疾病宣传教育。肌力训练和耐力训练要注意训练强度，以肌肉不疲劳为原则，训练过量会导致肌肉疲劳，加重肌肉无力和肌纤维变性。推荐进行等长肌力训练，训练的运动量以不影响每天的日常生活能力为标准。治疗师可指导患者和其家庭护理人员进行关节主动或被动活动及安全有效的移动，关节活动度训练可在家中作为常规治疗每天进行。

疾病后期主要是指导患者转移，床和轮椅上体位摆放，抬高瘫痪肢体减少远端肢体水肿。肌肉无力可改变关节的生物力学，易发生扭伤和肌腱炎，可应用各种支具改善功能。肩带肌肉无力可使用肩部吊带减少对局部韧带、神经和血管的牵拉。远端肢体无力影响手功能者，使用腕部支具使腕背伸 30°～35°可提高抓握功能。万能袖带能帮助不能抓握的患者完成打字或自己进食等任务。颈部及脊柱伸肌无力常导致头部下垂和躯干屈曲，需佩戴颈托或头部支持器。下肢无力常发生跌倒，上肢同时无力跌倒时更为危险，可佩戴下肢支具减少跌倒发生。疾病逐渐进展，可使用步行拐杖、手拐、步行器，最终需使用轮椅。即使患者仍能行走，亦推荐间断使用轮椅以减少能量消耗。设计良好的轮椅有助于预防痉挛和皮肤破损，增强患者的独立生活能力和社会参与能力。电动轮椅可帮助部分患者在没有护理情况下独立生活，甚至有些患者可以参加工作。

(三)构音障碍

大多数运动神经元病患者有构音障碍，言语交流困难。早期主要是软腭无力、闭唇不能、舌运动困难。疾病后期出现声带麻痹和呼吸困难。可训练患者减慢讲话速度，增加停顿，仅说关键词，提高讲话清晰度，通过讲话提高呼吸功能。进行舌肌、唇肌和膈肌肌力训练，但应注意训练强度，避免过度疲劳加重肌肉无力。上颚抬举训练有助于减少鼻音。严重者可借助纸、笔或简单的写字板、高科技的计算机等装置进行交流。

(四)吞咽障碍和营养不良

吞咽障碍是运动神经元病患者常见症状，可发生于口腔前期和吞咽的四个阶段即口腔预备期、口腔期、口咽期和食管期。异常姿势和上肢无力可致口腔前期进食困难，闭唇无力使口腔内容物漏出，舌肌无力致食团从口腔进入咽部缓慢和不协调，软腭上举无力易使口腔内容物反流进鼻腔等。患者常担心进食缓慢，易漏掉食物及发生哽咽，更易发生吞咽障碍。治疗师应鼓励患者尽可能在轻松舒适的环境中进食，指导其保持正确的进食姿势和改变食物形状如半流状或糊状食物，食物的形状应利于患者吞咽。进食前吸吮冰块或冰饮料降低痉挛肌肉的张力，改善吞咽反射。

几乎所有的患者都有水和营养摄入不足的问题。常见原因有：吞咽障碍；患者常避免进食某种食物；进食时间明显长于其他人，伴流涎、鼻腔反流、呛咳或窒息发生等；上肢无力；患者害怕吞咽或抑郁等心理因素也干扰进食等。研究认为营养不良与严重呼吸肌无力和肺功能下降密切相关。因此应定期记录患者的热量供给、体重情况。严重者可选择鼻饲或间歇口腔食道管进食法、胃造瘘术、肠造瘘术或经皮内镜胃造瘘术(PEG)。对于晚期终末患者多采取鼻饲营养，部分患者有鼻和口咽部不适感，如长期进行肠道营养可选用 PEG。PEG 可避免肠造瘘术带来的痛性痉挛和腹泻等并发症，但易进入空气和发生反流，少数患者合并局部或腹膜感染，患者一般不愿接受 PEG，但放置后多数患者反应良好，据报道放置 PEG 者存活时间显著延长。

(五)流涎

流涎是严重困扰运动神经元病患者的症状之一。正常人每天分泌唾液 1 500～2 000 mL，每天自主吞咽 600 余次。流涎主要是由于唇闭合无力和吞咽能力下降所致。流涎的治疗除训练患者唇闭合和吞咽能力外，可使用抗胆碱能药物控制唾液分泌。常用药物有阿密曲替林、阿托品、东莨菪碱等，也可服用苯海索。如唾液较多可使用便携式吸引器吸出口腔内积存的唾液。如

上述方法均无效，可考虑阶段性小剂量腮腺照射疗法。

（六）呼吸衰竭

多数运动神经元病患者由于呼吸肌无力，易合并肺炎，最终死于呼吸衰竭。少数患者早期膈肌受累可出现呼吸无力或呼吸衰竭。膈肌和肋间外肌无力导致吸气压和吸气量下降；肋间内肌和腹肌无力导致呼气压力和呼气量下降。患者常出现呼吸肌疲劳。呼吸肌无力常导致出现以下症状：平卧时呼吸困难、咳嗽和说话无力、白天困倦、入睡困难、多梦、清晨头痛、神经过敏、多汗、心动过速及食欲减退等。治疗上注意预防肺部感染的发生，如发现肺部感染的征象，应使用抗生素。指导护理人员进行肺部物理治疗和体位排痰引流。患者反复严重呼吸困难，出现焦虑和恐惧症状可予小剂量劳拉西泮（0.5～1 mg）改善症状。

定期评价呼吸功能，监测肺活量、最大通气量、潮气量、血氧饱和度和血气分析等。仰卧位肺活量多首先下降，夜间肺通气不足通常比白天严重。当呼吸道分泌物较多，排出不畅，气体交换量不足，用力肺活量（FVC）降至正常值的50%以下，或FVC下降迅速，出现呼吸困难时，应及时进行人工辅助呼吸以延长生命。无创间歇正压通气（NIPPV）是常用的辅助通气方法，通气装置方便携带，价格相对便宜。NIPPV能减少呼吸肌负担，改善气体交换，减轻晨起头痛症状，提高训练耐力，延缓肺功能下降，提高生活质量，延长患者存活时间。

（七）疼痛

运动神经元病早期通常无疼痛症状，而疾病晚期常出现疼痛。有研究报道45%～64%的运动神经元病患者有疼痛症状。疼痛可能与关节僵硬、肌肉痛性痉挛、皮肤压疮、严重痉挛及便秘等有关。疾病晚期患者交流困难，很难寻找疼痛原因。物理治疗和非甾体抗炎药可控制关节僵硬导致的疼痛。护理上应注意无论白天或夜间都要使患者处于舒服的体位。如为痛性痉挛、痉挛或便秘等原因可选择相应药物对症治疗。

（八）痛性痉挛

运动神经元病早期常出现肌肉痛性痉挛，可应用硫酸奎宁治疗，剂量为200～400 mg/d。苯妥英钠、巴氯芬和地西泮等药物也有助于缓解痛性痉挛。

（九）痉挛

上运动神经元受累可出现痉挛，肌肉松弛药物可治疗痉挛。部分患者由于肌张力下降后自觉肌无力加重，而不能耐受药物治疗。常用药物有巴氯芬、苯二氮䓬类药物如地西泮等。

（十）便秘

便秘是困扰运动神经元病患者的常见症状。可能与腹肌无力、盆底肌肉痉挛、卧床、脱水、饮食结构改变纤维食物减少和使用抗胆碱能药等有关。严重便秘和腹胀可加重呼吸功能恶化。应指导患者增加液体和纤维食物摄入，调整药物。适当使用缓泻剂如番泻叶、甲基纤维素和乳果糖等，必要时可使用开塞露协助排便。

（十一）情感心理问题

几乎所有运动神经元病患者得知诊断后会出现焦虑和抑郁等反应。因此有必要对患者提供帮助和建议。在运动神经元病患者整个病程中焦虑和抑郁可能持续存在，部分患者需服用抗抑郁药物。严重抑郁症状发病率并不是非常高，大约为2.5%。但患者因担心疾病会给家庭带来沉重的负担，常有自杀的念头。病变累及双侧皮质脊髓束，患者可出现情绪不稳定、强哭和强笑等情感异常。可应用阿米替林或丙咪嗪等抗抑郁药物治疗，有报道左旋多巴对部分情感异常患者有效。

(十二)终末治疗

如没有人工辅助通气，大多数患者将死于呼吸衰竭。疾病晚期药物治疗的唯一目的是减轻患者的痛苦。吗啡可减轻患者的不适感和呼吸困难等症状，可经 PEG、皮下注射或静脉注射给药。地西泮和氯丙嗪有助于缓解焦虑症状。许多患者希望在家中死去，社区卫生部门应提供必需的医疗和护理。如在医院接受终末治疗，应允许患者家人和其熟悉的医护人员陪伴患者。

（李晓蔚）

第六节　周围神经损伤的康复

一、概述

周围神经是由脑和脊髓以外的神经节、神经丛、神经干及神经末梢组成，是传递中枢神经和躯体各组织间信号的装置。周围躯体神经多为混合性神经，含有运动神经纤维、感觉神经纤维和自主神经纤维。

周围神经病损是指周围神经运动、感觉功能和结构异常，可分为神经痛和神经疾患两大类。神经痛是指受累的感觉神经分布区出现剧痛，而神经传导功能正常，神经主质无明显变化，如三叉神经痛。神经疾患是指周围神经的某些部位由于炎症、中毒、缺血、营养缺乏、代谢障碍、外伤等引起的一组疾病和损伤，属炎症性质者习惯上称为神经炎，而周围神经丛、神经干或其分支受外力作用而发生的损伤（如挤压伤、牵拉伤、挫伤、撕裂伤、锐器伤、火器伤、注射伤等）称为周围神经损伤。

周围神经炎症与损伤的主要临床表现如下。①运动障碍：弛缓性瘫痪、肌张力降低、肌肉萎缩；②感觉障碍：局部麻木、灼痛、刺痛、感觉过敏、实体感缺失等；③反射障碍：腱反射减退或消失；④自主神经功能障碍：局部皮肤光润、发红或发绀、无汗、少汗或多汗、指（趾）甲粗糙脆裂等。

周围神经损伤后，常出现浮肿、挛缩等并发症，应注意预防。常见的周围神经病损有：三叉神经痛、肋间神经痛、特发性面神经炎（Bell 麻痹）、多发性神经炎（末梢神经炎）、急性感染性多发性神经根神经炎、臂丛神经损伤、尺神经损伤、桡神经损伤、正中神经损伤、腕管综合征、胫神经损伤、腓总神经损伤、股外侧皮神经炎、坐骨神经损伤等。康复治疗的目的是消除或减轻疼痛，预防与解除肌肉肌腱挛缩、关节僵硬，防止肌肉萎缩，增强肌力，恢复运动与感觉功能，最终恢复患者的生活和工作能力。

二、康复评定

周围神经病损后，除了仔细而全面地采集病史、进行全身体格检查外，尚应进行功能检查与评定，以了解周围神经病损的程度，做出预后判断，确定康复目标，制订康复计划及评定康复效果等，通常采用下列检查、评定方法。

(一)肌力测定

可用徒手肌力检查法（按 0～5 级的肌力检查记录）和器械检查（包括捏力计、握力计、张力计、背腿胸测力计等）。

(二)腱反射检查

腱反射检查包括肱二头肌、肱三头肌、桡骨膜反射、膝腱反射、跟腱反射等。

(三)患肢周径的测量

应与相对应健侧肢体周径对比。

(四)关节活动度测量

常用量角器测定法,测量患肢各关节各轴位运动的范围。

(五)感觉检查

检查内容包括浅感觉(触觉、温觉和痛觉)和深感觉(位置觉、两点分辨觉及形体觉)。

(六)自主神经检查

检查方法常采用出汗试验。

(七)电生理学检查

电生理学检查对于判断神经病损的程度、范围、预后有很大的帮助,是临床工作中的首选评定方法。它可以帮助我们获得客观可靠的周围神经损伤的指标。目前常用以下方法。

(1)直流感应电测定:应用间断直流电和感应电刺激神经、肌肉,根据阈值的改变和肌肉收缩反应的状况,来判断神经、肌肉的功能状态。阈值低,肌肉出现强直收缩为正常反映;阈值提高,肌肉强直收缩减弱或出现不完全强直收缩为部分变性反应;阈值大,收缩极迟缓,呈蠕动式为完全变性反应;引不出任何肌肉收缩者为绝对变性反应。应用直流感应电诊断,可鉴别上下运动神经元病变、器质性与功能性病变,并帮助我们对神经病损的预后进行估计,但不能精确定量。

(2)强度-时间曲线检查:用若干个宽度逐渐减小的电脉冲刺激某神经所支配的肌肉,把最小可见收缩的点连成曲线,称为强度一时间曲线。有神经支配的正常肌肉,强度一时间曲线位于左下象限,呈抛物线型(Ⅲ);完全失神经肌肉,则位于右上象限(Ⅰ);部分失神经肌肉则介于两者之间,曲线出现弯折(Ⅱ);若神经支配不恢复,出现纤维化,可因无兴奋而测不出曲线;若神经支配逐渐恢复,则曲线首先出现弯折,随之出现曲线斜度下降和曲线左移(图 12-4)。

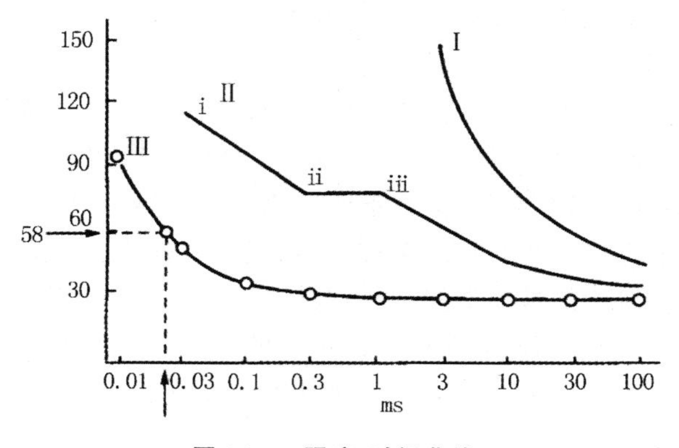

图 12-4　强度-时间曲线

直流感应电测定和强度曲线可以为周围神经损伤提供很好的预后估计。凡直流感应电诊断和强度一时间检查呈正常反应和正常曲线者,病损一般为神经失用症,多可在 3 个月内恢复。若为部分变性反应,呈部分失神经曲线,多为轴索断裂,一般需要 3～6 月或更长时间方可恢复。若检查结果为完全变性反映、完全失神经曲线,则一般为严重的轴索断裂或神经断裂,恢复时间多需 6 个月以上或不能恢复。

(3)神经肌肉电图检查:此检查对周围神经病损具有十分重要的评定价值,如通过针极肌电图检查,了解瘫痪肌中自发、失神经电位的数量与种类,了解有无插入电位延长,随意运动时有无动作电位、电位数量,从而可得出神经失用症或轴突断离或神经断离的判断,通过纤颤电位、正锋波数量减少,出现多相新生电位,可判断神经再生。

(4)神经传导检查:神经传导检查是对于周围神经病损最为有用的检查方法之一,可以测定传导速度、动作电位的幅度和末端潜伏期。它既可用于运动神经评定,也可用于感觉神经评定。髓鞘变薄或节间退化变性可使传导速度减慢,严重脱髓鞘甚至导致传导阻滞,但激发电位的幅度无明显减小。轴索变性则传导速度通常正常或轻度减慢,但激发电位幅度明显降低。若髓鞘与轴索均受损,速度减慢和幅度下降可同时出现。

(八)家庭、职业等社会环境的调查

通常采取物理治疗时和作业治疗时随患者去家里和生活的社区进行调查访问,在患者生活的环境中评定其功能水平,内容包括住所外部的环境和住所内部的环境。评定的方式是让患者模拟全天的日常活动,包括穿衣、化妆、洗澡和饮食的准备,患者试图完成所有的转移、行走、自理和其他所能做的活动等。

三、康复治疗

(一)康复治疗的步骤与方法

康复治疗的目的是防治并发症,促进受损神经再生,保持肌肉质量,迎接神经再支配,以促进运动功能与感觉功能的恢复,最终提高患者的生活质量和工作能力。康复治疗应早期介入,介入越早,效果越好。治疗时,应根据不同时期、不同病情进行有针对性的处理。

1.预防与治疗并发症

(1)防治局部水肿:产生水肿的原因主要是病损后局部循环障碍、组织液渗出过多。局部水肿也是挛缩的原因之一,可采用抬高患肢,弹力绷带压迫,患肢做轻柔地向心按摩与被动运动,热敷、温水浴、蜡浴、红外线、电光浴以及超短波、短波或微波等方法来改善局部血液循环,促进组织水肿或积液的吸收。

(2)防止肢体挛缩与变形:周围神经损伤后,由于水肿、疼痛、肢体位置不当及受累肌与其拮抗肌之间失去平衡等因素的影响,常易出现肌肉、肌腱挛缩。挛缩一旦发生,不但难以治疗,而且影响运动并助长畸形的发展,因此,预防极为重要。除采用预防浮肿的方法外,还应将受累肢体及关节保持在功能位置上,可使用三角巾、夹板、石膏托或其他支具进行固定或支托。如已出现挛缩,则应进行挛缩肌肉、肌腱的被动牵伸,受累肢体的按摩,各种温热疗法、水疗及水中运动等。应用支具时,应根据病损神经的不同而选用不同类型的支具。支具的重量宜轻、尺寸要合适,并应注意避免对感觉丧失部位的压迫。进行被动牵伸时。动作应缓慢,范围逐渐增大,切忌粗暴,以免引起新的损伤。

(3)预防继发性外伤:由于神经的损伤,使病损神经所分布的皮肤、关节的感觉丧失,缺乏对外界伤害的防御能力,故易遭受外伤。一旦外伤发生,由于伤口常有营养障碍,治疗较难,因此,对丧失感觉的部位应注意加强保护并注意保持清洁。对丧失感觉的指尖部、足底部等要经常保持清洁,并应用手套、袜子等保护。在试用热疗时要特别慎重,不然可能会造成感觉丧失部位的烫伤。对创口可采用超短波、微波、紫外线、激光等方法进行治疗,以促进创口愈合。

2.促进神经再生

(1)物理疗法:对保守治疗与神经修补术后患者早期应用超短波、微波、紫外线、超声波、磁疗等可促进水肿消退、炎症吸收,改善组织营养状况,有利于受损神经的再生过程。

(2)药物:维生素 B_1、维生素 B_{12}、烟酸、辅酶 A、ATP 等药物具有营养神经的作用,早期应用可以促进神经再生。近年来神经生长因子(NEF)制剂肌内注射或静脉点滴对刺激神经细胞的再生也取得了很好的效果。

3.保持肌肉质量,迎接神经再支配

(1)周围神经病损后,在受累肌肉完全瘫痪、肌电图检查尚无任何动作电位或只有极少的动作电位时,可采用电针、电刺激疗法以及按摩、被动运动等方法,以防止、延缓、减轻失神经肌肉萎缩,保持肌肉质量,迎接神经再支配。

(2)当肌肉有极弱收缩时,可采用肌电生物反馈疗法以帮助恢复肌力。

4.增强肌力,恢复运动功能

一旦受累肌的肌电图检查出现较多的动作电位时,就应开始增强肌力训练,以促进运动功能的恢复。训练中应根据病损神经所支配肌肉的肌力而采用不同的训练方法与运动量。

(1)受累神经支配肌肉主动运动困难(肌力为Ⅰ级)时,使用助力运动。

(2)瘫痪肌肉的功能已有部分恢复,但力量仍弱(肌力为Ⅱ～Ⅲ级)时,可使用较大范围的辅助运动、主动运动及器械性运动,但应注意运动量不宜过大,以免肌肉疲劳。随着肌力的增强,应逐渐减小助力的力量。

(3)当受累肌肉的肌力增至Ⅲ～Ⅳ级时,可进行抗阻练习,以争取肌力的最大恢复,同时进行速度、耐力、灵敏度、协调性与平衡性的专门训练。

(4)在进行肌力训练时,应注意结合功能性活动和日常生活活动性训练。上肢如洗脸、梳头、穿衣、伸手取物等,下肢如训练踏自行车、踢球等动作。治疗中应不断增加训练的难度和时间,以增强身体的灵活性和耐力。

(5)作业治疗:根据功能障碍的部位与程度、肌力与肌耐力的检测结果,进行有关的作业治疗。上肢周围神经病损者可进行编织、泥塑、打字、修配仪器等操作,下肢周围神经受累者可进行踏自行车、缝纫机、落地式织布机等练习。治疗中不断增加训练的难度与时间,以增强灵巧性与耐力,但应注意防止由于感觉障碍导致机械损伤。

5.促进感觉功能的恢复

(1)周围神经病损后,对有麻木等异常感觉者,可采用直流电离子导入疗法、槽浴、低频电疗法、电按摩及针灸等治疗。

(2)对实体感缺失者,当指尖感觉有所恢复时,可在布袋中放入日常可见的物体(如手表、钥匙等)或用各种材料(如纸、绒布、皮革等)卷成的不同圆柱体,用患手进行探拿,以训练实体感觉。

(3)此外,可用轻拍、轻擦、叩击、冲洗患部,让患者用患手触摸各种图案、擦黑板上的粉笔字及推挤装入袋中的小球等方法来进行感觉训练。

6.心理疗法

周围神经病损患者,往往伴有心理问题,担心病损后的经济负担,担心不能恢复,以及由此而发生的家庭与社会生活问题。可采用医学宣教、心理咨询、集体治疗、患者示范等方式来消除或减轻患者的心理障碍,使其发挥主观能动性,积极地进行康复治疗。亦可通过作业治疗来改善患者的心理状态,如采用治疗性游戏(各类棋类游戏、掷包、套圈、投篮球、扔简易保龄球等)来训练上肢、下肢、躯干,而且可在心理上收到较好效果。

对保守治疗无效而又适合或需要手术治疗的周围神经损伤患者,应及时进行手术治疗。对受累肢体功能不能完全恢复或完全不能恢复者,应视具体情况分别给其设计、配制辅助器具,进行代偿功能训练。

(二)常见周围神经病损及其康复

1.面神经炎

(1)病因和临床表现:面神经炎是指一侧面神经周围性损害引起的该侧面肌瘫痪,病因尚不清楚,常为非化脓性炎症,风寒为本病常见的诱因。临床主要表现为患侧额纹消失、眼裂扩大、鼻唇沟变浅、嘴角下垂、面部偏向对侧等表现,有的患者可伴有舌前2/3味觉减退或消失、听觉过敏或耳部疱疹。多数患者发病后2个月内可有不同程度的恢复,少数患者可推迟至一年后才恢复。

(2)康复治疗:可采取以下措施。①注意眼、面卫生保健:注意眼部卫生,可以使用保护性眼罩和抗生素眼药水,以防止暴露性角膜炎。鼓励患者轻柔地按摩患侧面部及用患侧咀嚼,以有效地帮助表情肌的恢复,防止面部肌肉萎缩。②药物治疗:可使用泼尼松10~20 mg,每天1次,加兰他敏2.5 mg肌内注射,每天1~2次,以及使用维生素B_1、维生素B_{12}及血管扩张药等。③物理治疗:急性期,可用无热量的超短波消炎,及短时间、低热量的红外线局部照射,以促进血液循环和消肿,但禁用强烈刺激治疗;恢复期可选用直流电药物离子导入法(一般先用红外线照射面部后,导入0.05%新斯的明、0.25%加兰他敏)、低频脉冲电疗法。④增强肌力训练:肌力0~Ⅰ级可用手指进行被动运动和按摩;肌力Ⅱ~Ⅲ时,应做主动训练,逐渐使运动幅度达到正常;肌力Ⅳ~Ⅴ级时,可进行抗阻运动,注意在训练时应在限制健侧面肌牵拉的情况下进行。⑤自我模仿训练:治疗师先说出或者演示患者模仿的表情,如高兴、伤感、受惊、吃惊、愤怒、好奇、害羞等,然后让患者面对镜子表演。⑥按摩:按摩应沿各孔口向周围进行,并可同时让患者做开口、闭眼、噘嘴;或让患者站在镜子前,用手指轻轻地在脸上画圆圈,按肌纤维的方向由下向上、从口轮匝肌到眼轮匝肌或从下向上按摩。

2.腕管综合征

(1)病因病理:多为特发性,或由外伤、遗传性、解剖异常、代谢障碍所引起,或继发于类风湿关节炎,主要病变为正中神经在腕横韧带下受压。孕妇中15%可出现本病,但产后即可消失。

(2)临床表现和诊断:患者多为年轻或中年人,夜间手有异常感觉,优势手常感疼痛麻木,大鱼际肌无力,叩击腕横韧带区常引起感觉异常(Tinel征)。电诊断测定经腕点的运动和感觉功能,可显示远端潜伏期明显延长而上段正中神经传导速度正常。

(3)康复治疗。①一般疗法:腕部支托、口服非固醇类抗炎类药物、皮质激素局部注射,有时服用利尿药也可使症状短时消失。②肌无力的代偿:拇对掌、外展肌无力影响抓握功能,有时会使所持物品下落。严重的无力需配用对掌支具,将拇指置于外展位,以便使拇指掌面能与其他各指接触。③感觉丧失与疼痛的治疗:使用经皮电刺激神经疗法表面电极于疼痛区域,可使神经永久性部分损伤继发的疼痛缓解。如患者已产生反射性交感神经营养不良,可用上肢经皮电刺激神经疗法与手部按摩、冷热水交替浴及腕、指关节助力与主动关节活动范围练习。④手术:多数需进行手术松解,其成功率高、并发症少。

3.臂丛神经损伤

本病较为常见,其损伤的原因很多,如上肢过度牵拉或过度伸展、锁骨骨折、第一肋骨骨折、肩关节脱位、锁骨上窝的外伤、产伤及颈部手术等,皆可引起臂丛神经的损伤。根据受伤部位的

高低，可分为以下三类。

(1)上臂型(臂丛上部瘫痪)：为 $C_5 \sim C_6$ 神经受伤。称 Erb-Duchenne 麻痹，主要表现为上肢近端瘫痪，臂及前臂外侧面有感觉障碍。肱二头肌反射及桡骨骨膜反射减弱或消失。此类患者一般预后良好。康复采用外展支架保护患肢，手部带外展支具，同时可按摩患肢各肌群，被动活动患肢各关节，并可选用温热疗法、电疗法。在受累肌肉出现主动收缩时，应根据肌力选用助力运动、主动运动及抗阻运动。

(2)前臂型(臂丛下部瘫痪)：较少见，为 $C_8 \sim T_1$ 神经受损，称 Klumpke 麻痹，可引起尺神经、臂及前臂内侧皮神经功能障碍以及正中神经部分功能障碍。其主要特点悬上肢远端瘫痪，臂及前臂内侧皮神经感觉障碍。颈交感神经纤维受侵则出现 Homer 征。康复治疗采用支具使腕关节保持在功能位，患侧腕关节及掌指、指间关节的被动运动，同时视病情选用其他康复治疗方法。

(3)全臂型(混合型)：比较少见，但严重，臂丛神经束从 $C_5 \sim T_1$ 都有不同程度的损伤，不局限于任何一个神经束。引起整个上肢下运动单位性瘫痪及感觉障碍、腱反射消失、肌肉萎缩、自主神经功能障碍及霍纳综合征。康复方法为患肢各关节的被动运动及配合其他康复治疗。如患肢功能不能恢复，应训练健肢的代偿功能。

4.桡神经损伤

(1)病因：常见原因为肱骨上部骨折、腋杖压迫、上肢置于外展位的手术、肱骨干中下 1/3 骨折或髁上骨折、用臂当枕头或臂垂挂椅边睡觉、桡骨颈骨折以及陈旧性骨折大量骨痂生成等，或外伤直接损伤该神经。

(2)临床表现：受损部位不同，产生不同临床表现的桡神经麻痹。①高位损伤：即在腋下区桡神经发出分支至肱三头肌以上部位受损时，产生完全的桡神经麻痹，上肢各伸肌皆瘫痪；②肱三头肌以下损伤时，伸肘力量尚保存，肱桡肌、桡侧腕长伸肌、肘后肌及前臂部伸肌瘫痪；③肱桡肌以下损伤时，部分旋后能力保留；④前臂区损伤时，各伸指肌瘫痪；⑤腕骨区损伤时，只出现手背区感觉障碍。

(3)康复治疗：桡神经损伤后，因伸腕、伸指肌瘫痪而出现“垂腕”畸形、指关节屈曲及拇指不能外展，应使用支具使腕背伸 30°、指关节伸展、拇外展，以避免肌腱挛缩，并进行受累关节的被动运动，以避免关节强直。

5.正中神经损伤

(1)病因：肱骨髁上骨折、肘关节脱位、肩关节脱位、腕部锐器切割、腕部骨质增生等可致正中神经损伤。

(2)临床表现：①正中神经上臂受损时：前臂旋前肌、屈腕(桡侧)肌、屈拇肌、屈中指及示指深肌功能丧失，大鱼际肌萎缩，出现“猿手”畸形，拇指不能对掌，桡侧三个半指感觉障碍；②损伤平面位于腕关节时：出现拇指对掌功能丧失、大鱼际肌萎缩及桡侧三个半指感觉障碍。

(3)康复治疗：康复治疗时，除视病情不同而选用被动运动、主动运动及其他理疗方法外，为矫正“猿手”畸形、防治肌腱挛缩，还需运用支具使受累关节处于功能位。

6.尺神经损伤

(1)病因：尺神经损伤的原因可为颈肋、肱骨髁上骨折、肱骨内上髁骨折、肘关节脱位、腕部切割伤及枪弹伤等。

(2)临床表现。①尺神经在上臂区损伤时：尺侧腕屈肌，指深屈肌(环、小指)，小鱼际肌，骨间肌，第3、4蚓状肌功能丧失；②在腕部损伤时：小指及环指尺侧半感觉消失，小鱼际肌、骨间肌萎缩，各指不能做内收、外展动作，小指、环指掌指关节过伸、指间关节屈曲而呈“爪形”畸形。

(3)康复治疗：为防止小指、环指掌指关节过伸畸形，可使用关节折曲板，使掌指关节屈曲至45°，亦可佩戴弹簧手夹板，使蚓状肌处于良好位置，屈曲的手指处于伸展状态。

7.坐骨神经损伤

(1)病因：坐骨神经的总干和终支延伸于整个下肢，在相当高的位置(大腿上部)就分为终支(腓神经和胫神经)，因此，总干的损伤远比其终支的损伤为少见。腰椎间盘后外侧突出、脊椎骨折脱位、脊椎关节病、脊椎结核等可压迫、损伤坐骨神经根；臀部肌内注射部位不当或注射刺激性药物、髋关节脱位、骨盆内肿瘤、骶骨或髂骨骨折等均可损伤坐骨神经。

(2)临床表现：①在臀部平面以上损伤时：有膝关节屈曲障碍、踝关节与足趾运动丧失、足下垂、小腿外侧和后侧及足感觉障碍。②在股部平面以下损伤时：出现腓神经与胫神经支配肌瘫痪。

(3)康复治疗：配用支具(如足托)或矫形鞋，以防治膝、踝关节挛缩及足内、外翻畸形等。

8.腓神经损伤

(1)病因：腓神经损伤在下肢神经损伤中最多见。膝关节外侧脱位、膝外侧副韧带撕裂伤、腓骨头骨折、小腿石膏固定太紧、手术时绑膝带过紧、臀部肌内注射等可引起腓神经损伤。

(2)临床表现：损伤后，胫骨前肌、趾长伸肌、趾短伸肌、腓骨长肌与腓骨短肌瘫痪，出现“马蹄内翻足”，即足不能背伸、外展，足下垂并转向内侧，足趾下垂，不能背伸，行走时呈“跨越步态”，小腿前外侧及足背感觉障碍。

(3)康复治疗：治疗时，可用足托或穿矫形鞋使踝保持90°位。如为神经断裂，应尽早手术缝合。对未能恢复者，可行足三关节融合术及肌腱移植术。

(刘建彬)

第七节 脊髓损伤的康复

一、概述

脊髓损伤是由于各种原因引起的脊髓结构、功能损害，导致损伤部位以下运动、感觉、自主神经功能障碍或丧失，大小便失禁，生活不能自理，造成患者终身残疾。发病原因主要是交通事故占45.4%，高处坠落占16.8%，暴力占14.8%，运动损伤占16.3%，刀枪伤占1.62%，其他占1.16%。脊髓损伤的发病率因各国情况不同而有差别。在发达国家，发病率为每年20～60个/百万人口。在我国因无脊髓损伤的登记制度，无法进行发病率的准确统计。北京的调查资料显示，年患病率为6.7/百万人口，明显低于发达国家，但近年来有增加的趋势。从发病年龄上看，脊髓损伤多以青壮年为主，男性发病人数是女性的4倍。

二、康复评定

(一)神经损伤平面的评定

神经平面是指脊髓具有身体双侧正常感觉、运动功能的最低脊髓节段。用右侧感觉节段、左

侧感觉节段、左侧运动节段、右侧运动节段来判断神经平面。脊髓损伤后感觉和运动平面可以不一致，左右两侧也可能不同。神经平面的综合判定以运动平面为主要依据。但胸口至腰（T_2～L_1）损伤无法评定运动平面，所以主要依赖感觉平面来确定神经平面。对第4颈椎（C_4）损伤可以采用膈肌作为运动平面的主要参考依据。

根据关键肌和关键点的检查，可迅速确定神经平面（表12-6）。所谓关键肌是指其肌力达到Ⅲ级，而上一节段的另一肌肉的肌力必须达到Ⅳ以上。感觉检查时应以痛觉和轻触觉为准。

表12-6　脊髓损伤神经平面的确定

损伤平面	关键肌	关键点
C_2		枕骨粗隆
C_3		锁骨上窝
C_4	膈肌	肩锁关节的顶部
C_5	屈肘肌（肱二头肌、旋前圆肌）	肘前窝外侧面
C_6	伸腕肌（桡侧伸腕长肌及短肌）	拇指
C_7	伸肘肌（肱三头肌）	中指
C_8	中指屈指肌（中指末节指屈肌）	小指
T_1	小指外展肌	肘前窝尺侧面
T_2		腋窝
T_3		第3肋间
T_4		第4肋间
T_5		第5肋间
T_6		剑突水平
T_7		第7肋间
T_8		第8肋间
T_9		第9肋间
T_{10}		脐水平
T_{11}		第10肋间（T_{10}～T_{12}）
T_{12}		腹股沟韧带中点
L_1		T_{12}与L_2之间的上1/3处
L_2	屈髋肌（髂腰肌）	大腿前中部
L_3	伸膝肌（股四头肌）	股骨内上髁
L_4	踝背伸肌（胫前肌）	内踝
L_5	长身趾肌（趾长伸肌）	足背第3跖趾关节
S_1	踝跖屈肌（腓肠肌）	足跟外侧
S_2		腘窝中点
S_3		坐骨结节
$S_{4\sim5}$		肛门周围

(二)感觉功能的评定

脊髓损伤患者的感觉功能可以用感觉指数评分进行评定。方法是分别检查肢体两侧各28个关键点的轻触觉和针刺觉,并按3个等级分别评定打分。0分为缺失,1分为障碍(部分障碍或感觉改变,包括感觉过敏),2分为正常,NT为无法检查,满分为28×2×2×2=224分,分数越高感觉越接近正常。

(三)运动功能的评定

脊髓损伤后运动功能的评定采用运动指数评分(表12-7),评定时在左右侧肢体分别进行,肌力0～V级分别评0～5分,满分100分。患者评分越高,表明肌肉力量越强。

表12-7 脊髓损伤患者运动指数评分

左侧评分	损伤平面	代表肌肉	右侧评分
5	C_5	肱二头肌	5
5	C_6	桡侧伸腕肌	5
5	C_7	肱三头肌	5
5	C_8	食指固有肌	5
5	T_1	对掌拇肌	5
5	L_2	髂腰肌	5
5	L_3	股四头肌	5
5	L_4	胫前肌	5
5	L_5	拇长肌	5
5	S_1	腓肠肌	5

(四)损伤严重程度评定

损伤严重程度指的是脊髓完全或不完全性,评定的方法是通过损伤平面以下包括最低位的骶段是否存在部分保留区来确定。部分保留区指的是在损伤水平以下仍有感觉或运动功能残留的节段,或感觉和运动功能均保留但弱于正常区域。骶部感觉包括肛门黏膜与皮肤交界处和肛门深部的感觉;运动功能检查是用手指肛诊确定肛门外括约肌的自主收缩。部分保留区的判断必须在脊髓休克消失之后才能做出。球海绵体肌反射(捏阴茎龟头或阴蒂引起肛门括约肌收缩)或损伤平面以下肌肉痉挛的出现可以作为脊髓休克消失的指征。

不完全性损伤:部分保留区超过3个脊髓节段。

完全性损伤:部分保留区不超过3个脊髓节段。损伤程度目前常用修改的Frankel标准(表12-8)进行分类。

表12-8 脊髓损伤程度分类

损伤分级	感觉运动功能
Ⅰ完全性损害	无感觉、运动功能,亦无骶段残留
Ⅱ不完全性损害	损伤水平以下存在感觉功能,肛门黏膜反射存在
Ⅲ不完全性损害	损伤水平以下存在运动功能,肛诊反射存在,但关键肌的肌力＜Ⅲ级
Ⅳ不完全性损害	损伤水平以下存在运动功能,肛诊反射存在,但关键肌的肌力≥Ⅲ级
Ⅴ正常	运动及感觉功能正常

(五)ADL 的评定

评定脊髓损伤患者的 ADL 应根据瘫痪的情况,分别用不同的方法评定。

1.截瘫患者 ADL 的评定

可用改良的 Banhel 指数进行评定,即对患者的大便、小便、修饰、用厕、吃饭、转移、活动、穿衣、上楼梯及洗澡 10 项日常生活能力进行评定,依赖别人为 0 分,需要帮助为 5 分,完全自理为 10 分,满分为100 分。根据评定的总分确定残疾程度。0～20 分为极度缺陷;25～45 分为严重缺陷;50～70 分为重度缺陷;75～90 分为轻度缺陷;100 分为生活自理。

2.四肢瘫患者的 ADL 评定

对于四肢瘫患者,一般用四肢瘫功能指数(QIF)来进行 ADL 评定。其方法是对患者达到日常生活自理必须完成的 10 大项内容(如转移、修饰、沐浴、进食、更衣、轮椅活动、床上活动、膀胱功能、直肠功能、护理知识)的各项具体动作进行评分。

(六)不同损伤水平患者的功能预后评定

脊髓损伤平面和功能预后有密切关系。理想的预后目标的实现还需要适当的临床和康穷治疗。

三、康复治疗

脊髓损伤后,因为在不同的时期存在的主要问题不同,需要达到的目的不同,所采取的康复治疗措施也会不同。

(一)急性不稳定期(卧床期)康复

此期为脊髓损伤后 2～4 周,临床治疗与康复治疗是同时进行的,也是互相配合的。如脊髓损伤患者易发生肺部感染等呼吸系统并发症,而在治疗肺部感染的同时进行呼吸功能谢练是十分有益的。在急性不稳定期,康复训练每天 1～2 次,训练强度不宜过量。早期康复的主要内容包括以下几种。

1.体位和体位变换

脊髓损伤后,为了预防压疮、肢体挛缩及畸形等并发症的发生,应对患者采取正确的体位和体位变换。

(1)正确的体位。

上肢体位。①仰卧时:肩外展 90°,肘关节伸展,前臂旋后;②侧卧位:下侧肩关节前屈 90°,肘关节屈 90°,上侧肢体的肩、肘关节伸直位,手及前臂中立;③俯卧时:肩外展 90°,屈肘 90°,前臂旋前。

下肢体位。①仰卧时:髋关节伸展并可轻度外展,膝关节伸展,踝背伸(应用垫枕)及足趾伸展;②侧卧时:屈髋 20°,屈膝 60°,踝关节背伸和足趾伸展。

(2)体位变换:变换体位时应遵守以下原则。①定时变换:急性期应每 2 h 按顺序更换一次体位,恢复期可以每 3～4 h 更换一次体位;②轴向翻身:脊柱不稳定或刚刚稳定时,变换体位时必须注意维持脊柱的稳定。要 2～3 人进行轴向翻身,不要将患者在床上拖动,以防止皮肤擦伤。

2.肌力训练

在保持脊柱稳定的原则下,所有能主动运动的肌肉都应当运动,使在急性期不发生肌肉萎缩或肌力下降。

3.关节活动度训练

瘫痪肢体的被动运动，即被动关节活动度训练应在入院后首日进行，每天 2 次，每次 10 min 以上。每个关节在各轴向活动 20 次，每个肢体从近端到远端关节方向进行。进行 ROM 时应注意：在脊柱仍不稳定时，对影响脊柱稳定的肩、髋关节应限制活动；颈椎不稳定者，肩关节外展不超过 90°；对胸腰椎不稳定者，屈髋不宜超过 90°；由于患者没有感觉，应避免过度过猛的活动，以防关节软组织的过度牵张损伤；$C_{6\sim7}$ 损伤的患者，在腕关节背伸时应保持手指屈曲，在手指伸直时必须同时屈腕。

4.呼吸训练和协助咳嗽

颈髓损伤的患者，由于损伤部位以下的呼吸肌麻痹，明显降低了胸廓的活动能力，导致肺活量降低，痰不能咳出，易发生坠积性肺炎。因此每个患者都应进行呼吸训练。

(1)吸气：T_1 以上损伤时，膈肌是唯一有神经支配的呼吸肌，应协助患者充分利用膈肌吸气，治疗师可用手掌轻压胸骨下面，使患者全部用膈肌进行吸气。

(2)呼气：患者在呼气期间，治疗师将两手放在患者胸壁上施加压力，并在每次呼吸之后变换位置。

(3)辅助咳嗽：腹肌麻痹者，患者不能完成咳嗽动作，治疗师可以用双手在其膈肌下面施加压力，协助患者咳嗽。

5.膀胱功能训练

脊髓损伤后，直接的膀胱功能障碍有尿失禁和尿潴留。损伤后早期主要为尿潴留，一般采用留置导尿的方式，以后过渡到间歇导尿和自主排尿或反射排尿训练。

(1)留置导尿：在留置导尿管时，要注意卧位时男性导尿管的方向必须朝向腹部。由于膀胱贮尿量在 300～400 mL 时有利于膀胱自主功能的恢复，因此要记录出入量，以便掌握夹放导尿管的时机。留置导尿期每天摄水量必须达到 2 500～3 000 mL，以预防尿路感染的发生。当患者发生尿路感染时，应拔除导尿管，必要时使用抗生素。

(2)间断清洁导尿：与留置导尿相比感染率低，操作方便，特别适用于手功能尚存患者。方法是用较细的导尿管，每次排尿时用生理盐水冲洗后即可使用，用后再用生理盐水冲洗，然后放入生理盐水或消毒液中保存。采用此法导尿患者每天的摄入液体量可减至 1 800 mL，尿量保持在 1 400 mL，每次排尿量300～400 mL。

6.预防直立性低血压的适应性训练

为防止直立性低血压，应使患者逐步从卧位转向半卧位或坐位，倾斜的高度逐渐增加，以无头晕等低血压症状为度。除此之外，还可以用弹性绷带捆扎下肢或用腹带以增加回心血量。适应性训练的时间取决于损伤的平面，平面低则适应时间短，平面高则适应时间长。

(二)急性稳定期(轮椅期)康复

急性不稳定期结束后的 4～8 周为急性稳定期。此期患者经过内固定或外固定支架的应用，重建了脊柱的稳定性。危及生命的复合伤得到了处理或控制，脊髓损伤引起的病理生理改变进入相对稳定阶段。脊髓休克多已结束，脊髓损伤水平和程度基本确定，康复成为首要任务。在强化急性不稳定期的有关训练的基础上增加垫上支撑训练、站立和平衡训练、床或平台上转移训练、轮椅训练和 ADL 训练。每天康复训练的时间总量应在 2 h 左右。在训练过程中应注意监护心肺功能改变。在 PT、OT 室训练完成后，患者可在病房护士的指导下自行训练。在从急性不稳定期过渡到急性稳定期，训练时应注意脊柱稳定性的确定和直立性低血压的防治。

（三）恢复期康复

在早期康复治疗的基础上，进一步强化有关训练，如肌力训练、平衡训练等体能性训练。其康复目标通常是患者能够生活自理、在轮椅上独立和步行。根据损伤平面的不同分别采用不同康复方法。

1.C_4 损伤的患者

此类患者四肢肌、呼吸肌及躯干肌完全瘫痪，离开呼吸机不能维持生命，因此生活完全不能自理。应做以下训练。

由于患者头、口仍有功能，因此可以训练他们用口棍或头棍来操纵一些仪器和做其他活动，如写字、翻书页、打字、拨电话号码或触动一些仪器的键来操纵仪器等。

由于呼吸肌大部分受损，故呼吸功能差，应加强呼吸功能的训练。其方法是做深呼吸，大声唱歌和说话。

另外，为预防四肢关节僵硬，每天应进行关节被动活动，每个关节每次活动 10～15 次，每天至少 1 次。为减缓骨质疏松的发生和有利于大、小便排泄，应每天让患者有一定的站立时间，如采用倾斜床站立。

2.C_5 损伤的患者

这类患者的特点是：肩关节能活动，肘关节能主动屈曲，但伸肘和腕、手所有功能均缺乏；呼吸功能差，躯干和下肢全瘫；不能独立翻身和坐起；自己不能穿戴辅助具；生活不能自理，需要大量帮助。对患者的康复训练内容有以下几点。

（1）学会使用矮靠背轮椅，并在平地上自己驱动。

（2）学会使用轮椅。

（3）学会使用固定于轮椅靠背扶手上的套索前倾减压。

（4）学会使用各种支具，如把勺子固定于患者手上，练习自己进食。

（5）残留肌肉肌力训练：训练肱二头肌、三角肌可以用套袖套在前臂或上臂，通过滑车重锤进行训练，或用 Cybex 等速运动训练仪。

（6）倾斜床站立一般从 30°开始，每天 2 次，每次持续半小时以上。每 3 d 增加 15°，直至能直立为止。

（7）关节活动训练同 C_4 损伤患者。

3.C_6 损伤的患者

这类患者缺乏伸肘、屈腕能力，手功能丧失，其余上肢功能基本正常；躯干和下肢完全瘫痪；肋间肌受累，呼吸储备下降。但这些患者已经可以完成身体的转移，通过训练有可能学会独立生活所需要的多种技巧。因此这些患者可以部分自理生活，需要中等量的帮助。以下训练适合此类患者。

（1）驱动轮椅的训练。

（2）单侧交替地给臀部减压（用肘钩住轮椅扶手，身体向同侧倾斜，使对侧减压），每半小时进行 1 次，每次 15 s 钟。

（3）利用床头或床脚的绳梯从床上坐起。

（4）站立、呼吸、关节活动训练同 C_4 损伤的患者。

（5）增强二头肌（屈肘）和桡侧伸腕肌（伸腕）的肌力。

4.C_7 损伤的患者

此类患者上肢功能基本正常，但由于手的内在肌神经支配不完整，抓握、释放和灵巧度有一定障碍，不能捏；下肢完全瘫痪；呼吸功能较差。一般情况下患者在轮椅上基本能完全独立；平地上能独立操作轮椅；在床上能自己翻身、坐起和在床上移动；能自己进食，穿、脱衣服和做个人卫生；能独立进行各种转移。应进行以下训练。

(1)上肢残存肌力增强训练。

(2)坐在轮椅上可用双手撑在扶手上进行减压，30 min1 次，每次 15 s 钟。

(3)用滑板进行转换：在轮椅与床沿或浴盆之间架一滑板，使臀部沿滑板移至床上或浴盆内。

(4)关节活动练习、呼吸功能训练、站立训练同 C_4 损伤患者。

5.C_8～T_2 损伤的患者

此类患者上肢功能完全正常，但不能控制躯干，双下肢完全瘫痪，呼吸功能较差。他们能独立完成床上活动、转移，能驱动标准轮椅，上肢肌力好者可用轮椅上下马路镶边石，可用后轮保持平衡；能独立处理大小便，能独立使用通信工具、写字、更衣；能进行轻家务劳动，日常生活完全自理；可从事坐位工作，可借助长下肢支具在平行棒内站立。对患者应进行下列的训练。

(1)使用哑铃、拉力器等加强上肢肌肉强度和耐力的训练。

(2)坐位注意练习撑起减压动作。

(3)进行各种轮椅技巧练习，以提高患者的适应能力。包括向前驱动、向后驱动，左右转训练，前轮翘起行走及旋转训练，上斜坡训练和跨越障碍训练，上楼梯训练以及下楼梯训练，抬起轮椅前轮，用后轮保持平衡的训练和独立越过马路镶边石训练，过狭窄门廊的训练及安全跌倒和重新坐直的训练。

(4)转移训练仍然必要，可以不使用滑板进行练习。其方法是用两上肢支撑于轮椅与床沿或浴盆之间，通过身体旋转，将臀部移向床沿或浴盆沿。

6.T_3～L_2 损伤的患者

这些患者上肢完全正常，肋间肌也正常，呼吸因而改善，耐力增加，但下肢完全麻痹，躯干部分麻痹。患者不仅生活能自理，可以从事轻的家务劳动和坐位的职业，而且能进行治疗性行走。对患者的训练应着重于站立和步行。

(1)在平衡杠内进行站立平衡训练和迈步训练。①站立：应首先在治疗师的辅助下练习包括头、躯干和骨盆稳定在内的平衡；②迈步：$T_{6\sim8}$ 损伤的患者进行迈至步练习；$T_{9\sim12}$ 损伤的患者可进行迈至步和迈越步练习。

(2)用双拐和支具训练：在平衡杠中训练完成后，可利用双拐和矫形器在杠外进行同样的练习。

(3)轮椅地面转移的训练：可使患者移到地上或从地上移回轮椅，这个能力可丰富患者的生活。如能使患者在海滩上下水，在地板上与孩子玩耍，这项技术也是一个重要的自救措施。有些患者开始未能预见到这个问题的重要性，但在将来某个时候肯定会发现它是非常有用的。当患者从轮椅上摔下来后，他就能应用此项技术从地面上回到轮椅中。

7.$L_{1\sim2}$ 损伤的患者

此类患者上肢完全正常，躯干稳定，呼吸功能完全正常，身体耐力好，下肢大部分肌肉瘫痪，能进行 $T_{3\sim12}$ 损伤患者的一切活动，能在家中用长或短下肢支具行走(距离短，速度慢)，能上下楼梯，日常生活完全自理。在户外长时间活动或为了节省体力和方便能使用轮椅。应进行下列训练。

(1)训练患者用四点步态行走。

(2)练习从轮椅上独自站起。

(3)使用双拐上下楼梯的训练。

(4)使用双拐安全跌倒和重新站起的训练:步行就有摔倒的危险,特别是运动和感觉功能受损的患者更易摔倒。患者在练习用辅助具和支具行走前应先学安全的跌倒,以减少损伤的危险。当用拐杖步行者摔倒时,有两件事可做,以减少损伤的危险。第一,撇开拐杖,以免摔在拐杖上或拐杖产生过大的力量于上肢上。第二,当患者摔倒时,应用手掌着地,上肢收于胸前,用肘和肩缓冲一下,应避免摔倒时上肢僵硬,造成摔伤。

(5)其他训练同 $T_{3\sim12}$ 损伤的患者。

8.L_3 及 L_3 以下损伤的患者

这种患者上肢和躯干完全正常,下肢仍有部分肌肉麻痹,但可以用手杖或不用任何辅助用品,也可以做社区功能步行。

对患者的训练仍以步行训练为主,早期训练方法同前,只是迈步练习使用肘拐即可。步行练习采用双拐迈四点步。为了提高患者的步行能力,还应注意对下肢的残存肌力进行训练,如可用沙袋等各种方法来提高肌力。

(四)其他康复治疗

1.心理治疗

脊髓损伤后,患者由于在外表、体力、能力、日常生活、工作、经济地位、人际关系等方面处于尴尬的境地,患者往往有着巨大的心理反应,如抑郁、悲观失望、丧失生活的信心等,因此,对患者进行心理康复是必不可少的。医护人员在进行肢体训练时,应针对患者心理过程的不同阶段,采取不同的措施,帮助患者解决心理问题。愤怒期时多予患者以谅解;悲痛期耐心规劝并防止其自杀,并为他们提供必需的社会支持;承受期积极帮助患者重塑自我形象,重新认识世界,重新设计未来,帮助患者在社会中找到自己应有的位置。

2.脊髓损伤的文体治疗

文体活动可以提高患者的自信心和自尊心,增加患者运动系统的活动,使他们能以健全人的方式生活。适合于脊髓损伤患者的文体活动很多,如轮椅篮球、网球、保龄球等。

3.脊髓损伤的中医治疗

中医认为,脊髓损伤的主要病机在于督脉损伤,经脉不通,肾阳虚衰,兼有淤血阻滞。在治疗时,可采用针刺、药物、患肢按摩等措施。

(刘建彬)

第八节　痉挛的康复

一、痉挛的处理

肢体痉挛可以影响患者肢体功能的恢复,影响关节活动范围,进而引起肌腱挛缩,还可以引起疼痛，自主神经过反射，降低日常生活活动能力，加重看护者的负担。因此，缓解痉挛是肢体运动功能康复的一个重要的方面。

但是，仅仅去除了痉挛这一因素，运动功能并不一定就能够得到很明显的提高。因此，在治疗痉挛前，医务人员应当考虑缓解痉挛是否能改善功能障碍，是否改善夜间睡眠，是否减轻疼痛，患者的要求是否现实，等等。最好确定缓解痉挛对于患者来说利大于弊时，再开始进行治疗，尤其是药物和外科治疗。

(一)去除引起痉挛的因素

有些因素可以引起和(或)加重痉挛，如：疼痛，炎症，皮肤破溃，膀胱和直肠充盈，心理因素(兴奋、焦虑、喜悦和愤怒等)，机械因素(衣服、鞋子过紧)等等。因此在患者出现肢体痉挛或者痉挛突然加重的时候，应当积极查找引起痉挛的原因。去除这些因素可以减轻痉挛，也可以使抗痉挛治疗获得更好的效果。

(二)保持良肢位

脑卒中后，患者常常表现出相同的痉挛模式。上肢表现为屈肌痉挛模式：肩关节内收内旋，肘关节屈曲，前臂旋前，腕关节和手指屈曲。下肢表现为伸肌痉挛模式：髋关节内收内旋，膝关节伸展，踝关节跖屈、内翻，足趾屈曲。所谓保持良肢位，就是将患者肢体摆放在抗痉挛的体位，给患者提供一个稳定、舒适的体位，使肌肉保持一定的长度，缓解肢体的痉挛，同时又可达到预防褥疮和关节挛缩的目的。

1.仰卧位

患者面部朝上，头部放在枕头上。枕头高度要适当，使胸椎不要出现屈曲。患侧肩关节及上肢下垫一个枕头，使肩胛骨略向前突，肩关节稍外展，肘关节伸展，前臂旋后，腕关节稍背伸，手指伸展。患侧臀部外下方垫一个小枕头，防止髋关节屈曲、外旋。膝关节下方放一个小枕头，使膝关节微屈，防止股四头肌短缩。踝关节保持中立位。

2.患侧卧位

患侧肢体在下，头微屈，下颌内收，躯干尽量与床面保持90°。患侧肩胛带向前伸，肩关节屈曲，肘关节伸展，掌心朝上，腕关节稍背伸，手指伸展。患侧下肢伸展，膝关节微屈。健侧下肢取放松体位。

3.健侧卧位

患侧肢体在上方，患侧上肢尽量向前方伸出，肩关节屈曲约90°，上肢下方用枕头支持，肘关节伸展，手心朝下，拇指外展，四指伸展位。健侧上肢可以自由摆放。患侧下肢髋、膝关节屈曲，置于枕头上，避免踝关节跖屈内翻。健侧下肢放松摆放。

4.床上坐位

髋关节尽量保持90°屈曲位，背部用枕头垫好，保持躯干伸展，双侧上肢伸展位放在床前桌子上，患侧前臂中立位，腕关节稍背屈，手功能位。双膝微屈，踝关节背屈或中立位。

(三)运动疗法

1.被动牵拉

可以暂时缓解痉挛，维持痉挛肌群肌纤维长度，维持关节活动的范围，防止关节挛缩变形。

2.关节负重

患者的躯干或肢体关节在外力或自身肢体的重力下，关节间隙变窄，从而激化了关节内的感受器，引起关节周围的肌肉收缩，达到稳定关节的目的，而长时间的关节负重又有缓解痉挛的作

用。关节负重又包括上肢负重和下肢负重训练。

3.局部缓解痉挛的手法

(1)肌腱挤压法：由于 Golgi 腱器是位于肌肉和肌腱结合处，所以当外力缓慢地、长时间地挤压肌腱，可通过皮肤、肌梭等感受器的作用，引起 Golgi 腱器的兴奋，激发抑制反应，从而使痉挛的肌肉张力降低，肌肉松弛。

(2)轻刷法：刺激拮抗肌的收缩，交互抑制主动肌痉挛。其机制：当刺激作用于人体的皮肤时，感觉刺激的冲动传送至大脑皮层运动区，引起锥体束始端的细胞兴奋，兴奋传至脊髓，由 α 纤维传到肌肉，引起相应肌肉的收缩。

(3)振动法：是一种连续的、快速的刺激。一般作用于肌腹或肌腱的部位，引起拮抗肌的收缩，从而相应地缓解了主动肌痉挛的程度。

(四)口服抗痉挛药物

1.巴氯芬

巴氯芬是一种 r-氨基丁酸(GABA)激动剂，主要与脊髓 GABA2B 受体结合，减少兴奋性神经递质和 P 物质释放，改善阵挛、减少屈肌痉挛发作频率和增加 ROM，从而改善功能。巴氯芬口服被胃肠道迅速吸收，半衰期3～4 h，在脑卒中患者可能为 3～7 h。口服后仅小部分代谢为活化物质，72 h 内药物以原形由尿(80%)、大便(5%)排出，15%在肝内代谢。临床上用于脊髓损伤，多发性硬化等(例如屈肌、伸肌、僵直、疼痛)，少用于脑性痉挛状态。在应用过程中，剂量应个体化，成人 5 mg×3/d，3～5 d 调整一次剂量，每次增加 5 mg，直至起作用，保持此剂量(不良反应应最小)。老年人剂量宜从 2.5 mg×3/d 开始。剂量不应超过 60 mg/d。用药过程中，有消化性溃疡、精神病、呼吸、肝、肾功能障碍或癫痫时应慎用，后者应同时服用抗癫痫性药物。本药能增强抗高血压药物作用与钙离子拮抗剂应用可出现直立性低血压。本药可影响反应性，故驾驶员应慎用。停药要慢，避免反跳作用。

2.替扎尼定

替扎尼定是咪唑啉、可乐定的衍生物，是中枢 α_2 去甲肾上腺素的激动剂，能防止从脊髓中间神经元的突触后末端释放兴奋性氨基酸，并可易化甘氨酸的抑制作用。替扎尼定的短期作用不能显著减少患者痉挛和阵挛，但其长期作用能改善痉挛和阵挛。有研究报道替扎尼定引起的肌无力比巴氯芬和地西泮少，其减少肌张力的作用与巴氯芬相似，并优于地西泮。替扎尼定对阵挛、疼痛与夜间痉挛作用较好。巴氯芬和替扎尼定有协同作用。替扎尼定盐酸盐是一种口服短效药物，首关清除快，血浆浓度在 1 h 后达峰，半衰期为 2.5 h，3 h 后疗效和不良反应消失。开始服用时先从 4 mg/d 起，逐渐加量，每天平均维持剂量为 18～24 mg，建议最大剂量为每天 24 mg。潜在不良反应，镇静、疲乏、昏睡，直立性低血压，嘴干、头昏，可产生肝中毒，定期测肝功。

3.地西泮

GABAA 的协同剂，主要作用于脑干和脊髓水平，增加 GABA 和 GABA2A 受体复合体亲和性，导致突触前抑制，减小单突触和多突触反射，从而增加 ROM，减少反射亢进、痛性痉挛和焦虑。地西泮半衰期为 20～80 h 且形成延长功效的活性代谢产物。在脊髓损伤和多发性硬化时用于症状缓解，如屈、伸肌痉挛，僵直，疼痛。不良反应：嗜睡、呼吸抑制、成瘾、撤药综合征。巴氯芬或替扎尼定能增加其镇静和中枢抑制作用，合用时应严密监控。

4.丹曲林

它影响骨骼肌肌浆网钙的释放，从而减少肌肉收缩，降低肌张力、减少肌阵挛和肌肉痉挛。用于症状性缓解，特别是阵挛，在所有病因的上运动神经元综合征时。对脑瘫和脑外伤引起的痉挛尤为有效。对心肌和平滑肌无明显作用，原因不明。潜在的不良反应有肌无力；肝中毒（<1%），肝病时要注意，妇女大于30岁，剂量>300 mg/d，服用过60 d时易发生，要用前，用后定期检查肝功能；中枢神经系统不良反应少，可有昏睡。

5.乙哌立松

乙哌立松为中枢性骨骼肌松弛剂，作用于单突触与多突触反射，对α、γ神经元均有抑制作用，可使肌梭兴奋性降低。治疗剂量150～300 mg/d。不良反应有肌肉过度松弛、胃病、恶心、厌食、嗜睡。

（五）局部神经阻滞治疗

1.酚、乙醇注射疗法

主要目的是降低肌张力，预防挛缩，便于完成康复，并进行功能性训练。

（1）注射方法：确定运动点。用22～27号，聚四氟乙烯包裹的单极针刺入，先以低输出脉冲电流刺激，直到用最小电流<1 mA刺激仍有肌肉收缩。缓慢注入酚或乙醇2～5 mL，一般数分钟即可见效。

（2）临床应用：包括诊断性治疗和感觉运动周围神经的松解术。

诊断性神经阻滞包括：评估痉挛严重度；测定残缺或功能丧失的责任肌肉；鉴别是挛缩还是痉挛；预测对神经松解术或肉毒毒素A注射的效果，设计治疗。

作为感觉运动周围神经的松解术包括：可用腘窝部胫神经阻滞治疗马蹄内翻足（踝跖屈肌与内翻肌痉挛）；对仅有踝跖屈肌痉挛者，则可对腓肠肌-比目鱼肌复合运动支阻滞。

（3）注意事项及不良反应：所用药物剂量应用小于20 mL，否则系统性吸收可出现虚脱、心律失常。注射处常有疼痛烧灼感，对应用抗凝血剂患者要注意出血。混合感觉运动神经阻滞时感觉异常的发生率可达32%，数天或数周即好，可用阿米替林、卡马西平、加巴喷丁治疗。

2.肉毒毒素（botulinumtoxin，BTX）注射疗法

肉毒毒素是由革兰阳性厌氧细菌，肉毒梭菌产生的细菌外毒素。按血清型分类，可分为A～G七型。其中A型肉毒毒素（BTX-A）最稳定，所以目前临床应用最多。在美国20世纪70年代，BTXA即用于临床，1980年FDA批准上市。我国兰州生物制品研究所研制成功CBTX-A（Chinese botulinum toxin type A，CBTX-A），1997年已上市。

（1）作用机制：BTX是一种合成的单一多肽链，分子量150 000 D，经蛋白水解成为活化的双链结构即重链（H）与轻链（L）链，分子量分别为50 000～100 000。首先H链以高亲和力与轴束终末特殊受体结束，随后毒素经由受体介导的内摄作用进入细胞，L链经由锌-依赖SNAP-25（一种突触前膜蛋白）水解作用而阻止囊泡释放Ach，从而达到缓解痉挛的作用。

（2）注射方法：用生理盐水将肉毒毒素粉剂稀释为浓度是25～50U/mL的药液。确定注射位点，注射部位常规消毒，然后将药液缓慢注射入肌肉内。

（3）确定注射位点的方法。①体表标志：有一些肌肉如肱二头肌体积比较大，位置表浅，从体表就可以很容易地分辨出来。这样的肌肉无须特殊仪器，可以根据解剖学标志进行定位。②肌电定位：需要使用专门的肉毒毒素注射针头，这种针头既可以作为注射针头，又可以作为刺激电极。通过肌电图仪，以最小的电流刺激，仍能看到靶肌肉收缩，就可以在此点进行注射。③超声

定位：利用B超仪显示肢体局部图像，被动牵拉靶肌肉，可在B超显示器上看到靶肌肉活动最明显，然后在B超引导下进行注射。

(4)临床应用：肉毒毒素注射的剂量应个体化，它取决于肌肉的大小，痉挛的程度，由医师的经验决定。一般情况下，每次注射总剂量可达400 U，国外有一次注射1 200 U的报道(半数致死量为3 000 U)。儿童使用时一般按6～8 U/kg体重给药。肉毒毒素注射后可向周围扩散(低浓度)影响邻近肌肉功能，故药量不宜太大。另外药液不要太稀释，便于毒素与N-M接头结合。药物一般注射后72 h起效，疗效一般维持3～6个月。

(5)注射后续治疗：注射肉毒毒素后，可以给予靶肌肉电刺激或按摩，促进药物吸收，增强药物疗效。肉毒毒素注射后如果没有反应应考虑肉毒毒素抵抗现象。如果第一次注射治疗有效，第二次注射没有反应，可以考虑改用B型肉毒毒素。为了减少肉毒毒素抗体的产生，建议一次注射剂量不要超过400 U，两次注射间隔不要少于3个月。

(6)不良反应：可有出血、碰伤、肌肉疼痛、局部萎缩、流感样全身不适。发生率较低，一般为可逆性。妊娠、喂乳、肌病、重症肌无力、服用氨基糖苷类药、感染、发炎或对该药过敏者为禁忌证。

3.神经松解术与肉毒毒素注射的比较(表12-9)

表12-9　神经松解术与肉毒毒素注射的比较

参数	神经松解(酚、乙醇)	BTXA注射
注射点	神经(混合型或运动分支)	肌肉(优先运动终板)
技术	由电刺激严格定位	注射点由EMG或ES确定
异常感觉	达32%	无报道
开始作用时间	立即	24～72 h
治疗持续时间	6～12个月或更长	3～4个月
治疗间隔	可在24 h内或更短时间内	需等3个月
患者感觉	差些	好些
治疗阶段费用	不贵	贵

(六)鞘内注射巴氯芬

口服巴氯芬，脂溶性差，不易通过血-脑屏障。在20世纪80年代开始应用鞘内注射巴氯芬治疗难治性痉挛。经鞘内注射后，脑脊液中药物浓度提高。鞘内注射巴氯芬，使在Ⅰa纤维终末模拟突触前抑制，巴氯芬是GABAB受体的协同剂，GABA与此受体结合减少钙流至突触前终末而降低递质量的释放。这种方法适用于严重痉挛；对口服药物反应差，对创伤性治疗疗效差，如神经阻滞等；体积大，腹部可装泵。不良反应有嗜睡、眩晕、无力、脑脊液漏、血肿感染、软组织糜烂、疾病发展、并发内科病、药物过量或不足、导管扭曲、脱开、位置改变、阻塞等。

(七)物理治疗

1.神经肌肉电刺激

神经肌肉电刺激是指任何利用低频脉冲电流刺激神经或肌肉引起肌肉收缩，达到提高肌肉功能或治疗神经肌肉疾患的一种治疗方法，国外用于瘫痪的治疗已有40多年的历史。功能性电刺激和经皮电神经刺激均属于神经肌肉电刺激疗法。

(1)神经肌肉电刺激作用于拮抗肌抑制痉挛：其机制目前认为，刺激支配拮抗肌的神经后，拮抗肌粗纤维Ⅰa肌梭的传入纤维被兴奋，神经细胞的动作电位传入脊髓，兴奋脊髓中间神经元，后者抑制了支配痉挛肌的运动神经元（α运动神经元）。但是，也有研究认为，刺激拮抗肌的运动神经元降低痉挛是通过激活脊髓与屈曲反射活动有关的多突触通道而起作用的。

（2）神经肌肉电刺激作用痉挛肌群控制痉挛：早期的研究者认为，可能是大强度的电刺激引起痉挛肌群疲劳，而疲劳的痉挛肌降低了对异常的自发性运动神经元冲动的反应所致。20世纪80年代后期，有研究者认为可能是由于支配痉挛肌的运动神经元轴突动作电位扩散的效应。动作电位沿着运动神经元扩散到脊髓不仅影响运动神经元的细胞体，而且通过轴突的侧支循环，后者被认为是脊髓中间抑制神经元的突触，即电刺激激活了支配痉挛肌群的神经元，由于突触前抑制的作用，兴奋传入脊髓激活了中间抑制神经元，后者抑制了痉挛肌群和协同肌群的兴奋性。

（3）感觉水平的刺激抑制痉挛：到目前为止，电刺激抑制痉挛主要是通过直接刺激痉挛肌、拮抗肌或其支配神经，或者将这些方法结合起来应用。大多数情况，刺激的强度足以诱发肌肉的收缩。实际上，仅仅激活外周感觉神经的低水平电刺激也可以用于抑制痉挛。国外有学者治疗下肢踝屈肌群痉挛的脑卒中患者，电极放在支配胫前肌（瘫痪肌群）的腓总神经处。刺激频率99 Hz，波宽0.125 ms，电流形态为双向不对称连续方波，强度为感觉阈值的2倍。结果发现痉挛降低，踝最大自主等长背伸增加，H反射被抑制。提示感觉水平的刺激是通过激活支配痉挛肌传入神经的突触前抑制来发挥作用，此外，踝背伸的改善，也可能是由于刺激释放了胫前肌运动神经元的抑制。

2.肌电生物反馈疗法

生物反馈疗法是20世纪60年代开始兴起的一种康复治疗技术。该方法是通过肌电生物反馈将骨骼肌兴奋收缩时产生的肌电活动及时加以检出，并转换成大脑所熟悉的感觉刺激方式加以显示，同时通过示波器和扬声器的反馈，训练受试者对肌肉内不同运动单位的放电进行控制，进行松弛和加强肌肉收缩运动的训练，达到全身松弛和神经肌肉功能重建的目的。用生物反馈可以确定某一受累肌肉是否存在痉挛以及痉挛程度。患者对肌肉痉挛的原因和机制了解后，较容易按照肌电生物反馈进行训练。采用肌电生物反馈疗法可以降低肌张力及痉挛，减轻异常的协同运动。但是肌电生物反馈对肌痉挛的治疗作用存在疑问。多数研究者认为，选择患者时至少须注意两点：①患者应有随意控制的潜在能力，严重的本体感觉丧失、明显挛缩和主动运动能力丧失均不利于功能恢复（本体感觉缺失者，上肢功能恢复的可能性很小）；②患者应有一定的理解力。如患者的理解能力差，或缺乏遵从指令的能力（如感觉性失语的患者），则无法应用肌电生物反馈疗法。

3.温度疗法

（1）热疗法：温热疗法有温水浴、热敷、微波、超声波、红外线等，温热疗法的解痉机制一般认为是：①活化Golgi腱器，使传入冲动增加，通过Ⅰb类纤维抑制牵张反射；②抑制γ纤维的活性；③增加软组织及关节的弹性。

（2）冷疗法：冷疗法有冷水浴、冰袋、冰块按摩等，其抑制痉挛的作用机制如下。①抑制肌梭的活动；②降低神经传导及传导速度；③增加软组织及关节的黏弹性。在开始肢体运动之前，为使痉挛肌肉放松和缓解关节及肌肉的疼痛，可让患者先行冷疗和热疗。

（3）水疗：患者在38 ℃～42 ℃水中可以通过温度，水的静压力，涡流对身体的按摩作用放松全身肌肉，特别适合全身肌张力高的患者。治疗师可以借助水的作用，在水中进行扩大关节活动范围的训练。在游泳圈的保护下进行游泳训练，可以训练患者四肢的协调能力。此外，患者还可

以依靠水的浮力减轻站立时下肢的负担，在水中进行步行训练。最后，还可以在水中放入药液进行药浴治疗。

(八)矫形器的使用

矫形器也常被用来治疗痉挛，降低张力，改善活动范围，预防挛缩和缓解疼痛。矫形器还常用来控制不稳定关节，改变肢体负重来预防拮抗肌的牵张反射活动。其抑制张力的潜在机制可能是长时间牵拉可以改变痉挛肌肉的力学特性，也许是通过降低肌梭对牵拉的反应来实行的。

1.上肢矫形器

(1)肘伸展夹板：带有可调式铰链，用于矫正肘关节屈曲挛缩(图 12-5)。

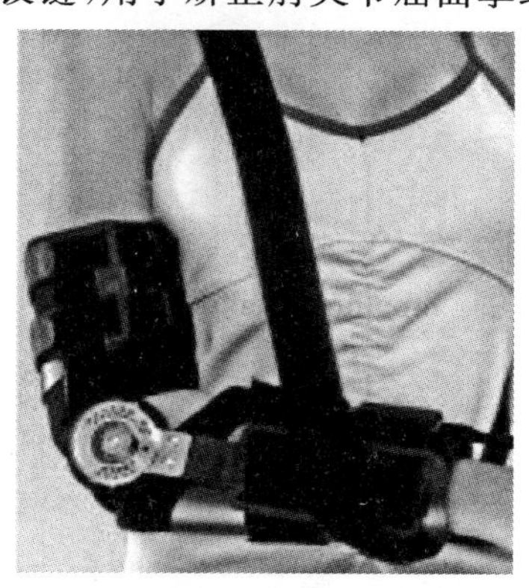

图 12-5　肘伸展夹板

(2)腕伸展夹板：将关节固定于中立位或背屈位，用于矫正腕屈曲挛缩(图 12-6)。

(3)分指板：将手指保持伸展位，用于校正手指屈曲挛缩(图 12-7)。

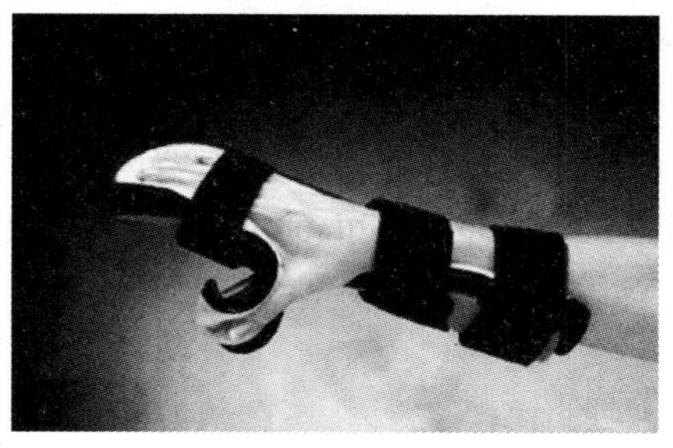

图 12-6　腕伸展夹板

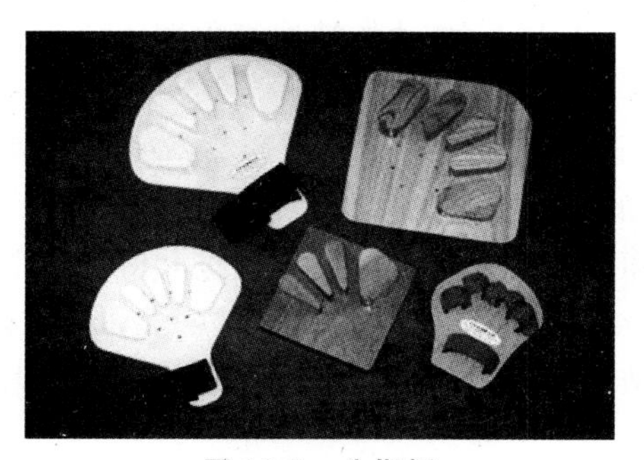

图 12-7　分指板

2.下肢矫形器

偏瘫患者下肢最常见是踝关节跖屈内翻痉挛，所以最常用的是踝足矫形器(AFO)，也称短下肢支具。用于矫正马蹄内翻足，纠正行走的姿势(图 12-8)。

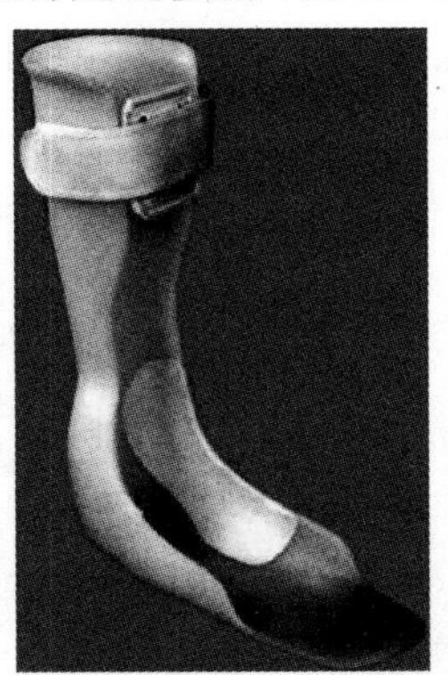

图 12-8　踝足矫形器

(九)手术治疗

用于痉挛造成的关节挛缩，或者不能耐受肌肉痉挛所致疼痛的患者。

1.关节功能重建术

关节功能重建术就是用现代医学技术，修复肢体的创伤与残缺、重建肢体的结构与运动功能。包括肌腱延长术、肌腱移位术、关节固定术、关节松解术等。

2.选择性脊神经后根切断术

选择性脊神经后根切断术即通过电刺激鉴别、切断电刺激阈值低、肌肉收缩强烈而弥散的Ⅰa类纤维，阻断脊髓牵张反射的γ环路，选择性保留肢体的感觉纤维。主要用于脑瘫儿童，适用于单纯痉挛和肌张力增高、有一定的肌力基础，挛缩很轻或无挛缩者、躯干及四肢有一定功能、智力接近正常者和严重痉挛、僵直，影响日常生活、护理等，会阴卫生不易保持的患者。由于创伤较大，选择这种治疗时一定要权衡利弊。

二、痉挛与肌力训练

以往大多数人认为，患者出现肢体痉挛后，就不能对痉挛的肌肉进行力量性训练。其实这是一个误区。患者脑损伤后，肢体出现上运动神经元综合征的表现，它不仅出现痉挛、反射活跃、病理反射等阳性体征，同时还伴有肌肉无力，动作笨拙等阴性体征。所以，痉挛不能仅靠外科、物理或药物的方法进行治疗。

Bobath 认为在“痉挛和运动之间存在一种密切的关系……痉挛必须对多数患者的运动缺损负责”。但是已经有大量发表的研究否定了这些假设。

国外一些专家对正常人和偏瘫痉挛患者的反射亢进和瘫痪对上肢随意运动的重要性进行了研究，发现痉挛患者的最大运动峰速明显降低。无力越明显，最大速度的下降也越大。拮抗肌被动肌张力增高水平与随意运动损害之间没有相关性。结论认为是原动肌无力，而不是拮抗肌肌张力增高对随意运动受损的影响最明显。

还有一些专家研究了正常人和上运动神经元综合征的患者。通过表面肌电图研究肘关节的交替屈伸运动。肌电图数据分析表明运动受损的主要原因不是拮抗肌牵张反射亢

进，而是原动肌收缩募集受限和延迟，即原动肌不能募集足够的肌纤维产生肌肉收缩和募集肌纤维产生肌肉收缩的时间延长，以及在运动结束后原动肌放松延迟。因此提出，缓解痉挛固然重要，但是运动治疗师更应该将治疗重点放在进行有效交替运动模式上（如手到嘴边的运动模式）。

三、痉挛与运动功能

国内外还有一些包括药物或肉毒毒素注射治疗痉挛的研究发现，有效地减轻肌肉痉挛后，肢体运动功能并没有获得相应的改善。一些肉毒毒素注射治疗偏瘫患者上肢痉挛的研究中，通过神经电生理检查将患者分为两组，一组为运动功能保留较好者，另一组为运动功能保留较差者。结果显示，治疗后两组患者肌痉挛均有明显缓解，其中运动功能保留较好者的运动功能明显提高，而另一组却没有显著性变化。这些结果提示只有当运动中枢到肌肉的传导通路保留相对完好时，缓解痉挛才能明显改善运动功能。

综上所述，脑损伤后肢体痉挛会影响患者肢体功能的恢复，带来一些并发症。同时还会给家人、看护者带来照顾上的不便，但是痉挛也不是一无是处。痉挛可以使瘫痪的肌肉保持收缩，减少肌肉萎缩；痉挛可以促进血液回流，减少深静脉血栓发生的概率；轻度痉挛还可以帮助力弱的肢体完成一些功能活动。因此在治疗痉挛时，医师要全面评价患者的情况，充分考虑患者的需求，选择适当的治疗方法。同时，也应当配合进行肌肉力量的训练，将缓解痉挛和增强肌力的训练进行有机的结合，使患者获得最大的功能性改善。

（刘建彬）

第九节 肌力降低与肌萎缩的康复

一、概述

人体的主动运动是由骨骼肌完成的。骨骼肌在神经的支配下进行收缩，肌肉收缩牵动骨骼而产生运动。骨骼肌纤维（肌细胞）有其巧妙的生理构造，在神经冲动的作用下，释放的 Ca^{2+} 与肌原蛋白结合，激活 ATP 酶分解 ATP 释放能量，拉动细肌丝产生肌肉的形变，完成人体需要的生理运动。

骨骼肌纤维有两种类型。Ⅰ型纤维又称慢纤维或红肌，是慢氧化型肌纤维。Ⅱ型纤维又称快纤维或白肌。Ⅱ型纤维又分为 $Ⅱ_a$ 型纤维和 $Ⅱ_b$ 型纤维，$Ⅱ_a$ 型纤维是糖原酵解一氧化型纤维；$Ⅱ_b$ 型纤维是糖原酵解型肌纤维。

肌萎缩是肌细胞的减少和/或死亡而表现出的肌肉体积的缩小。肌萎缩的结果是肌力降低，运动功能受限，既而日常生活活动能力和生活质量均受到不同程度的影响。

肌肉的长期废用、肌肉本身的病理变化以及所有影响肌肉的血液供应和/或神经营养的疾病均可能引起肌萎缩。肌肉的长期废用多源于骨折或关节脱位后的制动，也可能因为各种疾病造成的长期卧床；肌源性肌萎缩的病变是指多发性肌炎、进行性肌营养不良等疾病；神经源性的肌萎缩可由脊髓灰质炎、周围神经损伤等引起；严重的关节病变如膝骨关节炎等也可引起病变关节周围的肌肉萎缩。上述各种引起肌萎缩的原发疾病应由相应专科诊断及治疗，康复医师的任务是评价肌肉功能，制订肌肉功能康复的计划并组织实施。

在学习肌肉功能评定的方法和提高肌力的詹害复训练方法之前，首先需要了解各种肌肉收缩方式和运动的基本概念。

等长收缩是肌肉的静态收缩，在肌肉收缩时肌纤维长度不变，不产生关节活动，仅产生肌肉张力的变化。可将其视为角速度为 0°/s 的等速运动。

等张收缩是肌肉的动态收缩，在肌肉收缩时肌纤维长度改变，产生相应的关节活动，运动中肌肉的张力不变，运动的角速度不恒定。

等速运动是在肌肉的动态收缩引起相应关节活动的同时，专用设备提供与肌肉收缩力相匹配的顺应性阻力，保证该关节的活动是以设定的角速度在设定的关节活动范围内进行，运动中肌肉的张力发生变化、肌纤维长度改变。

向心性收缩是肌肉的动态收缩，在肌肉收缩时肌纤维长度缩短，产生相应的关节运动。

离心性收缩是肌肉的动态收缩，在肌肉收缩时肌纤维长度增加，产生相应的关节运动。

二、康复评定

肌肉功能的评定包括肌肉的形态学评定，如肌肉的长度、肌肉的体积，甚至肌肉的肌纤维类型等等，肌肉功能的评定更重要的是肌肉的生理学评定，如肌力、肌张力、肌肉的电生理等。本节重点介绍肌力的评定。

肌力评定的方法有许多，临床应用最多的是徒手肌力评定，在康复医学中还经常应用等长肌力评定、等张肌力评定和等速肌力评定。无论用何种方法进行肌力评定，为了达到准确的结果，都需要注意以下几点：①评定前对患者进行充分的解释，解释包括评定的目的和具体的评定方法，取得患者理解配合。②评定前指导患者进行全身或评定部位简单的准备活动，既能避免可能的伤害，又使患者能发挥出最大的肌力。③指导患者使用规范化动作进行评定。④在评定中给予适当口令引导和鼓励，达到最佳评定效果。⑤若运动中患者出现局部肢体疼痛症状，评定以不引起明显疼痛为度，并在评定结果中注明出现疼痛。⑥如果需要使用仪器评定时，一定先校准仪器各项参数。⑦应避免在剧烈运动后、疲劳时或饱餐后等时间进行评定。⑧各种疾病在病情不允许患者用力时，不宜测试肌力。

肌力评定是制订肌肉康复方案的前提，一般先对全身可能受累的多个肌群进行徒手肌力评定，再根据具体问题及可能应用的康复方法选择其他更精确的评定方法。

（一）徒手肌力评定

1916 年 Lovett 提出徒手肌力评定（manual muscle testing，MMT）的方法后，被各科临床医师广为接受，由于这种方法简便易行，成为应用最广泛的肌力评定方法。

徒手肌力评定方法分级的原则是（具体见表 12-10）。

（1）依据施加阻力的大小，并与健侧比较，判断肌力级别 4 级或 5 级。

（2）依据能否抗重力判断肌力级别 2 级和 3 级（除手指、足趾）。

（3）依据能否在全关节活动范围内运动，判断相应级别的亚组。

（4）依据目测肌肉收缩或触诊肌肉收缩判断肌力级别 0 级和 1 级。

四肢主要大肌群徒手肌力评定方法的具体实施见表 12-11，未列入表 12-11 的肌肉徒手肌力检查可参阅相关康复专著。每组肌群的评定从 3 级开始，可完成 3 级动作，在其基础上增加阻力，根据抗阻力的能力决定评定结果。如果不能完成 3 级动作，转换为 2 级动作，根据完成该动作的质量进行评级。如果不能完成 2 级动作，转换为 0 级和 1 级的姿势，试图进行该动作，并同时触摸有无肌肉收缩，根据触诊结果，决定评定等级。如果有被动关节活动受限、肌痉挛或疼痛，应在评定表中予以注明。

表 12-10 徒手肌力评定结果判定

级别	特点
5	能对抗的阻力与正常相应肌肉的相同，且能做全范围的活动
5^-	能对抗的阻力与 5 级相同，但活动范围在 50%～100%
4^+	在活动的初中期能对抗的阻力同 4 级，但在末期能对抗 5 级阻力
4	能对抗阻力，但其大小达不到 5 级水平
4^-	能对抗的阻力与 4 级同，但活动范围在 50%～100%
3^+	能做抗重力运动，运动末期能对抗一定的阻力
3	能做抗重力运动，能完成 100%范围，但不能对抗任何阻力
3^-	能做抗重力运动，但活动范围在 50%～100%
2^+	能抗重力运动，但运动范围小于 50%。
2	不能抗重力，消除重力影响后能做全范围活动
2^-	能在消除重力影响下活动，但活动范围在 50%～100%
1	触诊能发现有肌肉收缩，但不能引起任何关节活动
0	无任何肌肉收缩迹象

表 12-11 四肢主要肌肉徒手肌力评定方法

肌肉	0 级和 1 级姿势	2 级动作	3 级以上动作
三角肌前部喙肱肌	仰卧，尝试屈曲肩关节	非检侧侧卧，受检侧在滑板上主动屈曲肩关节	坐位，肩内旋肘屈曲掌心向下，主动屈曲肩关节，阻力施于上臂远端
三角肌后部大圆肌、背阔肌	俯卧，尝试后伸肩关节	非检侧侧卧，受检侧在滑板上主动伸展肩关节	俯卧，主动伸展肩关节，阻力施于上臂远端
三角肌中部冈上肌	仰卧，尝试外展肩关节	仰卧，上肢在滑板上主动伸展	坐位，肘屈曲，主动外展肩关节，阻力施于上臂远端
肱二头肌肱肌、肱桡肌	坐位，上肢于滑板上肩关节外展，尝试屈曲肘关节	坐位，上肢于滑板上，肩关节外展，主动屈曲肘关节	坐位，上肢下垂，主动屈曲肘关节，阻力施于前臂远端
肱三头肌肘肌	坐位，上肢于滑板上，肩关节外展肘关节屈曲，尝试伸展肘关节	坐位，上肢于滑板上，肩关节外展肘关节屈曲，主动伸展肘关节	俯卧，肩关节外展，肘关节屈曲，前臂垂于床边，主动伸展肘关节，阻力施于前臂远端
髂腰肌	仰卧，尝试屈曲髋关节	受检侧侧卧，由检查者托住非检侧下肢，受检侧主动屈曲髋关节	仰卧，小腿悬垂于床沿外，主动屈曲髋关节，阻力施于大腿远端伸侧
臀大肌	俯卧，尝试伸展髋关节	受检侧侧卧，由检查者托住非检侧下肢，受检侧主动伸展髋关节	俯卧屈曲膝关节，主动伸展髋关节，阻力施于大腿远端屈侧

续表

肌肉	0级和1级姿势	2级动作	3级以上动作
臀中肌、臀小肌阔筋膜张肌	仰卧，尝试外展髋关节	仰卧，下肢于滑板上主动外展髋关节	非检侧侧卧，非检侧下肢屈曲，受检侧主动外展髋关节，阻力施于大腿远端外侧
腘绳肌	仰卧，尝试屈曲髋关节	受检侧侧卧，由检查者托住非检侧下肢，受检侧主动屈曲膝关节	俯卧，主动屈曲膝关节，阻力施于小腿远端屈侧
股四头肌	仰卧，尝试伸展膝关节	受检侧侧卧，由检查者托住非检侧下肢，受检侧主动伸展膝关节	仰卧，小腿悬垂于床沿外，主动伸展膝关节，阻力施于小腿远端伸侧

徒手肌力评定的优点是使用方便，无仪器设备，对全身各个肌群都可以进行评定，无论各组肌群的功能在何种水平都可以进行评定。它的缺点是定量粗糙，测试者主观误差不易消除。如果需要定量准确的肌力评定，就需要采取以下的肌力评定方法。

(二)等长肌力评定

等长肌力评定是对肌肉静力性收缩的强度的评测方法，它测定关节活动范围中的某一角度下的最大肌力或耐力。常用的方法如下。

(1)握力：使用握力计测试，将握力计指针放置零点，嘱测试者上肢垂于体侧，用最大力握住握力计，读取握力计上的指针所指示的公斤数，重复2～3次，取最大值。正常值为测试者体重的50%。

(2)背拉力：使用背力计，将背力计指针调零，嘱测试者双膝伸直站立，将背力计手把调节至测试者膝高度，测试者双手握住背力计用最大力抬上身，读取指针刻度。正常值男性为体重的1.5～2倍，女性为体重的1～1.5倍。

(3)腹肌：使用秒表，测试者仰卧位，嘱其双下肢伸直并拢抬高至与床面45°角度时尽量保持该姿势，计算时间，正常值60 s。

(4)背肌：使用秒表，测试者俯卧位，双手抱头，将测试者脐以上身体悬空，嘱其保持上身与地面水平位置，计算时间，正常值60 s。

(三)等张肌力评定

等张肌力评定是对肌力的动态评测方法。在全关节活动范围中，各个角度的最大肌力各不相同。在一般情况下，在全关节活动范围的两端肌力弱，在全关节活动范围中段肌力强。全关节活动范围内最弱的肌力的大小决定了人体可完成的功能活动的最高限度。等张肌力评定即是测定关节活动范围中肌力最弱角度时的最大肌力。

对于能够对抗肢体重力和阻力的肌群，需要测定最大阻力数值。常测定该肌群能完成10次全范围关节活动的最大阻力，即10 RM。

对于不能对抗肢体重力的肌群，测定在辅助下该肌群能完成10次全范围关节的最小辅助力，以10 RM_0表示。

(四)等速肌力评定

等速肌力评定是应用等速运动装置，测定某一关节以选定的角速度运动时，相应肌群在全关节活动范围内的每一角度的最大肌力。在测定过程中，无论肌肉如何增加用力程度，关节活动的角速度只能按照预先设定的角速度不变，只是仪器自动瞬时变化对运动的阻力。该阻力为顺应

性阻力，是随着被测试者的肌力大小而变化的。临床常应用的测试角速度是慢速测试 60°/s、快速测试 180°/s。等速肌力评定需要一定的设备，常用的设备有 Cybex，Biodex，Kin-Corn，Lido 等。等速肌力评定的方法是研究肌肉功能及肌肉力学特性的最佳方法，它可提供多种数据，包括峰力矩、峰力矩体重比、屈伸肌力矩比、总做功量、平均功率、最大关节活动范围、峰力矩角度、指定角度力矩、耐力比等等，它可分别测定向心收缩、离心收缩、等长收缩的数据，也可同时完成主动肌和拮抗肌测试。但是等速肌力评定应用范围有限制，它不能用于徒手肌力评定 3 级及 3 级以下的肌肉的肌力评定，也不能用于手部肌肉肌力的评定。等速运动装置价格昂贵，操作复杂费时，不同型号仪器不能比较，这些因素限制了它在临床的广泛应用。

三、康复治疗

(一)增强肌力的机制

肌肉在反复收缩的过程中逐渐消耗内源性能量、蛋白质和酶等物质，使肌肉的物质水平和功能水平逐渐降低，产生疲劳。肌肉收缩活动完成以后，通过血液循环等各种人体机制的自身调整，逐渐重新补充能量、蛋白质和酶等物质，使肌肉的功能逐渐恢复至原有水平，疲劳感消除。但是这种恢复过程在达到原有水平后不立即停止，而是出现一个超量恢复的阶段，在超量恢复阶段，无论肌肉的物质水平还是功能水平都较产生疲劳之前有所提高。但是超量恢复阶段不持续存在，随着时间的推移，肌肉的的物质形态功能都将回到原有水平（图 12-9）。

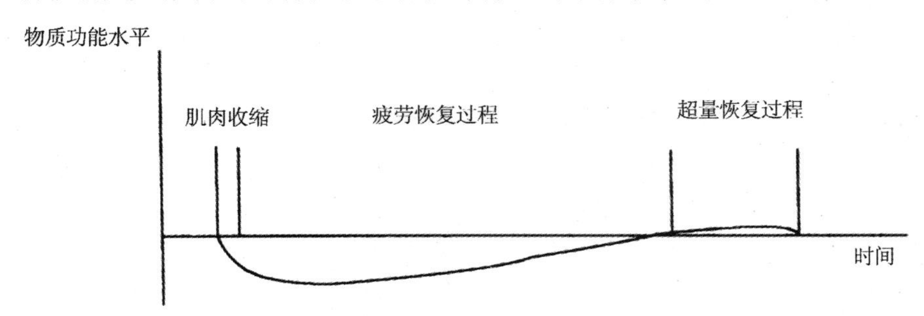

图 12-9 肌肉反复收缩后物质功能水平随时间变化的示意图

如果在超量恢复阶段再次进行肌肉反复收缩训练，肌肉的物质水平和功能水平都将在一个新的较原来略高的水平上重复上述消耗、疲劳、疲劳恢复和超量恢复的过程。如此反复叠加，肌肉体积增大，肌纤维增粗，收缩蛋白、肌蛋白、酶蛋白增加，ATP、热能含量和糖原储备增加，毛细血管密度增加，肌肉功能逐渐得到提高，肌力得到增强。

(二)增强肌力训练的原则

根据肌力增强的机制，增强肌力的训练必须达到一定运动量。训练必须产生肌肉疲劳，无肌肉疲劳，就无超量恢复，也不可能使肌力增强。在肌力训练中，还应注意训练频度，理论上应使每一次训练在前一次训练的超量恢复阶段。如果训练太频繁，恢复时间太短，就加重了肌肉的疲劳，易引起损伤；如果训练间隔时间太长，超量恢复阶段已过，又从原有水平开始，训练结果无从积累叠加。

增强肌力训练的运动量与阻力大小和重复次数相关。当训练中应用的阻力为肌肉能对抗的最大阻力的 40%以下时，主要募集Ⅰ型肌纤维，肌肉不易产生疲劳，重复较多次数或维持较长时间才能达到应有的运动量。当训练中应用的阻力为肌肉能对抗的最大阻力的 40%以上时，主要募集Ⅱ$_a$型和Ⅱ$_b$型肌纤维，肌肉容易疲劳，只能重复很少次数或持续很短时间即达到应有的运动量。应根据训练目标决定训练时的阻力。

(三)增强肌力训练的具体方法

增强肌力的方法很多，本文仅介绍最常用的方法，在临床应根据患者的具体情况和临床所具备的条件进行选择。

(1)传递神经冲动的练习：在对肌肉实行电刺激的同时，让患者在主观意识方面进行该肌肉收缩的指令；或在被动活动的同时，让患者对该被动活动的主动肌进行主观意识的肌肉收缩指令。这种主观意识的指令，是大脑皮质运动区发放的神经冲动，通过脊髓前角细胞向周围传递至特定肌肉，它可以活跃神经轴生物电活动，增强神经营养作用，促进神经的再生。

(2)肌电生物反馈：将肌肉收缩的肌电信号采集后放大，放大的信号转变为可视或可听的信号，使患者能对肌肉收缩的程度有量化的认识，并进一步通过主观努力增强肌肉收缩程度。

(3)助力运动：在患者进行肌肉主动收缩时，施加外力帮助，完成整体运动。注意施加外力最好给予最低可完成运动的助力。助力的来源可以是患者自身的健肢、他人、滑轮和砂带等配套器械。

(4)免负荷运动：除重力的主动运动。除重力的方法可为利用水的浮力、利用悬吊装置、利用光滑支撑面等。

(5)主动运动：患者主动进行某关节的抗自身肢体重力的无外力帮助的运动。

(6)等长练习：肌肉的静力性收缩练习，练习参数可为最大负荷，持续收缩 6 s，休息 6 s，重复 20 次，每天一次；也可为最大负荷，持续收缩 10 s，休息 10 s，重复 10 次为一组，共 10 组。等长练习为静力性训练，可用于关节活动疼痛或肢体固定时，可在关节活动明显受限或存在关节损伤或炎症时应用。它无须特殊仪器，操作简单，可在家庭训练，费用低。但是，等长练习无关节活动，无改善运动控制做用。肌力的增加局限于训练的特定角度，有角度特异性，一般认为有效的生理溢流范围为±10 度，训练负荷和结果难用客观标准衡量。为了克服等长练习的角度特异性的不足，可每间隔 20 度做多角度等长练习(multi-angle isometric exercise，MIE)。

(7)徒手抗阻练习：患者主动进行某一关节活动，治疗师用手在该肢体远端施加与运动相反的阻力，阻力大小应与肌力相匹配。重复 8～10 次或根据患者练习中的反应决定练习参数。

(8)等张练习：利用哑铃、砂带、肌力训练器械等作为阻力进行抗阻训练。阻力根据等张肌力评定结10 RM确定。渐进抗阻练习的阻力第 1 组为 10 RM 的 50%，第 2 组为 10 RM 的 75%，第 3 组为 10 RM 的 100%，每组练习 10 次，组间休息 1 min。渐减抗阻练习的阻力分别为 10 RM 的 100%、75%和 50%，其余参数同前。等张练习可每隔天 1 次或每周 4～5 次。等张练习方法简单，无须特殊设备，可进行许多关节的训练，该方法可增加全关节活动范围内的肌力，可改善肌肉的神经控制，可改善血液淋巴循环和关节软骨营养，可进行向心、离心训练。但是，等张练习不适于关节挛缩、关节内损伤、运动时疼痛的患者，不易进行不同速度的训练，在训练中只能选择全关节活动范围中负荷的最小阻力，阻力矩与最大力矩不一致，影响训练效果。

(9)等速肌力训练：利用等速运动装置。对某一关节进行主动肌与拮抗肌的肌力训练。常用的训练方案为速度谱练习方案(VSRP)，即选用 60°/s、90°/s、120°/s、150°/s、180°/s、180°/s、150°/s、120°/s、90°/s、60°/s 10 种角速度，每组重复 10 次，间隙 30 s，一个 VSRP 后休息 3 min，酌情进行 1～3 个 VSRP，至第 10 组峰力矩比第一组下降 50%为止。每周 3 次。等速肌力训练可达最大关节活动幅度，关节运动角速度恒定不变，仪器提供的阻力为顺应性阻力，肌肉在整个活动范围内始终承受最大阻力，保证全过程每时每刻适宜的阻力，既保证训练阻力，又不会过度

负荷，训练安全，可用于早期康复，可同时训练主动肌和拮抗肌，可提供不同的训练角速度，适应功能速度的需要，可提供反馈信息，可进行向心、离心训练，也可根据需要进行限定训练角度的短弧等速练习。但是由于等速运动装置价格昂贵，操作费时，技术要求高，不易普及应用。

(10)短暂最大收缩练习：是等张练习和等长练习的组合训练，肌肉先进行等张收缩，再持续最大等长收缩 5～10s，然后放松，重复 5 次。

(四)增强肌力的康复方案的制订

肌力评定是制订增强肌力的康复方案的基础。最简易最普遍应用的肌力评定方法是徒手肌力检查。因此本文介绍在徒手肌力检查的结果的指导下，如何选择增强肌力的训练方法。

1.肌力 0 级

可使用电刺激延缓肌萎缩，可进行传递神经冲动的练习。在进行传递神经冲动的练习的同时，进行被动运动则效果更佳。

2.肌力 1 级

可应用电刺激方法，可选用肌电生物反馈进行训练。

3.肌力 2 级

可应用电刺激方法和肌电生物反馈训练，也可选用助力运动或免负荷运动。

4.肌力 3 级

进行抗自身重力的主动运动训练。

5.肌力 4 级

进行抗阻训练，根据患者具体情况和所具备的器械条件，可选择徒手抗阻练习、等张练习、等速肌力训练或短暂最大收缩练习，可单独应用上述某项训练，也可相互组合。根据患者个体的病理及功能，变换训练时的阻力强度、训练角度等参数，使得增强肌力的训练既有针对性，又达到可引起超量恢复的运动量，循序渐进。

(五)增强肌力练习的注意事项

1.运动量与练习频度

遵循引起疲劳，但不过度疲劳，能达到超量恢复的原则。当患者再次练习时应表现为肌力增加，练习者主观感觉疲劳消除，对训练表现出较高的积极性和信心。

2.无痛

疼痛为损伤信号，在肌力训练中应该避免。让患者在无痛范围内进行用力。如果出现疼痛，疼痛感觉可反射性地抑制脊髓前角细胞，进而影响肌肉收缩。因此，所有的增强肌力的训练都应遵循无痛的原则。

3.适当动员

增强肌力的练习需要患者的主观努力，因此，在训练开始之前，应该向患者解释清楚训练的目的和方法，取得患者的配合。在训练过程中应有适当的语言鼓励，并向患者显示训练的效果，以提高患者的信心，并支持患者能够坚持训练。应向患者介绍增强肌力的原理，使患者能够掌握科学的方法，避免过度训练的损伤。

4.注意心血管反应

肌肉的用力收缩，会引起心率血压升高，应予以重视，避免由于不恰当的用力造成不良后果。在开始进行增强肌力的训练之前，应了解患者心血管情况，在此基础上制订训练方案。

(王兰东)

第十三章

神经系统疾病的护理

第一节　癫　　痫

癫痫是多种原因导致的脑部神经元高度同步化异常放电所引起的临床综合征，临床表现具有发作性、短暂性、重复性和刻板性的特点。临床上每次发作或每种发作的过程称为痫性发作。

一、病因与发病机制

（一）病因

癫痫不是独立的疾病，而是一组疾病或综合征。引起癫痫的病因非常复杂，根据病因学不同，癫痫可分为三大类。

1.症状性癫痫

由各种明确的中枢神经系统结构损伤和功能异常引起，如脑肿瘤、脑外伤、脑血管病、中枢神经系统感染、寄生虫、遗传代谢性疾病、神经系统变性疾病等。

2.特发性癫痫

病因不明，未发现脑部有足以引起癫痫发作的结构性损伤或功能异常，可能与遗传因素密切相关。

3.隐源性癫痫

病因不明，但临床表现提示为症状性癫痫，现有的检查手段不能发现明确的病因。其占全部癫痫的60％～70％。

（二）发病机制

癫痫的发病机制非常复杂，至今尚未能完全了解其全部机制，但发病的一些重要环节已被探知。

1.痫性放电的起始

神经元异常放电是癫痫发病的电生理基础。

2.痫性放电的传播

异常高频放电反复通过突触联系和强化后的易化作用诱发周边及远处的神经元的同步放电，从而引起异常电位的连续传播。

3.痫性放电的终止

目前机制尚未完全明了。

二、临床表现

(一)痫性发作

1.部分性发作

(1)单纯部分性发作:常以发作性一侧肢体、局部肌肉节律性抽动或感觉障碍为特征,发作时程短。

(2)复杂部分性发作:表现为意识障碍,多有精神症状和自动症。

(3)部分性发作继发全面性发作:上述部分性发作后出现全身性发作。

2.全面性发作

这类发作起源于双侧脑部,发作初期即有意识丧失,根据其临床表现的不同,可分为以下几种。

(1)全面强直-阵挛发作:以意识丧失、全身抽搐为主要临床特征。早期出现意识丧失、跌倒,随后的发作过程分为三期:强直期、阵挛期和发作后期。发作过程可有喉部痉挛、尖叫、心率增快、血压升高、瞳孔散大、呼吸暂停等症状,发作后各项体征逐渐恢复正常。

(2)失神发作:典型表现为正常活动中突然发生短暂的意识丧失,两眼凝视且呼之不应,发作停止后立即清醒,继续原来的活动,对发作没有丝毫记忆。

(3)强直性发作:多在睡眠中发作,表现为全身骨骼肌强直性阵挛,常伴面色潮红或苍白、瞳孔散大等症状。

(4)阵挛性发作:表现为全身骨骼肌阵挛伴意识丧失,见于婴幼儿。

(5)肌阵挛发作:表现为短暂、快速、触电样肌肉收缩,一般无意识障碍。

(6)失张力发作:表现为全身或部分肌肉张力突然下降,造成张口、垂颈、肢体下垂甚至跌倒。

3.癫痫持续状态

癫痫持续状态指一次癫痫发作持续 30 min 以上,或连续多次发作致发作间期意识或神经功能未恢复至通常水平。可见于各种类型的癫痫,但通常是指全面强直-阵挛发作持续状态。可因不适当地停用抗癫痫药物或治疗不规范、感染、精神刺激、过度劳累、饮酒等诱发。

(二)癫痫综合征

特定病因引发的由特定症状和体征组成的癫痫。

三、辅助检查

(一)脑电图检查

脑电图检查是诊断癫痫最有价值的辅助检查方法,典型表现是尖波、棘波、棘-慢或尖-慢复合波。

(二)血液检查

通过血糖、血常规、血寄生虫等检查,可了解有无低血糖、贫血、寄生虫病。

(三)影像学检查

应用数字减影血管造影、CT、MRI 等检查可发现脑部器质性病变,为癫痫的诊断提供依据。

四、治疗要点

目前癫痫治疗仍以药物治疗为主，药物治疗应达到3个目的：①控制发作或最大限度地减少发作次数；②长期治疗无明显不良反应；③使患者保持或恢复其原有的生理、心理和社会功能状态。

(一)病因治疗

祛除病因，避免诱因。如全身代谢性疾病导致癫痫的应先纠正代谢紊乱，睡眠不足诱发癫痫的要保证充足的睡眠，对于颅内占位性病变引起者首先考虑手术治疗，对于脑寄生虫病行驱虫治疗。

(二)发作时治疗

立即让患者就地平卧，保持呼吸道通畅，及时给氧；防止外伤，预防并发症；应用药物预防再次发作，如地西泮、苯妥英钠等。

(三)发作间歇期治疗

合理应用抗癫痫药物，常用的抗癫痫药物有地西泮、氯硝西泮、卡马西平、丙戊酸、苯妥英钠、苯巴比妥、扑痫酮、拉莫三嗪、奥卡西平、左乙拉西坦、加巴喷丁等。强直性发作、部分性发作和部分性发作继发全面性发作首选卡马西平；全面强直-阵挛发作、典型失神、肌阵挛发作、阵挛性发作首选丙戊酸。

(四)癫痫持续状态的治疗

保持稳定的生命体征和进行性心肺功能支持；终止呈持续状态的癫痫发作，减少癫痫发作对脑部神经元的损害；寻找并尽可能根除病因及诱因；处理并发症。可依次选用地西泮、异戊巴比妥钠、苯妥英钠和水合氯醛等药物。及时纠正血酸碱度和电解质失衡，发生脑水肿时给予甘露醇和呋塞米注射，注意预防和控制感染。

(五)其他治疗

对于药物难治性、有确定癫痫灶的癫痫可采用手术治疗，中医学针灸治疗对某些癫痫也有一定疗效。

五、护理

(一)一般护理

(1)饮食：为患者提供充足的营养，癫痫持续状态的患者可给予鼻饲，嘱发作间歇期的患者进食清淡、无刺激、富于营养的食物。

(2)休息与运动：癫痫发作后宜卧床休息，平时应劳逸结合，保证充足的睡眠，生活规律，避免不良刺激。

(3)纠正水、电解质及酸碱平衡紊乱，预防并发症。

(二)病情观察

密切观察生命体征、意识状态、瞳孔变化、大小便等情况；观察并记录发作的类型、频率和持续时间；观察发作停止后意识恢复的时间，有无疲乏、头痛及行为异常。

(三)安全护理

告知患者有发作先兆时立即平卧。活动中发作时，立即将患者置于平卧位，避免摔伤。摘下眼镜、手表、义齿等硬物，用软垫保护患者关节及头部，必要时用约束带适当约束，避免外伤。用牙垫或厚纱布置于患者口腔一侧上下磨牙间，防止口、舌咬伤。发作间歇期，应为患者创造安静、安全的休养环境，避免或减少诱因，防止意外的发生。

（四）保持呼吸道通畅

发作时立即解开患者领扣、腰带以减少呼吸道受压，及时清除口腔内食物、呕吐物和分泌物，防止呼吸道阻塞。让患者平卧、头偏向一侧，必要时用舌钳拉出舌头，避免舌后坠阻塞呼吸道。必要时可行床旁吸引和气管切开。

（五）用药护理

有效的抗癫痫药物治疗可使80％的患者发作得到控制。告诉患者抗癫痫药物治疗的原则以及药物疗效与不良反应的观察，指导患者遵医嘱坚持长期正确服药。

1.服药注意事项

服药注意事项包括：①根据发作类型选择药物；②药物一般从小剂量开始，逐渐加量，以尽可能控制发作、又不致引起毒性反应的最小有效剂量为宜；③坚持长期规律服药，完全不发作后还需根据发作类型、频率，再继续服药2～3年，然后逐渐减量至停药，切忌服药控制发作后就自行停药；④间断不规则服药不利于癫痫控制，易导致癫痫持续状态发生。

2.常用抗癫痫药物不良反应

每种抗癫痫药物均有多种不良反应。不良反应轻者一般无须停药，从小剂量开始逐渐加量或与食物同服可以减轻，严重反应时应减量或停药、换药。服药前应做血、尿常规和肝、肾功能检查，服药期间定期监测血药浓度，复查血常规和生化检查。

（六）避免促发因素

1.癫痫的诱因

疲劳、饥饿、缺睡、便秘、经期、饮酒、感情冲动、一过性代谢紊乱和变态反应。过度换气对于失神发作、过度饮水对于强直性阵挛发作、闪光对于肌阵挛发作也有诱发作用。有些反射性癫痫还应避免如声光刺激、惊吓、心算、阅读、书写、下棋、玩牌、刷牙、起步、外耳道刺激等特定因素。

2.癫痫持续状态的诱发因素

常为突然停药、减药、漏服药及换药不当；其次为发热、感冒、劳累、饮酒、妊娠与分娩；使用异烟肼、利多卡因、氨茶碱或抗抑郁药亦可诱发。

（七）手术的护理

对于手术治疗癫痫的患者，术前应做好心理护理以减少恐惧和紧张。密切观察意识、瞳孔、肢体活动和生命体征等情况，并按医嘱做好术前检查和准备；术后麻醉清醒后应采取头高脚低位，以减轻脑水肿的发生。严密监测病情，做好术后常规护理、用药护理和安全护理。

（八）心理护理

病情反复发作、长期服药常会给患者带来沉重的精神负担，易产生焦虑、恐惧、抑郁等不良心理状态。护士应多关心患者，随时关注其心理状态并给予安慰和疏导，缓解患者的心理负担，使其更好地配合治疗。

（九）健康指导

（1）向患者及家属介绍疾病治疗和预防的相关知识，教会其癫痫的基本护理方法，安静的环境、规律的生活、合理的饮食、充足的睡眠、远离不良刺激等均有利于患者的康复。

（2）告知患者及家属遵医嘱长期、规律用药，不可突然减药甚至停药，定期复查，病情变化立即就诊。

(3)应尽量避免患者单独外出,不参与蹦极、游泳等可能危及生命的活动,避免紧张、劳累。

(4)特发性癫痫且有家族史的女性患者,婚后不宜生育,双方均有癫痫,或一方患病,另一方有家族史者不宜婚配。

(马金凤)

第二节 三叉神经痛

三叉神经痛是指三叉神经分布范围内反复发作短暂性剧烈疼痛,分为原发性及继发性两种。前者病因未明,可能是某些致病因素使三叉神经脱髓鞘而产生异位冲动或伪突触传递。继发性三叉神经痛常见原因有鼻咽癌颅底转移、颅中窝脑膜瘤、听神经瘤、半月节肿瘤、动脉瘤压迫、颅底骨折、脑膜炎、颅底蛛网膜炎、三叉神经节带状疱疹病毒感染等。

一、病因与发病机制

近年来,由于显微血管减压术的开展,认为三叉神经痛的病因是邻近血管压迫了三叉神经根所致。绝大部分为小脑上动脉从三叉神经根的上方或内上方压迫了神经根,少数为小脑前下动脉从三叉神经根的下方压迫了神经根。血管对神经的压迫,使神经纤维挤压在一起,逐渐使其发生脱髓鞘改变,从而引起相邻纤维之间的短路现象,轻微的刺激即可形成一系列的冲动通过短路传入中枢,引起一阵阵剧烈的疼痛。

二、临床表现

多发生于40岁以上,女略多于男,多为单侧发病。突发闪电样、刀割样、钻顶样、烧灼样剧痛,严格限三叉神经感觉支配区内,伴有面部抽搐,又称“痛性抽搐”,每次发作持续数秒钟至1～2 min即骤然停止,间歇期无任何疼痛。在疲劳或紧张时发作较频。

三、治疗原则

三叉神经痛,无论原发性或继发性,在未明确病因或难以查出病因的情况下均可用药物治疗或封闭治疗,以缓解症状,倘若一旦确诊病因,应针对病因治疗,除非因高龄、身患严重疾病等因素难以接受者或病因去除治疗后仍疼痛发作,可继续采用药物治疗或封闭疗法。若服药不良反应大者亦可先选择封闭疗法。

四、治疗

(一)药物治疗

三叉神经痛的药物治疗,主要用于患者发病初期或症状较轻者。经过一段时间的药物治疗,部分患者可达到完全治愈或症状得到缓解,表现在发作程度减轻、发作次数减少。

目前应用最广泛的、最有效的药物是抗癫痫药。在用药方面应根据患者的具体情况进行具体分析,各药可单独使用,亦可互相联合应用。在采用药物治疗过程中,应特别注意各种药物的不良反应,进行必要的检测,以免发生不良反应。

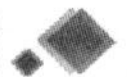

1.卡马西平

该药对三叉神经脊束核及丘脑中央内侧核部位的突触传导有显著的抑制作用。用药达到有效治疗量后多数患者于24 h内发作性疼痛即消失或明显减轻，文献报道，卡马西平可使70%以上的患者完全止痛，20%患者疼痛缓解，此药需长期服用才能维持疗效，多数停药后疼痛再现。不少患者服药后疗效有时会逐渐下降，需加大剂量。此药不能根治三叉神经痛，复发者再次服用仍有效。

用法与用量：口服开始时一次0.1～0.2 g，每天1～2次，然后逐日增加0.1 g。每天最大剂量不超过1.6 g，取得疗效后，可逐日逐次地减量，维持在最小有效量。如最大剂量应用2周后疼痛仍不消失或减轻时，则应停止服用，改用其他药物或治疗方法。

不良反应有眩晕、嗜睡、步态不稳、恶心，数天后消失，偶有白细胞减少、皮疹，可停药。

2.苯妥英钠

苯妥英钠为一种抗癫痫药，在未开始应用卡马西平之前，该药曾被认为是治疗三叉神经痛的首选药物，本药疗效不如卡马西平，止痛效果不完全，长期使用止痛效果减弱，因此，目前已列为第二位选用药物。

本品主要通过增高周围神经对电刺激的兴奋阈值及抑制脑干三叉神经脊髓束的突触间传导而起作用。其疗效仅次于卡马西平，文献报道有效率为88%～96%，但需长期用药，停药后易复发。

用法与用量：成人开始时每次0.1 g，每天3次口服。如用药后疼痛不缓解，可加大剂量到每天0.2 g，每天3次，但最大剂量每天不超过0.8 g。取得疗效后再逐渐递减剂量，以最小量维持。肌内注射或静脉注射：一次0.125～0.25 g，每天总量不超过0.5 g。临用时用等渗盐水溶解后方可使用。

不良反应为长期服用该药或剂量过大，可出现头痛、头晕、嗜睡、共济失调以及神经性震颤等。一般减量或停药后可自行恢复。本品对胃有刺激性，易引起厌食、恶心、呕吐及上腹痛等症状。饭后服用可减轻上述症状。长期服用可出现黏膜溃疡，多见于口腔及生殖器，并可引起牙龈增生，同时服用钙盐及抗过敏药可减轻症状。苯妥英钠可引起白细胞数减少、视力减退等。大剂量静脉注射，可引起心肌收缩力减弱、血管扩张、血压下降，严重时可引起心脏传导阻滞，心脏骤停。

3.氯硝西泮

本品为抗癫痫药物，对三叉神经痛也有一定疗效。服药4～12 d，血浆药浓度达到稳定水平，为30～60 μg/mL。口服氯硝西泮后，30～60 min作用逐渐显著，维持6～8 h，一般在最初2周内可达最大效应，其效果次于卡马西平和苯妥英钠。

用法与用量：氯硝西泮药效强，开始每天1 mg，分3次服，即可产生治疗效果。而后每3 d调整药量0.5～1 mg，直至达到满意的治疗效果，至维持剂量为每天3～12 mg。最大剂量为每天20 mg。

不良反应有嗜睡、行为障碍、共济失调、眩晕、言语不清、肌张力低下等，对肝肾功能也有一定的损害，有明显肝脏疾病者禁用。

4.山莨菪碱(654-2)

山莨菪碱为从我国特产茄科植物山莨菪中提取的一种生物碱，其作用与阿托品相似，可使平滑肌松弛，解除血管痉挛(尤其是微血管)，同时具有镇痛作用。本药对治疗三叉神经痛有一定疗效，近期效果满意，据文献报道有效率为76.1%～78.4%，止痛时间一般为2～6个月，个别达5年之久。

用法与用量。①口服：每次5～10 mg，每天3次，或每次20～30 mg，每天1次。②肌内注射：每次10 mg，每天2～3次，待疼痛减轻或疼痛发作次数减少后改为每次10 mg，每天一次。

不良反应有口干、面红、轻度扩瞳、排尿困难、视近物模糊及心率增快等反应。以上反应多在1～3小时内消失，长期用药不会蓄积中毒。有青光眼和心脏病患者忌用。

5.巴氯芬

巴氯芬化学名[β-(P-氯茶基)γ-氨基丁酸]是抑制性神经递质γ氨基丁酸的类似物，临床试验研究表明本品能缓解三叉神经痛。用法：巴氯芬开始每次10 mg，每天3次，隔天增加每天10 mg，直到治疗的第2周结束时，将用量递增至每天60～80 mg。每天平均维持量：单用者为50～60 mg，与卡马西平或苯妥英钠合用者为30～40 mg。文献报道，治疗三叉神经痛的近期疗效，巴氯芬与卡马西平几乎相同，但远期疗效不如卡马西平，巴氯芬与卡马西平或苯妥英钠均具有协同作用，且比卡马西平更安全，这一特点使巴氯芬在治疗三叉神经痛方面颇受欢迎。

6.麻黄碱

本品可以兴奋脑啡肽系统，因而具有镇痛作用，其镇痛程度为吗啡的1/12～1/7。用法：每次30 mg，肌内注射，每天2次。甲亢、高血压、动脉硬化、心绞痛等患者禁用。

7.硫酸镁

本品在眶上孔或眶下孔注射可治疗三叉神经痛。

8.维生素 B_{12}

文献报道，用大剂量维生素 B_{12}，对治疗三叉神经痛确有较好疗效。方法：维生素 B_{12} 4 000 μg加维生素 B_1 200 mg加2%普鲁卡因4 mL对准扳机点做深浅上下左右四点式注药，对放射的始端做深层肌下进药，放射的终点做浅层四点式进药，药量可根据疼痛轻重适量进入。但由于药物作用扳机点可能变位，治疗时可酌情根据变位更换进药部位。

9.哌咪清(匹莫齐特)

文献报道，用其他药物治疗无效的顽固性三叉神经痛患者使用本品有效，且其疗效明显优于卡马西平。开始剂量为每天4 mg，逐渐增加至每天12～14 mg，分2次服用。不良反应以锥体外系反应较常见，亦可有口干、无力、失眠等。

10.维生素 B_1

在神经组织蛋白合成过程中起辅酶作用，参与胆碱代谢，其止痛效果差，只能作为辅助药物。用法与用量：①肌内注射每天1 mg，每天1次，10 d后改为每周2～3次，持续3周为1个疗程。②三叉神经分支注射：根据疼痛部位可作眶上神经、眶下神经、上颌神经和下颌神经注射。剂量为每次500～1 000 μg，每周2～3次。③穴位注射：每次25～100 μg，每周2～3次。常用颊车、下关、四白及阿是穴等。

11.激素

原发性三叉神经痛和继发性三叉神经痛的病例，其病理改变在光镜和电镜下都表现为三叉神经后根有脱髓鞘改变。在临床治疗中发现，许多用卡马西平、苯妥英钠等治疗无效的患者，改用泼尼松、地塞米松等治疗有效。这种激素治疗的原理与治疗脱髓鞘疾病相同，利用激素的免疫抑制作用达到治疗三叉神经痛的目的。由于各学者报道的病例少，只是对一部分卡马西平、苯妥英钠治疗无效者应用有效，其长期效果和机制有待进一步观察。剂量与用量：①泼尼松每次

5 mg，每天3次。②地塞米松每次0.75 mg，每天3次。注射剂：每支5 mg，每次5 mg，每天1次，肌内或静脉注射。

（二）神经封闭法

神经封闭法主要包括三叉神经半月节及其周围支酒精封闭术和半月节射频热凝法，其原理是通过酒精的化学作用或热凝的物理作用于三叉神经纤维，使其发生坏变，从而阻断神经传导达到止痛目的。

1.三叉神经酒精封闭法

封闭用酒精浓度80%左右（因封闭前注入局麻，故常用98%浓度）。

（1）眶上神经封闭：适用于三叉神经第1支痛。方法：患者取坐或卧位，位于眶上缘中内1/3交界处触及切迹，皮肤消毒及局麻后，用短细针头自切迹刺入皮肤直达骨面，找到骨孔后刺入，待患者出现放射痛时，先注入2%利多卡因0.5～1 mL，待眶上神经分布区针感消失，再缓慢注入酒精0.5 mL左右。

（2）眶下神经封闭：在眶下孔封闭三叉神经上颌支的眶下神经。适用于三叉神经第2支痛（主要疼痛局限在鼻旁、下眼睑、上唇等部位）。方法：患者取坐或卧位，位于距眶下缘约1 cm，距鼻中线3 cm，触及眶下孔，该孔走向与矢状面成40°～45°角，长约1 cm，故穿刺时针头由眶下孔做40°～45°角向外上、后进针，深度不超过1 cm，患者出现放射痛时，以下操作同眶上神经封闭。

（3）后上齿槽神经封闭：在上颌结节的后上齿槽孔处进行。其适用于三叉神经第二支痛（痛区局限在上磨牙及其外侧黏膜者）。方法：患者取坐或卧位，头转向健侧，穿刺点在颧弓下缘与齿槽嵴成角处，即相当于过眼眶外缘的垂线与颧骨下缘相交点，局部消毒后，先用左手指将附近皮肤向下前方拉紧，继之以4～5 cm长穿刺针自穿刺点稍向后上方刺入直达齿槽嵴的后侧骨面，然后紧贴骨面缓慢深入2 cm左右，即达后上齿槽孔处，先注入2%利多卡因，后再注入酒精。

（4）颏神经封闭：在下颌骨的颏孔处进行，适用于三叉神经第三支痛（主要局限在颏部、下唇）。方法：在下颌骨上、下缘间之中点相当于咬肌前缘和颏正中线之间中点找到颏孔，然后自后上方并与皮肤成45°角向前下进针刺入骨面，插入颏孔，以下操作同眶上神经封闭。

（5）上颌神经封闭：用于三叉神经第二支痛（痛区广泛及眶下神经封闭失效者）。上颌神经主干自圆孔穿出颅腔至翼腭窝。方法常用侧入法：穿刺点位于眼眶外缘至耳道间连线中点下方，穿刺针自该点垂直刺入深约4 cm，触及翼突板，继之退针2 cm左右稍改向前方15°角重新刺入，滑过翼板前缘，再深入0.5 cm即入翼胯窝内，患者有放射痛时，回抽无血后，先注入2%利多卡因，待上颌部感觉麻后，注入酒精1 mL。

（6）下颌神经封闭：用于三叉神经第3支痛（痛区广泛及眶下神经封闭失效者）。下颌神经主干自卵圆孔穿出。常用侧入法，穿刺点同上颌神经穿刺点，垂直进针达翼突板后，退针2 cm再改向上后方15°角进针，患者出现放射痛后，注药同上颌神经封闭。

（7）半月神经节封闭：用于三叉神经2、3支痛或1、2、3支痛，常用前入法：穿刺点在口角上方及外侧约3 cm处，自该点进针，方向后、上、内即正面看应对准向前直视的瞳孔，从侧面看朝颧弓中点，约进针5 cm处达颅底触及试探，当刺入卵圆孔时，患者即出现放射痛（下颌区），则再推进0.5 cm，上颌部亦出现剧痛即确入半月节内。回抽无血、无脑脊液，先注入2%利多卡因0.5 mL同侧面部麻木后，再缓慢注入酒精0.5 mL。

2.三叉神经半月节射频热凝法

该法首先由Sweat(1974)提出,它通过穿刺半月节插入电极后用电刺激确定电极位置,从而有选择地用射频温控定量灶性破坏法,达到止痛目的。方法如下。

(1)半月节穿刺:同半月节封闭术。

(2)电刺激:穿入成功后,插入电极通入0.2~0.3 V,用50~75 w/s的方波电流,这时患者感觉有刺激区的蚁行感。

(3)射频温探破坏:电刺激准确定位后,打开射频发生器,产生射频电场,此时为进一步了解电极位置,可将温度控制在42 ℃~44 ℃,这种电流可造成可逆性损伤并刺激产生疼痛,一旦电极位置无误,则可将温度增高,每次5 ℃,增高至60 ℃~80 ℃,每次30~60 s,在破坏第1支时,则稍缓慢加热并检查角膜反射。此方法有效率为85%左右,但仍复发而不能根治。

3.三叉神经痛的γ刀放射疗法

1991年,有学者利用MRI定位像输入HP-9000计算机,使用Gamma plan进行定位和定量计算,选择三叉神经感觉根进脑干区为靶点照射,达到缓解症状的目的,其疗效尚不明确。

五、护理

(一)护理评估

1.健康史评估

(1)原发性三叉神经痛是一种病因尚不明确的疾病。但三叉神经痛可继发于脑桥、小脑脚占位病变压迫三叉神经以及多发硬化等所致。因此,应询问患者是否患有多发硬化,检查有无占位性病变,每次面部疼痛有无诱因。

(2)评估患者年龄。此病多发生于中老年人。40岁以上起病者占70%~80%,女略多于男,比例为3∶1。

2.临床观察与评估

(1)评估疼痛的部位、性质、程度、时间。通常疼痛无预兆,大多数人单侧,开始和停止都很突然,间歇期可完全正常。发作表现为电击样、针刺样、刀割样或撕裂样的剧烈疼痛,每次数秒至2 min。疼痛以面颊、上下颌及舌部最为明显;口角、鼻翼、颊部和舌部为敏感区。轻触即可诱发,称为扳机点;当碰及触发点如洗脸、刷牙时疼痛发作。或当因咀嚼、呵欠和讲话等引起疼痛。以致患者不敢做这些动作。表现为面色憔悴、精神抑郁和情绪低落。

(2)严重者伴有面部肌肉的反复性抽搐、口角牵向患侧,称为痛性抽搐。并可伴有面部发红、皮温增高、结膜充血和流泪等。严重者可昼夜发作,夜不成眠或睡后痛醒。

(3)病程可呈周期性。每次发作期可为数天、数周或数月不等;缓解期亦可数天至数年不等。病程愈长,发作愈频繁愈重。神经系统检查一般无阳性体征。

(4)心理评估。使用焦虑量表评估患者的焦虑程度。

(二)患者问题

1.疼痛

疼痛主要由于三叉神经受损引起面颊、上下颌及舌疼痛。

2.焦虑

焦虑与疼痛反复、频繁发作有关。

(三)护理目标

(1)患者自感疼痛减轻或缓解。

(2)患者述舒适感增加,焦虑症状减轻。

(四)护理措施

1.治疗护理

(1)药物治疗:原发性三叉神经痛首选卡马西平治疗。其不良反应为头晕、嗜睡、口干、恶心、皮疹、再生障碍性贫血、肝功能损害、智力和体力衰弱等。护理者必须注意观察,每1～2个月复查肝功和血常规。偶有皮疹、肝功能损害和白细胞数减少,需停药;也可按医师建议单独或联合使用苯妥英钠、氯硝西泮、巴氯芬、野木瓜等治疗。

(2)封闭治疗:三叉神经封闭是注射药物于三叉神经分支或三叉神经半月节上,阻断其传导,导致面部感觉丧失,获得一段时间的止痛效果。注射药物有无水乙醇、甘油等。封闭术的止痛效果往往不够满意,远期疗效较差,还有可能引起角膜溃疡、失明、颅神经损害、动脉损伤等并发症。且对三叉神经第一支疼痛不适用。但对全身状况差不能耐受手术的患者、鉴别诊断以及为手术创造条件的过渡性治疗仍有一定的价值。

(3)经皮选择性半月神经节射频电凝治疗:在X线监视下或经CT导向将射频电极针经皮插入半月神经节,通电加热至65 ℃～75 ℃维持1 min,可选择性地破坏节后无髓鞘的传导痛温觉的Aβ和C细纤维,保留有髓鞘的传导触觉的Aα和粗纤维,疗效可达90%以上,但有面部感觉异常、角膜炎、咀嚼无力、复视和带状疱疹等并发症。长期随访复发率为21%～28%,但重复应用仍有效。本方法尤其适用于年老体弱不适合手术治疗的患者、手术治疗后复发者以及不愿意接受手术治疗的患者。

射频电凝治疗后并发症的观察护理:观察患者的恶心、呕吐反应,随时处理污物,遵医嘱补液补钾;询问患者有无局部皮肤感觉减退,观察其是否有同侧角膜反射迟钝、咀嚼无力、面部异样不适感觉。并注意给患者进餐软食,洗脸水温要适宜。如有术中穿刺方向偏内、偏深误伤视神经引起视力减退、复视等并发症,应积极遵医嘱给予治疗并防止患者活动摔伤、碰伤。

(4)外科治疗:①三叉神经周围支切除及抽除术,两者手术较简单,因神经再生而容易复发,故有效时间短,目前较少采用,仅限于第一支疼痛者姑息使用;②三叉神经感觉根切断术:经枕下入路三叉神经感觉根切断术,三叉神经痛均适用此种入路,手术操作较复杂,危险性大,术后反应较多,但常可发现病因,可很好保护运动根及保留部分面部和角膜触觉,复发率低,至今仍广泛使用;③三叉神经脊束切断术:此手术危险性太大,术后并发症严重,现很少采用;④微血管减压术:已知有85%～96%的三叉神经痛患者是由于三叉神经根存在血管压迫所致,用手术方法将压迫神经的血管从三叉神经根部移开,疼痛则会消失,这就是微血管减压术,因为微血管减压术是针对三叉神经痛的主要病因进行治疗,去除血管对神经的压迫后,约90%的患者疼痛可以完全消失,面部感觉完全保留,而达到根治的目的,微血管减压术可以保留三叉神经功能,运用显微外科技术进行手术,减小了手术创伤,很少遗留永久性神经功能障碍,术中手术探查可以发现引起三叉神经痛的少见病因,如影像学未发现的小肿瘤、蛛网膜增厚及粘连等,因而成为原发性三叉神经痛的首选手术治疗方法。

三叉神经微血管减压术的手术适应证:正规药物治疗一段时间后,药物效果不明显或疗效明显减退的患者;药物过敏或严重不良反应不能耐受;疼痛严重,影响工作、生活和休息者。

微血管减压术治疗三叉神经痛的临床有效率为90%～98%,影响其疗效的因素很多,其中压迫血管的类型、神经受压的程度及减压方式的不同对其临床治疗和预后的判断有着重要的意义。微血管减压术治疗三叉神经痛也存在5%～10%的复发率,不同术者和手术方法的不同差异很大。研究表明,患者的性别、年龄、疼痛的支数、疼痛部位、病程、近期疗效及压迫血管的类型可能与复发存在一定的联系。导致三叉神经痛术后复发的主要原因有:①病程大于8年;②静脉为压迫因素;③术后无即刻症状消失者。三叉神经痛复发最多见于术后2年内,2年后复发率明显降低。

2.心理支持

由于本病为突然发作的反复的阵发性剧痛,易出现精神抑郁和情绪低落等表现,护士应关心、理解、体谅患者,帮助其减轻心理压力,增强战胜疾病的信心。

3.健康教育

指导患者生活有规律,合理休息、娱乐;鼓励患者运用指导式想象、听音乐、阅读报刊等分散注意力,消除紧张情绪。

(马金凤)

第三节 面神经炎

面神经炎又称Bell麻痹,是面神经在茎乳孔以上面神经管内段的急性非化脓性炎症。

一、病因

病因不明,一般认为面部受冷风吹袭、病毒感染、自主神经功能紊乱造成面神经的营养微血管痉挛,引起局部组织缺血、缺氧所致。近年来也有认为可能是一种免疫反应。膝状神经节综合征则系带状疱疹病毒感染,使膝状神经节及面神经发生炎症所致。

二、临床表现

无年龄和性别差异,多为单侧,偶见双侧,多为吉兰-巴雷综合征。发病与季节无关,通常急性起病,数小时至3 d达到高峰。病前1～3 d患侧乳突区可有疼痛。同侧额纹消失,眼裂增大,闭眼时,眼睑闭合不全,眼球向外上方转动并露出白色巩膜,称Bell现象。病侧鼻唇沟变浅,口角下垂。不能做噘嘴和吹口哨动作,鼓腮时病侧口角漏气,食物常滞留于齿颊之间。

若病变波及鼓索神经,尚可有同侧舌前2/3味觉减退或消失。镫骨肌支以上部位受累时,出现同侧听觉过敏。膝状神经节受累时除面瘫、味觉障碍和听觉过敏外,还有同侧唾液、泪腺分泌障碍,耳内及耳后疼痛,外耳道及耳郭部位带状疱疹,称膝状神经节综合征。一般预后良好,通常于起病1周后开始恢复,2～3个月痊愈。发病时伴有乳突疼痛、老年、患有糖尿病和动脉硬化者预后差。可遗有面肌痉挛或面肌抽搐。可根据肌电图检查及面神经传导功能测定判断面神经受损的程度和预后。

三、诊断与鉴别诊断

根据急性起病的周围性面瘫即可诊断。但需与以下疾病鉴别。

(1)吉兰-巴雷综合征:可有周围面瘫,多为双侧性,并伴有对称性肢体瘫痪和脑脊液蛋白-细胞分离。

(2)中耳炎迷路炎乳突炎等并发的耳源性面神经麻痹,以及腮腺炎肿瘤下颌化脓性淋巴结炎等所致者多有原发病的特殊症状及病史。

(3)颅后窝肿瘤或脑膜炎引起的周围性面瘫:起病较慢,且有原发病及其他脑神经受损表现。

四、治疗

(一)急性期治疗

以改善局部血液循环,消除面神经的炎症和水肿为主。如系带状疱疹所致的 Hunt 综合征,可口服阿昔洛韦 5 mg/(kg · d),每天 3 次,连服 7～10 d。①类固醇皮质激素:泼尼松 20～30 mg,每天 1 次,口服,连续 7～10 d。②改善微循环,减轻水肿:706 代血浆(羟乙基淀粉)或低分子右旋糖酐 250～500 mL,静脉滴注每天 1 次,连续 7～10 d,亦可加用脱水利尿药。③神经营养代谢药物的应用:维生素 B_1 50～100 mg,维生素 B_{12} 500 μg,胞磷胆碱 250 mg,辅酶 Q_{10} 5～10 mg等,肌内注射,每天 1 次。④理疗:茎乳孔附近超短波透热疗法,红外线照射。

(二)恢复期治疗

以促进神经功能恢复为主。①口服维生素 B_1、维生素 B_{12} 各 1～2 片,每天 3 次;地巴唑 10～20 mg,每天 3 次。亦可用加兰他敏 2.5～5 mg,肌内注射,每天 1 次。②中药,针灸,理疗。③采用眼罩,滴眼药水,涂眼药膏等方法保护暴露的角膜。④病后 2 年仍不恢复者,可考虑行神经移植治疗。

五、护理

(一)一般护理

(1)病后 2 周内应注意休息,减少外出。

(2)本病一般预后良好,约 80%患者可在 3～6 周痊愈,因此应向患者说明病情,使其积极配合治疗,解除心理压力,尤其年轻患者,应保持健康心态。

(3)给予易消化、高热能的半流饮食,保证机体足够营养代谢,增加身体抵抗力。

(二)观察要点

面神经炎是神经科常见病之一,在护理观察中主要注意以下两方面的鉴别。

1.分清面瘫属中枢性还是周围性瘫痪

中枢性面瘫系由对侧皮质延髓束受损引起的,故只产生对侧下部面肌瘫痪,表现为鼻唇沟浅、口角下坠、露齿、鼓腮、吹口哨时出现肌肉瘫痪,而皱额、闭眼仍正常或稍差。哭笑等情感运动时,面肌仍能收缩。周围性面瘫所有表情肌均瘫痪,不论随意或情感活动,肌肉均无收缩。

2.正确判断患病一侧

面肌挛缩时病侧鼻唇沟加深,眼裂缩小,易误认健侧为病侧。如让患者露齿时可见挛缩侧面肌不收缩,而健侧面肌收缩正常。

(三)保护暴露的角膜及防止结膜炎

由于患者不能闭眼,因此必须注意眼的清洁卫生。①外出必须戴眼罩,避免尘沙进入眼内;②每天抗生素眼药水滴眼,入睡前用眼药膏,以防止角膜炎或暴露性角结膜炎;③擦拭眼泪的正确方法是向上,以防止加重外翻;④注意用眼卫生,养成良好习惯,不能用脏手、脏手帕擦泪。

(四)保持口腔清洁防止牙周炎

由于患侧面肌瘫痪,进食时食物残渣常停留于患侧颊齿间,故应注意口腔卫生。①经常漱口,必要时使用消毒漱口液;②正确使用刷牙方法,应采用"短横法或竖转动法"两种方法,以去除菌斑及食物残片;③牙齿的邻面与间隙容易堆积菌斑而发生牙周炎,可用牙线紧贴牙齿颈部,然后在邻面做上下移动,每个牙齿4～6次,直至刮净;④牙龈乳头萎缩和齿间空隙大的情况下可用牙签沿着牙龈的形态线平行插入,不宜垂直插入,以免影响美观和功能。

(五)家庭护理

1.注意面部保暖

夏天避免在窗下睡觉,冬天迎风乘车要戴口罩,在野外作业时注意面部及耳后的保护。耳后及病侧面部给予温热敷。

2.平时加强身体锻炼

增强抗风寒侵袭的能力,积极治疗其他炎性疾病。

3.瘫痪面肌锻炼

因面肌瘫痪后常松弛无力,患者自己可对着镜用手掌贴于瘫痪的面肌上做环形按摩,每天3～4次,每次15 min,以促进血液循环,并可减轻患者面肌受健侧的过度牵拉。当神经功能开始恢复时,鼓励患者练习病侧的各单个面肌的随意运动,以促进瘫痪肌的早日康复。

(马金凤)

第四节　结核性脑膜炎

结核性脑膜炎是神经系统结核病最常见的类型。发病特点如下。①儿童发病高于成人:这是由于儿童抵抗力相对较低,防御功能薄弱,增加了感染的概率;②农村高于城市:这是由于农村卫生条件差,诊断、治疗和预防条件差;③北方高于南方:这是由于北方气候寒冷,人们为了保持室内温度居室很少开窗通风换气,造成相对密闭状态。如果家中有一传染源患者存在,则被感染的危险性很大。又因冬季长,阳光不足,结核菌易于生存,导致结核性脑膜炎发病。

一、感染途径与发病机制

(1)结核菌侵入血流,经脑膜动脉到达脑膜称为真性血行感染,多见乳幼儿。由于肺内原发灶恶化,发生干酪样坏死、液化形成原发空洞,或肺门淋巴结发生干酪样坏死,干酪物破溃使大量结核菌随着侵入血流内,开成结核菌血症,经血循环播散至脑膜。

(2)结核菌经血行播散到脉络丛形成结核病灶,以后病灶破入脑室,累及脑室室管膜系统,引起室管膜炎、脉络丛炎导致脑脊液分泌增多,故结核性脑膜炎通常并发交通性脑积水。

(3)全身粟粒性结核,通过血循环直接播散到脑膜上。结核菌一旦在大脑皮质停留便有两种可能,一是不繁殖,故不产生活动性结核病变;二是繁殖,形成干酪样病变,侵犯脑室和蛛网膜下腔。该病变可突然排出干酪样物质和结核菌,引起急性结核性脑膜炎,而较多的情况是缓慢排出结核菌,引起亚急性或慢性结核性脑膜炎,临床以后者居多。

(4)颅外感染灶以肺、纵隔内淋巴结为主,其次则为脊柱结核或椎旁脓肿、盆腔结核、肠系膜

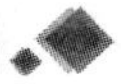

淋巴结结核及泌尿生殖系结核并发结核性脑膜炎为多见。这是因为人的机体所有部位的活动性或干酪性结核病变都可借助淋巴、血行播散而发生结核性脑膜炎。上述各部位只是发生的概率多少有所不同。肺内任何类型的病变都可并发结核性脑膜炎,但是慢性纤维空洞型肺结核、肺硬化、肺结核瘤、已钙化的局灶型结核等并发结核性脑膜炎的概率明显减少。全身急性肺结核并发结核性脑膜炎概率最多,其次为原发复合征后期。

脊柱结核、椎旁脓肿、慢性结核性脓胸、盆腔及泌尿生殖系统结核病灶中的结核菌都可借椎动脉系统进入脑底动脉环,从而形成脑底脑膜炎。而椎静脉无静脉瓣且又与肋间静脉相通,胸腔内的长期炎症与充血,使肋间静脉长期充盈扩张,血流量增加,由于阵咳肺急剧收缩与扩张,不论肺或胸壁来的结核菌或干酪样物质,都易于通过肋间静脉沿椎静脉系统逆行感染形成脑底脑膜炎。

腹腔脏器结核处的结核菌及干酪物质,可因病变侵蚀门静脉系统与下腔静脉,结核菌进入肺血循环,从而形成周身粟粒结核与结核性脑膜炎。

脑附近组织如中耳、乳突窦、颈椎或颅骨的结核病灶可能直接侵犯脑膜,但引起发病者为数较少。

二、病理改变

结核性脑膜炎是在血管屏障受到破坏,结核菌经血液循环侵入脑膜的基础上发生的。以脑膜病变为最突出,但实际上炎症常同时侵犯到脑实质或同时伴有结核瘤、结核性脑动脉炎并引起脑梗死,或脑血管炎坏死而破裂出血等病变。亦可侵犯脊髓蛛网膜。现将主要病理分述如下。

(一)脑膜病变

结核菌侵入血管,由脑膜动脉弥散而发生。因此最早期表现为血管的病变,血管的病理特点是以渗出和浸润性改变为主。脑膜血管充血、水肿,脑膜浑浊、粗糙、失去光泽、大量白色或灰黄色渗出物沿着脑基底、延髓、脑桥、脚间池、大脑外侧裂、视交叉等处蔓延,以底部与脑外侧裂最为显著。脑膜上有多数散在的粟粒样灰黄色或灰白色小结节。显微镜下见到软脑膜及蛛网膜下腔有弥散性细胞浸润。主要为单核细胞、淋巴细胞及少量中性白细胞。血管周围也有单核细胞及淋巴细胞浸润。此时期如能得到及时治疗,脑膜渗出性病变可全部被吸收。如治疗不规则,病变可呈慢性经过,以增生性病变为主。此时颅底渗出物粘连、增厚、机化,出现较多的肉芽组织及干酪样坏死灶。

(二)脑实质病变

脑膜因炎症而产生渗出物,脑实质浅层可因脑膜炎而有脑炎改变,并发程度不等的脑水肿及脑肿胀。脑膜病变越重,在相近的脑实质病变越重。脑实质发生充血及不同程度的水肿。外观表现脑沟变浅,脑回变宽。严重者脑沟回消失而连成一片。在脑实质有结核结节、结核瘤的形成。显微镜下见到血管周围淋巴细胞炎性浸润,神经细胞有不同程度的退行性病变及胶质细胞增生,还有髓鞘脱失。脑实质可见出血性病变,多数为点状出血,少数呈弥漫甚至大片出血。

(三)脑血管病变

结核性脑膜炎时,由于炎症的渗出和增生,可产生动脉内膜炎或全动脉炎。在脑膜动脉的外膜、中层以及在血管内膜都有炎症改变。这些血管的炎症变化可发展成类纤维性坏死或完全干酪样化,结果导致血栓形成梗死。这些情况在未经抗结核治疗的患者表现更为明显。梗死可以是表浅的,但当动脉被累及时,基底节动脉也往往发生梗死,从而导致脑组织软化。

(四)脑脊液通路阻塞及脑积水

结核性脑膜炎时,大量灰黄色或灰白色黏稠的渗出物蔓延到延髓、脑桥、脚间池、大脑外侧裂、视交叉等处蛛网膜。这些渗出物及水肿液包围、挤压颅底血管及神经引起第Ⅱ、Ⅲ、Ⅵ、Ⅶ对颅神经损害。随着病情迁延,聚集在脑底部的渗出物进而发生干酪样坏死及纤维蛋白增生机化,形成又硬又厚的结核肉芽组织,阻碍脑脊液的循环,继而发生交通性脑积水。

当结核性脑膜炎急性期,结核炎症侵及脑室内脉络丛及室管膜时,使之充血、水肿、浑浊、增厚,有结核结节和干酪坏死。当脑脊液循环通路发生阻塞时,如一侧或双侧室间孔狭窄,阻塞可出现一侧或双侧侧脑室扩张,如导水管狭窄或阻塞时可发生第三脑室以上的扩张。当第四脑室正中孔或外侧孔开口处被大量干酪物阻塞,可发生整个脑室扩张,称之为非交通性脑积水。在结核性脑膜炎晚期或慢性期因脑室极度扩大或结核瘤压迫脑血循环使回流受阻,或蛛网膜回吸收障碍,或因颅底渗出物机化,粘连堵塞,脑脊液部分或全部不能流入蛛网膜下腔,而形成慢性脑积水。

(五)脊髓和脊膜病变

结核性脑膜炎常伴有脊髓蛛网膜炎,脊髓早期以炎性渗出为主,脊髓各段脊膜肿胀、充血、水肿、粘连增厚,可见大量结核结节和干酪样坏死。粘连脊膜可以包绕成囊肿,或形成瘢痕将蛛网膜下腔完全闭塞。其病变可以弥散而不规则分布在颈、胸、腰段,也可只局限于1～2脊髓节段。如粘连严重,病变范围广泛,影响了脊髓腔脑脊液循环,或使脊髓的血管受压,脊髓发生软化或退化性变化:脊髓实质在显微镜下可见单核细胞浸润、髓鞘脱失,神经细胞出现退行性变化和坏死。

(六)脑结核瘤的形成

脑结核瘤来自血行播散,在脑内或脊髓内形成块状结核肉芽肿,多见于脑内,好发于小脑、大脑半球、脑皮质等各部位。少见于脊髓内。大小不一,一般以0.5 cm以上的结核结节称为结核瘤。其小如黄豆,大如栗子,可单个孤立存在,也有多个融合成团或串状。一旦结核瘤液化破溃入脑部或脊髓血管或直接侵入脑室及蛛网膜下腔则发生结核性脑膜炎或结核性脊膜炎。

三、临床表现

(一)临床症状与体征

1.一般症状

发病年龄多为儿童及少年,但成人也不少见,儿童以3岁以下居多,成人以18～30岁发病较多。男女发病无差异。四季均可发病,以春季较多。起病多缓慢或呈亚急性,但也有呈急性的。起病时有发冷发热,全身过敏,畏光,周身疼痛,食欲减低,精神差,便秘,头痛,呕吐。有的呼吸道症状较为突出,如咳嗽、喘憋、缺氧等;有的消化道症状突出,以腹泻多见,便秘较少。

2.神经系统症状

(1)脑膜刺激征:颈和腰骶神经根受炎症渗出物刺激,多数患者出现颈部伸肌收缩,颈项强直,克氏征阳性,布氏征阳性。但少数患者没有或仅晚期出现。婴儿及老年患者此征不甚典型。

(2)脑神经损害症状:结核性脑膜炎的病理变化主要为颅底炎症。脑神经通过颅底受到炎症渗出物的刺激、包埋、压迫;或结核性栓塞性动脉内膜炎,使脑实质缺血、软化;或脑结核瘤侵及脑神经核及其通路;以及颅内高压的影响均可导致脑神经损害。临床多见于面神经,次为外展神经、动眼神经、视神经,可以是部分的或完全的,也可以是一侧的或双侧的,可以是结核性脑膜炎的首发症状,但多数于病象明显时出现。

（3）颅内压增高的症状。①头痛：由于颅内压增高，引起脑血管张力增高及脑膜紧张，或脑膜炎症刺激脑神经末梢而产生头痛。为结核性脑膜炎首发症状，常较剧烈而持久，以枕后痛多见，因结核性脑膜炎的病变部位大多以脑底为主，不少也可出现额颞部痛。②呕吐：由于脑室内压力增高或结核炎症刺激迷走神经核及延髓网状结构导致呕吐，是颅内压增高、脑膜受刺激的一个常见症状，多发生于头痛剧烈时，有的呈喷射性呕吐，可伴或不伴恶心，若在晨间空腹出现，且无恶心先兆，则更有意义。③视盘水肿：由于颅内压增高，压迫其内通过的视网膜中央血管，妨碍来自视网膜中央血管周围与视神经周围间歇的液体流通，发生视盘水肿，进而萎缩而失明。④意识障碍：颅内压增高，炎症刺激引起脑皮质缺血、缺氧以及脑干网状结构受损，导致意识障碍，可表现为嗜睡、昏睡、意识模糊、谵妄，甚至昏迷。⑤脑疝：颅内压进一步增高，脑组织向压力小的地方移动，形成脑疝。临床上常见小脑幕切迹疝（颞叶钩回疝）及枕骨大孔疝（小脑扁桃体疝）。小脑幕切迹疝表现为昏迷、一侧瞳孔散大、光反射消失、对侧肢体瘫痪、全身抽搐及生命体征改变。枕骨大孔疝表现为急性发生、突然呼吸停止、深昏迷、双侧瞳孔散大、光反射消失、四肢弛缓、血压下降、迅速死亡。

（4）脑实质损害症状：由于结核性脑膜炎可同时侵犯脑实质，或合并脑血管病变，脑组织缺血、缺氧、软化，导致脑实质损害，临床表现多种多样，常见有以下几种。①瘫痪：可出现偏瘫、单瘫、截瘫、四肢瘫，以偏瘫多见；②去大脑强直：临床呈现牙关紧闭，向后伸仰，双侧上下肢伸直，常伴呼吸不规则，肌肉颤搐，是中脑红核水平以下和脑桥上部的神经结构破坏或功能中断所致，常见于小脑幕切迹疝；③去皮质强直：表现为双上肢屈曲，双下肢强直性伸直，是中脑红核水平以上的双侧内囊及皮质损害所致，强痛刺激可诱出去大脑皮质强直反应；④四肢手足徐动、震颤，为基底神经损害所致；⑤舞蹈样运动：表现为极快的不规则和无意义的不自主运动如挤眉、弄眼、吐舌、耸肩等，系基底节、小脑、黑质病损所致。

（5）自主神经受损症状：表现为皮质-内脏联合损害如呼吸异常、循环障碍、胃肠紊乱、体温调节障碍。还可表现为肥胖、尿崩症和脑性失盐综合征等。

（6）脊髓受损症状：结核性脑膜炎随病情的进展，病变可蔓延至脊髓膜、脊髓神经根和脊髓实质，临床上表现为脊神经受刺激和脊髓受压迫症状，椎管不通畅，脑脊液呈结核性脑膜炎改变等。结核性脊髓蛛网膜炎、椎管内结核瘤及脊柱结核均可伴发不同程度的脊髓损害。

（二）临床分型

目前国内大致把结核性脑膜炎分为以下几型。

1.单纯型结核性脑膜炎

这是临床上较常见的一种类型。病变主要限于脑膜，临床表现具有脑膜刺激症状和体征，以及典型的结核性脑膜炎脑脊液改变，无意识障碍、昏迷、抽搐等脑实质受损症状，若能早期诊断，及时治疗，预后较好。

2.脑膜脑炎型

除脑膜炎症状外，同时出现脑实质弥散性或局限性受损表现如精神症状（精神运动性兴奋、幻觉）；不同程度的意识障碍，严重时昏迷、瘫痪抽搐、失语；少数可出现异常运动如偏侧舞蹈、手足徐动、震颤等以及自主神经功能紊乱症状如尿崩症、过度睡眠等。此型临床症状严重，一般预后较差。

3.结核性脑膜炎并发缺血性脑血管病

临床上也常见，表现为在清醒的发展过程中较快地（1～3 d）出现或突然出现单瘫或偏瘫，以及其他神经系统局灶性症状和体征。如损害优势半球可伴有失语，此为大脑中动脉或颈内动脉发生闭塞。若四肢瘫伴小脑共济失调则为基底动脉闭塞。脑血管造影常显示管径变细、局部狭窄或闭塞。

4.浆液型结核性脑膜炎

婴幼儿、儿童较成人多见，常伴有活动性结核病灶，多由于结核病的中毒反应所致。浆液渗出物只限于脑底部，视交叉附近，临床表现脑膜刺激征轻微，脑脊液压力增高，细胞(以淋巴细胞为主)和蛋白轻度增高或正常。可出现头痛、发热、盗汗、感觉过敏等结核中毒症状。经过治疗，可以很快恢复，预后良好。

5.脊髓型

幼儿及儿童多见，结核炎症侵犯脊髓导致脊髓压迫和软化。临床表现除脑膜刺激征外，还合并脊髓横贯性完全性或部分性损害，表现病灶水平以下运动障碍，深浅感觉障碍及二便障碍。脑脊液可黄变，蛋白细胞分离，脑脊液动力学试验可不通或半通。此型恢复很慢，预后不良。

6.结核性慢性蛛网膜炎

不多见，主要是由于结核性脑膜炎病变局限于部分脑膜或脊膜，呈一种慢性炎症经过，引起软膜、蛛网膜增厚，形成粘连。粘连的脑膜或脊膜可以包绕形成囊肿或形成瘢痕将脑或脊髓的蛛网膜下腔部分压闭。前者如阻碍了脑脊液循环可出现严重的颅内压增高症状;后者如影响了脊髓的脑脊液循环或供应脊髓的血管受压，脊髓发生软化，则临床出现脊髓受损症状。脊髓碘油造影见低动缓慢，分散呈点滴状或索条状，或出现不规则充盈缺损。

(三)临床分期

结核性脑膜炎发病过程一般比较缓慢，临床上可以分为早期、中期、晚期。此三期是结核性脑膜炎在无化疗前自然发展的临床表现。

1.早期(前驱期)

一般见于起病的1～2周，起病缓慢，多表现一般结核的中毒症状如发热、食欲缺乏、消瘦、精神差、感觉过敏。由于脑膜刺激征缺乏，造成早期诊断的困难。

2.中期(脑膜刺激期)

1～2周，表现为头痛、呕吐、颈项强直，此期可出现颅内压增高症状及脑实质受损症状，脊髓受损症状及自主神经功能障碍。腰穿脑脊液呈典型结核性脑膜炎变化。

3.晚期(昏迷期)

1～3周，以上症状加重，意识障碍加深进入昏迷，临床出现频繁抽搐，弛张高热，呼吸不整，去脑或去皮质强直，可出现脑疝危象，多因呼吸和循环中枢麻痹而死亡。

4.慢性期(迁延期)

结核性脑膜炎经化疗后，特别是经不规则化疗后，使病情迁延达数月之久。头痛、呕吐轻微可间断出现，意识可以清楚，脑膜刺激征轻微或缺如，脑脊液基本正常或变化不大。这样既不能定为晚期，又不是早期或中期。属慢性迁延期即病程超过1个月而病情又不符合晚期者。如今在化疗时代，此型在临床上颇为多见。

四、实验室及辅助检查

(一)血液检查

少数伴有轻度贫血，与长期低热、食欲缺乏、呕吐及营养不良有关。白细胞数大都正常或轻

度升高，少数严重病例可有明显的中性粒细胞升高，个别可出现类白血病反应。血沉多升高，临床上一直将血沉升高作为判断结核病活动性的依据之一，但血沉并不能把结核病变的活动性部位反映出来。

（二）脑脊液检查

结核性脑膜炎脑脊液的变化出现较早，是诊断和鉴别诊断之一。

1.压力

一般都升高到 1.765～1.961 kPa（180～200 mmH_2O）。外观：可为清亮或呈淡黄色，甚至呈草黄色，或稍浑浊或毛玻璃状。有时因纤维蛋白原含量过多，脑脊液放出后可立即凝固于试管内。有的静置数小时至 24 h 后液面可形成薄膜，对诊断结核性脑膜炎很有价值，但此现象并非结核性脑膜炎所特有。

2.脑脊液细胞学检查

结核性脑膜炎患者的脑脊液中绝大多数白细胞数升高到（300～500）$\times 10^6$/L，甚至少数可达1.5×10^9/L 以上，嗜中性粒细胞的比例较高（60%～80%）。

3.脑脊液生化改变

（1）糖含量降低：一般常低于 4.5 mmol/L。病程早期糖量可以不低。随着病程的进展出现糖降低。糖越低越有诊断价值。其机制在于炎症时，细菌及白细胞对葡萄糖的利用增加；细菌毒素引起神经系统代谢改变；脑膜炎症细胞的代谢产物抑制了膜携带运转功能，致使糖由血向脑脊液运转发生障碍，脑脊液内糖量减少。但单独糖量降低一项指标不能作为诊断结核性脑膜炎的依据。因为影响糖量降低的因素很多，如脑脊液置放过久、呕吐、进食过少以及化脓性脑膜炎、隐球菌性脑膜炎等都可以影响脑脊液中糖的含量，而使糖量降低。

（2）氯化物降低：一般低于 120 mmol/L。氯化物含量降低，比糖的指标灵敏，其诊断意义比糖量降低更大，可作为结核性脑膜炎诊断的重要参考。病程越长，氯化物含量越低，诊断价值越大。特别在氯化物含量降低与糖含量平行降低时，更有诊断价值。其机制与葡萄糖降低相同。也有人认为由于结核性脑膜炎患者频发呕吐，大量出汗，服盐过少，与血浆氯化物减少有直接关系。

（3）蛋白质含量增高：对诊断、处理和预后观察具有重要作用。一般在 450 mg/L 以上。后期若发生椎管内蛛网膜粘连，蛋白质可增至 10 000 mg/L 以上。但脑脊液蛋白变化没有葡萄糖、氯化物和细胞学检查敏感。如果结核性脑膜炎在治疗过程中，脑脊液蛋白持续增高或长期不能下降，则有可能成为慢性的危险，预后十分不良。同时，脑脊液蛋白增高不是结核性脑膜炎特有，只要脑膜及脉络丛有炎性改变或腰穿时外伤性出血，脑脊液蛋白含量就会增加甚至很高，且能持续很久不能吸收，故须结合葡萄糖及氯化物的变化综合分析判断。

4.脑脊液细菌学检查

细菌学检查为结核性脑膜炎的重要诊断依据，可用直接涂片或用薄膜法找细菌，或培养结核菌生长。但目前无论集菌或培养阳性率均不很高，近年报道脑脊液 TB-PCR 及 TB-Ab 阳性率较高，对诊断有较高的意义。

5.脑脊液的实验室检查

近来，许多学者努力在免疫学方面进行研究，探索新的有效诊断方法，以解决结核性脑膜炎早期实验室诊断的问题。脑脊液中免疫球蛋白测定及淋巴细胞转化试验对结核性脑膜炎的诊断、鉴别诊断及预后判定上有一定意义。脑脊液中醛缩酶活性在结核性脑膜炎初期即显示升高，可作为早期诊断参考。溶菌酶的测定可作为结核性脑膜炎诊断及判定预后的参考。利用结核菌特异性免疫反应来检测脑脊液中结核菌可溶性抗原或特异性抗体,无疑会对确定诊断提供更有力的证据。此外,其他方法,如荧光素钠试验和溴化测定有助于结核性脑膜炎的早期诊断。色氨酸试验对结核性脑膜炎的诊断亦有一定意义。脑脊液中乳酸含量测定,可用于结核性脑膜炎的诊断和鉴别诊断的辅助方法。脑脊液中氨基酸的分析可作为早期诊断的参考。色谱仪的应用为近来诊断结核性脑膜炎提供了线索。

(三)CT 扫描

结核性脑膜炎 CT 扫描虽无特异性,但有其规律性变化。一般在 CT 扫描上可显示直接及间接两方面的变化。直接变化主要有结核瘤、基底池渗出物及脑实质粟粒性结核;间接变化主要有脑积水、脑水肿及脑梗死等。CT 的主要表现如下。

1.脑实质粟粒性病灶

脑实质粟粒性病灶是结核性脑膜炎早期组织内形成的粟粒样肉芽肿。CT 表现为广泛分布于大脑皮质或脑组织内细小的密度均等的结节,强化扫描时密度增加。

2.脑膜密度增强

当位于大脑皮质或脑膜的粟粒样肉芽肿破入蛛网膜下腔后,脑膜产生大量渗出物,积聚于脑底各脑池内。早期病理变化以浆液性为主,此时 CT 扫描无变化;当浆液渗出被纤维素性渗出代替,并有结核性肉芽肿形成时,CT 扫描在脑底部可显示已有改变的各脑池轮廓及脑膜广泛密度增强。最常见的部位是鞍上池、环池、大脑外侧裂等。

3.环状、盘状、团块状和点状阴影

环状、盘状、团块状和点状阴影是结核瘤的 CT 表现。结核瘤可发生于大脑或小脑的任何部位,多位于小脑幕上,分布在额叶、颞叶、顶叶;小脑幕下多在小脑半球或蚓部。结核性脑膜炎早期有较多的炎性反应,边缘胶原组织较少,周围为程度不等的炎性水肿区,此时 CT 平扫表现为高密度、等密度或低密度区,一般呈盘状或不规则团块状。等密度结核瘤平扫时仅可见一环形低密度带,即周围脑水肿区,如果没有周围脑水肿区,则等密度的结核瘤在平扫时不能辨认。平扫呈低密度的结核瘤不能与脑梗死鉴别,但强化扫描后结核瘤密度增强,脑梗死则不能增强。因此,强化扫描应视为确定结核瘤的必不可少的 CT 检查步骤。随病程延长,结核瘤边缘渐形成胶原组织,内部物质干酪化,周围组织水肿消失,平扫一般呈高密度盘状阴影,强化扫描表现中心密度较低,周边密度明显增强的环形影,少数可呈串珠样影,这是一种特征性表现。

4.脑室扩张和缩小

脑底部的渗出物阻塞脑脊液流通,导致脑脊液循环障碍,因而各脑室出现积水而扩张。CT 扫描即可见各脑室有不同程度的扩张积水,其程度可随病程延长而加重,随抗结核治疗而减轻,直至恢复正常大小。但如脑池或其他梗阻部位形成纤维粘连时,则脑积水不能减轻甚至加重。在结核性脑膜炎的 CT 扫描中,脑积水发生率最高,出现时间亦早,国内报道阳性率占 52.38%。此外尚见有脑室缩小,为急性广泛性脑实质水肿或为低颅内压综合征所致。

5.脑室周围密度减低

为沿脑室周围分布的低密度带,强化扫描影像不增强,脑室周围密度减低与脑积水有密切关系。

6.局部或广泛低密度水肿区

结核性脑膜炎时因脑水肿程度不同,CT 检查可有局部或广泛性低密度影或伴随中线移位。

强化扫描影像不增强。

7.脑实质密度减低梗死区

这是脑软化的CT表现。系由于结核性脑膜炎时结核性动脉炎或动脉周围炎导致局部脑组织缺血、软化而形成,多见为大脑中动脉支配区受累。CT扫描所见为脑实质局部或广泛性低密度区,形状不规则,范围大小不一,强化扫描不增强。

8.索状、结节状高密度影像

索状密度增高影像是由于结核性炎症累及动脉内膜及外壁所形成,强化扫描密度增强;结节状高密度影像是由结节性小肉芽肿所构成,强化扫描后密度增强。索状与结节混合高密度影像表明脑动脉、脑实质同时具有结核性改变强化,扫描后密度增强。索状与结节混合高密度影像表明脑动脉、脑实质同时具有结核性改变,强化扫描后密度增强。索状影像为早期结核性脑膜炎特征性表现,具有诊断上的意义。

此外,对于结核性脑膜炎各型,CT能显示的病变部位与临床表现基本一致,因此CT扫描还可协助判断病变的部位和范围。为结核性脑膜炎的诊断提供了一种重要的检测手段。

五、诊断与鉴别诊断

(一)诊断

诊断结核性脑膜炎除脑脊液内结核菌检出阳性外,还没有其他特异性检查方法,从而在诊断方面还存在着一定的困难。但结核性脑膜炎脑脊液内结核菌的阳性率很低,因此单靠脑脊液结核菌检出以确定诊断是不明智的。综合判断是必需的,如症状的特征、颅内压高低;脑脊液氯化物、糖减低及蛋白含量的增多,脑脊液细胞学呈混合细胞反应;意识障碍与麻痹的出现;与临床表现一致的规律性CT变化等迄今是惯用的诊断手段,其中动态观察脑脊液的生化及细胞学检查具有重要诊断价值,特别强调如下数值界限:①颅内压增高在1.961 kPa(200 mmH_2O)以上。②脑脊液氯化物下降到65 mmol/L以下时,且有逐渐递减或持续之趋势。③脑脊液糖含量下降到4.5 mmol/L以下时,且有逐渐递减或持续之趋势。④脑脊液蛋白含量增高到450 mg/L以上,且有逐渐递增之趋势。⑤脑脊液白细胞总数局限于$(300\sim500)\times10^6$/L个,持续时间较长的以淋巴细胞、激活淋巴细胞为主混合细胞反应。⑥用玻片离心沉淀法收集脑脊液标本,发现结核菌,对诊断有重要意义。1~5项均超出正常数值对诊断有肯定意义;其中有4项异常对诊断有重要意义;②~③项异常仅具有参考意义。

为做到早期诊断,凡有以下情况者应高度怀疑结核性脑膜炎:①微热一周以上伴无症状者;②未查明原因的烦躁、嗜睡或哭闹、失眠等脑症状;③出现不明原因的神经定位症状;④癫痫样抽搐伴发热者;⑤呕吐伴有微热查不到原因者;⑥持续2周以上头痛查不到原因者。此时,需及时反复腰穿行脑脊液检查。

(二)鉴别诊断

典型的结核性脑膜炎临床诊断并不困难,但在结核性脑膜炎的早期或不典型病例,诊断不十分容易,常与结核性脑膜炎发生混淆而难于鉴别的疾病如下。

1.化脓性脑膜炎

起病急,除发热外很快出现呕吐、抽风、嗜睡、昏迷,早期即有脑膜刺激征,可伴感染性休克或全身败血症表现及硬膜下积液;血白细胞高,中性粒细胞高,有核左移现象及中毒性颗粒;胸片可有肺炎、肺脓肿、脓胸;结核菌素试验多为阴性;脑脊液检查最为重要,化脓性脑膜炎时脑脊液外观早期仍清亮,稍后显浑浊或呈脓性。细胞数每立方毫米可达数千至数万;氯化物降低不如结核性脑膜炎明显,但糖降低更著,蛋白升高相似。离心后的脑脊液涂片及培养可找到化脓细菌。脑脊液细胞学检查在渗出期,以嗜中性粒细胞反应为主。由于致病因素的持续作用,有些嗜中性粒细胞胞体变小,染色变灰,核染色质浓密呈块状,胞质浑浊,颗粒消失,胞体破碎或轮廓模糊,而成为脓细胞,感染严重时嗜中性粒细胞胞质内可见中毒性颗粒及相应的致病菌;增生期以单核-吞噬细胞反应为主,嗜中性粒细胞急剧减少;修复期以淋巴细胞反应为主,直至嗜中性粒细胞完全消失,小淋巴细胞和单核细胞比例正常化。

2.病毒性脑膜炎

发热、呕吐、抽风、意识障碍、精神症状发展较快,伴有各种病毒感染的特殊症状,有些显示季节性,结核菌素试验多阴性,胸片多正常,血象白细胞总数及中性粒细胞可正常或偏高,脑积水罕见。脑脊液检查对鉴别极其重要。外观五色透明,白细胞计数为(50～500)$\times 10^6$/L,糖及氯化物含量正常,蛋白正常或轻度增高。脑脊液细胞学检查早期可有明显的嗜中性粒细胞反应,但因持续时间短(可仅数小时,一般为24～48 h),又因患者往往来诊较迟,致使化验检查很难见到病毒性脑膜炎时脑脊液的嗜中性粒细胞反应。而由淋巴细胞、激活淋巴细胞和浆细胞的增加所代替,形成病毒性脑膜炎的典型的脑脊液细胞学图像——淋巴样细胞反应。随着病情发展而进入修复阶段时,可出现单核细胞反应。在单纯疱疹病毒性脑膜炎的淋巴样细胞中常可见到特征性的胞质内包涵体。国内已有学者用单克隆抗体(McAb)酶联免疫吸附试验(ELISA)和免疫荧光快速诊断法检测脑脊液单纯病毒抗原和抗体,使早期诊断成为可能。

3.新型隐球菌性脑膜炎

与结核性脑膜炎的临床表现和脑脊液改变很相似,唯一可靠的鉴别方法,是脑脊液经细胞玻片离心后,对所收集物行MGG染色,常可在脑脊液标本中直接发现隐球菌,菌体圆形,直径5～15 μm,MGG染色呈蓝色,无核,常于圆形菌体上长出有较小的芽孢,菌体中心折光性较强;或做墨汁染色黑底映光法可见圆形,具有厚荚膜折光之隐球菌孢子;脑脊液培养亦可发现隐球菌。脑脊液细胞学变化以激活淋巴细胞和单核-吞噬细胞反应为主,后者常可吞噬隐球菌,类似脂肪吞噬细胞和红细胞吞噬细胞。

4.癌性脑膜炎

有一些中枢神经系统转移癌为脑软膜的弥散性癌转移,而脑内并无肿块,称为癌性脑膜炎,多见于中年以上患者,系由肺癌或身体其他器官的恶性肿瘤转移到脑膜而引起,发病急,病程进展快,迅速恶化死亡。如为肺癌转移时,X线检查可显示癌性病灶,且无临床结核病中毒症状。脑脊液细胞学检查常常发现有癌细胞。而对部分此类患者采用CT扫描也常常难以发现。

5.淋巴细胞脉络丛脑膜炎

结核性脑膜炎的脑脊液除了细胞数增加外,还有糖、氯化物的减少。而本病脑脊液糖和氯化物含量一般少有改变;淋巴细胞增多并占绝对优势,无粒细胞反应期;预后良好。

六、治疗

结核性脑膜炎应采取综合治疗,治疗必须及时和彻底。

(一)抗结核药物治疗

结核性脑膜炎的抗结核药物治疗原则同肺结核一样,即早期、适量、联合、规律及全程用药。为了提高疗效,结核性脑膜炎化疗药物选择应考虑脑膜的结构,从药物动力学和药物的通透性来决

定。此外，一般有炎症的脑膜，其血管的通透性是增加的，有利于抗生素及化疗药物进入脑脊液。

以药物通透性及总体有效性的标准选择结核性脑膜炎系统治疗的药物，首选五化治疗，强化期治疗方案为抑制素（INH）、利福平（RFP）、链霉素（SM）、吡嗪酰胺（PZA）、对氨基水杨酸钠（PAS）、乙胺丁醇（EMB）使用3～4个月，在此期脑脊液基本恢复正常，然后转入巩固期治疗，INH、RFP、PZA或INH、RFP、EMB使用5～6个月。脊髓型或部分危重者疗程适当延长到12个月。一般经9～12个月的治疗可取得良好的效果。

用药剂量：成人每天INH 0.6～0.9 g，SM 0.75～1 g，PZA 1.5 g，PAS 8～12 g，EMB 0.75～1 g，RFP 0.45～0.6 g，儿童每天每千克体重INH 15～30 mg，SM 15～30 mg，RFP 10～20 mg，PZA 20～30 mg，PAS 200～300 mg。

近年来，国内外有关耐药菌逐年增加的报道，如从患儿接触史中提示有原发耐药或通过治疗发生继发耐药时，应及时改用其他抗结核药，如氧氟沙星、卷曲霉素、利福喷汀、阿米卡星、力排肺疾等。

对有下列情况之一者应考虑耐药的可能：①脑脊液培养出结核菌，并证实为耐药菌株；②不规则治疗超过3个月或中途自行停药者；③不规则化疗6个月疗效不佳者；④传染源是久治不愈的结核患者或不规则治疗者，复发的结核性脑膜炎患者；⑤肺结核或肺外结核合并结核性脑膜炎者。可根据药物敏感试验，治疗反应，必要时再改动治疗方案。

（二）激素治疗

激素具有抗炎、抗感染、抗纤维化、抗过敏及抑制海士曼反应的作用。激素与抗结核药物合用可提高结核性脑膜炎之疗效，对此目前认识基本一致。

1.应用激素的作用

减少脑膜的炎性渗出，促进脑和脑膜的炎症的消散和吸收，对防止纤维组织增生有良好的效果。减轻继发的动脉内膜炎和脑软化及神经根炎；减轻炎症反应，抑制结缔组织增生。

激素能抑制海士曼反应，防止患者在急性期死亡，有人解释这种现象是由于大量结核菌死亡，释放出大量结核蛋白引起反应所致；改善机体的应激能力和一般状态，促进食欲，增加消化液的分泌，有利于疾病的恢复，使患者较顺利地度过危险期；激素尚可补充某些严重的结核患者存在的肾上腺皮质功能不全，并可减少抗结核药物的毒性反应。

2.激素使用原则

（1）使用激素应有明确目的，一般是促使脑和脑膜的炎症消散和吸收，防止纤维组织增生和动脉炎等，它主要对渗出性病变疗效最好，因此，在急性期越早应用越好，急性期使用激素的剂量应该充分，以求迅速控制急性渗出性炎症。

（2）对于不同类型使用激素的原则也不尽相同，对脑膜炎型开始可用短期突击性的大剂量激素，以后维持时间也要长。此型不仅全身应用激素，还要积极配合鞘内注入激素，才能收到良好的效果。

（3）使用激素的具体剂量和时限根据机体的反应、病变的性质和轻重、体重大小等因素来确定，以达到上述临床效果为目的，经巩固一个阶段后应考虑及时减少激素的剂量和逐步停药的问题。

（4）对晚期患者虽疗效较差也可适当应用。因晚期者以增生的干酪性病变占优势，但仍有渗出性病变，其临床征象主要是由于脑水肿和脑膜渗出性病变引起的。

（5）使用激素静脉输注比口服效果好。

3.应用剂量及疗程

对急性期患者多用短期突击大剂量的激素,以求迅速控制炎性反应。因患者多有呕吐,服药后不能保证吸收,所以对重症患者常采用静脉输注给药。

用法:氢化可的松(亦可用地塞米松)静脉输注,成人剂量为 150～200 mg/d,小儿 5～7 mg/(kg·d),情况好转后改用口服泼尼松,成人口服 30 mg/d,儿童口服 15 mg/d。临床症状和脑脊液检查明显好转,病情稳定时开始减量,一般首次减量在用药后第 3～5 周,以后每 7～10 d减量一次,每次减量为5 mg。总疗程为 8～12 周(早期及部分患者 8～10 周即可),总疗程不宜超过 3 个月,若病情实属需要而难以停药时,也可适当延长至半年,但用药时间超过 3 个月患者尸检证实,肾上腺皮质萎缩程度与激素应用时间长短成正比。

激素减量的时间不应呆板地确定,主要根据具体情况而定。在激素减量过程中,由于减量过快脑膜炎症状未得到控制或由于患者对激素形成了依赖,此时可重新出现脑膜刺激征或颅高压的症状,脑脊液化验又出现反跳现象。这种情况观察数天后,如仍未消退,应增加激素的用量至最低有效量,待上述症状完全消失,脑脊液基本变到原来水平再缓慢减量。

(三)抗脑水肿治疗

无论急性期或慢性期出现颅内压增高时,采取适当措施来降低颅内压,控制脑水肿是结核性脑膜炎治疗极其重要的环节。

脱水疗法主要作用是利用高渗溶液提高血浆渗透压,使血与脑脊液和脑组织内不同浓度所造成的渗透压差异进行脱水,使脑组织及脑脊液中的部分液体通过血循环经肾脏排出,从而达到减轻脑水肿,降低颅内压的目的。

1.甘露醇

甘露醇是临床最常用的脱水药,广泛使用于结核性脑膜炎伴有颅内压增高的患者。甘露醇通过血与脑和血与脑脊液间渗透压差而产生脱水作用。一般配成 20%过饱和溶液,同时须加温使其溶解,否则可发生休克。每次 1～2 g/kg,于 15 min 内静脉滴注。静脉给药后 20 min 开始起作用,2～3 h作用最强,维持4～6 h,一般每天用 2～4 次。不良反应甚少,偶可引起一时性头痛和心律失常。

2.甘油

复方甘油注射液,系由甘油和氯化钠配制而成的灭菌水溶液。使脑脊液同血液间形成暂时性渗透压梯度,从而将细胞间及组织间隙中的水分吸入血中,使组织发生脱水状态。其优点是:①降低颅内压迅速,且因进入脑组织的量不多,并参与代谢,故一般不伴"反跳";②选择性地脱去脑组织中的水分,对身体其他组织中的水分影响不大;③不引起过多的水及电解质的丢失,可较长时间使用;④能改善脑代谢及脑血流量,可提供热量。成人,一次 500 mL,每天 1～2 次,静脉滴注。也可口服,配成 50%甘油盐水60 mL,每天4 次,适用于结核性脑膜炎所致慢性脑积水时,或甘露醇脱水后维持脱水。该药毒副作用甚少,偶出现血红蛋白尿,其发生率与滴注速度过快有关,故应严格控制滴注速度,以每分钟 2 mL 为宜。一旦发生血红蛋白尿,应及时停药,很快即可消失,恢复后可继续使用。

3.葡萄糖

能提高血浆渗透压,具有脱水利尿作用,使颅内压迅速降低,血容量改善,提高血糖,供给能量,促进神经细胞的氧化过程,改善脑细胞代谢,有利于脑功能的恢复,且无不良反应,故常用于不需强烈脱水或适用于其他脱水剂的 2 次用药之间,以防止"反跳"出现,一般用 50%葡萄糖

60 mL，静脉滴注，每天 2～4 次。

4.血清蛋白或浓缩血浆

直接使血胶体渗透压增高而引起脱水，降低颅内压；使抗利尿激素分泌减少而利尿；血黏度降低而有助于脑循环，还能补充蛋白质，参与氨基酸代谢，产生能量，故有其优点。一般用20%～25%人血清蛋白 50 mL，或浓缩血浆 100～200 mL，每天静脉滴注 1～2 次，适用于重症结核性脑膜炎且营养及免疫功能低下者。由于脱水作用较差且价格昂贵，故常不做常规脱水剂作用。

5.利尿药

主要通过增加肾小球滤过率，抑制肾小管对钠、钾及氯离子的重吸收，使肾小管内保持较高的渗透压，减少水的再吸收，使尿量显著增加，而造成机体脱水，从而间接使脑组织脱水，降低颅内压。利尿剂的脱水功效远不及高渗脱水药，先决条件是肾功能良好和血压正常，适用于结核性脑膜炎时与甘露醇、葡萄糖合并使用，以增加脱水效果。

常用药物如下。①呋塞米：20～40 mg，每天 3～4 次，也有主张用大剂量 250 mg，加入 500 mL林格液，静脉滴注，1 h 内滴完。利尿作用持久，降低颅内压显著，可用于结核性脑膜炎急救。不良反应相对较少，偶见呕吐、皮疹、直立性低血压、粒细胞减少等。②乙酰唑胺：一般用量 0.25～0.5 g，每天 2～3 次，连服一周。不良反应较少，长期大剂量可发生代谢性酸中毒，少见血尿、腹痛。适用于结核性脑膜炎急性脑积水进行不甚急剧及慢性进行性脑积水者，或用于高渗液静脉滴注疗程之前后。

(四)脑代谢活化剂治疗

结核性脑膜炎炎症、水肿和充血可使脑细胞功能受到严重的损害，为积极改善脑代谢紊乱，促进脑功能恢复，防止和减少脑损害的后遗症，可在急性期已过，病情稳定后应用促进脑细胞代谢，改善脑功能的药物即脑代谢活化剂。

1.胞磷胆碱

可促进磷脂代谢，改善神经细胞功能；提高脑干网状结构上行激活系统的作用，促进意识恢复；改善脑血管运动张力，增加脑血流，提高脑内氧分压，改善脑缺氧。一般以 250～500 mg 加入 25%～50%葡萄糖 20～40 mL 静脉注射或 10%葡萄糖液 500 mL 静脉滴注，也可肌内注射 250 mg，一日两次。

2.细胞色素 C

对组织的氧化和还原起促进作用。可增加脑血流和脑氧代谢率，从而改善脑代谢，一般 15～30 mg加入 25%～50%葡萄糖 20～40 mL 缓慢静脉推注或 10%葡萄糖液 500 mL 静脉滴注，每天 1～2 次，连用7～30 d。

3.三磷酸腺苷

三磷酸腺苷是机体能量的主要来源，可通过血-脑屏障，为脑细胞的主要能源，可增加脑血循环，且能直接作用于脑组织，激活脑细胞的代谢，每次 20 mg 肌内注射，每天 1～2 次，或每次 20～40 mg加入 25%～50%葡萄糖 40 mL 静脉注射，或加入 5%～10%葡萄糖 500 mL 静脉滴注，每天 1 次，2～3 周。

4.辅酶 A

对糖、脂肪、蛋白质的代谢起重要作用，可促进受损细胞恢复功能，一般以 50～100 U 加 25%～50%葡萄糖液 40 mL 静脉注射，或加入 5%～10%葡萄糖液 500 mL 静脉滴注，每天1 次，连用 2～3 周。常与三磷酸腺苷、细胞色素 C 合用可提高疗效。

(五)鞘内注射

目前临床上多采用INH+地塞米松鞘内注射,这样既可减少抗结核药物的局部刺激作用,又可迅速地控制脑膜炎局部炎症反应。在实际工作中鞘内注射有如下优点。

(1)可提高脑脊液中INH和激素有效浓度,形成局部高浓度的杀灭结核菌的环境,有利于治疗。

(2)避免INH全身给药通过肝脏乙酰化形成乙酰异烟肼。

(3)迅速降低脑脊液中细胞数和蛋白含量,使脑脊液恢复正常时间快1/2。并有效地预防和治疗椎管内脑脊液的阻塞。

(4)腰穿后放脑脊液降低颅内压,减轻脑水肿,防止脑疝形成,降低病死率。

因此,在全身应用抗结核药物和激素基础上并用鞘内注射可大大缩短结核性脑膜炎的疗程。鞘内注药:INH 50~100 mg,地塞米松1~2 mg,一次注入。开始每天1次,3 d后隔天1次,7次为1个疗程。待病情好转、脑脊液恢复正常,则逐渐停用。注药前要放脑脊液5~6 mL,如颅内压很高时放液要慎重,可将腰穿针芯不要全部拔出,以使脑脊液缓慢流出后再注药。患者昏迷前夕、晚期结核性脑膜炎是鞘内注射的最好适应证。

七、外科手术

侧脑室引流:适用于结核性脑膜炎所致急性脑积水,内科治疗无效者,特别是脑疝将要形成,或刚形成时,可起到抢救生命的明显效果;慢性脑积水急性发作时或慢性进行性脑积水用其他降颅内压措施无效时也可考虑使用。不良反应是引流过速可致脑内静脉破裂,造成脑出血;引流过多可造成脑脊液分泌过多;引流过久可继发颅内细菌感染。在结核性脑膜炎治疗过程中,经常发生粘连梗阻而致难以控制的脑积水。可采用脑室、脑池分流术以达持久性的减低颅内压作用。

八、预后与转归

结核性脑膜炎发病急慢不定,但病程都较长,自愈者少,恶化、死亡者较多。自化疗应用以来,不良的预后大有改善。结核性脑膜炎的预后取决于抗结核药物治疗的早晚,以及开始治疗的方法正确与否;所感染的结核菌是否为耐药菌株;患者的发病年龄;治疗时期的病期、病型;是否合并脑积水;初治或复治(恶化或复发);脑脊液生化和细胞学变化等都能影响治疗的效果。这些综合因素和预后都有密切的关系。

结核性脑膜炎早期,脑底渗出物可因及时治疗而完全吸收,临床可无症状或症状完全好转,治疗后可无任何后遗症。脑脊液恢复正常,结核菌转阴,中枢神经系统的病灶亦可完全吸收。但是如果诊断和治疗被延误,则结核性脑膜炎颅底炎症由脑膜延及脑实质,引起意识障碍和精神症状。累及脑血管,引起脑软化、偏瘫、癫痫发作、失语。炎症波及间脑,引起严重自主神经功能紊乱。累及锥体外系出现各种异常运动。累及脑桥及延髓引起吞咽、迷走和副神经损害。患者因渗出物的粘连和压迫引起呼吸不畅或出现陈-施氏呼吸,可因呼吸中枢麻痹而死亡。上述不同程度的临床征象既是造成死亡的原因,也是出现后遗症的主要原因。常见有肢体运动障碍、视听觉障碍、智力障碍。当发生后遗症时,根据病情,选择使用新针疗法、推拿按压、中医中药、康复锻炼。药物方面可根据病情选用脑细胞代谢活化剂、脱水药物、内分泌制剂以及镇静地西泮剂型。

九、护理

(一)一般护理

(1)绝对卧床休息。卧床时间一般为半年,卧床给以头高位15°～20°,颈项强直者去枕。

(2)保持病室安静,避免强光强声刺激。

(3)保持床单位整齐、清洁、干燥,加强皮肤护理,防止压疮的发生。

(4)注意保持大便通畅。3 d无大便,遵医嘱给予缓泻剂,预防颅内压增高。

(5)如呕吐或惊厥时,将患者侧卧,以免呕吐物吸入气管。

(6)饮食护理。易进高蛋白、高热量、高维生素、高糖、低脂饮食。

(7)心理护理。保持患者情绪稳定,避免精神紧张,帮助患者树立战胜疾病的信心,配合治疗。

(8)配合医师做好腰椎穿刺前、中、后的护理工作。

(9)密切观察神志、瞳孔、体温、脉搏、呼吸血压等变化,及时记录。瞳孔忽大忽小时提示中脑受损。注意颅内高压及肢体活动情况。观察药物的不良反应。

(10)遵医嘱给予持续低流量吸氧。

(11)发热患者遵医嘱给予降温。做好口腔护理。

(12)昏迷患者注意眼睛的保护,做好各种管道的护理,保持通畅;严格无菌操作,防感染。对烦躁不安、抽搐的患者,给以保护性措施。保持呼吸道通畅,头偏向一侧,定期翻身叩背防坠积性肺炎。

(13)加强肢体功能锻炼,制订有效的肢体训练计划。

(二)颅内高压的护理

(1)观察患者头痛的程度及持续时间,有无呕吐,呕吐是否为喷射性及呕吐物的性质,患者的呼吸情况,判断颅内压升高的程度,为降颅内压治疗提供依据。

(2)观察脱水剂的临床反应。①观察脱水前后患者头痛、呕吐物情况。②脱水剂快慢对病情的影响。③脱水剂间隔时间的影响。④严重颅内高压患者甘露醇与呋塞米间隔使用。⑤肾功能不全应观察尿量变化,以防肾功能恶化。

(3)侧脑室引流的护理。①首先做好侧脑室引流术前准备、术中护理。②术后观察脑脊液颜色及每天脑脊液引流量。③正确判断脑室内压力。④观察脑室内压力与临床症状的关系。⑤注意引流后的消毒、无菌处理。

十、健康教育

(1)讲解结脑患者的早期症状及特点,以便早发现早治疗。

(2)宣传结核病的传染传播途径、传染方式,注意个人卫生,杜绝随地吐痰,加强个人防护。

(3)讲解卧床休息的重要性,避免过早下床活动。

(4)坚持长期、规律服药原则。

(5)新生儿接种卡介苗是预防儿童结脑的有效措施。

(6)合理膳食,进高热量、高蛋白、高维生素、低脂、易消化的饮食。

(7)加强肢体功能锻炼。

(8)定期复查肝、肾功,以及脑脊液、尿、痰、血常规。

(9)禁烟酒。

(马金凤)

第五节　病毒性脑膜炎

病毒性脑膜炎是一组由各种病毒感染引起的脑膜急性炎症性疾病,临床以发热、头痛和脑膜刺激征为主要表现。本病大多呈良性过程。

一、病因及发病机制

多数的病毒性脑膜炎由肠道病毒引起。该病毒属于微小核糖核酸病毒科,有60多个不同亚型,包括脊髓灰质炎病毒、柯萨奇病毒A和B、埃可病毒等,其次为流行性腮腺炎、单纯疱疹病毒和腺病毒。

肠道病毒主要经粪-口途径传播,少数通过呼吸道分泌物传播;大部分病毒在下消化道发生最初的感染,肠道细胞上有与肠道病毒结合的特殊受体,病毒经肠道入血,产生病毒血症,再经脉络丛侵犯脑膜,引发脑膜炎症改变。

二、临床表现

(1)本病以夏秋季为高发季节,在热带和亚热带地区可终年发病。儿童多见,成人也可罹患。多为急性起病,出现病毒感染的全身中毒症状如发热、头痛、畏光、肌痛、恶心、呕吐、食欲减退、腹泻和全身乏力等,并可有脑膜刺激征。病程在儿童常超过1周,成人病程可持续2周或更长时间。

(2)临床表现可因患者的年龄、免疫状态和病毒种类不同而异,如幼儿可出现发热、呕吐、皮疹等症状,而脑膜刺激征轻微甚至阙如;手-足-口综合征常发生于肠道病毒71型脑膜炎,非特异性皮疹常见于埃可病毒9型脑膜炎。

三、辅助检查

脑脊液压力正常或增高,白细胞数正常或增高,可达$(10\sim100)\times10^6$/L,早期可以多形核细胞为主,8～48 h后以淋巴细胞为主。蛋白质可轻度增高,糖和氯化物含量正常。

四、治疗

本病是一种自限性疾病,主要是对症治疗、支持治疗和防治并发症。对症治疗:如头痛严重者可用止痛药,癫痫发作可选用卡马西平或苯妥英钠等,脑水肿在病毒性脑膜炎不常见,可适当应用甘露醇。对于疱疹病毒引起的脑膜炎,应用阿昔洛韦抗病毒治疗可明显缩短病程和缓解症状,目前针对肠道病毒感染临床上使用或试验性使用的药物有人免疫球蛋白和抗微小核糖核酸病毒药物普来可那立。

五、护理评估

(一)健康史

发病前有无发热及感染史(呼吸道、消化道)。

(二)症状

发热、头痛、呕吐、食欲减退、腹泻、乏力、皮疹等。

(三)身体状况

(1)生命体征及意识,尤其是体温及意识状态。

(2)头痛:头痛部位、性质、有无逐渐加重及突然加重,脑膜刺激征是否阳性。

(3)呕吐:呕吐物性质、量、频率,是否为喷射样呕吐。

(4)其他症状:有无人格改变、共济失调、偏瘫、偏盲、皮疹。

(四)心理状况

(1)有无焦虑、恐惧等情绪。

(2)疾病对生活、工作有无影响。

六、护理诊断/问题

(一)体温过高

体温过高与感染的病原有关。

(二)意识障碍

意识障碍与高热、颅内压升高引起的脑膜刺激征及脑疝形成有关。

(三)有误吸的危险

有误吸的危险与脑部病变引起的脑膜刺激征及吞咽困难有关。

(四)有受伤的危险

有受伤的危险与脑部皮质损伤引起的癫痫发作有关。

(五)营养失调

低于机体需要量与高热、吞咽困难、脑膜刺激征所致的入量不足有关。

(六)生活自理能力缺陷

生活自理能力缺陷与昏迷有关。

(七)有皮肤完整性受损的危险

有皮肤完整性受损的危险与昏迷抽搐有关。

(八)语言沟通障碍

语言沟通障碍与脑部病变引起的失语、精神障碍有关。

(九)思维过程改变

思维过程改变与脑部损伤所致的智能改变、精神障碍有关。

七、护理措施

(一)高热的护理

(1)注意观察患者发热的热型及相伴的全身中毒症状的程度,根据体温高低定时监测其变化,并给予相应的护理。

（2）患者在寒战期及时给予增加衣被保暖；在高热期则给予减少衣被，增加其散热。患者的内衣以棉制品为宜，且不宜过紧，应勤洗勤换。

（3）在患者头、颈、腋窝、腹股沟等大血管走行处放置冰袋，及时给予物理降温，30 min 后测量降温后的效果。

（4）当物理降温无效、患者持续高热时，遵医嘱给予降温药物。给予药物降温后特别是有昏迷的患者，要观察其神志、瞳孔、呼吸、血压的变化。

（5）做好基础护理，使患者身体舒适；做好皮肤护理，防止降温后大量出汗带来的不适；给予患者口腔护理，以减少高热导致口腔分泌物减少引起的口唇干裂、口干、舌苔，以及呕吐、口腔残留食物引起的口臭带来的不适感及舌尖、牙龈炎等感染；给予会阴部护理，保持其清洁，防止卧床所致的泌尿系统感染；床单位清洁、干燥、无异味。

（6）患者的饮食应以清淡为宜，给予细软、易消化、高热量、高维生素、高蛋白、低脂肪饮食。鼓励患者多饮水、多吃水果和蔬菜。意识障碍不能经口进食者及时给予鼻饲，并计算患者每公斤体重所需的热量，配置合适的鼻饲饮食。

（7）保持病室安静舒适，空气清新，室温 18 ℃～22 ℃，相对湿度 50%～60%适宜。避免噪声，以免加重患者因发热引起的躁动不安、头痛及精神方面的不适感。降低室内光线亮度或给患者戴眼罩，减轻因光线刺激引起的燥热感。

（二）病情观察

（1）严密观察患者的意识状态，维持患者的最佳意识水平。严密观察病情变化，包括意识、瞳孔、血压、呼吸、体温等生命体征的变化，结合其伴随症状，正确判断、准确识别因智能障碍引起的表情呆滞、反应迟钝，或因失语造成的不能应答，或因高热引起的精神萎靡，或因颅内压增高所致脑疝引起的嗜睡、昏睡、昏迷，应及时并准确地反馈给医师，以利于患者得到恰当的救治。

（2）按时给予脱水降颅内压的药物，以减轻脑水肿引起的头痛、恶心、呕吐等脑膜刺激征，防止脑疝的发生。

（3）注意补充液体，准确记录 24 h 出入量，防止低血容量性休克而加重脑缺氧。

（4）定时翻身、叩背、吸痰，及时清理口鼻呼吸道分泌物，保持呼吸道通畅，防止肺部感染。

（5）给予鼻导管吸氧或储氧面罩吸氧，保证脑组织氧的供给，降低脑组织氧代谢。

（6）避免噪声、强光刺激，减少癫痫发作，减少脑组织损伤，维护患者意识的最佳状态。

（7）癫痫发作及癫痫持续状态的护理详见癫痫患者的护理。

（三）精神症状的护理

（1）密切观察患者的行为，每天主动与患者交谈，关心其情绪，及时发现有无暴力行为和自杀倾向。

（2）减少环境刺激，避免引起患者恐惧。

（3）注意与患者沟通交流和护理操作技巧，减少不良语言和护理行为的刺激，避免患者意外事件的发生。①在与患者接触时保持安全距离，以防有暴力行为患者的伤害。②在与患者交流时注意表情，声音要低，语速要慢，避免使患者感到恐惧，从而增加患者对护士的信任。③运用顺应性语言劝解患者接受治疗护理，当患者焦虑或拒绝时，除特殊情况外，可等其情绪稳定后再处理。④每天集中进行护理操作，避免反复的操作引起患者的反感或激惹患者的情绪。⑤当遇到患者有暴力行为的倾向时，要保持沉着、冷静的态度，切勿大叫，以免使患者受到惊吓后产生恐惧，引发攻击行为而伤害他人。

(4)当患者烦躁不安或暴力行为不可控时，及时给予适当约束，以协助患者缓和情绪，减轻或避免意外事件的发生。约束患者时应注意以下几点：①约束患者前一定要向患者家属讲明约束的必要性，医师病程和护理记录要详细记录，必要时签知情同意书，在患者情绪稳定的情况下也应向家属讲明约束原因。②约束带应固定在患者手不可触及的地方。约束时注意患者肢体的姿势，维持肢体功能性位置，约束带松紧度适宜，注意观察被约束肢体的肤色和活动度。③长时间约束至少每 2 h 松解约束 5 min；必要时改变患者体位，协助肢体被动运动；若患者情况不允许，则每隔一段时间轮流松绑肢体。④患者在约束期间家属或专人陪伴，定时巡视病房，并保证患者在护理人员的视线之内。

(四)用药护理

(1)遵医嘱使用抗病毒药物，静脉给药注意保持静脉通路通畅，做好药物不良反应宣教，注意观察患者有无谵妄、震颤、皮疹、血尿，定期抽血监测肝肾功能。

(2)使用甘露醇等脱水降颅内压的药物，应保证输液快速滴注，并观察皮肤情况，药液有无外渗，准确记录出入量。

(3)使用镇静、抗癫痫药物，要观察药效及药物不良反应，定期抽血，监测血药浓度。

(4)使用退热药物，注意及时补充水分，观察血压情况，预防休克。

(五)心理护理

(1)要做好患者心理护理，介绍有关疾病知识，鼓励患者配合医护人员的治疗，树立战胜疾病的信心，减轻恐惧、焦虑、抑郁等不良情绪，以促进疾病康复。

(2)对有精神症状的患者，给予家属帮助，做好患者生活护理，减少家属的焦虑。

(六)健康教育

(1)指导患者和家属养成良好的卫生习惯。

(2)加强体质锻炼，增强抵抗疾病的能力。

(3)注意休息，避免感冒，定期复查。

(4)指导患者服药。

(马金凤)

参考文献

[1] 关雪莲.神经内科疾病诊断与治疗[M].长春:吉林科学技术出版社,2019.
[2] 刁红梅.临床神经系统疾病理论与实践[M].汕头:汕头大学出版社,2019.
[3] 韦颖辉.神经内科疾病诊断与治疗[M].天津:天津科学技术出版社,2019.
[4] 孙洁.神经内科疾病诊疗与康复[M].长春:吉林科学技术出版社,2019.
[5] 王晓红.现代神经内科疾病治疗与康复[M].哈尔滨:黑龙江科学技术出版社,2019.
[6] 牟磊.神经内科疾病鉴别诊断学[M].天津:天津科学技术出版社,2019.
[7] 杨志宏.临床内科疾病诊断与治疗[M].长春:吉林科学技术出版社,2019.
[8] 王桂兰.神经内科临床诊疗技术实践[M].汕头:汕头大学出版社,2019.
[9] 王璇.常见神经系统疾病诊疗[M].北京:中国纺织出版社有限公司,2019.
[10] 郑麒.神经内科疾病治疗与康复[M].上海:上海交通大学出版社,2018.
[11] 吴海科.神经内科诊断与治疗[M].西安:西安交通大学出版社,2019.
[12] 崔艳艳.临床神经内科疾病诊疗精粹[M].长春:吉林科学技术出版社,2019.
[13] 刘祖光.现代神经内科疾病诊疗新进展[M].上海:上海交通大学出版社,2019.
[14] 赵同.临床神经内科疾病诊治思维[M].长春:吉林科学技术出版社,2019.
[15] 田锦勇.神经内科疾病诊断与综合治疗[M].天津:天津科学技术出版社,2019.
[16] 王清,许明.实用临床神经内科疾病诊疗学[M].上海:上海交通大学出版社,2019.
[17] 台耀军.神经内科常见病临床诊疗[M].长春:吉林科学技术出版社,2019.
[18] 庞啸虎,包华.神经内科疾病临床诊治[M].南昌:江西科学技术出版社,2018.
[19] 刘晓晗.现代神经内科疾病诊疗学[M].长春:吉林大学出版社,2019.
[20] 王清,孙冉.神经内科常见病诊疗新进展[M].上海:上海交通大学出版社,2019.
[21] 冯光坤.神经内科基础与临床诊治[M].长春:吉林大学出版社,2019.
[22] 徐敏.神经内科临床诊疗实践[M].天津:天津科学技术出版社,2019.
[23] 王国防.神经内科临床诊治精要[M].长春:吉林科学技术出版社,2019.
[24] 高杰.新编神经内科诊疗技术[M].天津:天津科学技术出版社,2019.
[25] 王芳.现代神经内科疾病诊疗与康复[M].哈尔滨:黑龙江科学技术出版社,2019.
[26] 奚继明.神经内科特色诊疗技术与应用[M].天津:天津科学技术出版社,2019.
[27] 沈雷.神经内科疾病综合诊治学[M].哈尔滨:黑龙江科学技术出版社,2019.

[28] 常四鹏.临床神经内科学[M].天津:天津科学技术出版社,2019.
[29] 宋艳.临床神经内科诊断治疗新思维[M].海口:海南出版社,2019.
[30] 李杰.神经系统疾病内科治疗实践[M].长春:吉林科学技术出版社,2019.
[31] 张含颖.神经内科临床疾病诊疗新进展[M].天津:天津科学技术出版社,2019.
[32] 闫换.现代神经内科诊疗思维与实践[M].长春:吉林科学技术出版社,2019.
[33] 霍莹.现代神经内科疾病治疗与康复[M].上海:上海交通大学出版社,2018.
[34] 程伟.现代神经内科临床诊疗实践[M].长春:吉林科学技术出版社,2019.
[35] 张晋霞.神经内科常见病诊治精要[M].长春:吉林科学技术出版社,2019.
[36] 何金婷,李晓炎,邱培森,等.S100B与神经系统疾病相关性研究进展[J].中国实验诊断学,2019(9):1650-1654.
[37] 刘小立.论疼痛感觉神经系统学说[J].实用疼痛学杂志,2019,15(3):161-162.
[38] 鲁峻峰.系统解剖学神经系统教学浅谈[J].卫生职业教育,2019,37(23):47-48.
[39] 杜万良,王拥军.脑血管病相关性头痛[J].中国卒中杂志,2018,13(3):267-271.
[40] 王文志,盖思齐.脑血管病的一级预防[J].中华神经科杂志,2020,53(8):614-622.